아름다운 사진으로 보는

내시경 아틀라스

하부 소화관

박재준 옮김

Motohiro Esaki, Shiro Oka 편집

Shinji Tanaka 감수

흐릿하고 답답한 내시경 사진은 그만!

점액, 출혈, 기포, 빛 번짐 없이 **선명하고 깨끗한 고화질**로 만나는

하부 소화관 질환의 모든 것

도서출판 대한의학

역자 서문

21세기 들어 하부 소화관 내시경 진료는 그야말로 비약적인 발전을 이루고 있습니다. 내시경 기기의 해상도 향상, 영상 강조 기술의 진보, 풍선 보조 소장내시경 및 캡슐내시경과 같은 소장 접근 기술의 발전 덕분에, 과거에는 진단이 어려웠던 병변들까지 보다 정밀하게 평가할 수 있는 시대가 되었습니다.

특히 하부 소화관 질환은 종양성 질환, 염증성 장질환, 감염성 질환뿐만 아니라 다양한 전신 질환과 연관된 병변에 이르기까지 매우 폭넓은 질환 스펙트럼을 지니고 있어, 체계적인 접근과 정확한 감별진단이 무엇보다 중요합니다.

이러한 시점에서『아름다운 사진으로 보는 내시경 아틀라스 하부 소화관』을 국내 독자 여러분께 소개하게 되어 매우 뜻깊게 생각합니다. 본서는 일본의 여러 대학병원과 전문 의료기관에서 풍부한 임상 경험과 전문성을 갖춘 의료진들이 집필에 참여하여 완성된 내시경 지침서입니다. 종양성, 염증성, 감염성 질환 등 하부 소화관 전반의 병변을 폭넓게 다루며, 각 질환의 특징적인 내시경 소견을 세밀하고 체계적으로 정리하고 있습니다.

본서의 가장 큰 강점은 높은 해상도의 선명한 내시경 사진과 함께 직관적이고 이해하기 쉬운 설명을 제공한다는 점입니다. 임상에서 자주 접하는 질환부터 매우 드문 증례까지 아우르고 있어, 내시경 진단을 처음 시작하는 초심자는 물론 경험 많은 임상의에게도 유용한 참고 자료가 될 것입니다. 특히 각 질환별로 '감별진단 시 유의사항'을 상세히 기술함으로써, 실제 진료에서 발생할 수 있는 진단 오류를 줄이고 진단 정확도를 높이는 데 큰 도움이 될 것입니다.

다만, 본서는 일본의 의료 환경을 기반으로 저술되었기 때문에, 일본 고유의 보험 체계, 역학 자료, 그리고 국내에서 사용되지 않는 일부 의료 장비나 검사법이 포함되어 있음을 알려드립니다. 이러한 내용은 국내 진료 환경과 차이가 있을 수 있으므로, 독자 여러분께서는 이 점을 감안하여 참고해 주시기 바랍니다.

임상에서는 자주 접하는 질환을 중심으로 학습하되, 드물게 나타나는 병변에 대해서도 사전에 숙지하여, 예상치 못한 상황에서도 신속하고 적절하게 대응하실 수 있기를 바랍니다. 본서가 하부 소화관 내시경 진료에 종사하는 모든 의료진에게 든든한 임상 길잡이가 되어, 환자에게 보다 나은 의료 서비스를 제공하는 데 기여할 수 있기를 바랍니다.

이처럼 우수한 전문서를 국내에 소개할 수 있는 기회를 주신 출판사와 원저자 여러분께 깊이 감사드립니다.

2025년 6월

박재준

감수의 서문

21세기는 대장의 시대라고도 불리고 있습니다. 하부 소화관 내시경 진료를 담당하는 의사는 대장종양(상피성 · 비상피성), 비종양성 국소 병변, 소화관 용종증, 염증성 장질환, 감염성 장질환, 자가면역질환 및 전신 질환에 수반되는 소장 · 대장 병변, 혈관염이나 순환 장애로 인해 발생하는 소장 · 대장 병변, 약제에 의해 유발되는 소장 · 대장 병변 등 다양한 질환을 폭넓게 이해하고, 이를 정확하게 감별진단하고 질적 진단을 수행할 수 있어야 합니다. 또한, 내시경 진단에 관한 전문 서적은 다수 존재하지만, 내시경 기기의 발전과 진단 분류법의 개정이 매우 빠르므로, 항상 최신의 내시경 영상과 분류 기준을 학습하는 것이 중요합니다.

이러한 시점에서『아름다운 사진으로 보는 내시경 아틀라스 하부 소화관』이라는 아틀라스를 발간하게 되었습니다. 편집 작업은 사가대학교의 에자키 미키히로 교수님과 히로시마대학교의 오카 시로 교수님께서 담당해 주셨습니다. 본서는 각 질환의 정의와 특징적인 소견을 설명하고, 감별진단 시 주의할 점까지 자세히 해설하였습니다. 또한, 소장 · 대장의 종양뿐만 아니라 감염성 및 염증성 질환까지 포함하여, 전형적인 증례와 감별이 어려운 사례를 풍부한 영상과 함께 학습할 수 있도록 구성하였습니다.

본서를 반복하여 정독하신다면, 습득한 다양한 장 질환에 대한 감별 및 진단 지식을 실제 임상 현장에서 즉시 활용하실 수 있을 것이라 확신합니다. 특히, 하부 소화관 내시경 진료 분야에서 끊임없이 연구하고 정진하는 젊은 의사 선생님들께 도움이 된다면 더할 나위 없는 기쁨이 될 것입니다.

끝으로, 바쁜 일정 속에서도 편집 작업을 담당해 주신 에자키 미키히로 교수님과 오카 시로 교수님, 그리고 흔쾌히 집필에 참여해 주신 여러 선생님들께 깊은 감사의 뜻을 전합니다. 아울러, 본서 발간의 기회를 마련해 주신 요도샤 출판사 관계자 여러분께도 진심으로 감사드립니다.

2024년 9월
JA 尾道総合病院 病院長／広島大学 名誉教授
Shinji Tanaka

알림

본서에 기재된 진단법 및 치료법에 관하여, 발행 시점에서의 최신 정보에 근거하여 정확성을 기하고자 저자와 출판사는 최선의 노력을 다하였습니다. 그러나 의학 및 의료의 지속적인 발전으로 인해 기재된 내용이 시간이 지남에 따라 불완전하거나 부정확해질 수 있습니다.

따라서, 실제 진단 및 치료 시, 익숙하지 않거나 일반적으로 사용되지 않는 신약을 포함한 의약품 사용, 검사 시행 및 판독을 할 때는 반드시 의약품 첨부문서나 의료 기기 및 시약의 설명서를 먼저 확인하시기 바랍니다. 또한 진료 기술에 대해서도 충분히 고려한 후 항상 세심한 주의를 기울여 주시기 바랍니다.

본서 발행 이후 의학 연구 및 의료 발전에 따라 기술된 진단법, 치료법, 의약품, 검사법, 질환에 대한 적용 등이 변경될 수 있습니다. 이러한 변경으로 인해 발생할 수 있는 예기치 못한 사고에 대해 저자 및 출판사는 책임을 지지 않음을 양해해 주시기 바랍니다.

편집의 서문

21세기에 들어서면서 내시경 기기의 발전은 더욱 활발하게 이루어지고 있습니다. 내시경 해상도 향상과 영상 강조 내시경 기술의 발전에 더하여, 풍선 보조 소장내시경 및 캡슐 내시경과 같은 소장내시경 기기의 개발로 인해 기존에는 평가가 어려웠던 소장 병변의 내시경 진단이 가능한 시대가 되었습니다.

비종양성 질환에는 감염, 자가면역, 유전자 이상, 혈관염 등에 의한 순환 장애, 약제 등 다양한 요인으로 발생하는 장관 병변이 포함됩니다. 이러한 질환은 내시경 소견뿐만 아니라 임상 소견과 다른 검사 결과를 종합적으로 판단해야 하는 경우가 많습니다. 또한, 각 질환의 내시경 소견에 익숙하지 않으면 올바른 진단을 내리기 어려운 경우도 많습니다.

이번에 저는 본서의 6장부터 10장까지 수록된 비종양성 질환의 편집을 담당하였습니다. 비종양성 질환은 그 범위가 매우 광범위하지만, 본서는 각 질환의 개요, 특징적인 내시경 소견, 감별진단 시 주의할 점을 아름다운 내시경 사진과 함께 간결하면서도 체계적으로 정리하였습니다. 이를 통해 독자들이 비종양성 질환의 내시경 진단 포인트를 신속하고 정확하게 익힐 수 있도록 구성하였습니다. 본서가 비종양성 질환의 내시경 진단을 학습하는 데 유용한 도서가 될 것이라 확신합니다.

끝으로, 본서의 감수를 맡아 주시고 편집 작업의 기회를 주신 다나카 노부하루 교수님, 종양성 질환 편집을 함께 맡아 주신 오카 시로 교수님, 그리고 바쁜 일정 속에서도 본서의 취지를 이해하고 흔쾌히 집필에 참여해 주신 여러 선생님들께 깊이 감사드립니다. 또한, 본서의 제작 과정에서 아낌없는 지원을 해 주신 요도샤 출판사 관계자 여러분께도 감사의 말씀을 전합니다.

2024년 초가을

사가대학교 의학부 내과학 강좌 소화기내과 교수

Motohiro Esaki

편집의 서문

최근 눈부신 내시경 진단 장비의 개발과 개량에 힘입어 일반 관찰, 확대 관찰, 영상 강화 관찰 등 내시경 진단학은 비약적인 발전과 진보를 이루어 왔습니다. 현재까지의 다양한 지견을 통해 축적된 소장 및 대장 병변에 대한 내시경 진단학은 점차 확립되어 가고 있으며, 감별진단을 포함한 높은 정확도의 진단학은 적절한 치료 방침을 결정하는 데 있어 결코 빠질 수 없는 핵심 요소입니다. 특히 이번에 제가 편집을 맡게 된 종양성 질환과 관련해서는, 정확한 진단이 이루어지지 않을 경우 내시경 절제술과 외과적 수술의 선택, 혹은 내시경 절제 기법의 판단 등에 직접적으로 영향을 미쳐, 자칫 환자에게 불이익을 초래할 수 있습니다.

본서의 가장 큰 특징은, 하부 소화관 영역에서 최첨단을 달리는 여러 저자들이 제공한 내시경 영상을 바탕으로 한 하부 소화관 질환 진단의 가이드북이라는 점입니다. 전반에 걸쳐 내시경 진단에서 꼭 짚고 넘어가야 할 핵심 포인트와 노하우들이 최고의 이미지와 함께 상세히 설명되어 있으며, 내시경 진단을 처음 접하는 입문자뿐만 아니라, 전문가와 다양한 의료 종사자 여러분께도 매우 유익한 내용임이 분명합니다. 부디 이 한 권을 반복해서 손에 들고 펼쳐보시면서, 내일의 진료에 바로 활용해주시길 바랍니다. 여러분의 일상 진료에서 바이블처럼 곁에 두고 참고할 수 있는 책자가 되기를 진심으로 바랍니다.

끝으로, 이번 편집의 기회를 주신 감수자 다나카 신지 선생님과 공동 편집자 에자키 미키히로 선생님, 바쁘신 와중에도 흔쾌히 집필을 맡아주신 여러 선생님들, 그리고 이렇게 소중한 기회를 마련해주신 요도샤 출판사 관계자 여러분께 이 자리를 빌려 깊이 감사의 인사를 드립니다.

2024년 초가을

히로시마대학교 대학원 의계과학연구과 소화기내과학 교수

Shiro Oka

아름다운 내시경 사진이란 무엇인가

아름다운 내시경 사진이란 **점액의 부착, 출혈, 기포, 빛 번짐(halation)이 없는 초점이 맞는 영상**을 의미한다. 병변에 부착된 점액을 제거하기 위해 물 세척이 필요하지만, 병변에서의 출혈을 방지하기 위해 필자는 주사기 끝을 겸자구에 대고 병변에서 약간 벗어난 정상 점막을 목표로 물을 주입한다. 그런 다음 튕겨 나온 물 흐름으로 병변을 세척하는 방식을 사용하고 있다. 병변에 직접 물을 뿌릴 경우에는 주입 세기를 상황에 따라 약하게 조절한다. 점액의 부착이 매우 강한 경우에는 미온수에 프로나제를 녹여 주입한 뒤, 점액 부착이 약해질 때까지 잠시 기다렸다가 앞서 설명한 방법으로 물 세척을 진행한다. 스코프를 반전 조작할 때는 스코프가 병변에 접촉하지 않도록 충분히 주의한다. 기포를 제거하기 위해 세척용 물에 소량의 시메치콘(simethicone)을 혼합하는 것이 유용하다. 시메티콘의 양이 너무 많으면 병변이 번쩍거릴 뿐만 아니라 인디고카르민의 부착도 제대로 이루어지지 않을 수 있다. 또한, 점액이 부착된 부위에 인디고카르민을 뿌리면 병변이 오히려 불명확해질 수 있다.

또한, 점액 부착, 출혈, 기포, 빛 번짐이 없고 초점이 잘 맞춰진 영상은 아름답고 완벽한 내시경 영상을 위한 기본 조건이다. 여기에 더해, 다음의 조건을 충족하는 사진 촬영이 이루어져야 한다.

일반 관찰에서는 병변의 방향과 위치를 파악할 수 있는 사진, 전체적인 모습을 이해할 수 있는 사진을 아래 사항을 염두에 두고 촬영한다.

① 정면 영상을 포함하여 다양한 각도에서 원거리, 중간 거리, 근접상을 촬영한다.
② 병변의 경계(범위)를 판독 가능한 사진을 촬영할 것. 지표를 고려하며 연속성이 있는 사진을 촬영한다.
③ 공기를 충분히 주입한 상태의 영상부터 단계적으로 공기를 줄인 영상(공기 변형상)을 촬영한다. 충분히 공기를 주입한 영상에서는 관강의 곡선 변형 소견을 통해 병변의 깊이를 진단할 수 있으며, 공기 변형상에서는 종양의 경도와 부피를 판단할 수 있다.

최근 젊은 의사들은 확대 관찰에만 신경을 쓰느라 이러한 기본을 이해하지 못하는 경우가 많다. 확대 관찰에서는 저배율부터 점차 확대율을 높여가며 지표를 의식하면서 연속적인 영상을 촬영해야 한다. 또한 확대 관찰 소견이 병변의 어느 부위인지 방향성을 파악할 수 있는 사진을 촬영하는 것이 중요하다. 크리스탈 바이올렛을 사용할 경우 동물 실험에서 발암성이 지적된 바 있으므로 정상 점막을 광범위하게 염색해서는 안 된다. 병변만을 염색하는 것이 기본이며, 이를 통해 내시경 관찰을 더 밝은 조건에서 수행할 수 있다. 또한, 크리스탈 바이올렛을 사용할 경우 환자(수검자)의 이익이 불이익을 초과한다고 판단되는 경우에 한해 시술 의사와 시설의 책임하에 필요한 최소량으로 제한해야 한다.

(Shinji Tanaka)

아름다운 사진으로 보는 내시경 아틀라스

하부 소화관

CONTENTS

제 1 장 악성 종양 (대장)

제2장 악성 종양 (소장)

제3장 양성 종양 (대장)

제 4 장 양성 종양 · 종양 양상 병변 (소장)

제 5 장 소화관 용종증

제 6 장 병원체 감염에 의한 하부 소화관 병변

약어 일람

약어	Full name	한글 표기
AAV	ANCA-associated vasculitis	ANCA 관련 혈관염
AHRU	Acute hemorrhagic rectal ulcer	급성 출혈성 직장 궤양
AMN	Appendiceal mucinous neoplasm	충수 점액 신생물
ANCA	Antineutrophil cytoplasmic antibody	항호중구 세포질 항체
ATLL	Adult T-cell leukemia/lymphoma	성인 T세포 백혈병/림프종
AVM	Arteriovenous malformation	동정맥 기형
BLI	Blue laser imaging	-
CAEBV	Chronic active EB virus	만성 활동성 EB 바이러스
CCS	Cronkhite-Canada syndrome	크론크하이트-캐나다증후군
CD	Crohn disease	크론병
CEAS	Chronic enteropathy associated with SLCO2A1 gene	비특이성 다발성 소장 궤양증
CHCC	Chapel Hill Consensus conference	
CMSEP	Colonic muco-submucosal elongated polyp	-
CMV	Cytomegalovirus	거대세포바이러스
CT	*Chlamydia trachomatis*	[※ 세균명]
DLBCL	Diffuse large B-cell lymphoma	미만성 거대 B세포 림프종
EATL	Enteropathy-associated T-cell lymphoma	장관병증 관련 T세포 림프종
EBER	EBV-encoded RNA	-
ECF	Ectopic crypt formation	움이 형성되는 소견
EGE	Eosinophilic gastroenteritis	호산구성 위장염
EGID	Eosinophilic gastrointestinal disease	호산구성 소화관 질환
EGPA	Eosinophilic granulomatosis with polyangiitis	호산구성 다발 혈관염성 육아종증
EHEC	*Enterohemorrhagic E. coli*	장관 출혈성 대장균
EMR-C	Endoscopic mucosal resection - using a cap fitted endoscope	캡 보조 내시경적 점막 절제술
EoC	Eosinophilic colitis	호산구성 대장염
EoD	Eosinophilic duodenitis	호산구성 십이지장염
EoE	Eosinophilic esophagitis	호산구성 식도염
EoG	Eosinophilic gastritis	호산구성 위염
EoI	Eosinophilic ileitis	호산구성 회장염
EoJ	Eosinophilic jejunitis	호산구성 공장염
EoN	Eosinophilic enteritis	호산구성 소장염
ESD	Endoscopic submucosal dissection	내시경적 점막하층 박리술
ESMR-L	Endoscopic submucosal resection with ligation device	내시경적 점막하층 결찰하 절제술
EUS	Endoscopic ultrasonography	초음파내시경
EUS-FNA	Endoscopic ultrasound-guided fine needle aspiration	초음파내시경 유도 세침 흡인술
FAP	Familial adenomatous polyposis	가족성 선종성 용종증
FDG-PET	Fluorodeoxyglucose positron emission tomography	플루오로데옥시글루코스 양전자방출단층촬영
FL	Follicular lymphoma	소포성 림프종
FMF	Familial Mediterranean fever	가족성 지중해열
GAPPS	Gastric adenocarcinoma and proximal polyposis syndrome	위 선암 및 근위부 용종증
GCHP	Goblet-cell rich type polyp	-
GIMT	Gastrointestinal mesenchymal tumor	소화관 간엽계 종양

약어	Full name	한글 표기
GIST	Gastrointestinal stromal tumor	위장관기질종양
GPA	Granulomatosis with polyangiitis	다발 혈관염성 육아종증
HLA-DQ2	Human leukocyte antigen DQ2	-
HP	Hyperplastic (metaplastic) polyp	과형성(화생성) 용종
HPV	Human papillomavirus	사람유두종바이러스
IBD	Inflammatory bowel disease	염증성 장질환
IBDU	Inflammatory bowel disease unclassified	미분류 염증성 장질환
ICI	Immune checkpoint inhibitor	면역 체크포인트 억제제
IDP	Intensive down-staging polypectomy	적극적 내시경적 절제술
IEL	Intraepithelial lymphocytes	상피내 림프구
IFP	Inflammatory fibroid polyp	염증성 섬유양 용종
IMGP	Inflammatory myoglandular polyp	염증성 근선관 용종
IMT	Inflammatory myofibroblastic tumor	염증성 근섬유모세포종양
IPCL	Intraepithelial papillary capillary loop	상피내 유두 모세혈관고리
irAE	Immune-related adverse events	면역 관련 유해 사건
JNET	The Japan NBI Expert Team	-
JP	Juvenile polyp	연소성 용종
JPS	Juvenile polyposis syndrome	연소성 용종증 증후군
LAMN	Low-grade appendiceal mucinous neoplasm	저이형도 충수 점액성 신생물
LEL	Lymphoepithelial lesion	상피 선관을 파괴하는 림프상피 병변
LST	Laterally spreading tumor	측방 발육형 종양
LVG	Lymphogranuloma venereum	성병성 림프 육아종
MACA	Mucinous adenocarcinoma	점액암
MALT	Mucosa-associated lymphoid tissue	-
MEFV	Familial MEditerranean FeVer	(※유전자명)
MEITL	Monomorphic epitheliotropic intestinal T-cell lymphoma	단형 상피친화성 장관 T세포 림프종
MLP	Multiple lymphomatous polyposis	-
MP	Mesenteric phlebosclerosis	장간막정맥경화증
MPA	Microscopic polyangiitis	현미경적 다발 혈관염
MPS	Mucosal prolapse syndrome	점막탈출증후군
MVHP	Microvesicular hyperplastic polyp	미세포성 과형성 용종
NBI	Narrow band imaging	협대역 영상
NEC	Neuroendocrine carcinoma	신경내분비암
NEN	Neuroendocrine neoplasms	신경내분비 신생물
NET	Neuroendocrine tumor	신경내분비종양
NF1	Neurofibromatosis type 1	신경섬유종증 1형
NICE	NBI international colorectal endoscopic	-
NOMI	Non-occlusive mesenteric ischemia	비폐색성 장간막 허혈
NSAIDs	Nonsteroidal anti-inflammatory drugs	비스테로이드항염증제
NT-tube	Non traumatic tube	-
PEComa	Perivascular epithelioid cell tumor	혈관주위 상피양세포종
PET	Positron Emission Tomography	양전자방출단층촬영
PG	Pyogenic granuloma	화농성 육아종
PGE-MUM	Prostaglandin E-major urinary metabolite	소변 내 프로스타글란딘 E 주요 대사물
PJP	Peutz-Jeghers type polyp	포이츠-제거스 용종
PJS	Peutz-Jeghers syndrome	포이츠-제거스 증후군

약어	Full name	한글 표기
SFT	Solitary fibrous tumor	고립성 섬유성 종양
SLE	Systemic lupus erythematosus	전신성 홍반성 루푸스
SMT	Submucosal tumor	점막하 종양
SN	Sporadic neoplasm	산발성 신생물
SPS	Serrated polyposis syndrome	톱니상 용종증후군
SSL	Sessile serrated lesion	무경성 톱니상 병변
SSLD	sessile serrated lesion with dysplasia	-
STD	sexually transmitted disease	성병
STK11	Serine/threonine kinase 11	(※유전자명)
TAND	TSC-associated neuropsychiatric disorders	-
TSA	Traditional serrated adenoma	전통적 톱니모양 선종
TSC	Tuberous sclerosis complex	결절성 경화증
TXI	Texture and color enhancement imaging	구조 색상 강조 기능
UC	Ulcerative colitis	궤양성 대장염
UCAN	Ulcerative colitis-associated neoplasia	궤양성 대장염 연관 신생물
VMV	varicose microvascular vessel	-
WOS	white opaque substance	백색 불투명 물질

아름다운 사진으로 보는

내시경 아틀라스 하부 소화관

흐릿하고 답답한 내시경 사진은 그만!

점액, 출혈, 기포, 빛 번짐 없이 선명하고 깨끗한 고화질로 만나는

하부 소화관 질환의 모든 것

선암

1 조기암: 융기형(Tis암, 상피내암)

빈 도 ★★☆
난이도 ★★☆

田中秀典, 岡 志郎

특징적인 소견과 진단

- 융기형 선종 대부분은 좌우 대칭이며, 표면이 평활하고 균일하지만 병변이 커질수록 표면 성상이 다양해지고 암을 동반할 확률도 증가한다[1].
- 백색광 관찰에 의한 선종과 조기암의 감별이 어려운 경우가 많으므로 **NBI 확대 관찰이나 색소 확대 관찰이 도움이 될 수 있다.**

감별진단 시 주의할 점

- 백색광 관찰에 의한 선종과 조기암 감별에서는 **크기, 표면 성상, 출혈 경향, 함몰 유무, 광택** 등의 소견이 유용하지만 상피내암으로 암 성분이 적고 국소적인 경우 진단이 어려울 수 있다. 또한, 표면형 종양에 비해 융기형 종양에서는 진단이 어려운 경우가 많다[2].
- NBI 확대 관찰에서는 JNET 분류 Type 2A의 경우 약 90%가 선종, 약 10%가 Tis암, Type 2B의 경우 약 40%가 선종, 약 40%가 Tis암, 약 20%가 T1암이다[3].
- JNET 분류 Type 2B는 색소 확대 관찰 시 T1암을 선별할 수 있다.
- 백색광 관찰, NBI 확대 관찰, 색소 확대 관찰을 통해 T1암의 소견이 없음을 확인함으로써 Tis암의 정확한 진단율을 향상시킬 수 있다.

문헌

1) 岡 志郎, 田中信治: 大腸腺腫. 胃と腸, 57:625, 2022
2) BQ4~3大腸T1(SM)高度浸潤癌に特徴的な内視鏡所見は何か? 「大腸ポリープ診療ガイドライン2020改訂第2版」(日本消化器病学会/編), pp55~56, 南江堂, 2020
3) Sumimoto K, et al: Clinical impact and characteristics of the narrow~band imaging magnifying endoscopic classification of colorectal tumors proposed by the Japan NBI Expert Team. Gastrointest Endosc, 85:816~821, 2017
4) Hosotani K, et al: Diagnostic performance for T1 cancer in colorectal lesions≥10 mm by optical characterization using magnifying narrow~band imaging combined with magnifying chromoendoscopy ; implications for optimized stratification by Japan Narrow~band Imaging Expert Team classification. Dig Endosc, 33:425~432, 2021

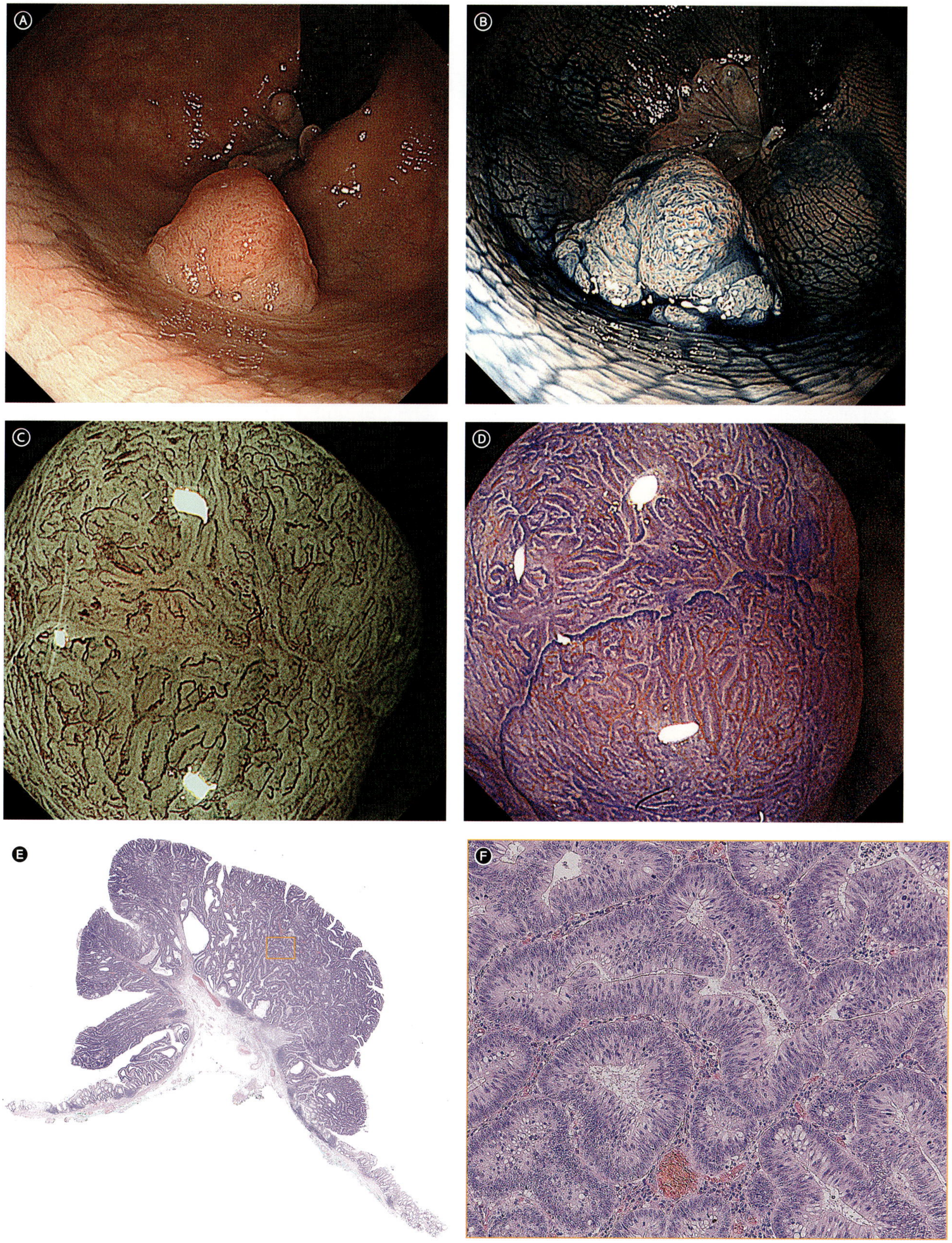

그림 60대 여성

Ⓐ) 백색광 관찰 소견. 하부 직장에서 직경 약 10 mm 크기의 0-Is 병변이 관찰된다. 표면은 약간의 발적을 보인다. Ⓑ) 인디고카르민 도포 소견. 병변은 기저부에서 분엽 형태를 나타내며 정점 부분을 중심으로 불규칙한 pit pattern이 관찰된다. Ⓒ) NBI 확대 관찰 소견. surface pattern, vessel pattern 모두 불규칙하며, JNET 분류 Type 2B의 소견이다. Ⓓ) 크리스탈 바이올렛 염색 확대 관찰 소견. pit pattern 배열은 불규칙하지만 개별 pit 가장자리는 명확하고 규칙적이며 V_1형 약간 불규칙 pit pattern 소견이다. Tis암으로 진단하여 EMR로 일괄 절제하였다. Ⓔ) 병리조직학적 소견(HE 염색 저배율 소견). Ⓕ) 병리조직학적 소견(Ⓔ 주황색 테두리 확대상). 고이형성 선종 일부에 핵 종대를 동반한 불규칙한 선관의 증식이 관찰된다. 병변은 점막 내에 국한되어 있으며 adenocarcinoma(tub1), pTis, Ly0, V0, pHM0, pVM0였다.

선암

2 조기암: 융기형(T1암)

빈 도 ★★☆
난이도 ★★☆

田中秀典, 岡　志郎

질환의 개요

- 부록 1 참조.

특징적인 소견과 진단(그림)

- 융기형 선종 대부분은 좌우 대칭이며 표면이 평활하고 균일하지만 병변이 커질수록 표면 성상이 다양해진다.
- 점막하층 고도 침윤암에서는 **팽창감, 표면 불규칙, 병변 탈락, 궤양 형성, 넓고 완만하게 융기, 벽의 경화** 등의 소견이 진단에 도움이 될 수 있다[1].

감별진단 시 주의할 점

- 융기형 병변은 표면형 병변에 비해 점막 내 성분이 두껍게 형성되어 암의 점막하층 침윤에 따른 소견이 표면에 나타나지 않을 수 있으며 송기 조절에 의한 평가도 어렵다.
- 선종 내 암 부위가 점막 내에 국한되거나 점막하층에 소량 침윤하더라도 선종과 동일한 외관을 보이는 경우가 많고, 백색광 관찰만으로 이를 감별하기는 어렵다. 따라서 NBI 확대 관찰(그림 Ⓒ)이나 색소 확대 관찰(그림 Ⓓ)이 진단에 도움이 된다[2].
- **백색광 관찰에서 함몰, 융기, 발적이 보이는 영역에서는 이형성의 정도가 높을** 가능성을 염두에 두고 이러한 미세한 소견을 포착하여 확대 관찰을 한다.
- 융기형 병변에서는 정면에서 보이지 않는 뒷면에서 침윤암 소견이 보일 수 있으므로 비손상성 튜브(Non-traumatic tube)를 사용하여 뒷면의 소견도 놓치지 않도록 한다.

문헌

1) BQ4~3大腸T1(SM)高度浸潤癌に特徴的な内視鏡所見は何か?「大腸ポリープ診療ガイドライン2020改訂第2版」(日本消化器病学会/編), pp55~56, 南江堂, 2020
2) 岡 志郎, 田中信治: 大腸腺腫. 胃と腸, 57:625, 2022

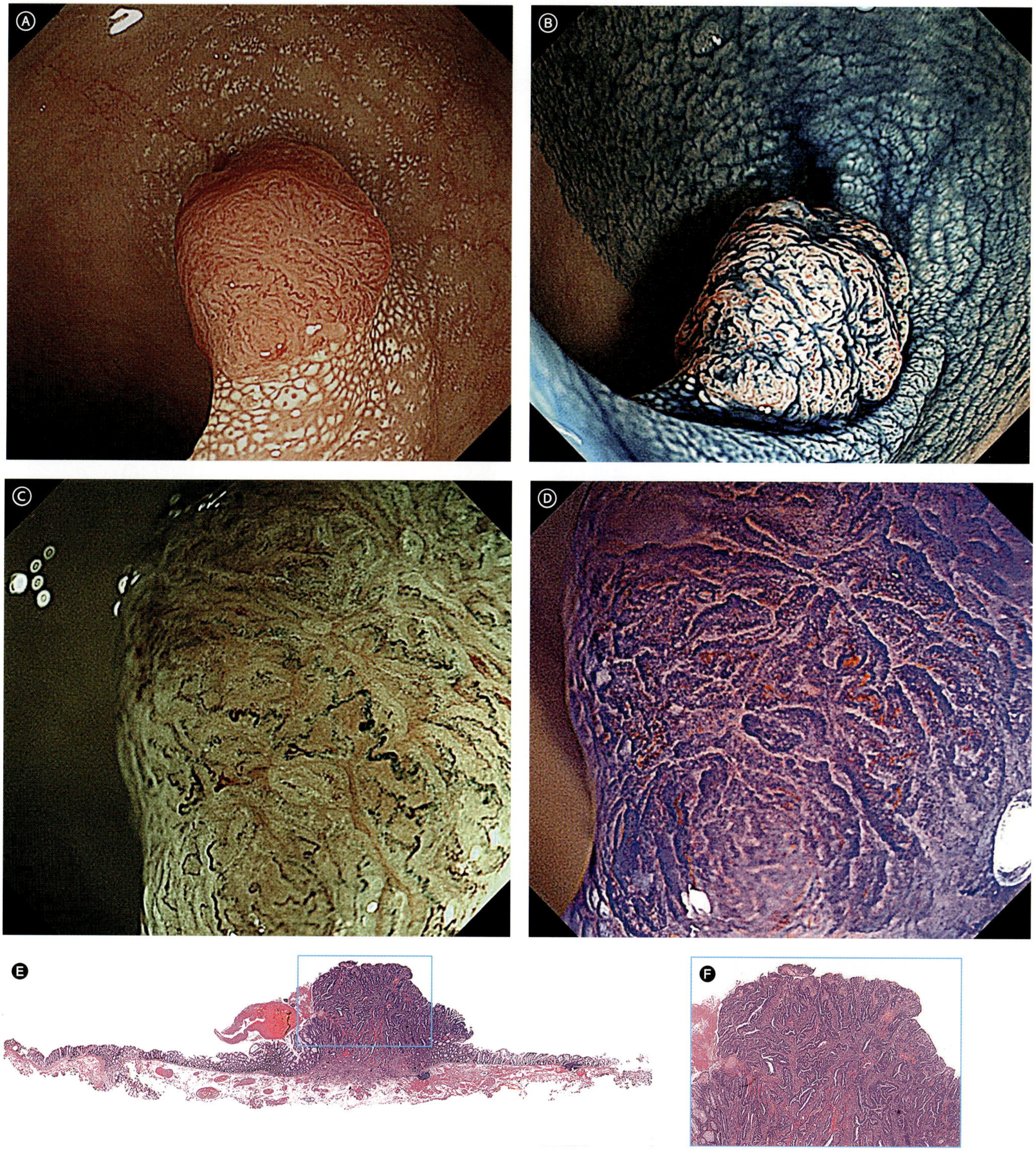

그림 50대 여성

Ⓐ) 백색광 관찰 소견. 하부 직장에서 주위에 백반을 동반한 직경 10 mm 크기의 0-Is 병변이 관찰된다. 표면은 광택을 잃었으며, 표층에는 혈관이 두드러진다. Ⓑ) 인디고카르민 도포 소견. 표면에 경도의 요철이 관찰되며 불규칙한 pit pattern이 확인된다. Ⓒ) NBI 확대 관찰 소견. Surface pattern과 vessel pattern 모두 불규칙적이며 JNET 분류 Type 2B 소견이다. Ⓓ) 크리스탈 바이올렛 염색 확대 관찰 소견. pit의 협소화, 경계 불규칙이 관찰되며, V1형 고도 불규칙 pit pattern 소견이다. 점막하층 고도 침윤암으로 진단하였으나, 작은 병변으로 점막 내 암의 가능성도 부정할 수 없으므로 절제 생검 목적으로 Hybrid ESD로 일괄 절제하였다. Ⓔ) 병리조직학적 소견(HE 염색 저배율 소견). Ⓕ) 병리조직학적 소견(Ⓔ 파란 테두리 확대상). 병변 전체에서 불규칙한 형태의 선관이 관찰되며 중심부에서는 점막하층에 침윤하고 있다. adenocarcinoma (tub1), pT1b (점막하층 5,000 μm), Ly1 (D2-40), V0 (VB), BD1, pHM0, pVM0이다. 후일 추가 수술적 절제를 시행하였으나 림프절 전이는 관찰되지 않았다.

선암

빈 도 ★☆☆
난이도 ★★☆

3 조기암: 표면형(Tis암, 상피내암)

鴫田賢次郎, 永田信二

질환의 개요

- 부록 1 참조.

특징적인 소견과 진단

- 표면형 종양은 융기형 종양에 비해 병변을 인지하지 못하여 놓칠 가능성이 높다. 이를 발견하기 위해서는 **옅은 발적의 존재나 혈관 투영상 소실, 주름 · 윤곽 이상, 백반** 등의 소견에 주의를 기울여야 한다(그림 1Ⓐ).
- 특히 표면 함몰형(IIc) 종양은 *de novo* pathway를 따라 발육 진행하는 경우가 많다. 종양의 직경이 작더라도 점막하층 침윤의 위험이 높아 주의가 필요하다.

감별진단 시 주의할 점

- 표면형 종양을 발견하는 과정에서, NBI 관찰에서는 함몰면을 둘러싼 반응성 융기부의 확장된 혈관상이 고리 모양으로 갈색을 띠며 강조되는 소견(O-ring sign)이 감별에 도움이 된다. 또한, TXI(Texture and Color Enhancement Imaging, 구조 색상 강조 기능)를 사용하면 발적이나 함몰 부위의 대조가 더욱 강조되어 진단에 유용하게 활용될 수 있다.
- IIc로 표현되는 함몰 병변은 변연부 성상이 별 모양 또는 평평한 양상으로 불규칙한 성상을 띠며 전체적으로 함몰된 영역을 동반한다. 한편, 변연부 성상이 가시 모양으로 불규칙하고 뚜렷한 경계면이 없는 평탄형 병변은 이른바 IIa-depression(IIa+dep)이라 하며, IIc와 구별해야 한다[1,2].
- 함몰 내에 존재하는 융기는 점막하층 침윤을 의심할 수 있는 중요한 소견이며, 색소내시경으로 확인해야 한다. 또한, NBI 확대 관찰에서 함몰 내에 불규칙한 surface pattern이나 vessel pattern이 관찰되거나 크리스탈 바이올렛 염색에서 V형 pit pattern이 나타나면 점막하층 침윤 가능성이 높아진다. 이러한 병변은 분할 절제가 아닌 완전한 일괄 절제(En Bloc Resection)를 통한 치료가 필요하다.

참고문헌

1) 「早期大腸癌~平坦・陥凹型へのアプローチ」(工藤進英/著), 医学書院, 1993
2) 工藤進英: 陥凹局面. 胃と腸(増刊号　図説 説「胃と腸」所見用語集), 52:634, 2017
3) 藤井隆広: 大腸表面型腫瘍に対するNBI観察の有用性. 日本臨牀, 69:277~283, 2011

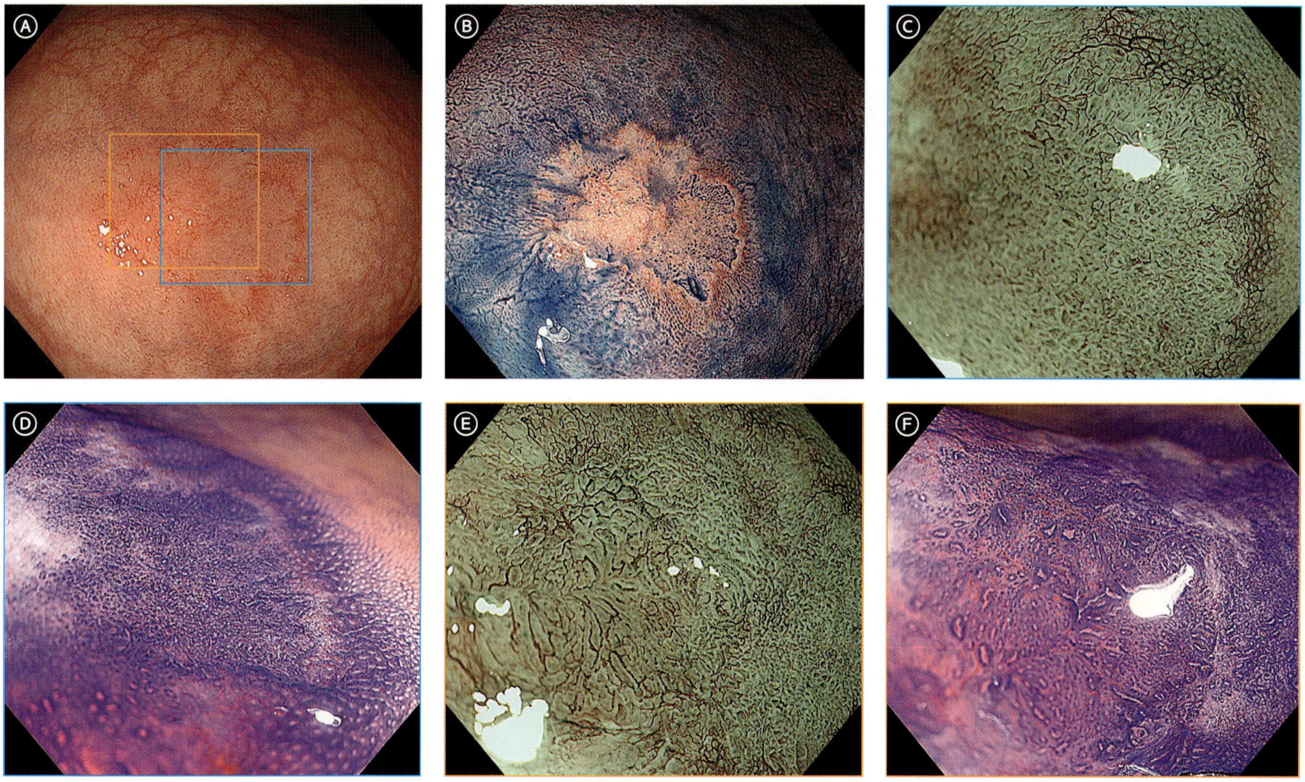

그림 1 내시경상

S상 결장에서 약 10 mm 크기의 함몰 병변이 관찰된다. Ⓐ) 비확대 WLI 관찰에서는 변연부의 발적을 동반하며 혈관 투영이 소실된 함몰성 병변으로 관찰된다. 함몰 내에는 백색~정상 색조 영역과 옅은 발적 부분이 관찰된다. Ⓑ) 인디고카르민 색소를 이용한 색소내시경 관찰에서는 함몰 가장자리가 뚜렷하게 나타나며 백색광 관찰에서의 발적 부위는 함몰 내에서 약간 융기된 양상으로 관찰된다. NBI 확대 관찰에서는 병변의 surface pattern이 불규칙하며 함몰 부위의 혈관 직경과 분포가 불균일하여 JNET Type 2B로 진단되었다. 함몰 내 약간 융기된 영역(Ⓒ)은 함몰 부위(Ⓓ)와 비교하여 surface pattern의 불규칙성이 강하고, 혈관 직경과 분포의 불균일 정도도 더 현저했다. Ⓔ) 크리스탈 바이올렛 염색을 통한 확대 관찰에서는 융기부는 크기가 서로 다른 pit pattern이 관찰되었으며 VI형으로 경도의 불규칙성을 보였다. Ⓕ) 함몰 부위는 III_S형 pit pattern이다. 이상으로부터 점막하층 침윤 가능성이 있는 0-II_c형 조기 대장암으로 진단되었으며 절제 생검 목적의 ESD로 치료 방침을 정하였다. 병리조직 결과는 adenocarcinoma(tub1>tub2) with tubular adenoma, intramucosal carcinoma, Ly0(D2-40), V0(EVG), pHM0, pVM0이었다.

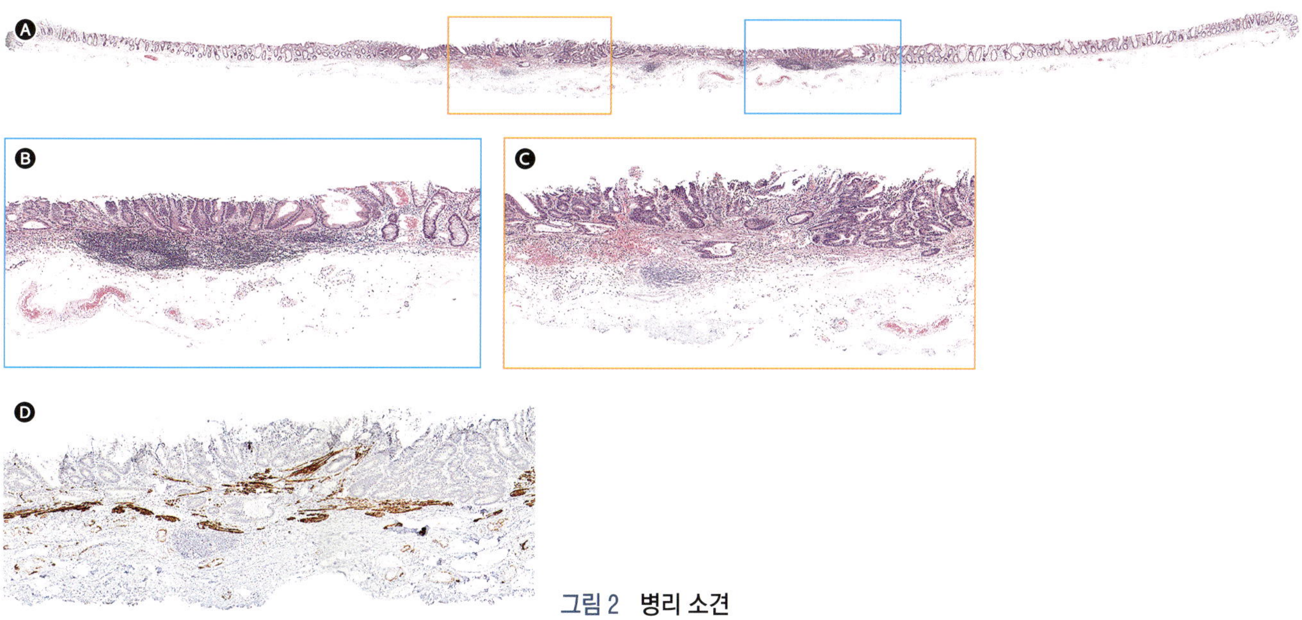

그림 2 병리 소견

선암

4 조기암: 표면형(T1암)

빈 도 ★☆☆
난이도 ★★☆

鴫田賢次郎, 永田信二

질환의 개요

- 부록 1 참조(제1장-2와 동일).

특징적인 소견과 진단

- 표면형 종양은 융기형 종양과 비교했을 때, 크기가 작더라도 점막하층 침윤 빈도가 높다.
- 점막하층 고도 침윤암에서는 함몰 경계가 명확하며, **함몰 부위의 표면이 불규칙하고, 함몰 내 융기, 국소적인 융기, 주름 벽 집중** 등의 소견이 진단에 도움이 된다[1,2].

IIa+IIc형이라고 하는 육안형에 대해

- 대장암 취급 규약에서는 "표재형의 두 가지 요소를 가지는 종양은 면적이 넓은 병변을 먼저 기재하고 '+'로 연결한다"고 규정하고 있다. 따라서 IIa+IIc형은 표면의 융기가 주된 병변으로, 전체적으로 높이가 낮은 융기를 나타내며, 그 내부에 함몰(IIc)을 동반한 병변이다.
- 반면, IIc+IIa형은 표면 함몰이 주된 병변으로, 함몰 부위의 면적이 넓으며 가장자리는 반응성 변화로 인해 약간 융기된 형태를 보인다. 함몰 면의 높이는 IIa+IIc형에서는 주위 정상 점막보다 높고, IIc+IIa형에서는 정상 점막과 같거나 더 낮다.
- 일반적으로 "IIa+IIc형의 함몰 면은 2층 구조, IIc+IIa형의 함몰은 1층 구조"라는 비유가 사용된다.

감별진단 시 주의할 점

- 표면형 종양에서는 종양의 표면 성상을 근접하여 관찰하는 것뿐만 아니라 공기량을 조절하여 내강을 충분히 신전하거나 축소시켜 병변 자체의 단단함, 주위 주름의 집중 여부 등을 평가해야 한다.
- 본 증례(그림 1)와 같이 NBI 확대 관찰이나 색소 확대 관찰에서 점막하층 고도 침윤을 강하게 의심할 만한 소견이 보이지 않더라도, 함몰 내 융기와 같은 일반적인 관찰 소견을 간과해서는 안 된다. 표면형 종양에서는 점막 내 병변을 유지한 채로 암이 점막하층으로 침윤하며 점막하층에서 상방으로 밀어 올려 융기를 형성하는 병변이 자주 관찰되므로 **확대 관찰 소견에만 의존하지 말고 일반적인 관찰 소견을 함께 고려하여 종합적으로 판단해야 한다.**
- 병변 가장자리가 정상 선관인지 종양 선관인지 관찰하는 것은 해당 병변이 polypoid growth(PG) type[3]인지 non-polypoid growth(NPG) type[3]인지 감별하는 데 도움이 된다.
- 일반 내시경이나 확대내시경 관찰만으로 심달도 진단이 어려운 경우, 초음파내시경검사나 바륨 관장 검사가 유용할 수 있다.

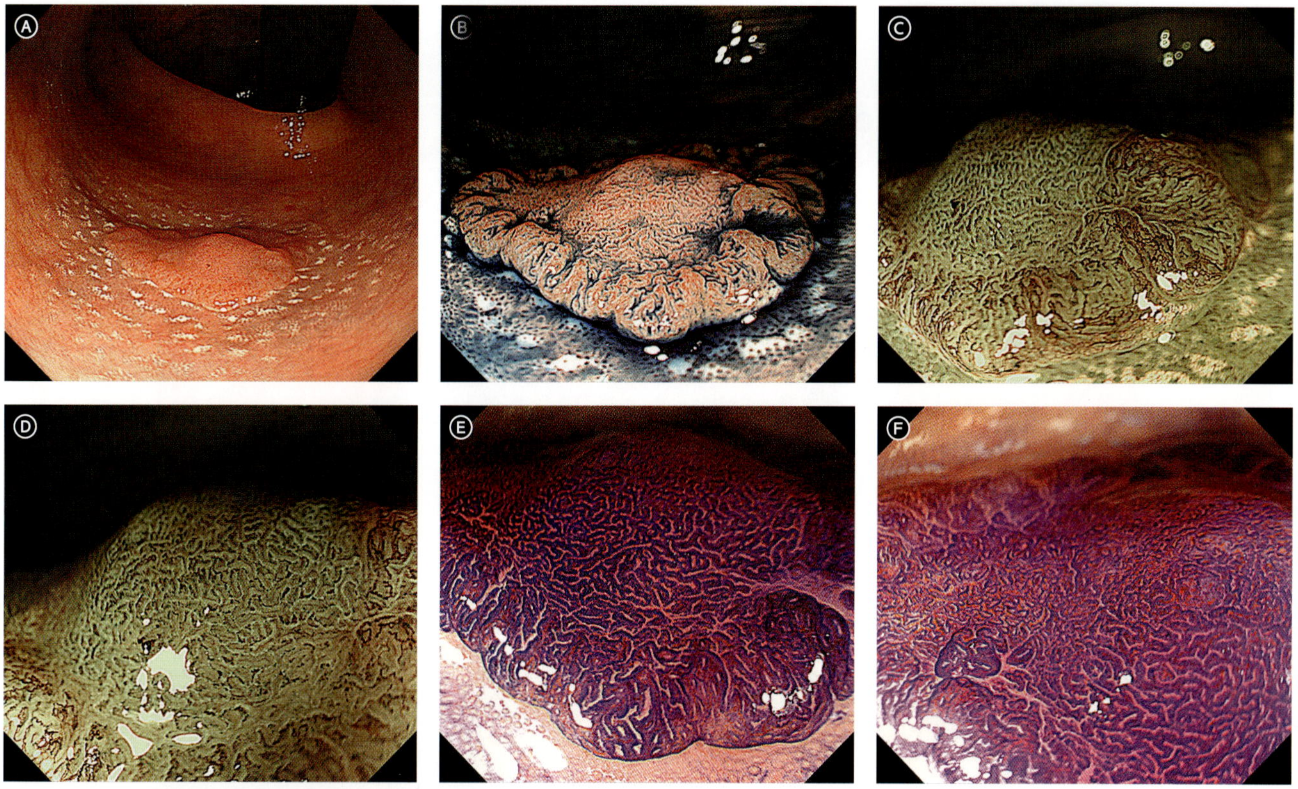

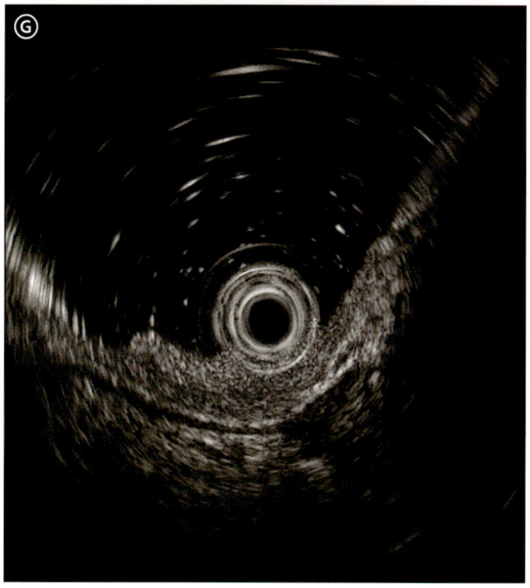

그림 1 내시경 소견

직장 Ra 부위에 약 15 mm 크기의 평탄 융기성 종양이 관찰된다. Ⓐ) 비확대 WLI 관찰에서는 병변 중앙부가 함몰되어 있으며 함몰 내에 완만한 융기가 존재하는 것이 관찰된다. Ⓑ) 인디고카르민 색소를 사용한 색소내시경 관찰에서는 함몰 가장자리가 명확하게 보이며 함몰 내 융기가 더욱 강조된다. Ⓒ, Ⓓ) NBI 확대 관찰에서는 병변 가장자리 융기와 중앙의 함몰부에서 surface pattern이 다르게 나타나며 가장자리 융기는 정상 선관이지만 중앙 함몰부는 불규칙한 surface pattern을 보이고 혈관의 직경과 분포 또한 불균일하여 JNET Type 2B로 진단된다. Ⓔ, Ⓕ) 크리스탈 바이올렛 염색을 이용한 확대 관찰에서는 중앙 함몰부에서 pit의 크기 불균형과 비정상적인 분지가 관찰되며 VI형 경도의 불규칙 pit pattern이 나타난다. NBI 확대 관찰 소견과 pit pattern 진단에서는 뚜렷한 점막하층 고도 침윤을 시사하는 소견이 보이지 않았으나, 일반 관찰에서 함몰 내 융기가 관찰되어 종합적으로 점막하층 고도 침윤암으로 진단되었다. Ⓖ) 초음파내시경검사에서는 병변이 제3층까지 돌출된 것이 확인되어 점막하층 고도 침윤암으로 진단되었으나, 점막하층의 가장 심층까지의 침윤은 관찰되지 않아 절제 생검 목적의 ESD를 시행하였다.

병리 결과는 adenocarcinoma (tub1>tub2), pT1b (점막하층 1,521 μm), budding grade 1, Ly0 (D2-40), V1 (EVG), HM0, VM0이었다. 병변의 표층 점막 내 암의 구조는 그대로 유지된 상태에서 점막하층으로 암이 침윤하면서 병변 중앙부에 융기를 형성하고 있다.

문헌

1) BQ4-3大腸T1(SM)高度浸潤癌に特徴的な内視鏡所見は何か? 「大腸ポリープ診療ガイドライン2020改訂第2版」(日本消化器病学会/編), pp55~56, 南江堂, 2020

2) 田丸弓弦, 他: 早期大腸癌~通常内視鏡による診断. 消化器内視鏡, 28:445~451, 2016

3) 下田忠和, 他: 表面型起源大腸癌の病理学的特徴. 胃と腸, 30:141~147, 1995

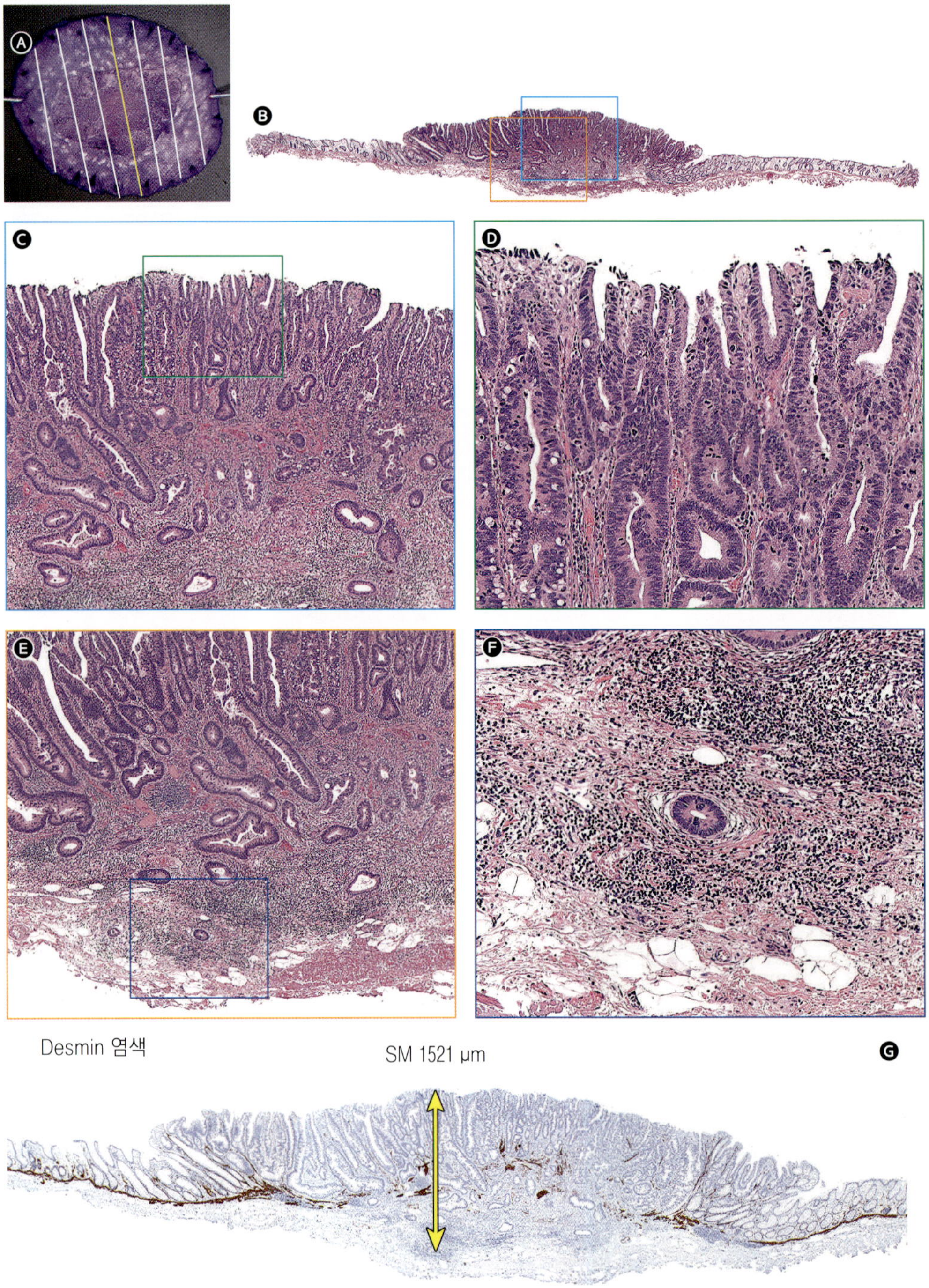

그림 2 병리 소견

Ⓐ) 노란 선은 Ⓑ의 절제선이고 흰 선은 병리 표본의 절취 기준선이다.

선암

5 진행암

빈 도 ★★★
난이도 ★☆☆

都丸翔太, 浦岡俊夫

질환의 개요

- 전이 여부와 관계없이 근육층보다 깊이 침윤하는 암을 진행암으로 정의한다[1].
- 육안형 분류로 기본 유형은 1형(종괴형), 2형(궤양 국한형), 3형(궤양 침윤형), 4형(미만 침윤형), 5형(분류 불가능)으로 정의된다[1].
- 대장암 검진의 전국 집계에 따르면, 각 육안형 분류의 비율은 1형 14%, 2형 79%, 3형 5%, 4형 0.002%, 5형 0.007%였다[2].

특징적인 소견과 진단

육안형 분류[3]

- 1형: 종괴형으로 장관 내강으로 돌출된 경계가 명확한 큰 종괴를 형성한 암
- 2형: 궤양 국한형으로 깊은 궤양과 그 주위에 경계가 명확한 융기부를 갖는 암
- 3형: 궤양 침윤형으로 깊은 궤양과 주변 융기부가 있지만 병변의 시작 부위에서부터 완만하게 융기되기 때문에 주변 조직과의 경계가 불분명한 암
- 4형: 명확한 궤양이나 종괴 형성이 보이지 않으며 대장벽 전 층에 걸쳐 미만성으로 침윤 증식하는 암
- 5형: 1형부터 4형까지 어느 분류에도 해당하지 않는 암

감별진단 시 주의할 점

- 내시경상에서 진행암이 의심되는 증례에서도 점막하층 심부 침윤암과의 감별이 어려울 수 있다. 특히 작은 크기의 융기성 병변에서는 심달도 예측이 어려운 경우가 많다[3].
- 종양의 직경만으로는 선종, 조기암, 진행암의 진단이 불가능하다.
- EUS에서 대장암은 저에코 영역으로 나타나며 고유근층에 해당하는 제4층의 불규칙한 좁아짐이나 단절 등의 소견이 보이면 근육층 침윤암을 강하게 의심할 수 있다. EUS를 적용한 심달도 진단율은 pT2 암에서 73%라는 보고[4]도 있으며 통상적인 백색광 관찰 등의 소견도 고려한 종합적인 판단이 필요하다.
- 작은 크기의 융기성 병변에서는 NT 튜브 등을 항문 측 정상 점막에 밀착시켜 병변의 가동성 여부로 침윤 깊이를 평가하는 방법도 제안되고 있다[5].
- 4형 진행암은 **크론병, 궤양성 대장염, 허혈성 장염, 방사선 대장염, S상 결장 장간막 지방조직염, 전이성 대장암** 등과의 감별이 필요하다. 진행암과 이러한 질환의 감별에는 생검이 중요하다.
- 진행암의 치료법으로 외과 수술이나 화학요법이 고려되므로, 치료 전 확진을 위한 병리조직 생검이 필수적이다. 생검 부위는 종양이 노출되어 있고 괴사 조직이나 삼출물 등으로 덮여 있지 않은 부위이어야 하며, 2형 진행암에서는 궤양 가장자리를 중심으로 여러 부위에서 생검을 시행한다.

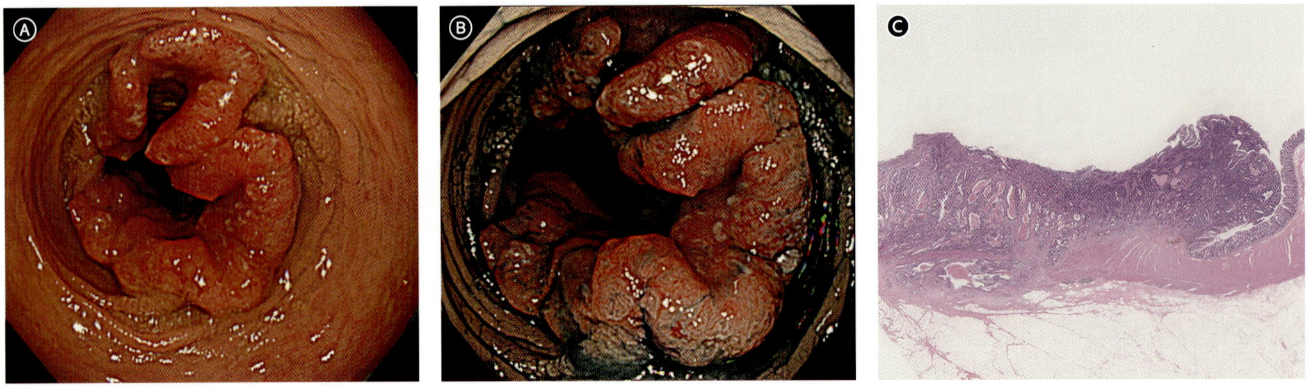

그림 1　2형 진행암①

Ⓐ) 백색광 관찰 소견. 아전주성(subtotal circumferential) 2형 진행암이 관찰된다. 내강은 좁아져 있지만 완전 폐쇄에는 이르지 않았다. Ⓑ) 인디고카르민 도포 소견. 병변의 경계와 주위 융기, 궤양 부위가 더 명확하게 나타난다. Ⓒ) 병리조직 소견. 궤양 부위에서 근층으로 침윤하고 있다.

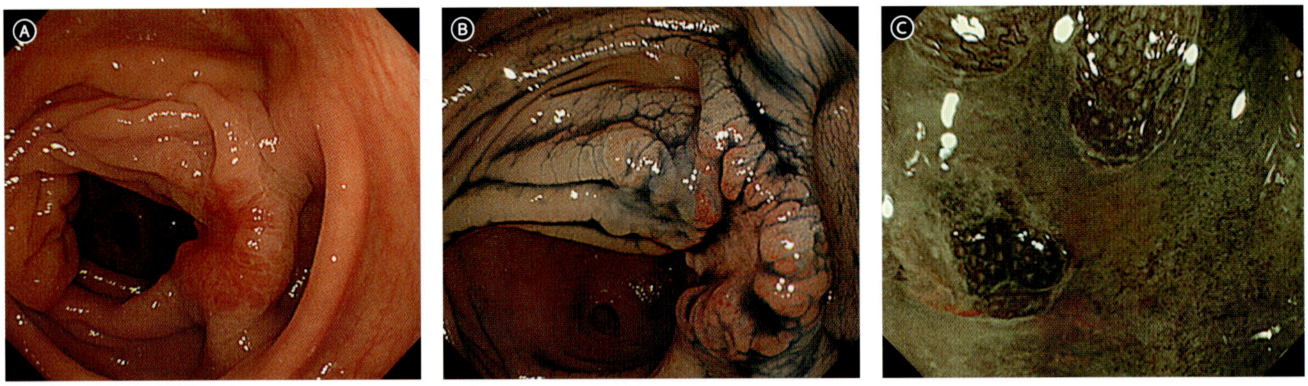

그림 2　2형 진행암②

Ⓐ) 백색광 관찰 소견. Bauhin판 반대측에 25 mm 크기의 발적을 동반한 함몰성 병변이 있으며 여러 방향에서 주름 집중이 관찰된다. Ⓑ) 인디고카르민 도포 소견. 주위 융기와 함몰 부위가 명확해져 궤양 국한형으로 진단된다. Ⓒ) NBI 확대 관찰 소견. 함몰 내부에서 선관 구조가 소실되어 JNET Type 3으로 진단된다.

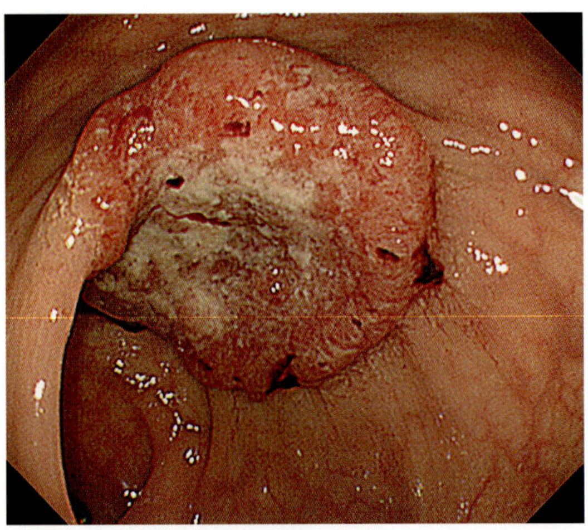

그림 3　2형 진행암의 전형적인 예

병변의 가장자리는 주위 융기를 형성하고 있으며 중앙은 궤양을 형성하고 있다.

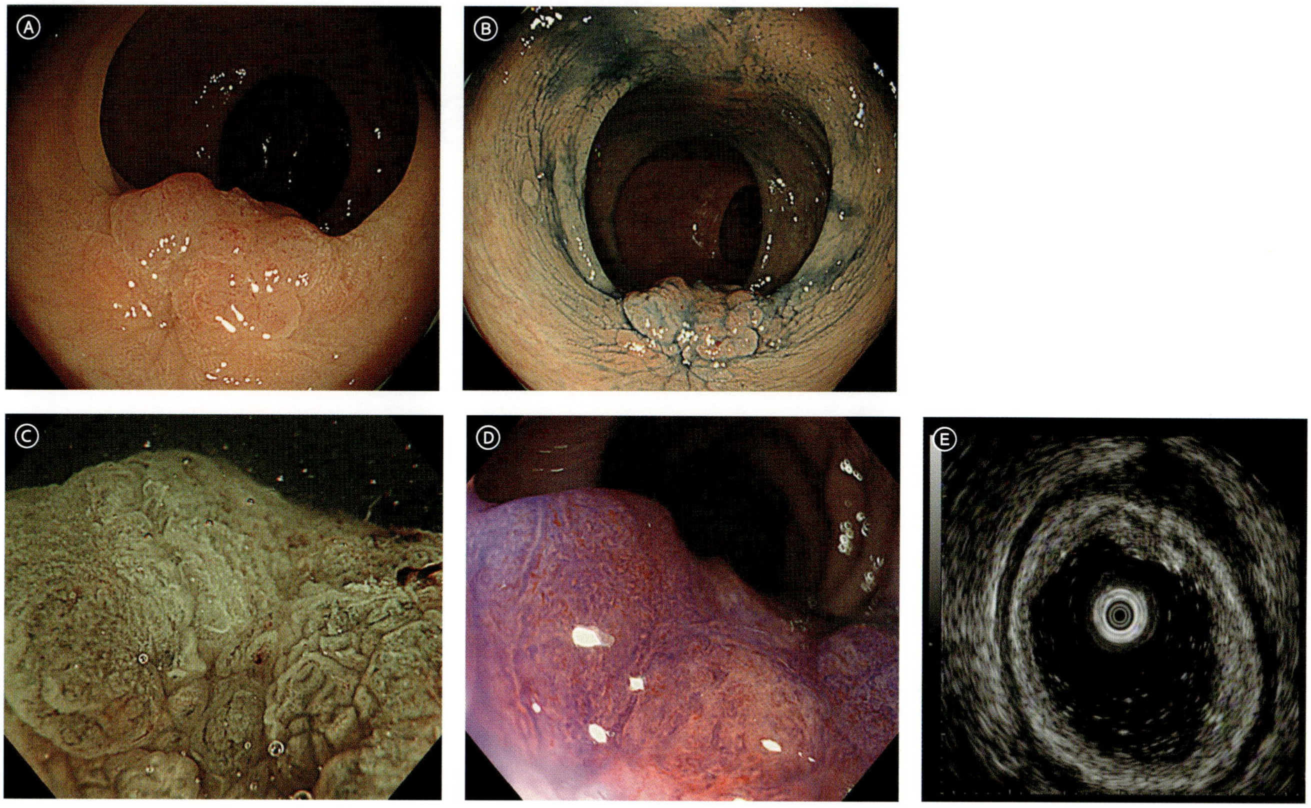

그림 4 소형 1형 진행암의 본 연구 사례

Ⓐ) 백색광 관찰 소견. 20 mm 크기의 발적을 보이는 융기성 병변. Ⓑ) 인디고카르민 도포 소견. 주름의 당김과 병변 중앙부의 함몰이 명확히 관찰된다. Ⓒ) NBI 확대 관찰 소견. 병변 중앙부에서 불규칙한 선관 구조가 관찰되지만 명확한 무구조(structureless) 소견은 보이지 않는다. Ⓓ) 크리스탈 바이올렛 염색 확대 소견. 병변 중앙부에서 pit pattern 소실(V_N형)이 관찰된다. Ⓔ) EUS. 12시 방향에서 제4층이 현저히 비후되어 있으며 근육층보다 깊은 침윤이 의심되는 소견을 보였다. 본 증례는 수술 검체에서 pT3(SS)로 진단되었다.

문헌

1) 「大腸癌取扱い規約　第9版」(大腸癌研究会/編), 金原出版, 2018
2) 日本消化器がん検診学会:2019年度　全国集計調査. 大腸がん検診
https://jsgcs.or.jp/publication/publication/index_past.html
3) 吉井健大, 他: 術前内視鏡での深達度予測が困難な20 mm以下の進行大腸癌の1例. Progress of Digestive Endoscopy, 93:128~130, 2018
4) 小林清典, 他: 超音波内視鏡―3D-EUSを含めて. 日本大腸肛門病学会雑誌, 69:463~470, 2016
5) 三澤将史, 他: 小型進行癌. 消化器内視鏡, 32:18~19, 2020

LST(선종 포함)

6 LST granular type (LST-G)

빈 도 ★★☆
난이도 ★★☆

田中寛人, 浦岡俊夫

질환의 개요

- 부록 4를 참조.

특징적인 소견과 진단

- LST-G는 **과립 균일형**(homogeneous type)과 **결절 혼합형**(nodular mixed type)으로 크게 구분된다(그림 1, 2).
- LST-G의 과립 균일형은 약 3 mm 크기의 과립들이 균일하게 집합된 병변으로, 대부분 점막 내에 국한된 종양성 병변이다.
- LST-G의 결절 혼합형에서는 크고 거친 결절 부위에서 악성도가 더 높으며, 점막하층 침윤이 동반되는 경우가 많다. 따라서 결절 부위를 중심으로 NBI 확대 관찰이나 색소 확대 관찰을 시행해야 한다[1].

감별진단 시 주의할 점

- LST-G 중 크기가 큰 결절을 동반한 병변은 발견하기 쉽지만, 과립 균일형으로 높이가 낮은 병변은 간과될 가능성이 있다. 따라서 공기량을 조절하면서 점막의 변화와 혈관 투영 소실에 주의하여 관찰해야 한다.

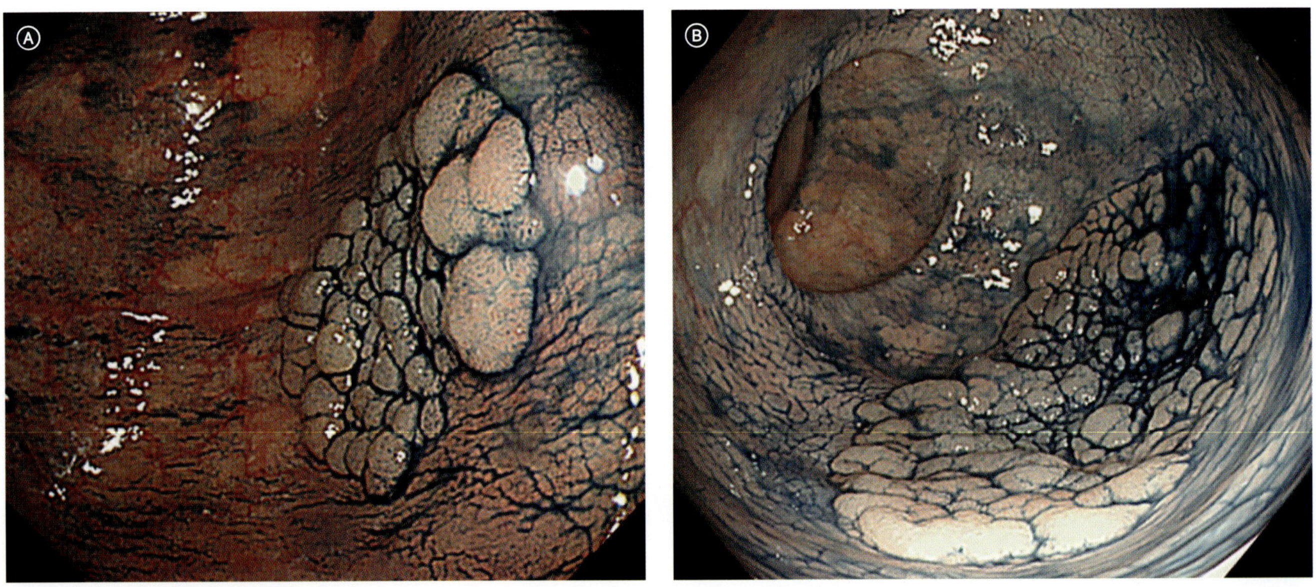

그림 1 LST-G(과립 균일형)
Ⓐ) 맹장에서 20 mm 크기의 LST-G(과립 균일형)가 관찰된다. Ⓑ) 직장 Rb에서 40 mm 크기의 LST-G(과립 균일형)가 관찰된다.

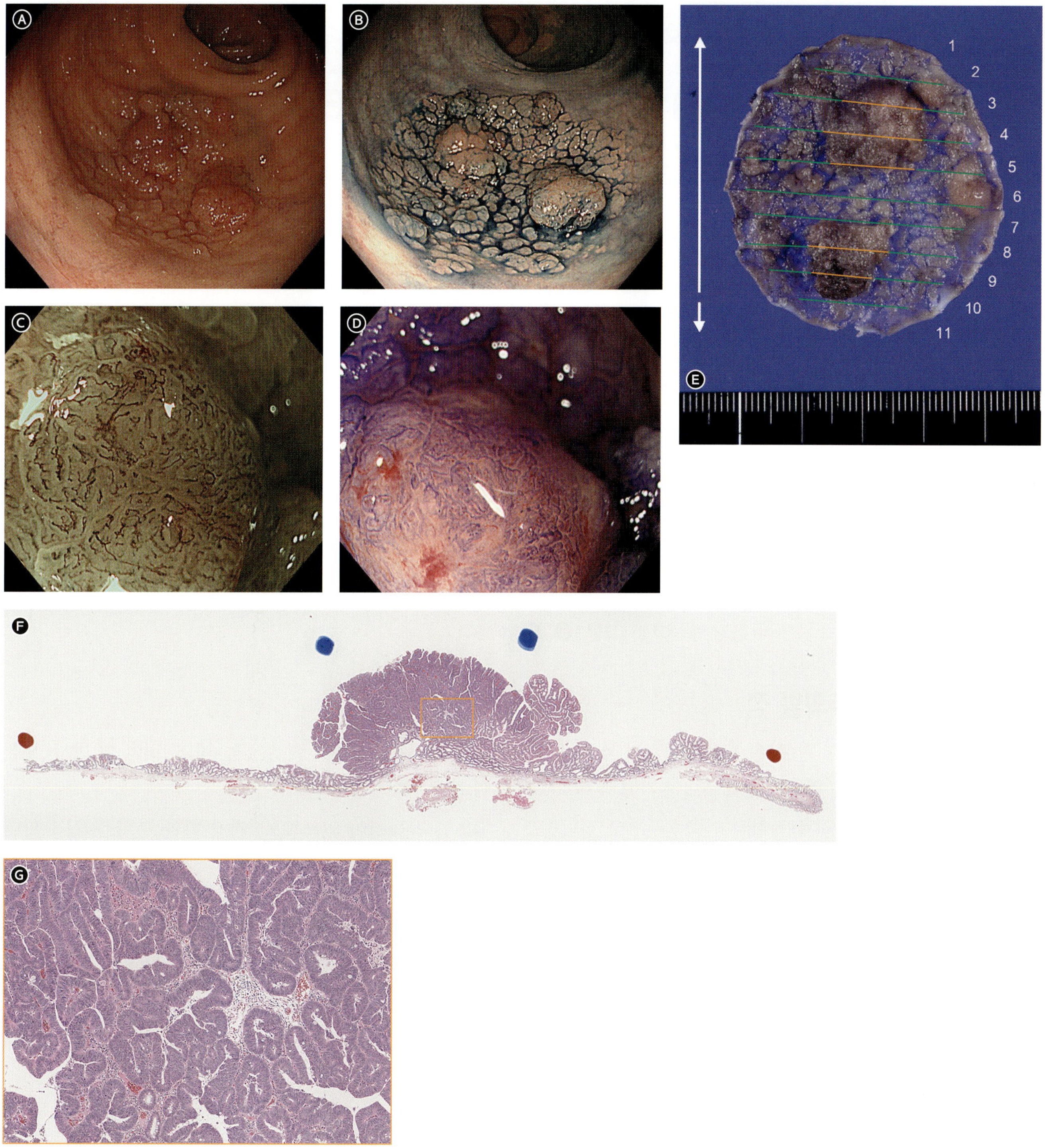

그림 2 LST-G(결절 혼합형)

Ⓐ) 일반적인 관찰 소견. 직장 Rb에 큰 결절을 동반한 LST-G(결절 혼합형)가 관찰된다. Ⓑ) 인디고카르민 도포 소견. 표면의 크고 작은 결절과 병변의 경계가 더욱 명확하게 나타난다. Ⓒ) NBI 확대 관찰 소견. Vessel pattern에서 혈관 직경의 불균일 및 불균일한 분포가 관찰되며 JNET Type 2B로 진단된다. Ⓓ) 크리스탈 바이올렛 염색 확대 관찰 소견. pit 배열의 흐트러짐이 관찰되며, VI형 경도의 불규칙 pit pattern 소견으로 진단된다. Ⓔ) 매핑 소견. 큰 결절 부위에서 선암이 관찰된다(— adenocarcinoma, — adenoma). Ⓕ) 병리조직학적 소견. HE 염색, 저배율 소견. Ⓖ) 병리조직학적 소견(Ⓕ 주황색 박스 영역 확대 소견). 결절 부위에서 고도~중등도 분화 선암이 관찰된다. Well to moderately differentiated adenocarcinoma with adenoma. pTis, Ly0, V0, pHM0, pVM0이다.

문헌

1) Uraoka T, et al: Endoscopic indications for endoscopic mucosal resection of laterally spreading tumours in the colorectum. Gut, 55:1592~1597, 2006

LST(선종 포함)

빈 도 ★★☆
난이도 ★★☆

7 LST non-granular type (LST-NG)

田中寛人, 浦岡俊夫

질환의 개요

- 부록 4를 참조.

특징적인 소견과 진단

- LST-NG는 **평탄 융기형**(flat elevated type)과 **거짓 함몰형**(pseudo-depressed type)으로 크게 구분된다(그림 1, 2).
- LST-NG의 거짓 함몰형은 백색광 관찰에서 평탄 융기성 병변처럼 보이므로, 인디고카르민을 도포하여 진단해야 한다(그림 2Ⓐ, Ⓑ).
- LST-NG는 점막 주름의 당김 현상이나 종양 가장자리가 바깥으로 돌출된 거짓 발 모양(pseudopod-like appearance) 소견이 나타날 수 있다[1](그림 1Ⓒ, Ⓓ).

감별진단 시 주의할 점

- LST-NG는 평탄한 병변으로 간과되기 쉬우므로 **공기 주입 및 배출을 통해 미세한 높낮이 차이와 빛 반사, 발적 등 색조 변화, 혈관 투영 소실 등의 소견**에 주의하면서 관찰해야 한다.
- LST-NG의 거짓 함몰형은 다중심성으로 점막하층에 침윤할 가능성이 있으므로, 거짓 함몰 부위를 NBI 확대 관찰이나 색소 확대 관찰로 충분히 평가해야 한다[2].

문헌

1) 「国立がんセンター大腸内視鏡診断アトラス」(国立がんセンター内視鏡部/編著, 藤井隆広/責任編集, 下田忠和/病理監修), 医学書院, 2004
2) Uraoka T, et al: Endoscopic indications for endoscopic mucosal resection of laterally spreading tumours in the colorectum. Gut, 55:1592~1597, 2006

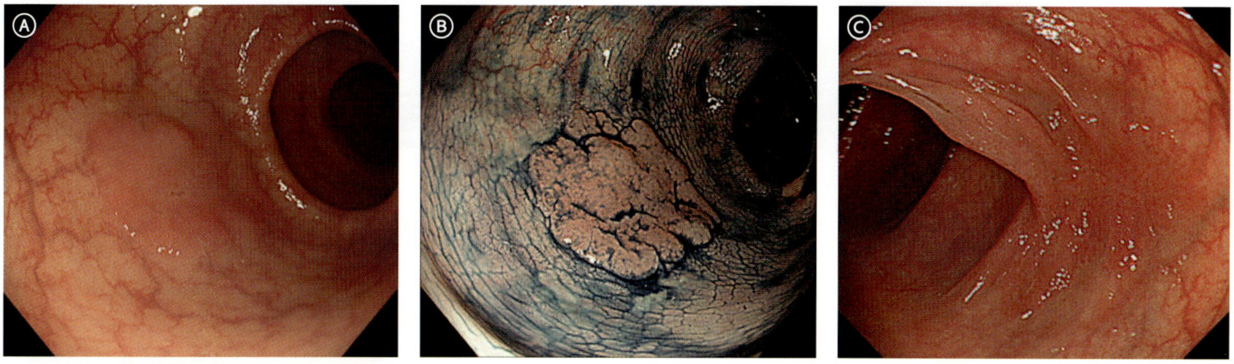

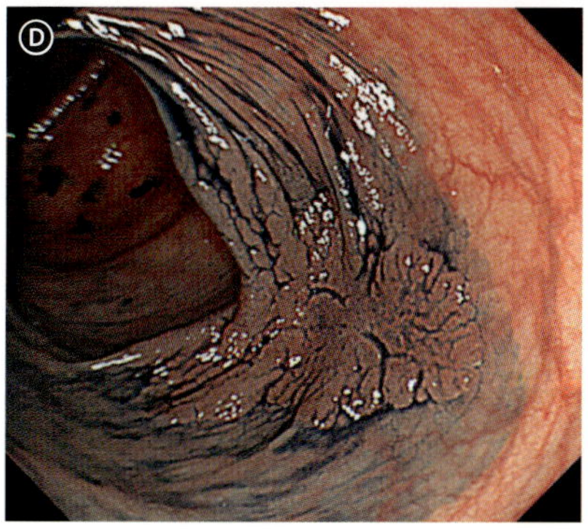

그림 1　**표면 융기형**

❹) 백색광 관찰. 횡행결장에 20 mm 크기의 평탄 융기성 병변이 관찰된다. ❺) 인디고카르민 도포 소견. 병변의 경계가 명확하게 관찰된다. ❻) 일반 관찰. 횡행결장에 35 mm 크기의 발적을 동반한 평탄 융기성 병변이 관찰된다. 주름의 당김이 동반되어 있다. ❼) 인디고카르민 도포 소견. 병변의 경계가 명확히 관찰되며 거짓 발 모양(pseudopod-like appearance) 소견을 동반한다.

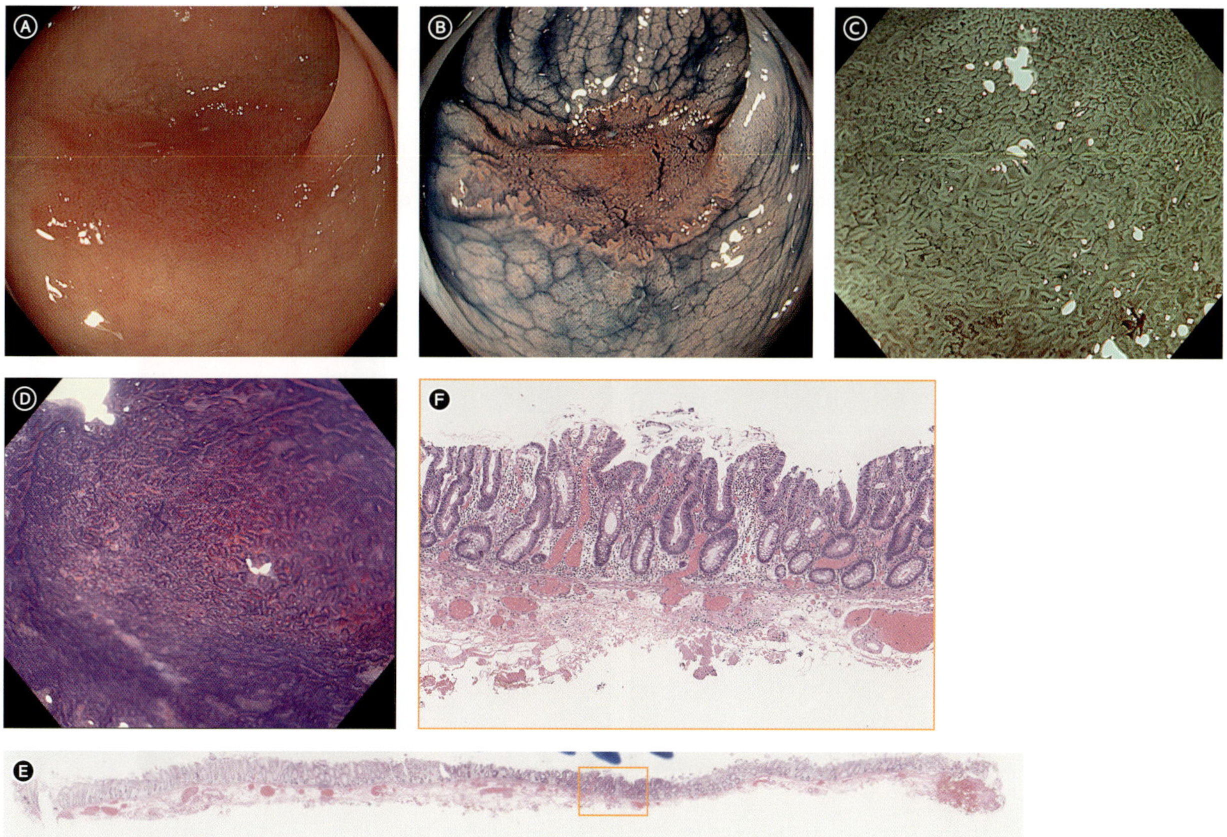

그림 2　**거짓 함몰형**

❹) 백색광 관찰 소견. S상 결장에서 25 mm 크기의 발적을 동반한 평탄한 병변이 관찰된다. ❺) 인디고카르민 도포 소견. 경계가 명확해지며 가장자리에 거짓 함몰이 관찰된다. ❻) NBI 확대 관찰 소견. Vessel patten은 규칙적으로 배열되어 있으나 surface pattern은 일부 불규칙하여 JNET Type 2B의 소견으로 진단된다. ❼) 크리스탈 바이올렛 염색 확대 관찰 소견. pit의 크기가 일정하지 않고 배열이 흐트러져 있으며, VI형 경도 불규칙 소견으로 판단되어 ESD로 일괄 절제하였다. ❽) 병리조직학적 소견. HE 염색, 저배율 소견. ❾) 병리조직학적 소견. 핵의 거짓 중층화가 두드러지지만 핵 종대나 배열의 불규칙성이 경미하여 고이형성 관상 선종으로 진단되었다.

악성 림프종

빈 도 ★★☆

난이도 ★★☆

8 미만성 거대 B세포 림프종

弓削 亮, 岡 志郎

질환의 개념

- 미만성 거대 B세포 림프종(diffuse large B-cell lymphoma, DLBCL)은 대형 B림프구가 미만성 증식을 보이는 종양으로 정의된다.
- 림프절외 림프종 중 가장 흔하게 발생하며 대장 원발 B세포 림프종 중에서도 가장 흔한 조직형이다.
- 주로 회맹부에서 호발하지만, 결장이나 직장에서도 발생할 수 있다.
- 소포성 림프종이나 MALT(mucosa-associated lymphoid tissue) 림프종에 비해 악성도가 높고 진행 속도가 빠르므로, 신속한 진단과 치료가 필요하다.

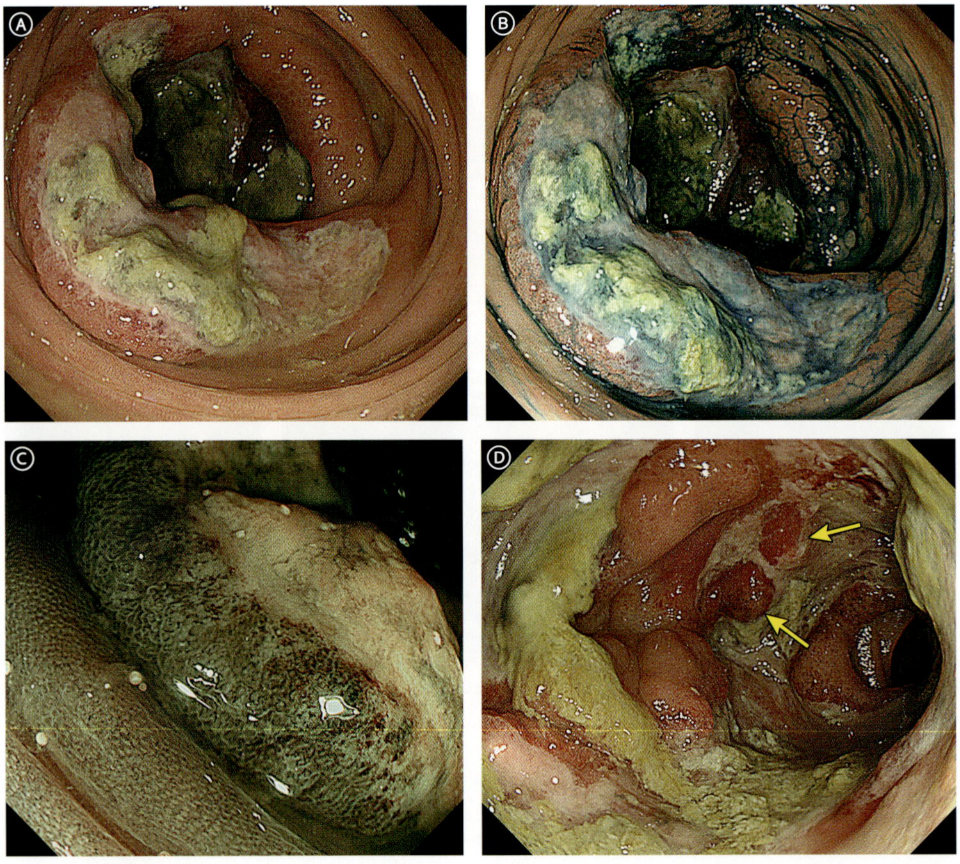

그림 1 내시경 소견

Ⓐ) 일반 관찰 소견. 상행결장에서 귓바퀴 모양의 주위 융기를 동반한 반주성 궤양성 병변이 관찰되며, 궤양 기저부는 황색의 백태를 포함하고 있다. 또한, 근위부로도 궤양성 병변이 확장된 소견이 확인된다. Ⓑ) 인디고카르민 도포 소견. 병변의 융기는 완만하며, 점막하 종양처럼 보이고, 궤양 가장자리의 불규칙성은 거의 없다. Ⓒ) NBI 확대 관찰 소견. 병변이 시작되는 부분은 정상 점막 조직이었으며, 궤양의 가장자리에서 상피 이상 소견은 관찰되지 않았다. Ⓓ) 병변은 상행결장에서 맹장까지 약 6 cm에 걸쳐 있었으나, 협착 소견은 없었다. 종양 가장자리에서는 벌레 먹은 듯한 불규칙 형태로 비종양성 선관이 관찰된다.

특징적인 소견과 진단

- DLBCL은 **증식 속도가 빠르므로**, 점막하 종양처럼 융기된 형태의 종괴를 형성하거나 궤양 형성 빈도가 MALT 림프종이나 소포성 림프종에 비해 더 자주 나타난다.
- 궤양 저부에는 **두꺼운 크림 모양의 황색 백태**가 있으며, **가장자리는 균일한 폭의 협소한 귓바퀴 모양의 융기를 동반한 편평한 접시 형태**를 보이는 경우가 많다(그림 1Ⓐ, Ⓑ).
- 병변 가장자리에 점막하 종양과 유사한 소견이 관찰되며, 병변의 크기나 심달도에 비해 부드럽고 벽의 신전성이 유지되어 있다(그림 1Ⓑ, Ⓒ).
- 조직 진단에서 Ki-67 양성률은 40~90%로, MALT 림프종이나 소포성 림프종보다 현저히 높게 확인된다.

감별진단 시 주의할 점

- **1형 및 2형 진행암과의 감별이 필요**하다. 감별의 핵심 포인트는 가장자리의 비상피성 선관의 존재 여부와 공기 주입에 따른 신전성이다. 이를 염두에 두고 공기량을 조절하면서 병변의 융기와 궤양 가장자리를 중점적으로 관찰하고, 다발성 병변을 놓치지 않도록 주의가 필요하다.
- DLBCL은 내강 쪽으로 비종양성 선관을 압박하면서 간질로 진행하므로, 비종양 상피는 위축되거나 소실될 수 있지만, 종양 가장자리에서는 벌레 먹은 듯한 형태로 비종양성 선관이 잔존할 수 있다(그림 1Ⓓ➾).
- 상피성 종양과 달리, 병변이 전체 주위를 둘러싸며 길게 협착을 형성하더라도 내강 신전성이 비교적 양호하여 폐색을 유발하는 경우가 드물다(그림 1Ⓓ).
- 생검 시, 상피성 종양과 마찬가지로 궤양 중심부에는 괴사 조직이 많으므로 궤양 가장자리에서 조직을 채취해야 한다. 또한, 비종양성 상피가 불규칙하게 잔존할 수 있으므로 세밀한 관찰 후 여러 부위에서 생검을 실시해야 한다.
- 소화관 악성 림프종의 육안적 형태는 다양하므로, 다른 조직형과의 감별을 위해 면역조직화학염색이 필수적이다.

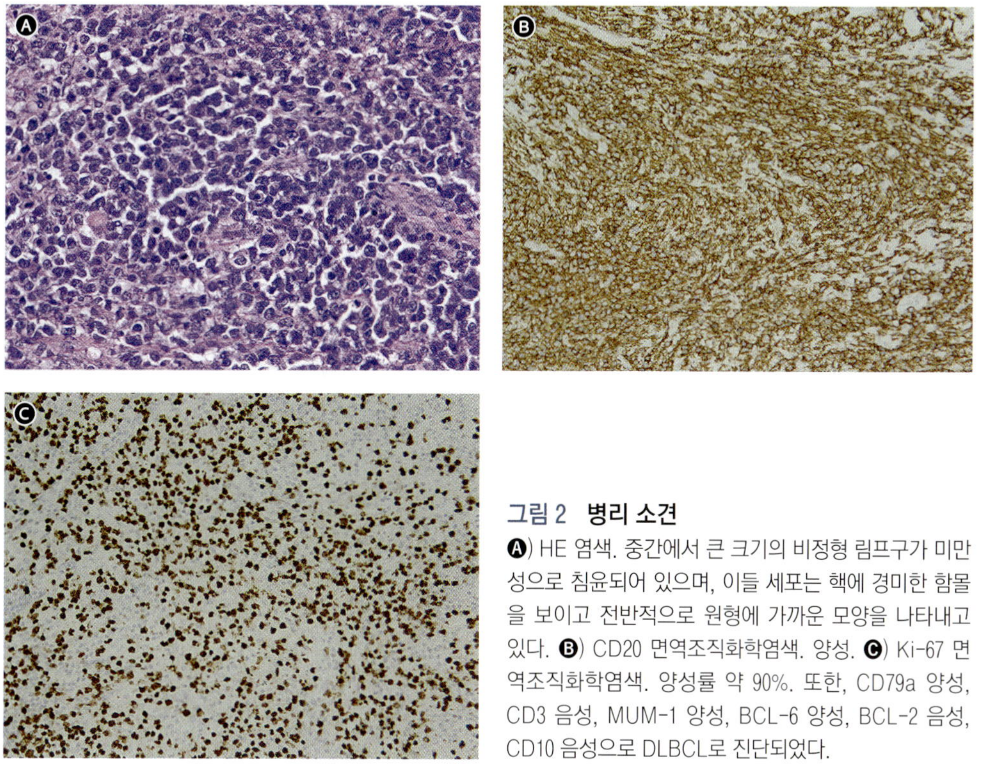

그림 2 병리 소견

Ⓐ) HE 염색. 중간에서 큰 크기의 비정형 림프구가 미만성으로 침윤되어 있으며, 이들 세포는 핵에 경미한 함몰을 보이고 전반적으로 원형에 가까운 모양을 나타내고 있다. Ⓑ) CD20 면역조직화학염색. 양성. Ⓒ) Ki-67 면역조직화학염색. 양성률 약 90%. 또한, CD79a 양성, CD3 음성, MUM-1 양성, BCL-6 양성, BCL-2 음성, CD10 음성으로 DLBCL로 진단되었다.

악성 림프종

9 소포성 림프종

빈 도 ★☆☆
난이도 ★★★

弓削 亮, 岡 志郎

질환의 개념

- 소포성 림프종(follicular lymphoma, FL)은 여포 중심세포와 유사한 작은 크기에서 중간 크기의 B세포 및 여포 중심모세포와 유사한 큰 크기의 B세포가 다양한 비율로 혼재되어 림프소포 양상의 결절을 형성하는 저등급 림프종의 대표적인 질환이다.
- 대부분 림프절 기원이지만 림프절외 림프종 중에서는 소화관 원발의 빈도가 높으며 주로 소장(특히 십이지장)에 다발성 병변으로 관찰된다. 위나 대장에 림프절외 병변이 발생하는 경우는 드물다.
- 면역조직화학염색에서 B림프구 마커인 CD20 또는 CD79a가 양성을 보이며, 항세포자멸사 단백질인 BCL-2가 발현된다. 여포 중심 마커인 CD10은 대부분의 증례에서 양성이지만, 음성인 경우도 있으므로 주의가 필요하다.

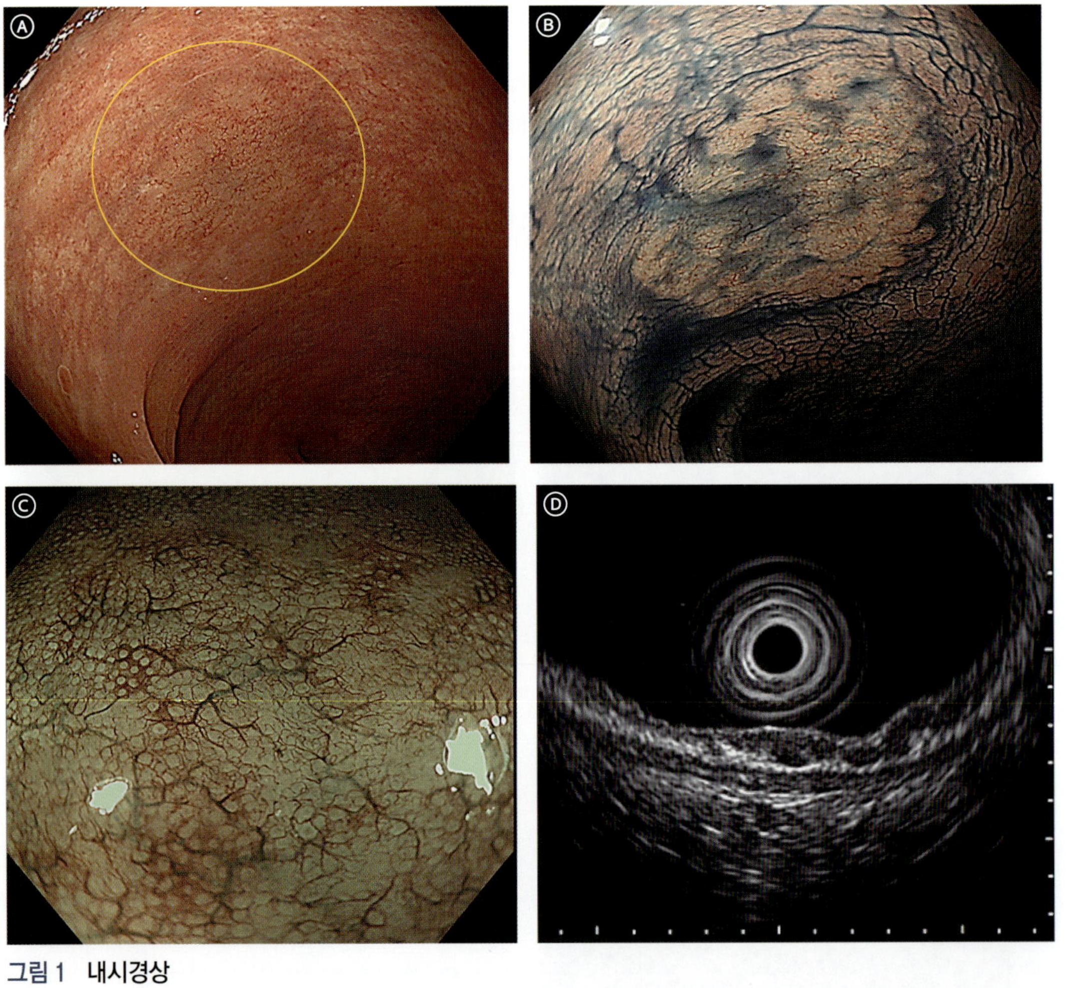

그림 1 내시경상

Ⓐ) 일반적인 관찰 소견. S상 결장에서 직경 20 mm 크기의 발적을 띠는 편평 융기성 병변이 관찰된다(◎). Ⓑ) 인디고카르민 도포 소견. 병변의 융기는 완만하며 점막하 종양과 유사하였고, 표면에는 결절 모양의 불규칙한 요철이 관찰되었다. Ⓒ) NBI 확대 관찰 소견. 불명확한 surface pattern을 배경으로, 나뭇가지 모양 형태의 확장된 혈관이 관찰된다. Ⓓ) 초음파내시경. 병변은 점막 심층에서 점막하층을 중심으로 결절 모양의 저에코 병변으로 나타났다.

특징적인 소견과 진단

- 소장 FL의 내시경 소견의 전형적인 양상은 백색 과립 모양 융기의 군집 및 다발성 소견인 반면, 대장 FL에서는 주로 융기형을 나타내는 보고가 많다(그림 1Ⓐ).
- 융기의 표면은 내시경 소견상 매끄러워 보이지만 인디고카르민을 도포하면 결절 모양의 불규칙한 요철이 관찰될 수 있다(그림 1Ⓑ).
- NBI 확대 관찰에서는 MALT 림프종에서 보이는 것과 유사한 **나뭇가지 모양의 혈관 확장 소견**이 관찰되거나, 종양의 정점부에서 I형 pit가 변형되고 밀도가 저하되거나 소실될 수 있다(그림 1Ⓒ).
- 초음파내시경 검사에서는 소포처럼 결절을 반영하는 결절 모양의 저에코 병변으로 나타날 수 있다(그림 1Ⓓ).
- FL은 소화관에 광범위하게 다발하는 경우가 많으며, 융기형 대장 FL 주위나 소장에 백색 과립 모양 융기성 병변을 동반할 수 있다.

감별진단 시 주의할 점

- 국소적으로 융기형을 보이는 대장 FL은 점막하 종양과 유사한 병변인 암, 신경내분비종양, GIST(gastrointestinal stromal tumor) 등과의 감별이 필요하다. 그러나 다른 병변에 비해 조직이 부드러운 특징을 가지며, 겸자로 눌러 촉진하면 탄력 있는 부드러움을 보이는 경우가 많다.
- 암에서 흔히 관찰되는 불규칙한 상피 변화는 거의 없으며, 표면이 매끄럽거나 결절 모양을 보인다.
- MALT 림프종과의 감별진단 시, 주변 조직이나 소장에 백색 과립 모양 융기성 병변을 동반하고 있거나, 표면의 결절 모양의 요철이 심하게 나타나는 경우에는, FL 가능성이 더 높다.
- 소화관 악성 림프종의 육안형은 다양하며, 다른 조직형과의 감별진단 시 면역조직화학염색이 필수적이다. CD10 음성으로 진단이 어려운 경우, FISH법을 이용하여 IgH-bcl2t(14;18) 전좌를 확인하면 FL로 진단할 수 있다.

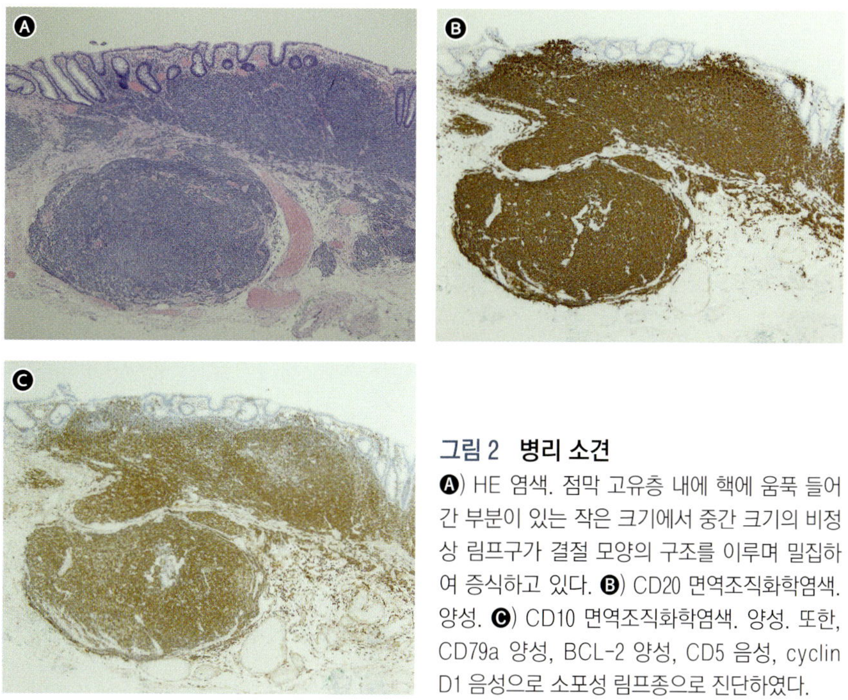

그림 2 병리 소견

Ⓐ) HE 염색. 점막 고유층 내에 핵에 움푹 들어간 부분이 있는 작은 크기에서 중간 크기의 비정상 림프구가 결절 모양의 구조를 이루며 밀집하여 증식하고 있다. Ⓑ) CD20 면역조직화학염색. 양성. Ⓒ) CD10 면역조직화학염색. 양성. 또한, CD79a 양성, BCL-2 양성, CD5 음성, cyclin D1 음성으로 소포성 림프종으로 진단하였다.

악성 림프종

빈 도 ★★☆
난이도 ★☆☆

10 MALT 림프종

副島啓太, 高松 学

질환의 개요

- 악성 림프종의 원발 부위는 림프절 기원과 림프절외 기원으로 나뉘며, 림프절외 기원의 악성 림프종 중에서는 소화관이 가장 흔한 발생 부위이다. 소화관에 발생하는 림프종은 장관 비상피성 종양으로 분류된다.
- 소화관 원발성 림프종 중에서 결장 및 직장에서 가장 흔하게 관찰되는 유형은 미만성 거대B세포 림프종(DLBCL)과 MALT 림프종이다[1].
- 대장 악성 림프종은 비교적 드문 질환이지만, 장관 악성 림프종 중에서 MALT 림프종은 12.5%에서 관찰되었다고 보고된다. 위 림프종에서는 성별 차이가 없지만, 장관 림프종에서는 남성이 더 흔하다[2].

특징적인 소견과 진단

- 내시경 소견: 표면이 매끈하고 크기가 일정하지 않은 과립을 동반한 융기성 병변으로 관찰된다. 종양은 비교적 부드럽고 겸자로 눌러 촉진하면 탄력 있는 부드러움을 보이는 경우가 많다. NBI에서는 정상 점막과 유사한 JNET Type 1을 보이며 크리스탈 바이올렛 염색을 이용한 확대내시경 검사에서는 I형 pit이 관찰된다.
- EUS 소견: 병변은 주로 제2층에 국한되며, 경계가 명확하고 내부가 균일한 저에코 종괴로 관찰된다.
- 병리조직 소견: 핵의 형태가 불규칙하고 연한 세포질을 가진 단핵구 유사 세포의 증식을 특징으로 하며, 반응성 림프소포 형성이 동반되는 경우가 흔하다. 위의 MALT 림프종과 달리, lymphoepithelial lesion(LEL)을 동반하지 않는 경우가 많다.

감별진단 시 주의할 점

- 장관 비상피성 종양 중 양성 종양으로는 **위장관 간엽성 종양**(mesenchymal tumor), 악성 종양에는 악성 림프종(DLBCL, MALT 림프종) 외에도 Kaposi 육종이 있다. 근층 기원의 종양으로는 양성 종양인 평활근종과 악성 종양인 GIST(gastrointestinal stromal tumor)가 있으며, 악성흑색종도 호발 병변이다. 그 외에도 상피성 종양인 직장 신경내분비종양이나 다른 장기로부터의 벽외성 침윤도 나타날 수 있으며, 비종양성 병변인 장관 **자궁내막증**이나 **직장 점막탈출 증후군**도 감별에 포함된다[2].
- 동일한 악성 림프종인 DLBCL과의 감별이 필요하지만, 내시경적으로 구별이 어려울 수 있다. 조직학적으로 큰 크기의 비정형 림프구 유사 세포의 미만성 증식이 관찰될 경우 DLBCL을 염두에 두고 감별진단을 하여야 한다. 일반적인 면역조직화학염색에서는 MALT 림프종에 특이적인 소견은 없으며, 확진을 위해서 FISH법(MALT1 유전자 분석)을 병용하는 경우도 있다.

문헌

1) IIリンパ腫　悪性リンパ腫　総論.「造血器腫瘍診療ガイドライン2018年版補正版」(日本血液学会/編), 金原出版, 2020
2) Streubel B, et al: MALT lymphoma associated genetic aberrations occur at different frequencies in primary and secondary intestinal MALT lymphomas. Gut, 55:1581~1585, 2006

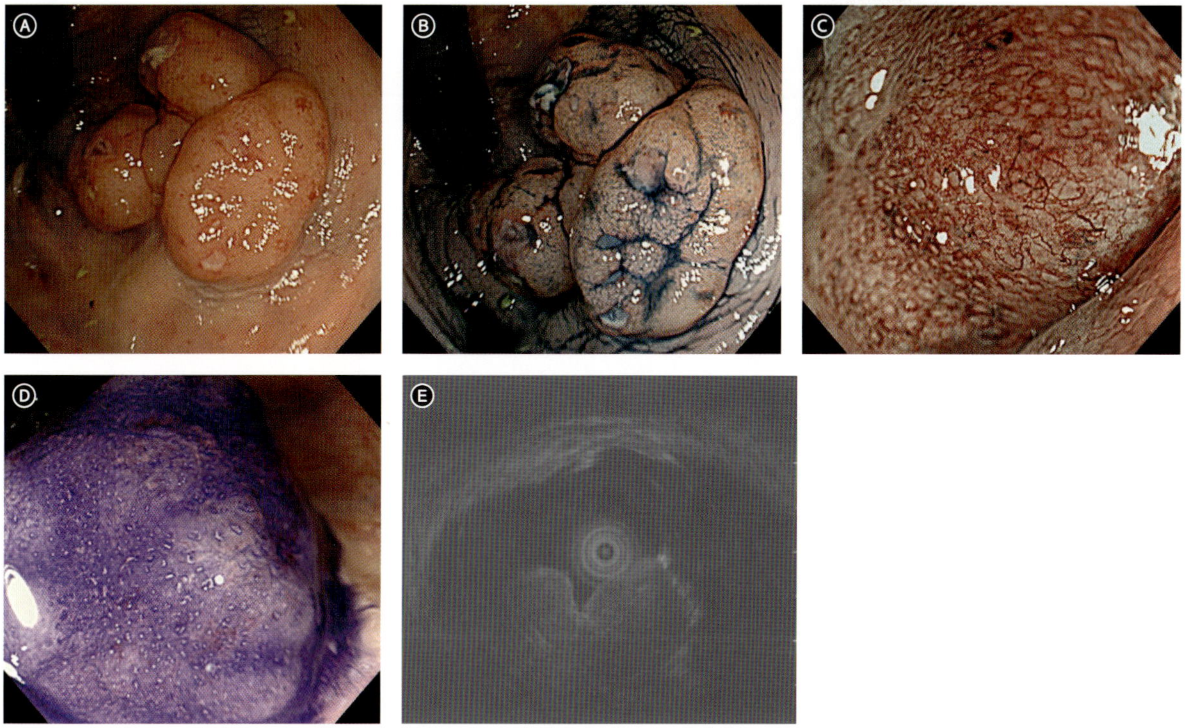

그림 1 MALT 림프종의 내시경 소견

❹) 일반 백색광 관찰. ❺) 인디고카르민 도포. ❻) NBI 확대 관찰. ❼) 크리스탈 바이올렛 염색. ❽) EUS 영상.

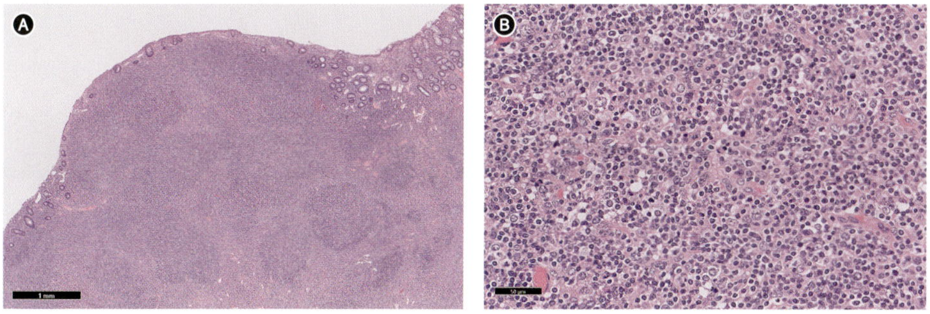

그림 2 MALT 림프종의 HE 염색 소견

❹) HE 염색(저배율 소견). LPM(점막고유층, lamina propria mucosa)에서 SM에 걸쳐 림프구의 침윤이 있으며 반응성 림프소포가 산재하고 있다. ❺) HE 염색(확대상). 작은 크기의 정상 림프구와 함께, 불규칙한 핵 모양과 연한 세포질을 가진 비정형 림프구 유사 세포가 드문드문 관찰된다.

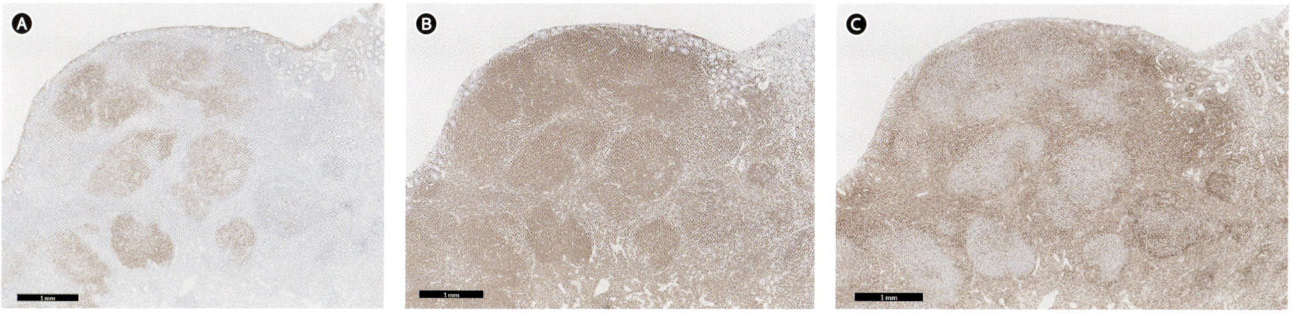

그림 3 MALT 림프종의 면역조직염색 소견

❹) CD10 면역조직화학염색. CD10 양성 B세포로 이루어진 여포 배중심(follicular germinal center)에 림프종 세포의 침윤(follicular colonization)이 관찰된다. ❺) 면역조직염색(CD20). 여포 중심뿐만 아니라 여포 사이 영역에서도 CD20 양성 세포가 강하게 침윤된다. ❻) 면역조직염색(Bcl2). 이차 여포 내부는 Bcl2 음성인 정상 B세포로 구성되지만, Bcl2 양성 종양세포 침윤이 관찰된다.

빈 도
★★☆
난이도
★☆☆

11 신경내분비종양(NET)

鈴木啓太, 高松 学

질환의 개요

- 소화관 신경내분비종양(neuroendocrine tumor, NET)은 작은 크기의 저악성도 병변부터, 증식 활성이 높고 전이를 유발하는 고악성도 병변까지 다양한 스펙트럼을 가진다. 그러나 전이 빈도와 예후에 대한 근거는 아직 충분히 확립되지 않았다.
- 병리학적 진단은 조직학적 형태뿐만 아니라 핵분열 개수 및 Ki-67 지수를 기준으로 G1, G2, G3로 분류된다[1].
- 특이적인 증상이 없으며, 분변 잠혈 반응 검사나 스크리닝 내시경 검사에서 우연히 발견되는 경우가 많다.
- 일반적인 대장암의 발병 연령이 60~70세인 반면, NET는 상대적으로 젊은 연령층에서 발생하며, 주로 50대에서 발병하는 경향이 있다.

특징적인 소견과 진단(그림)

- 발생 부위는 직장이 가장 흔하며, 항문연에서 약 8~9 cm까지의 하부 직장에 발생하는 병변이 전체의 70% 이상을 차지한다[2].
- 육안 소견은 점막하 종양 유사 융기 형태를 보이며, 점막 표면에서는 정상 선관 구조와 모세혈관 확장이 관찰된다. 색조는 정상에서 황색까지 다양하며, 탄력 있는 부드러움을 보이는 점막하층에 국한된 종양은 겸자 등으로 밀었을 때 동반한다.
- 10 mm 이상의 비교적 큰 병변에서는 기시부의 좁아지거나 중심 함몰(dell)이 동반되는 경우가 있으며, 특히 악성도가 높은 경우 궤양이나 미란을 동반하는 경향이 있다[3].
- 종양의 크기와 심달도의 정확한 평가를 위해 초음파내시경검사(EUS)가 유용하다. 전형적인 EUS 영상에서는 제2~3층에 위치하며, 경계가 명확한 타원형의 균일한 저에코 종괴로 관찰된다.

감별진단 시 주의할 점

- 하부 직장에서 점막하 종양 유사 융기 형태가 관찰될 경우, 감별해야 할 질환으로는 **림프소포**, **외치핵**, **직장 편도**(rectal tonsil), **GIST**, **지방종**, **평활근종**, **과립세포종** 등이 있다. 각 질환의 내시경 소견이 유사하거나 비전형적인 사례인 경우, 내시경 소견만으로 감별이 어려울 수 있다.
- 진단을 위해 내시경 생검을 시행할 수 있지만, 치료 시 병변의 원형 보존을 고려하여 5 mm 이하의 작은 NET가 의심될 경우, 치료 전 생검을 시행하지 않고 진단적 내시경 치료를 권장한다.
- NET는 동시성 또는 이시성으로 다발할 수 있으므로, 다발성 병변의 유무를 확인하는 것도 중요하다.

문헌

1) 「WHO Classification of Tumours, 5th ed, Vol. 1 Digestive System Tumours」 (WHO Classification of Tumours Editorial Board), WORLD HEALTH ORGANIZATION, 2019
2) 斉藤裕輔, 他: 大腸カルチノイド腫瘍の全国集計~大腸カルチノイド腫瘍の治療方針. 胃と腸, 40:200-213, 2005
3) 千野晶子, 他: 直腸NETの診断, 予後, 経過観察法. 消化器内視鏡, 28:1793~1801, 2016

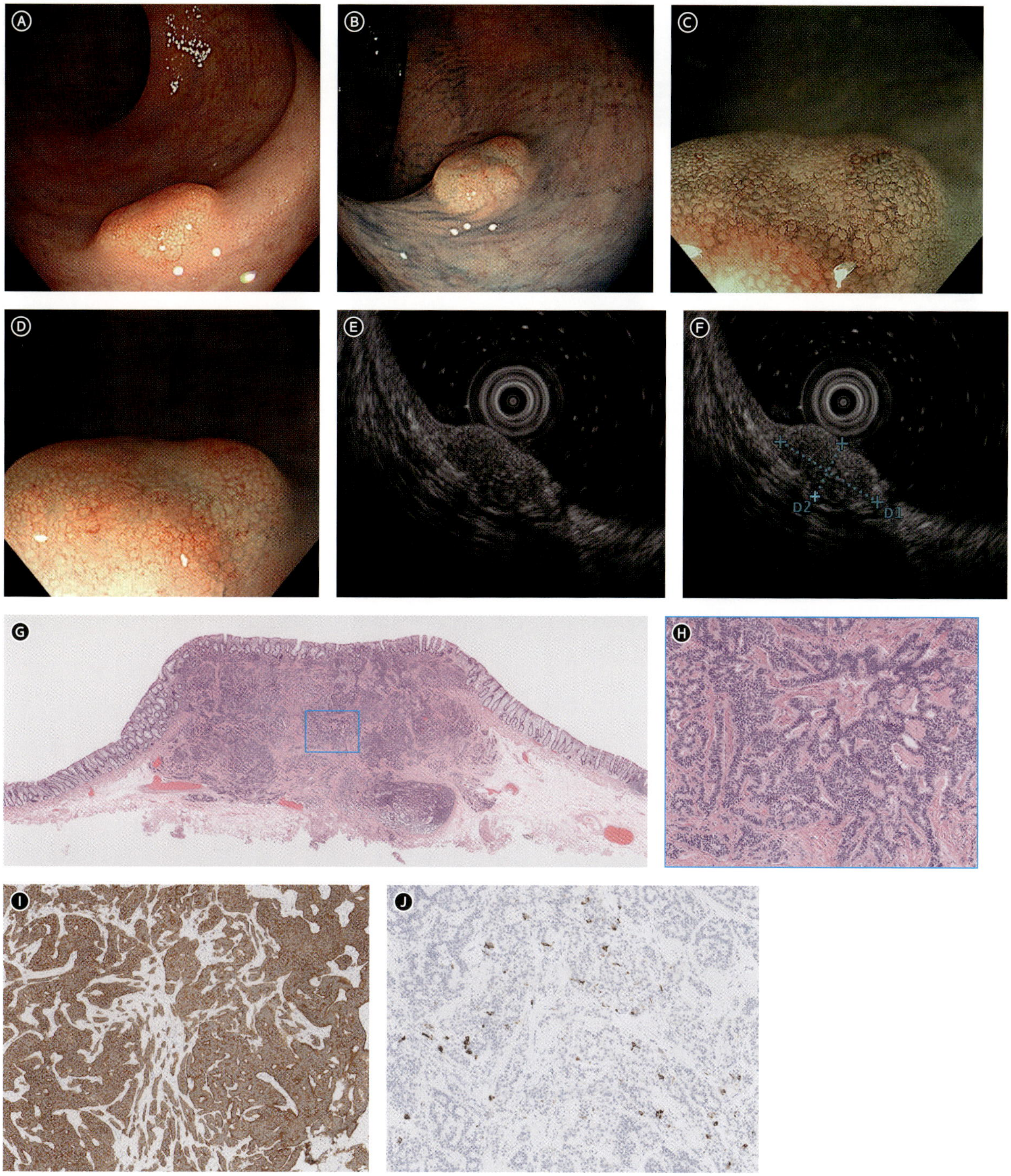

그림 50대 남성

Ⓐ) 일반 내시경 관찰. 하부 직장에서 황색의 점막하 종양 유사 융기 형태가 관찰된다. Ⓑ) 반전 관찰 시 인디고카르민 도포 소견. 중심에 얕은 함몰이 관찰된다. Ⓒ) NBI 확대 관찰 소견. 정상 선관 구조와 모세혈관 확장이 관찰된다. Ⓓ) 인디고카르민 도포 후 확대 관찰 소견. 정상적인 선관의 I형 pit pattern이 관찰된다.

ⒺⒻ) EUS 소견.

- 주 병변이 제2~3층에 위치하며, 경계가 명확하고 균일한 저에코 종괴로 관찰된다.
- EUS 상 병변 크기 측정 결과 10.2 mm×5.2 mm로 확인되었으며, 치료 방침으로 외과적 수술을 권유했으나 환자가 수술을 거부하여 절제 생검 목적으로 ESD를 시행하였다.

Ⓖ) 병리조직학적 소견(HE 염색 저배율 소견).

Ⓗ) Ⓖ의 파란 테두리 확대상. 원형에 가까운 모양의 세포들이 끈 모양 또는 리본 모양으로 배열되어 있다.

ⒾⒿ) 면역조직화학염색 소견.

- Synaptophysin은 미만성 양성
- ChromograninA는 일부 세포에서 양성을 나타낸다.
- 병리 진단은 Carcinoid tumor(NET, G1), pT1b(심달도 점막하층, 최대 직경 10 mm), Ly0, V1, pHM0, pVM1로 혈관 주위 침윤이 확인되어 추가 수술적 절제를 시행하였다.

빈 도 ★☆☆
난이도 ★★☆

12 위장관기질종양(GIST)

佐野村 誠, 永田信二

질환의 개요

- 위장관기질종양(gastrointestinal stromal tumor, GIST)은 소화관 벽 내 Cajal 간질세포로 분화할 능력이 있는 미성숙 간엽계 세포에서 기원하는 종양이다.
- 일반적으로 방추세포형 GIST는 KIT 단백질이 미만성 양성을 보이며, KIT 음성 또는 일부 양성 사례는 매우 드물다. 진단이 어려운 경우, DOG1 면역조직화학염색, *c-kit* 유전자 분석, 또는 전문가 자문을 고려하는 것이 필요하다[1].
- 소화관 GIST의 발생 부위는 위가 가장 흔하다. 대장 GIST의 대부분은 치상선 근처 하부 직장(Rb)에서 발생하며 전체 소화관 GIST 중 직장 GIST의 빈도는 약 3.6%로 알려져 있다.
- 대장 GIST의 대부분은 방추세포형 GIST이다. 한편, 유상피세포형 GIST는 혈관이 풍부하고 출혈 경향이 있으며 탄력 있는 부드러움을 보이는 특수한 유형의 GIST이다[2].

특징적인 소견과 진단

- 전형적인 경우 직장의 근육층에서 발생하므로 형태는 넓은 기저부를 가진 반구 모양의 표면이 매끄러운 점막하 종양 유사 융기 형태를 보인다. 또한, 정상부에 함몰이나 궤양이 동반될 수 있다(그림 1, 2)[2].
- 종양이 커지면 결절상 또는 분엽 형태를 보이는 경우가 있다[3].
- 장관 외 발육형 GIST는 무경성으로 낮고 완만한 점막하 종양 유사 융기 형태를 보이므로, 하부 직장 관찰 시 주의가 필요하다.
- EUS에서는 제4층(근육층)과 연속된 경계가 명확한 저에코 종괴로 나타난다. 내부 에코는 균일한 경우부터 불균일한 경우까지 다양하다. 종양 내 중심 괴사가 동반되면 무에코 영역이, 출혈이나 석회화가 동반되면 고에코 영역이 혼재된다[3].

감별진단 시 주의할 점

- 직장에서 발생하는 점막하 종양 유사 병변에는 NET(그림 3)와 MALT 림프종(그림 4) 등이 감별진단에 포함된다(표 참조). 색조, 경도, 병변 크기, 돌출 정도, 점막면 평가, EUS 소견 등을 종합하여 병변의 위치(점막고유층, 점막하층, 근육층)를 고려한 진단이 중요하다.

문헌

1) 「GIST診療ガイドライン2022年4月改訂　第4版」(日本癌治療学会/編), 金原出版, 2022
2) 佐野村　誠, 他: 大腸腫瘍性病変の内視鏡診断―粘膜下腫瘍様病変(良性・悪性)の診断. 胃と腸, 55:701~717, 2020
3) 小林清典, 他: 消化管間質腫瘍. 消化器内視鏡, 32:52~53, 2020

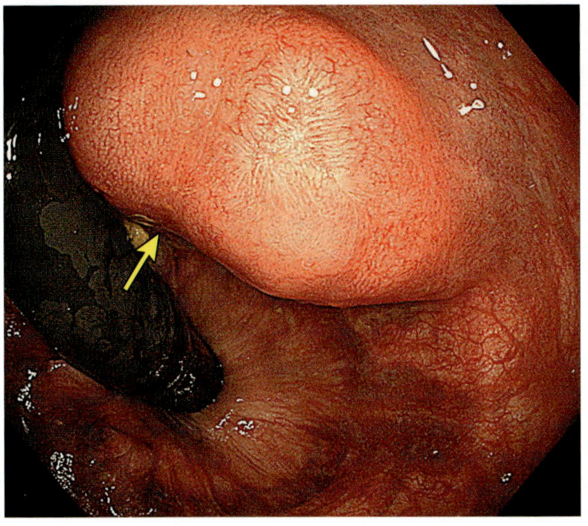

그림 1 직장 GIST
치상선 근처 하부 직장(Rb)에 4 cm 크기의 점막하 종양 유사 융기 형태가 관찰되며, 중앙부는 약간 함몰된 양상을 보인다(⇨).

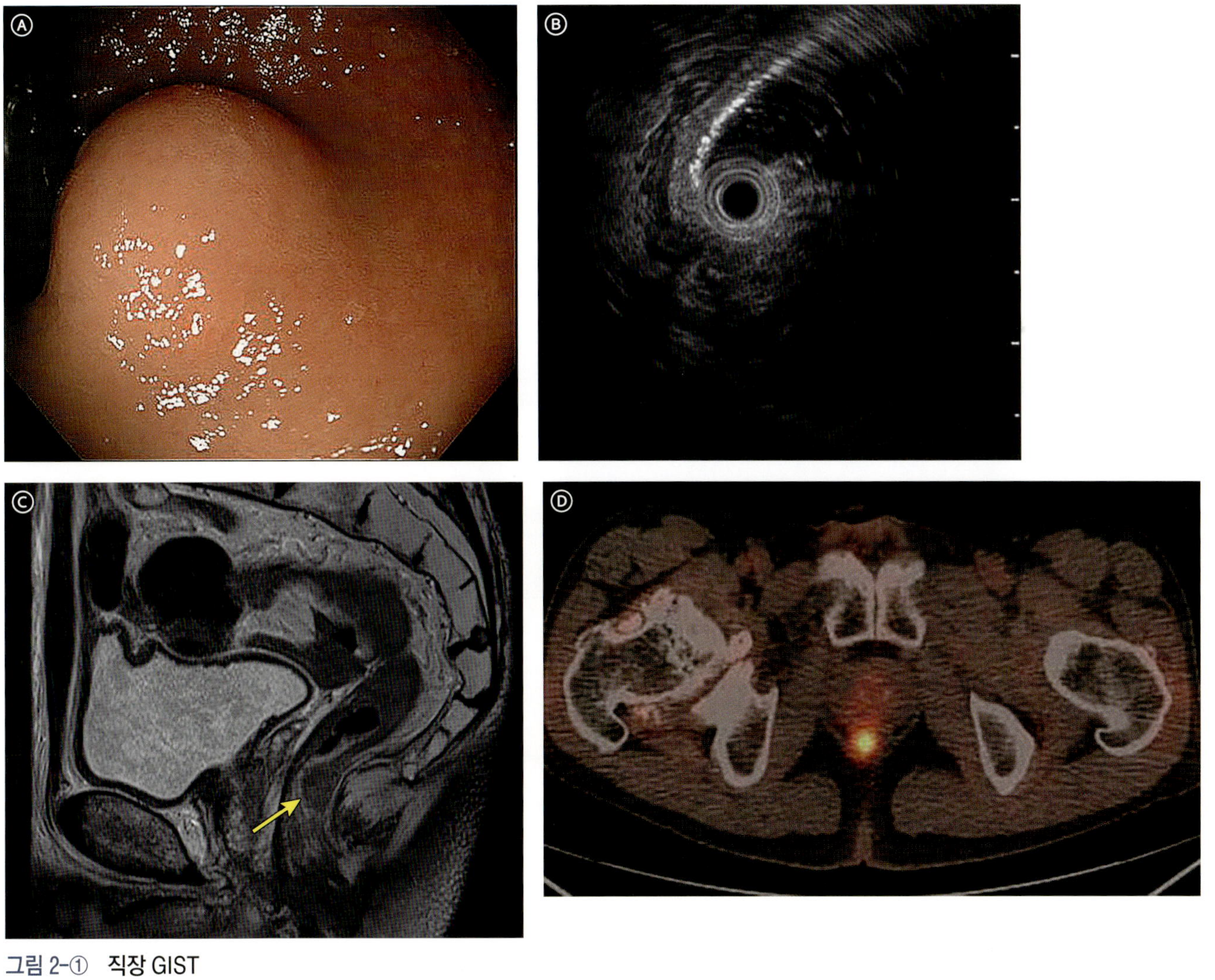

그림 2-① 직장 GIST
Ⓐ) 치상선 근처의 하부 직장(Rb)에 3 cm 크기의 완만한 융기 형태를 보이는 반구 모양의 점막하 종양 유사 융기 형태가 관찰된다. **Ⓑ**) EUS(20 mHz 세경 프로브)에서는 제4층과 연속된 저에코 종괴로 나타났다. **Ⓒ**) 골반 MRI(magnetic resonance imaging) 검사(시상면, T2 강조 영상)에서 고유근층과 연속된 종양이 관찰된다(⇨). **Ⓓ**) FDG(18F-fluorodeoxyglucose)-PET/CT 검사에서는 종양 부위에 FDG 섭취 증가가 관찰된다.

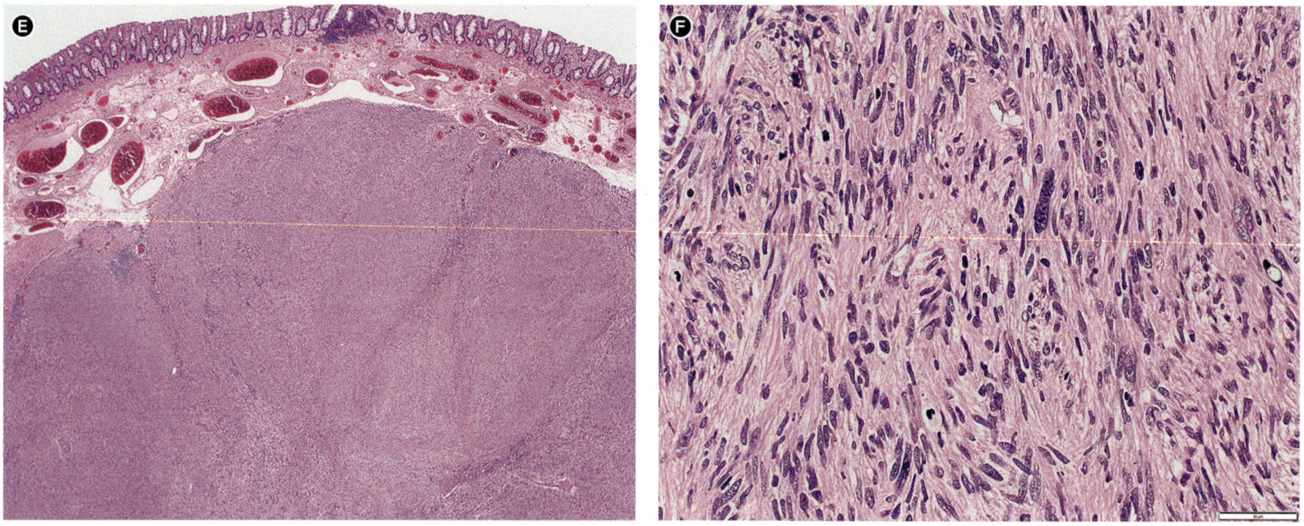

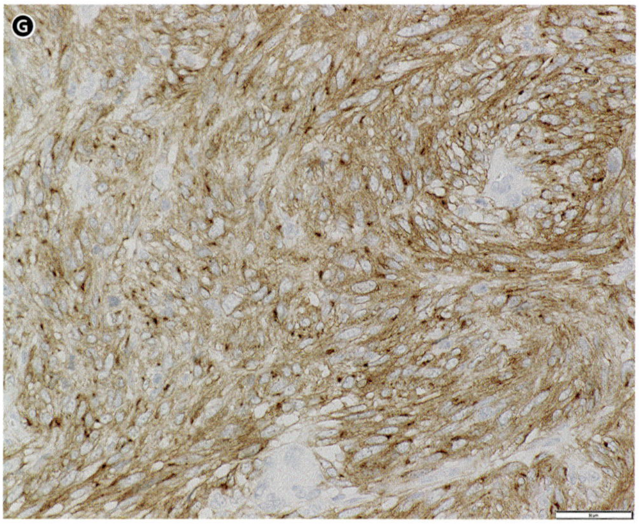

그림 2-② 직장 GIST(병리 소견)

Ⓔ) 절제 표본에서 근육층과 연속된, 경계가 명확한 종양이 관찰된다. Ⓕ) 병리조직에서는 방추형 핵과 연한 호산성 세포질을 가진 방추형 세포들이 복잡하게 배열되어 있다. Ⓖ) 종양세포는 KIT 양성이다.

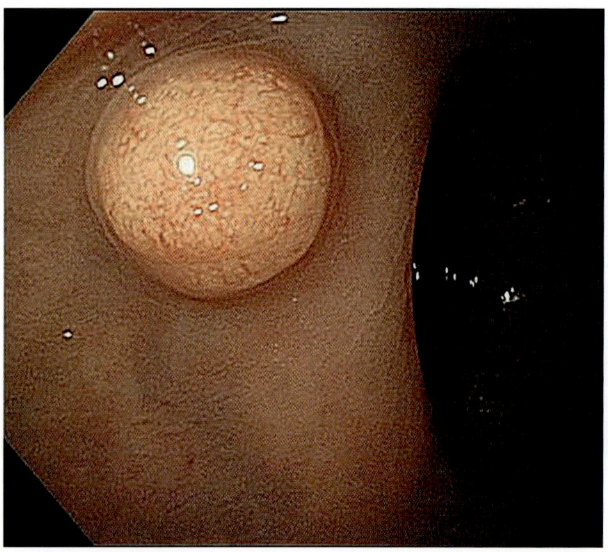

그림 3 직장 NET

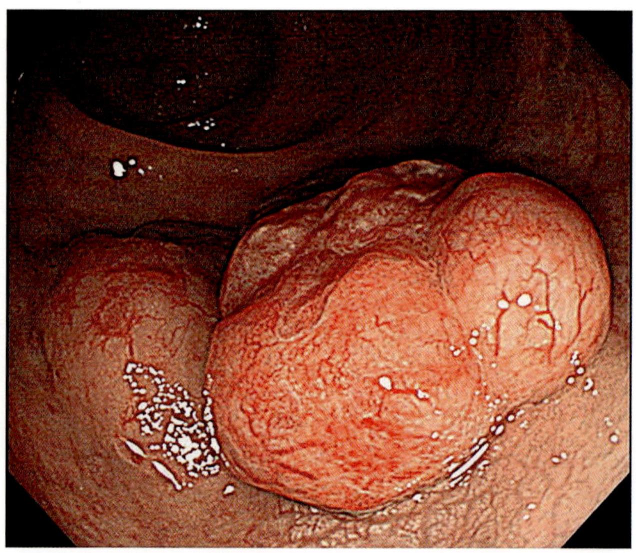

그림 4 직장 MALT 림프종

표 직장에 호발하는 대장 점막하 종양 유사 병변

GIST
NET, NEC
악성 림프종(MALT 림프종 등)
악성흑색종
양성 림프소포성 용종(rectal tonsil)
점막탈출증후군(융기형)
장관 자궁내막증

GIST. gastrointestinal stromal tumor, NET. neuroendocrine tumor, NEC. neuroendocrine carcinoma, MALT. mucosa~associated lymphoid tissue.

13 악성흑색종

빈 도 ★☆☆
난이도 ★★☆

佐野村 誠, 永田信二

질환의 개요

- 악성흑색종(malignant melanoma)은 멜라닌을 생성하는 멜라닌세포에서 기원하는 악성 종양으로, 대부분 피부에서 발생한다. 소화관 원발 악성흑색종은 드물지만, 그중에서는 식도와 직장 항문부에 호발한다[1].
- 육안 형태는 융기형이 가장 많으며, 그 외에 궤양형, 표면형, 점막하 종양형이 있다.
- 직장 항문부 악성흑색종은 주로 치상선 근처에서 발생하지만, 하부 직장에서도 발생할 수 있다. 또한, 주위 점막 내 또는 점막하로 전이된 위성 병소(satellite lesion)를 동반하는 경우도 있다[1].
- 대부분의 병변은 멜라닌 색소에 의해 흑색을 나타내지만, 일부는 육안적으로 흑색을 띠지 않는 무색소성 또는 저색소성의 amelanotic 병변을 보일 수 있다[1].

특징적인 소견과 진단(그림 1)

- 전형적인 경우 흑색 색소 침착을 동반한 부드러운 점막하 종양 유사 융기가 직장 항문부에 발생하며, 주위 점막도 흑색을 띠는 특징을 보인다. 또한, 일부에서는 무색소성 악성흑색종(amelanotic malignant melanoma)으로 나타날 수 있다.
- 무색소성 악성흑색종의 종양 노출 부위는 표면이 매끄러운 백색의 요철 형태를 보인다[1].
- 무색소성 악성흑색종의 NBI 확대 관찰에서는 모양이 불균일한 가는 혈관의 고리 모양 주행[1,2]이나 구경 차이가 거의 없는 혈관이 사행하며 분기된 소견[3]을 보이는 경우가 있다.
- 악성흑색종의 전형적인 병리조직 소견에서는 종양세포 내에 갈색 멜라닌 색소가 관찰되며, 종양세포는 HMB45 양성 및 S-100 양성을 나타낸다.

감별진단 시 주의할 점

- 흑색을 띠는 대장 점막하 종양 유사 병변(표)[4]의 대표적인 질환은 악성흑색종이지만, PEComa(perivascular epithelioid cell tumor)도 멜라닌 생성으로 인해 흑갈색을 보일 수 있다[5].
- 비교적 부드러운 직장의 점막하 종양 유사 병변의 감별진단으로는 **악성 림프종(MALT 림프종)**이 포함된다(그림 2). 종양 노출 부위의 성상 및 표면 혈관 소견이 감별의 단서가 된다.

문헌

1) 佐野村　誠, 他: 特徴的なNBI拡大像を示した直腸肛門部の悪性黒色腫の1例. 日本大腸検査学会雑誌, 37:79~86, 2021
2) 酒見亮介, 他: 直腸に多発した直腸原発低色素性悪性黒色腫の1例. 胃と腸, 49:1088~1095, 2014
3) 川上裕史, 他: 大腸Case 8. 胃と腸, 58:1398~1401, 2023
4) 佐野村　誠, 他: 大腸腫瘍性病変の内視鏡診断—粘膜下腫瘍様病変(良性・悪性)の診断. 胃と腸, 55:701~717, 2020
5) 佐野村　誠, 他: 早期胃癌研究会症例　横行結腸PEComaの1例. 胃と腸, 4:1561~1568, 2019

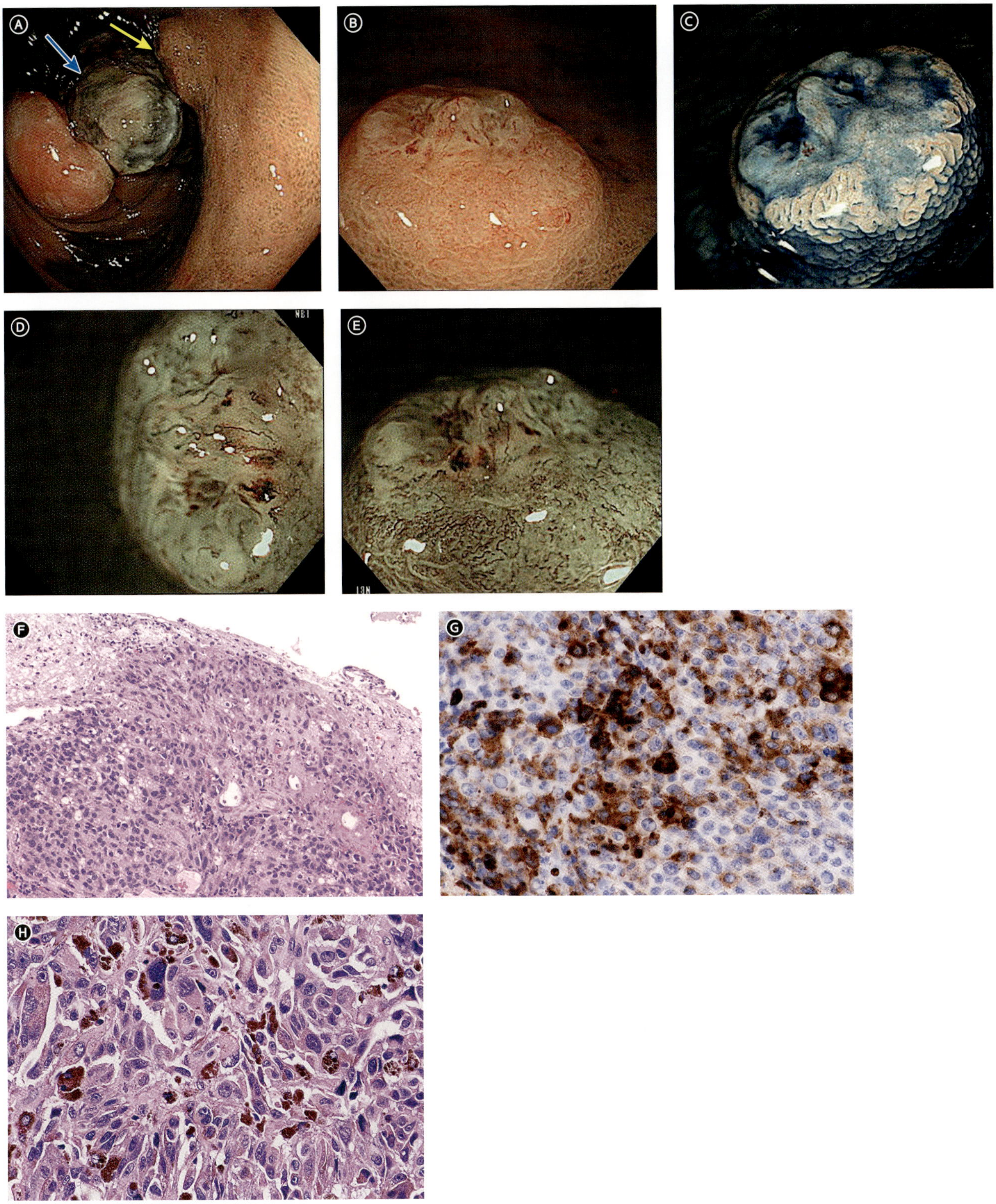

그림 1 직장 항문부의 악성흑색종

Ⓐ) 직장 항문 이행부에서 흑색 종괴를 보이는 악성흑색종이 관찰되었으며(→), 하부 직장에서 벽내 전이가 확인된다(→). Ⓑ) 하부 직장에 12 mm 크기의 벽내 전이가 확인되었으며, 무색소성 악성흑색종으로 중앙의 종양 노출 부위는 백색을 띠며 혈관 증식이 두드러지고 매끄러우며 요철을 동반한다. Ⓒ) 인디고카르민 도포 시, 병변 기저부의 융기가 정상 점막으로 덮여 있으며, NPG(non-polypoid growth) 타입의 0-IIa+IIc형 초기 대장암과 유사한 소견을 보인다. Ⓓ) 융기 정상부의 NBI 확대 관찰에서 형태가 불균일한 가는 혈관이 고리 형태로 주행하고 있다. Ⓔ) 병변의 NBI 확대 관찰에서는 직경이 일정하지 않고, 가느다란 혈관이 사행하며 분기된 소견이 관찰된다. Ⓕ) 병변(그림 1Ⓔ)의 병리 조직 소견에서는 종양의 표층이 모세혈관이 풍부한 육아 조직으로 덮여 있다. Ⓖ) 종양세포는 HMB45 양성 소견을 보인다. Ⓗ) 흑색 종괴가 보인 직장 항문 이행부의 악성흑색종 병리 조직 소견에서는, 뚜렷한 핵소체를 가진 다형성이 두드러진 종양세포의 증식 소견이 보였으며, 세포질 내에 갈색 멜라닌 색소가 관찰된다.
문헌 1에서 발췌

표 특징적인 색조를 보이는 대장 점막하 종양 유사 병변

황색	지방종
황백색	NET, 과립세포종, 신경절세포종, 신경초종
투명감	림프관종(약간 담청색)
암청색	혈관종
흑색	악성흑색종, PEComa

NET. neuroendocrine tumor, PEComa. perIVascular epithelioid cell tumor

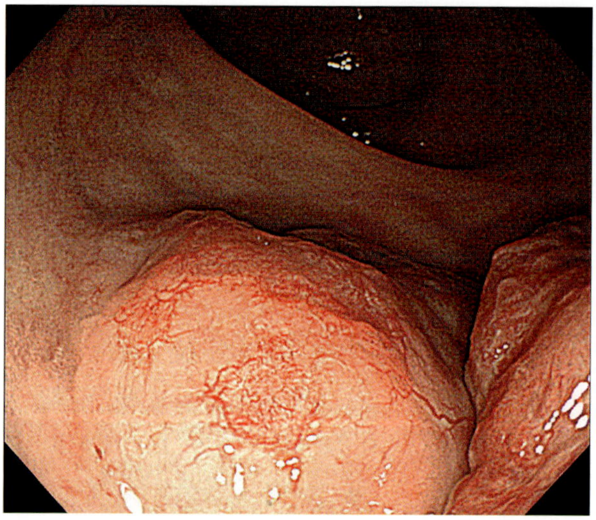

그림 2 직장 MALT 림프종

빈 도 ★☆☆
난이도 ★★★

14 전이성 종양

佐野村 誠, 川上 研

질환의 개요

- 전이성 대장종양은 드문 질환으로, 대장암 전체에서 전이성 대장암의 빈도는 0.1~1%로 보고된다[1].
- 전이성 대장종양의 가장 흔한 원발 장기는 위이며[2], 그 외에 난소, 폐, 췌장암 등에서도 발생할 수 있다.
- 직접 침윤이나 복막 파종에 의한 전이에서는 병소의 주된 위치가 고유근층보다 깊은 층에 있으며, 섬유성 간질 증식을 동반하는 특징이 있다. 반면, 혈행성 · 림프행성 전이에서는 점막고유층이나 점막하층을 중심으로 수질처럼(medullary pattern) 증식하며, 섬유성 간질 증식은 드물다[3].

특징적인 소견과 진단(그림 1~4)

- 대장으로의 직접 침윤이나 복막 파종에 의한 X선 소견에서는, 병변 부위로 주변 조직들이 끌려 들어가는 양상의 수렴형의 X선 형태를 보이는 경우가 많다[2].
- 혈행성 · 림프행성 전이의 경우, 전형적으로 정상 점막으로 덮인 점막하 종양 유사 형태를 보이고, 표면은 비교적 매끈하다. 그러나 괴사로 인해 병변이 파괴되면 이른바 bull's eye 소견이 나타난다[4].
- 위 원발의 전이성 대장종양의 육안형은 미만성 침윤형이 많으며 조직형은 인환세포암과 저분화선암이 대부분을 차지한다[2].
- 드물지만 다발성 IIc 유사 병변(위 인환세포암), 미만성 침윤(유방암), 종괴 형성(신장 투명세포암) 등 원발 장기(조직형)에 따라 비교적 특이적인 전이 형태를 보일 수 있으며, 원발 부위 추정에 도움이 될 수 있다[5].

감별진단 시 주의할 점(그림 5~7)

- 점막하 종양 유사 융기성 병변을 보이는 질환이 감별에 포함된다. 직접 침윤 · 복막 파종 또는 혈행성 · 림프행성 전이 형태에 따른 육안 형태 차이와 단발 · 다발 여부에 유의해야 한다.

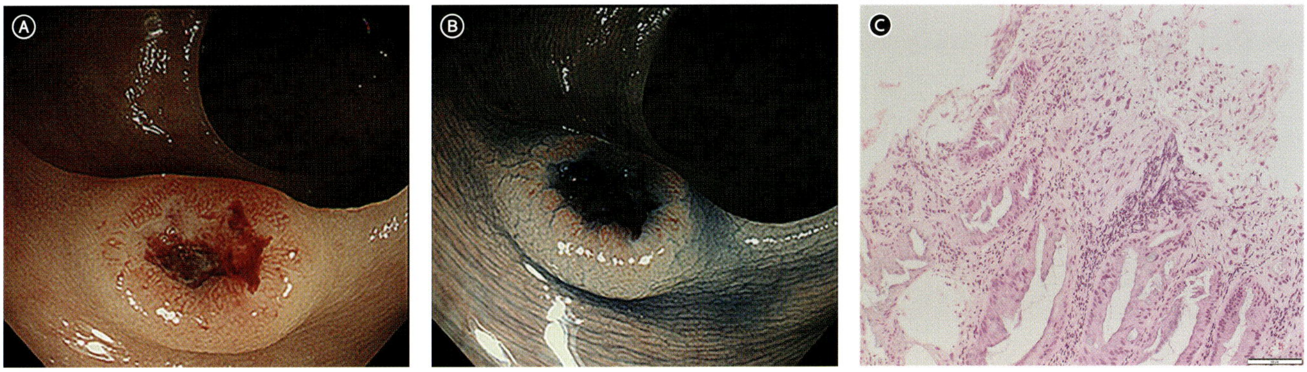

그림 1 폐암의 대장 전이
Ⓐ) S상 결장에서 1 cm 크기의 정상 점막으로 덮인 편평한 융기성 병변이 관찰되며, 중심부에는 함몰이 동반되어 있다. Ⓑ) 인디고카르민 도포에서 함몰의 경계가 더욱 명확해졌다. Ⓒ) 생검 병리 검사에서 폐암의 대장 전이로 진단되었다.

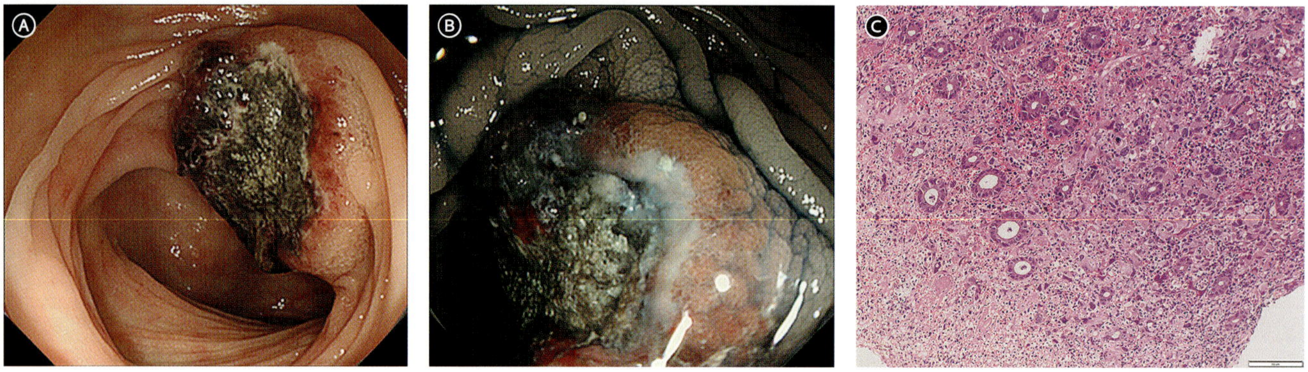

그림 2 폐암의 대장 전이

Ⓐ) 횡행결장에서 5 cm 크기의 점막하 종양 유사 융기성 병변이 관찰되며, 표면은 넓은 궤양이 형성되어 있다. Ⓑ) 인디고카르민 도포 후 공기량을 줄였을 때, 병변은 단단한 점막하 종괴로 확인된다. Ⓒ) 생검 병리 검사에서 폐암의 대장 전이로 진단되었다.

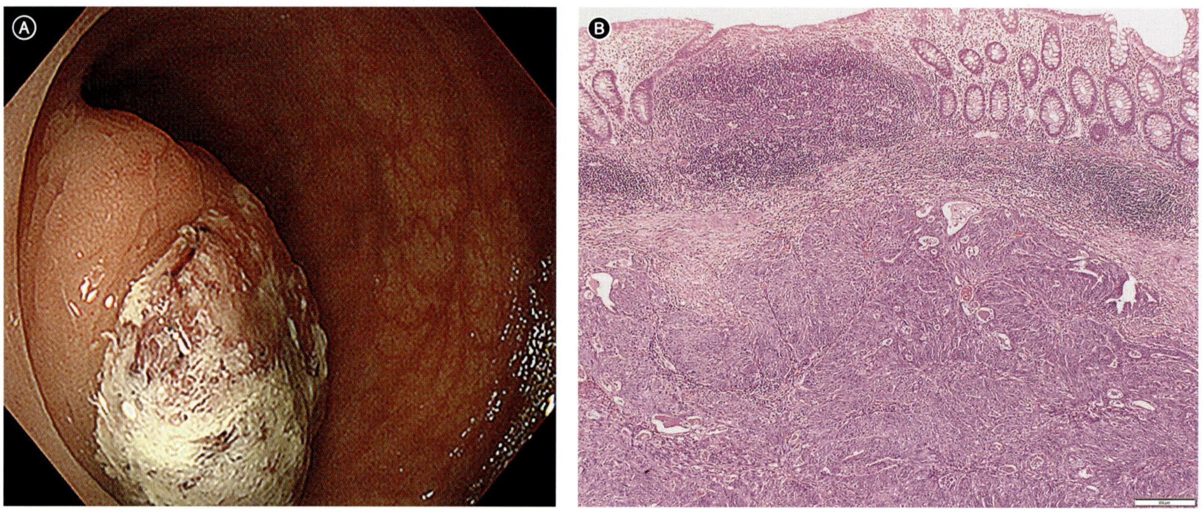

그림 3 난소암의 대장 전이

Ⓐ) S상 결장에서 5 cm 크기의 반구 모양 점막하 종양 유사 융기성 병변이 관찰되고, 정상 부위에서는 종양이 노출된 소견을 보였다. Ⓑ) 절제된 병리 조직에서 점막하층을 중심으로 증식하는 난소암의 대장 전이로 확인되었다.

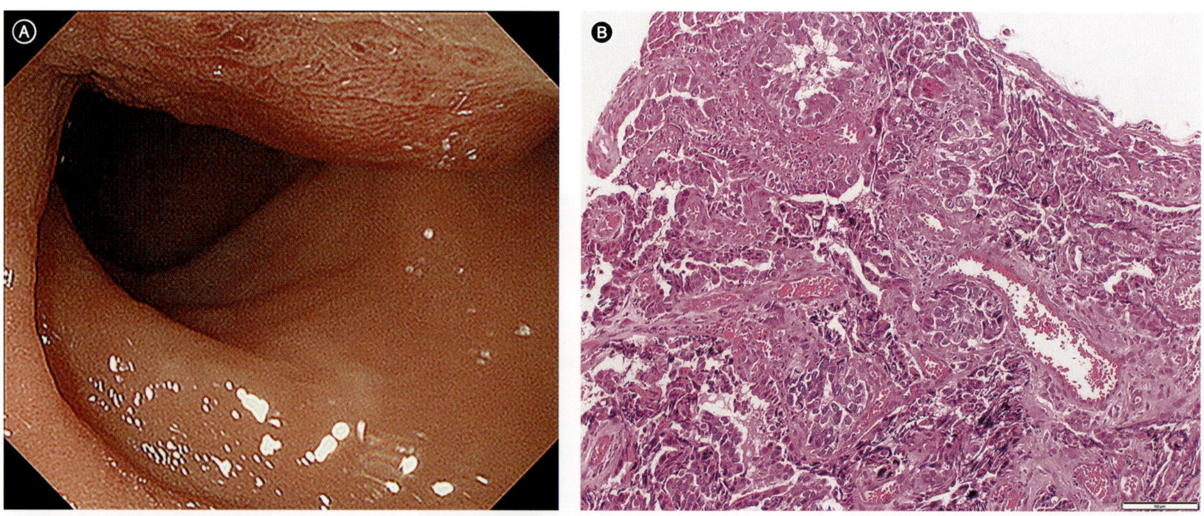

그림 4 난소암의 대장 전이

Ⓐ) 직장에서 경계가 불분명하고 단단한 점막하 종양 유사 융기성 병변이 관찰된다. Ⓑ) 생검 병리 검사에서 난소암의 대장 전이로 진단되었다.

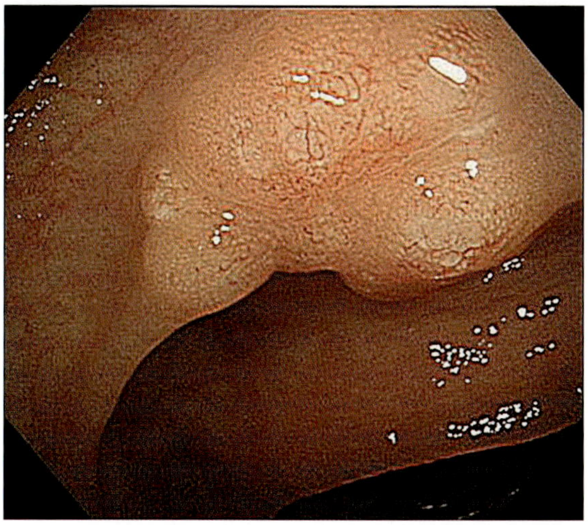

그림 5 원발성 대장암(lymphoid stroma를 동반한 조기 대장암)
육안 형태 및 종양 노출 부위의 확대 관찰을 통해, 점막하층에 전이된 전이성 대장종양과 감별이 필요하다.

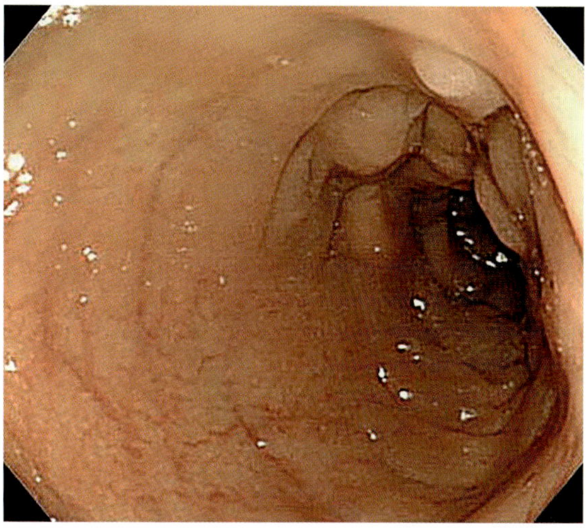

그림 6 원발성 대장암(미만 침윤형 대장암)
정상 점막으로 덮인 융기성 병변은 X선 소견을 통해 대장으로의 직접 침윤 또는 파종성 전이와 감별해야 한다.

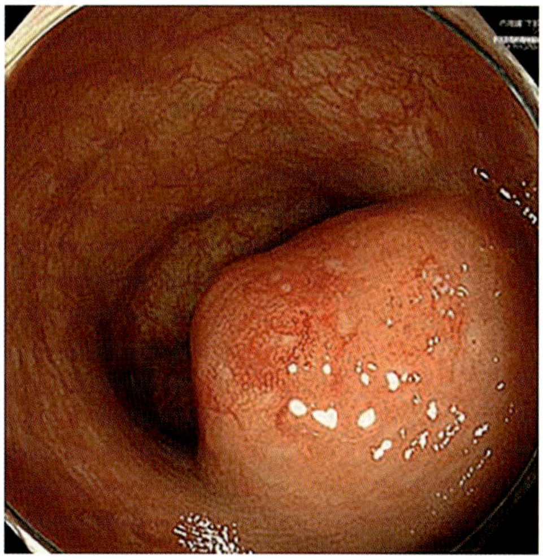

그림 7 대장 신경초종
신경초종과 같은 간엽계 종양은 점막하 종양 유사 형태를 보이는 혈행성 · 림프행성 전이성 대장 종양과의 감별이 필요하다.

문헌

1) Balthazar EJ, et al: Primary and metastatic scirrrhous carcinoma of the rectum. AJR Am J Roentgenol, 132:711~715, 1979
2) 小林広幸, 他: 転移性大腸癌の形態学的特徴—X線像を中心として. 胃と腸, 38:1815~1830, 2003
3) 原岡誠司, 他: 病理から見た消化管転移性腫瘍. 胃と腸, 38:1755~1771, 2003
4) 岡田雄介, 他: 転移性腫瘍. 消化器内視鏡, 32:60-61, 2020
5) 小林広幸, 渕上忠彦: 転移性腫瘍・直接浸潤.「胃と腸アトラスII 下部消化管 第2版」(八尾恒良/監,「胃と腸」編集委員会/編), pp677~681, 医学書院, 2014

빈 도 ★☆☆
난이도 ★★★

15 궤양성 대장염 관련 대장 신생물

細江直樹, 岩男 泰

질환의 개요

- 궤양성 대장염(ulcerative colitis, UC)에서는 만성 염증으로 인해 유전자 변이와 이상이 축적되며, 이형성(dysplasia)이라는 전암 단계를 거쳐 대장암이 발생한다.
- 궤양성 대장염 연관 신생물(ulcerative colitis-associated neoplasia, UCAN)의 발암 경로(염증-이형성-암 순서, inflammation-dysplasia~carcinoma sequence)는 조기에 *TP53* 유전자 이상이 나타나며, 초기 병변이 평탄한 형태를 띠는 등 일반적인 대장종양과 임상병리학적 특징에서 큰 차이를 보인다[1].
- UC의 누적 발암률은 질병 발생 후 30년이 경과하면 약 5~7%로, 일반인보다 높은 수준이다[2].
- 동시성과 이시성을 띠며 다발하는 경향이 있으며, 저분화형 암, 인환세포암, 점액암의 비율이 일반적인 대장암보다 높다. 또한, 점막 내에서 급속한 탈분화(dedifferentiation) 소견이 관찰될 수 있으며,[3] 분화형 암에서도 침윤성 성장을 보이는 등 성장 방식에서 일반적인 대장암과 차이를 보인다.
- 유럽 및 미국의 가이드라인뿐만 아니라 일본의 염증성 장질환 가이드라인에서도 UC 발병 후 8년이 경과한 전대장염 및 좌측대장염 환자들을 대상으로 내시경 감시검사를 권장하고 있다[4].

특징적인 소견과 진단

- 호발 부위인 원위 결장과 직장에 대해서는 감시 검사를 더욱 면밀하게 시행해야 한다.
- 과거 서구에서는 무작위 생검이 권장되었으나, 최근에는 고해상도 내시경과 특수 광 관찰 기법이 도입됨에 따라, 색소내시경을 이용하여 선별된 병변에 대해 표적 생검을 시행하는 것이 권장되고 있다. 인디고카르민 색소도포법은 단순한 대조법을 넘어 청색계 색소로 병변을 더욱 강조하는 효과가 있어 병변의 시각적 인지에 도움이 된다[1].
- UCAN의 육안형은 주로 융기형이 많으며, 발적을 동반한 병변이 빈번히 관찰된다[5]. 또한, 종양의 경계가 불명확한 병변이 UC 관련 암의 61%에 달한다는[5] 보고도 있어, 병변의 경계를 명확히 판별하기가 어려운 경우가 많다.

감별진단 시 주의할 점

- 융기성 병변에서는 UC의 염증 부위 또는 염증이 있었던 부위에서 발생한 **산발성 신생물**(sporadic neoplasm, SN)과의 감별이 중요하지만, 그 병리조직학적 진단 기준은 병리의사 간에 의견 차이가 있는 것으로 알려져 있다. 또한, 염증을 동반한 UC 점막에서의 생검 진단은 재생 이형성과의 감별이 쉽지 않다. 앞서 기술한 바와 같이, UC에서 발생하는 이형성은 초기 단계부터 *TP53* 유전자 이상이 관찰되며, 저도 이형성 종양에서도 p53 면역조직화학염색이 양성으로 나타나는 경우가 많아 재생 이형성과 SN을 감별하는 데 유용하다[6]. 융기성 병변에서는 주변 점막에 평탄형 이형성이 동반되는지 여부가 UCAN과 SN을 감별하는 데 가장 중요하므로, 주위 점막, 특히 융기 경계부에 대해 영상 강조 확대 관찰을 시행하는 동시에 생검을 통해 평탄형 이형성의 존재 여부를 확인해야 한다.

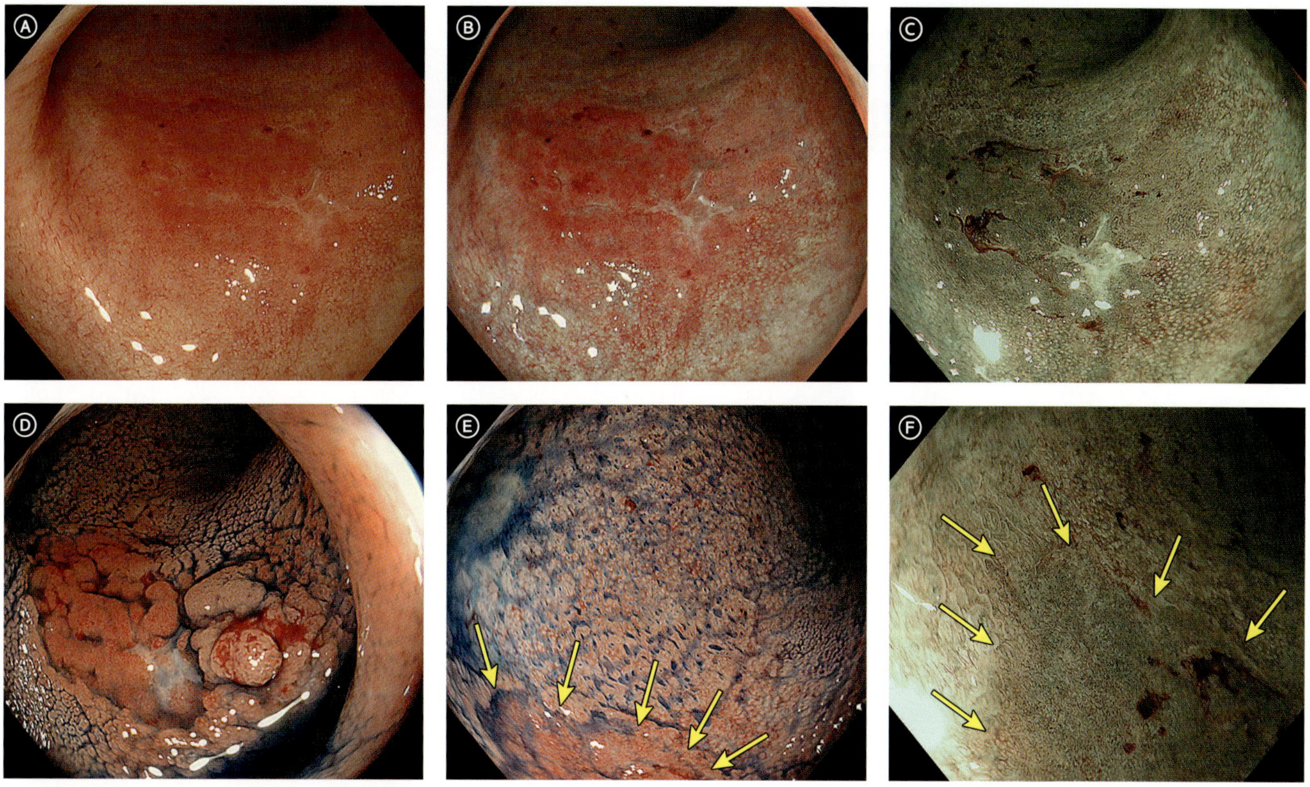

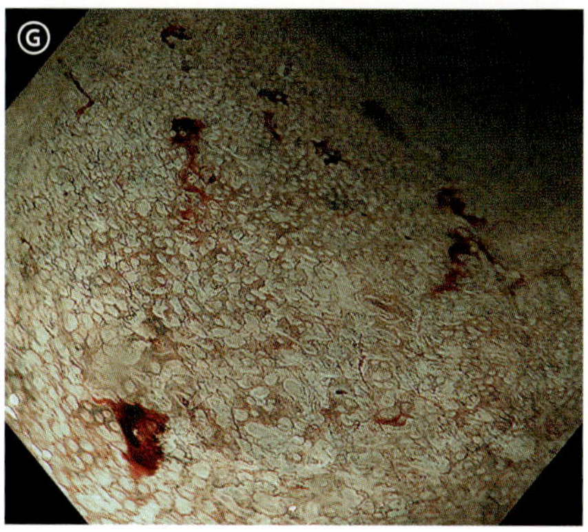

그림　**50대 남성, UC 병력 13년, 선암(tub1 + tub2 + por), pT1b(150 μm), N0, M0**
A) 백색광 관찰 소견. Rs~S상 결장 이행부에서 평탄한 발적 부위가 관찰된다. 자세히 관찰하면 얕은 미란과 궤양이 확인된다. **B**) TXI 관찰 소견. 동일 부위를 TXI로 관찰하면 색조, 구조, 밝기가 강조되어 발적과 얕은 궤양이 더욱 두드러지게 나타난다. **C**) NBI 관찰(비확대). 병변 전체를 NBI로 관찰하면, 얕은 궤양의 왼쪽에는 짙은 녹색 영역이, 궤양의 오른쪽에는 경미한 융기 부위가 관찰된다. **D**) 백색광, 인디고카르민 도포 소견. 인디고카르민을 도포하면, NBI에서 짙은 녹색으로 보였던 부위가 발적한 함몰면으로 관찰되며, 얕은 궤양의 오른쪽에서는 경도의 편평 융기가 관찰된다. 인디고카르민 도포를 통해 요철과 발적이 강조되어 병변의 전체적인 형태를 보다 명확하게 파악할 수 있다. **E**) 백색광, 인디고카르민 도포 소견. 병변(발적한 얕은 함몰부)의 경계부(⇨)와 비병변으로 추정되는 근위부 관찰. 인디고카르민 도포로 인해 요철이 강조되며 크기가 일정하지 않은 pit 유사 구조가 관찰되어 병변 주위의 평탄형 이형성이 의심된다. **F**) NBI 관찰 소견(중간 확대). 병변(짙은 녹색의 얕은 함몰부)의 경계부(⇨)와 비병변으로 추정되는 근위부를 NBI로 관찰하고 있다. 병변의 경계가 명확히 관찰되지만 비병변으로 추정되는 부위는 구조가 불규칙하다. 병변 주위의 평탄형 이형성이 의심된다. **G**) NBI 관찰(강한 확대). 비병변의 평탄형 이형성으로 추정되는 근위부 부위를 NBI로 확대 관찰하였다. 불규칙한 혈관과 크기가 일정하지 않은 pit 유사 구조가 관찰되며 병변 주위의 평탄형 이형성이 의심된다. 해당 부위에서 생검을 하고, p53 면역조직화학염색을 병행하여 해당 부위는 병변 주위의 평탄형 이형성으로 진단되었다.

문헌

1) 岩男 泰, 他: 潰瘍性大腸炎関連腫瘍. 消化器内視鏡, 34:735~740, 2022
2) Magro F, et al: Third European Evidence~based Consensus on Diagnosis and Management of Ulcerative Colitis. Part 1: Definitions, Diagnosis, Extra~intestinal Manifestations, Pregnancy, Cancer Surveillance, Surgery, and Ileo~anal Pouch Disorders. J Crohns Colitis, 11:649~670, 2017
3) Sugimoto S, et al: Intramucosal poorly differentiated and signet~ring cell components in patients with ulcerative colitis~associated high~grade dysplasia. Dig Endosc, 31:706~711, 2019
4) Rubin DT, et al: ACG Clinical Guideline: Ulcerative Colitis in Adults. Am J Gastroenterol, 114:384~413, 2019
5) 小林清典, 他: 通常内視鏡による潰瘍性大腸炎関連腫瘍診断の現状と課題. 胃と腸, 55:133~141, 2020
6) Mutaguchi M, et al: Difference in the clinical characteristic and prognosis of colitis~associated cancer and sporadic neoplasia in ulcerative colitis patients. Dig Liver Dis, 51:1257~1264, 2019

빈 도 ★☆☆
난이도 ★★☆

16 항문관암

細江直樹

질환의 개요

- 항문관은 해부학적으로 치골 직장근 부착부 상연부터 항문 가장자리까지의 관상 부위로 정의되며 이 부위에 발생한 암을 항문관암이라고 한다.
- 항문관암은 대장암 전체의 0.7~1.8%를 차지하는 비교적 드문 질환이다. 미국에서의 항문관암 조직형은 대부분 편평상피암이지만 일본에서는 선암, 편평상피암, 선편평상피암, 유사기저세포암, 기타 순으로 흔하다[1,2].
- 편평상피암은 HPV (human papillomavirus) 감염과의 강한 연관성이 있는 것으로 제시되고 있다. 항문관 편평상피암은 조기암으로 발견되는 경우가 드물며, 진행암 상태에서 발견되는 경우가 많아 예후가 불량한 것으로 알려져 있다.

특징적인 소견과 진단

- 항문관에 존재하는 융기, 함몰성 병변으로, 내시경적 치료를 시행한 조기 항문관암(편평상피암)의 육안 형태는 0-IIa형이 55%로 가장 많았다고 보고된다[3].
- 편평상피암의 경우, 식도 병변에서 관찰되는 **불규칙한 IPCL (intraepithelial papillary capillary loop)과 유사한 점상, 고리 모양 혈관이나 직경이 불균일한 이상 혈관**이 관찰될 수 있다[4].
- 선암의 경우 일반적인 대장암과 마찬가지로 2형 진행암이 많이 관찰된다[4].

감별진단 시 주의할 점

- 항문관암을 발견하기 위해 내시경 삽입 전 항문 마취 시 촉진, 내시경 삽입 및 회수 시 항문관 관찰, 추가적으로 반전 조작을 통한 항문관 관찰을 시행한다. 직장에서 내시경 반전 조작 시에는 장관 손상에 유의하며 조심스럽게 시행해야 한다.
- 항문 부위는 좁아 일반적인 관찰로는 근접하여 관찰이 어려울 수 있으므로 필요에 따라 투명 캡을 장착한다.
- 감별진단으로 **악성흑색종, 첨형 콘딜로마**가 있다. 악성흑색종은 색소가 침착된 작은 치핵 양상에서 치상선 근처의 종괴 형성까지 다양하게 나타난다. 육안 형태로는 융기형이 가장 많고 다음으로 궤양형 형태이다. 첨형 콘딜로마의 형태는 작은 과립 모양의 구진이 다발하며, 유두상 또는 닭 볏(Cock's comb-like) 형태를 보인다[4].

문헌

1) 稲次直樹:日本における肛門管悪性腫瘍性病変の現況. 日本大腸肛門病学会雑誌, 61:967~970, 2008
2) 黒川彰夫, 他: 肛門部癌の初期像について. 日本大腸肛門病学会雑誌, 61:976~980, 2008
3) 永田 務, 他: 内視鏡的粘膜下層剝離術にて切除し得た肛門管癌. 胃と腸, 53:980-985, 2018
4) 松田圭二, 他: 大腸腫瘍性病変の内視鏡診断—肛門管腫瘍状病変の診断. 胃と腸, 55:719~729, 2020

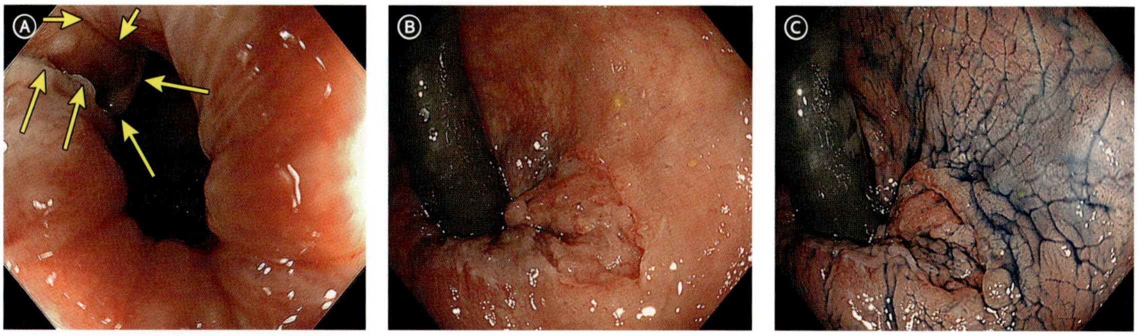

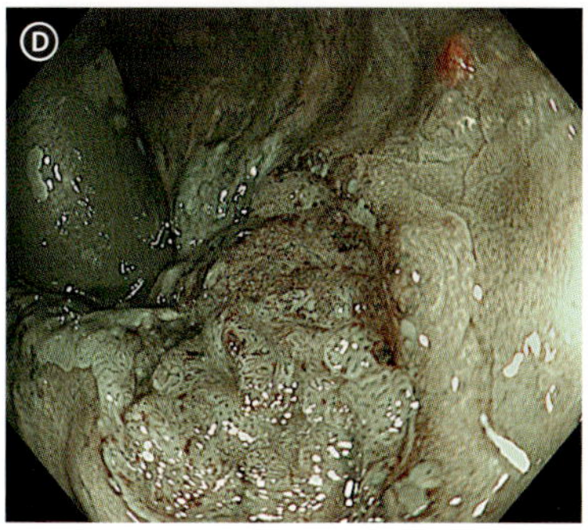

그림 1　60대 여성, 편평상피암, cT2N0M0

A) 백색광 관찰 소견. 반전하지 않은 관찰에서는 ➪부분에 함몰성 병변이 부분적으로 관찰되지만, 병변의 전체상을 파악할 수 없다. **B**) 백색광 관찰 소견. 직장 내 반전 관찰하면, 약 15 mm 크기의 함몰성 병변이 관찰된다. 함몰면은 거친 과립 모양이다. **C**) 백색광, 인디고카르민 도포 소견. 인디고카르민을 도포하면 함몰면이 더욱 명확해진다. **D**) NBI 관찰(비확대). 함몰면을 근접하여 NBI 관찰하면, 함몰면에 불규칙한 혈관이 관찰된다.

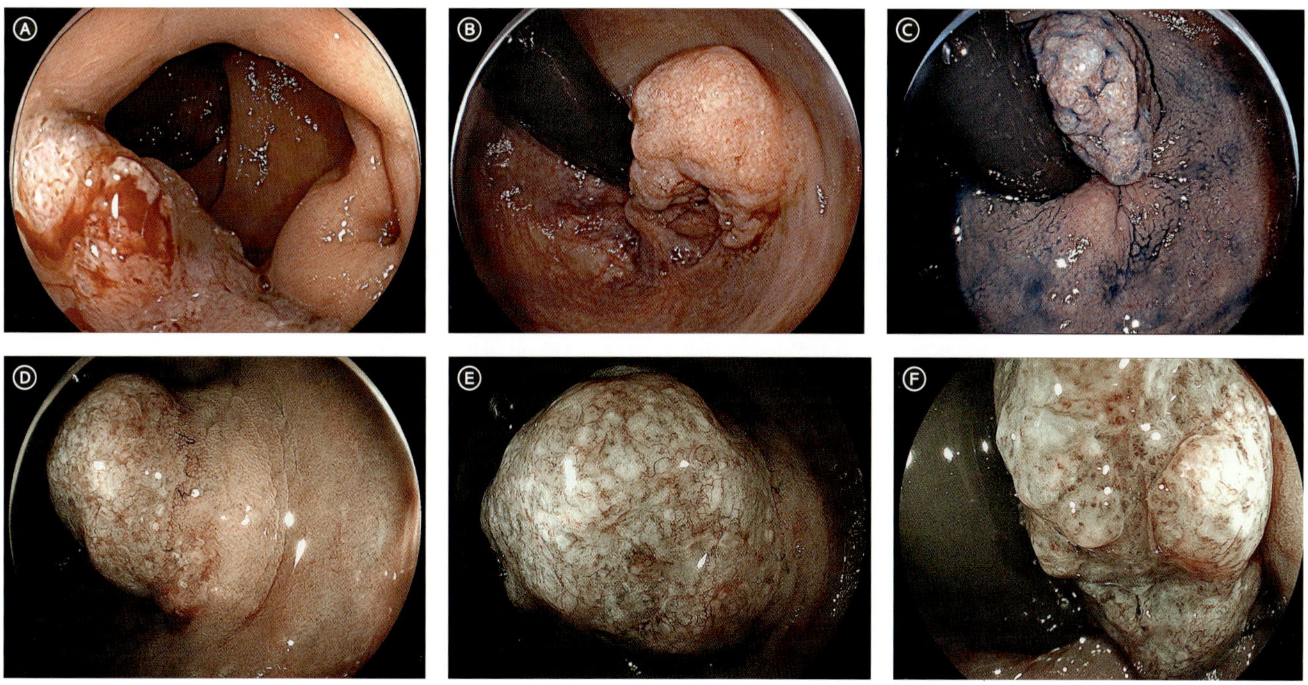

그림 2　50대 여성, 편평상피암, cT2N1M0

A) 백색광 관찰 소견. 출혈 경향의 결절이 관찰된다. 투명 후드를 사용하고 있지만 출혈을 최대한 방지하기 위해 조심스럽게 삽입한다. **B**) 백색광 관찰 소견. 직장 내 반전 관찰하면 약 25 mm 크기의 융기형 종양의 전체상이 관찰된다. **C**) 백색광, 인디고카르민 도포 소견. 인디고카르민을 도포하면 결절의 표면 구조가 명확해지고 작은 결절들이 밀집된 모습이 관찰된다. **D**) BLI 관찰 소견(저배율). 종양의 기저부에서 융기하는 부위는 정상 상피로 덮여 있으며 점막하층 이하로의 종양 침윤이 의심된다. 종양 표면에서는 불규칙한 혈관이 관찰된다. **E**) BLI 관찰 소견(고배율). BLI 확대 관찰에서는 종양 표면에 일본식도학회의 식도 표재암 확대내시경 분류 Type B2에 해당하는 루프 형성이 미미한 이상 혈관이 관찰된다. **F**) BLI 관찰 소견(고배율). BLI 확대 관찰에서는 종양 표면에 일본식도학회의 식도 표재암 확대내시경 분류 Type B1 혈관에 해당하는 이상 혈관과 Type B2에 해당하는 루프 형성이 미미한 이상 혈관이 모두 관찰된다.

빈 도 ★☆☆
난이도 ★☆☆

1 선암

壷井章克, 岡 志郎

질환의 개요

- 소장에서 발생하는 선암의 빈도는 낮으며 십이지장을 제외한 공장 · 회장에서 발생하는 원발성 소장암의 빈도는 전체 소화관암의 0.1~0.3%로 드물다[1].
- 원발성 소장암은 남성에서 더 흔하며, 주로 50~60대에서 호발한다. 호발 부위는 Treitz 인대에서 50 cm 이내의 근위부 공장과 회맹부에서 50 cm 이내의 원위부 회장이다[2].
- 원발성 소장암의 위험인자로는 **가족성 선종성 용종증, Lynch 증후군, 포이츠-제거스 증후군, 크론병, 셀리악병, 비만** 등이 알려져 있다[3].

특징적인 소견과 진단

- 원발성 소장암은 종양이 커지면 장 내강이 좁아지기 때문에 복통, 오심, 구토와 같은 장폐색 증상이 발생할 수 있고 종양 출혈에 의해 빈혈, 흑색변과 같은 증상으로 발견되는 경우가 많다[2].
- 내시경 소견으로는 출혈이 쉽게 발생하는 불규칙한 종괴나 궤양, 내강 협소 및 협착이 관찰되며, 주로 2형 진행암(궤양 국한형) 형태를 보인다(그림 1).
- 암종은 장관의 단축 방향으로 성장하는 경향이 있어, "napkin-ring sign"이라 불리는 짧은 윤상 협착이 나타나기 쉽고, 협착 주위 종양 부위에서 경계가 명확한 결절 모양 융기가 관찰된다. 또한, X선 투시 검사에서 "overhanging edge"라 불리는 소견이 전형적으로 나타난다[2].
- 조기암은 융기형, 표면 융기형, 표면 함몰형(그림 2) 등 다양한 형태를 보인다.

감별진단 시 주의할 점

- 감별해야 할 주요 질환으로는 **악성 림프종**, 특히 **미만성 거대 B세포 림프종(DLBCL)**이 있다.
- 악성 림프종은 공기 주입 시 내강의 신전성이 유지되며, 궤양 가장자리의 불규칙성이 두드러지지 않고, 귓바퀴 모양의 주변 융기가 관찰되는 특징이 있으며 이들 소견은 도움이 된다.
- 진행암의 경우 주변 융기 부위가 점막하 종양처럼 보일 수 있으며, 특히 공기 확장이 불가능한 캡슐 내시경에서는 점막하 종양으로 오진할 가능성이 있다.

문헌

1) Chen CC, et al: Risk factors for adenocarcinomas and malignant carcinoids of the small intestine:preliminary findings. Cancer Epidemiol Biomarkers Prev, 3:205~207, 1994
2) 壷井章克, 他: 原発性小腸癌の臨床病理学的特徴—内視鏡診断を中心に. 胃と腸, 57:783~792, 2022
3) Raghav K & Overman MJ: Small bowel adenocarcinomas~~existing evidence and evolving paradigms. Nat Rev Clin Oncol, 10:534~544, 2013
4) 多田修治, 上原正義: 小腸癌.「小腸疾患の臨床」(八尾恒良, 飯田三雄/編), 医学書院, 2004

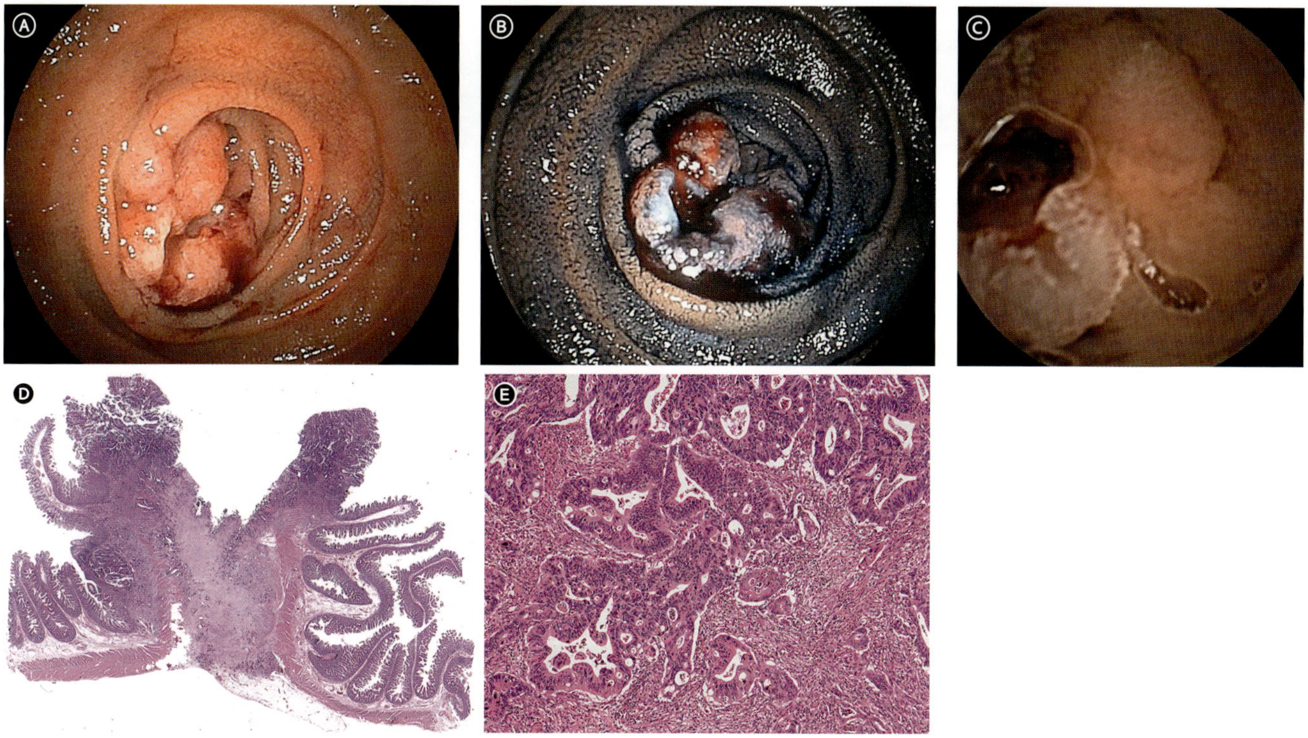

그림 1　64세 남성, 진행 공장암

Ⓐ) 이중풍선 소장내시경(백색광). 공장에서 반주성의 불규칙한 궤양성 병변이 관찰된다. 병변은 출혈이 쉽게 발생하는 특징을 보인다. Ⓑ) 이중풍선 소장내시경(색소 관찰). 궤양 가장자리의 불규칙성이 더욱 명확하게 강조된다. Ⓒ) 캡슐 내시경. 공장에서 불규칙한 궤양성 병변이 관찰되며, 장관 내강이 협소화되어 있으나, 캡슐은 통과 가능했다. 이중풍선 소장내시경 생검에서 고분화형 관상 선암으로 진단되었으며, 외과적 수술을 시행하였다. Ⓓ) 병리조직 소견(저배율 소견) Ⓔ) 병리조직 소견(중간 확대 영상). 병변 심부에서는 중간 크기에서 작은 크기의 관 모양 구조가 증식하고 융합하는 중등도 분화형 선암 소견을 보였다. 최종 병리 결과는 pap>tub2>por1, pT4a, NX, pM1c, pStage IVc(대장암 취급 규약 제9판에 준하여 기재)로 진단되었다.

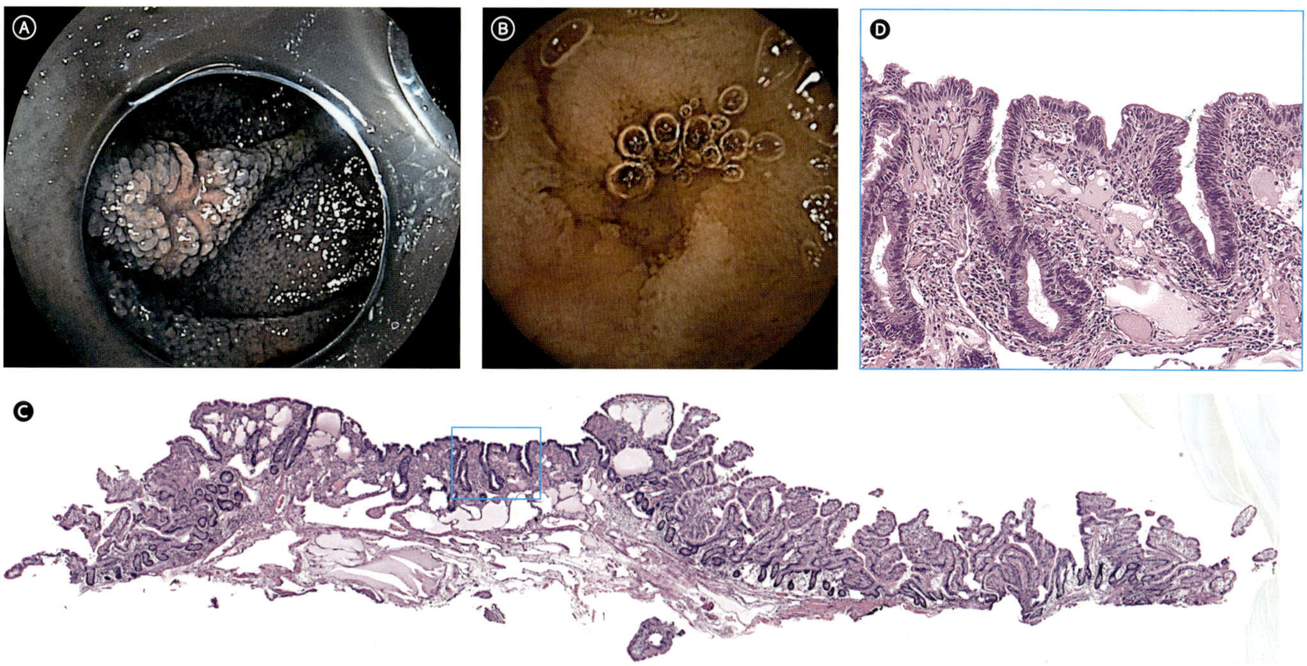

그림 2　70세 남성, Lynch 증후군에서 발생한 조기 소장암

Ⓐ) 이중풍선 소장내시경(색소 관찰). 공장에서 약 5 mm 크기의 함몰성 병변이 관찰된다. Ⓑ) 캡슐 내시경. 화면 좌측 하단에서 융모가 소실된 함몰된 병변이 관찰된다. EMR을 시행하였다. Ⓒ) 병리 조직 소견(저배율 소견). Ⓓ) 병리조직 소견. Ⓒ의 파란색 박스 부분을 확대 관찰한 결과, 점막 고유층 내에 국한되어 증식하는 고분화~중분화 관상 선암 소견이 확인되었다. 최종 병리 조직 진단은 tub1>tub2, pTis, Ly0, V0, pHM0, pVM0(대장암 취급 규약 제9판에 준하여 기재)였다.

악성 림프종

빈 도 ★★☆
난이도 ★☆☆

2 미만성 거대 B세포 림프종

壷井章克, 岡 志郎

질환의 개요

- 악성 림프종은 B세포성과 NK/T세포성으로 크게 나뉘며, 소화관 원발 악성 림프종의 대부분은 B세포성이다.
- 소장에서 발생하는 악성 림프종으로는 소포성 림프종 또는 미만성 거대 B세포 림프종(diffuse large B-cell lymphoma, DLBCL)이 가장 흔하다[1].
- 소장 DLBCL은 림프조직이 풍부한 회장 말단에서 주로 발생하는 경향이 있다[2].
- DLBCL은 *de novo*로 발생하는 경우와, MALT 림프종 또는 소포성 림프종에서 형질 전환을 거쳐 발생하는 경우로 구분된다[1].

특징적인 소견과 진단

- Nakamura 등[3]은 소장 악성 림프종의 육안 소견을 융기형, 궤양형, MLP(multiple lymphomatous polyposis)형, 미만형, 혼합형으로 분류하였으며, 조직형에 따라 육안형이 다르게 나타난다고 보고하였다.
- DLBCL의 육안형 중에서 궤양형이 가장 흔하며, 그 다음으로 융기형이 많다.
- 악성 림프종의 특징적인 내시경 소견으로는 ① 전주성의 긴 협착 소견, ② 궤양 가장자리에 불규칙한 변화 없이 정상 점막으로 덮인 좁은 융기, 이른바 귓바퀴 모양의 주위 융기 소견, ③ 종양의 크기와 협착의 정도에 비해 내강의 신전이 원활하고 내용물의 통과가 비교적 양호한 소견(그림 1)[1] 등이 있다.
- 악성 림프종에서 생검 진단은 매우 중요하다. 궤양이 형성된 종양에서는 궤양 가장자리뿐만 아니라 궤양부위에서도 생검을 시행하면 진단율을 높일 수 있다[4].
- 악성 림프종이 의심되는 경우 병기 평가를 위해 전체 소화관 내시경뿐만 아니라 CT, PET-CT 검사, 골수 검사를 포함한 추가 검사가 필요하다.

감별진단 시 주의할 점

- 원발성 악성 림프종과 감별해야 할 주요 질환으로는 **원발성 소장암, 전이성 소장암, 신경내분비종양(NET), 소화관 기질종양(GIST)**이 있다.
- DLBCL의 육안형이 2형 종양과 유사하지만, 원발성 소장암의 경우 종양 경계부의 불규칙성이 심하고, 협착의 장축 길이가 짧으며 내강의 신전성이 불량하다는 점에서 감별할 수 있다.
- 전이성 소장암도 융기형이나 궤양형 등 다양한 육안형을 보이며, DLBCL과 감별이 필요하다. 전이성 소장암은 병변 일부가 점막하 종양처럼 보이는 형태인 경우가 많으며(그림 2), 다발성으로 발생할 수 있다. 주요 원발 부위로는 폐암, 신장암, 악성흑색종, 유방암 등이 있으며, 이러한 병력이 있는 환자에서 감별에 특히 주의가 필요하다.
- NET와 GIST는 점막하 종양처럼 보이는 형태인 경우가 많아 감별이 비교적 용이할 때가 많지만, 궤양이 동반될 경우 감별이 어려운 경우도 있다.

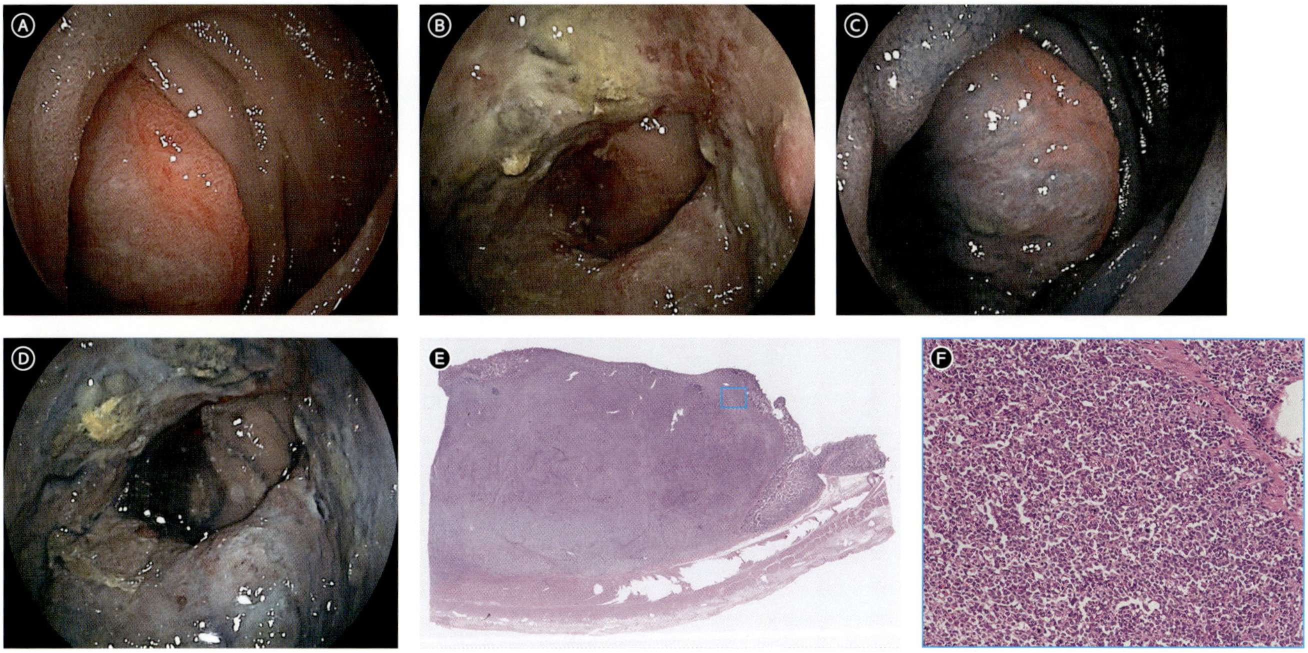

그림 1 59세 남성, occult OGIB를 계기로 진단된 회장 DLBCL의 사례

OGIB. obscure gastrointestinal bleeding(원인 불명 소화관 출혈).

Ⓐ) 이중풍선 소장내시경(백색광). 병변의 항문 쪽 가장자리. Ⓑ) 이중풍선 소장내시경(백색광). 병변의 근위부. 전체를 둘러싸는 궤양성 병변을 형성하고 있으나 내강의 신전성이 유지되어 스코프 통과가 가능하다. Ⓒ) 이중풍선 소장내시경(색소 관찰). 병변의 항문 쪽 가장자리. 궤양 가장자리의 불규칙성이 없으며, 귓바퀴 모양의 주위 융기가 형성되어 있다. Ⓓ) 이중풍선 소장내시경(색소 관찰). 병변의 근위부. 근위부 궤양 가장자리도 항문 쪽과 마찬가지로 불규칙한 변화 없이 비교적 균일한 형태를 보인다. Ⓔ) 병리 조직(저배율 소견). Ⓕ) 병리 조직(고배율 소견). Ⓔ의 파란색 박스 부분 확대 소견. 중간 크기에서 큰 크기의 비정형 림프구들이 밀집된 소견을 보인다. 면역조직학적으로 CD3, CD5, BCL-2, cyclin D1은 음성이며, CD20과 CD79a는 양성, Ki-67은 90% 이상의 세포에서 양성을 나타냈다. 이상의 소견을 바탕으로 미만성 거대 B세포 림프종(DLBCL)으로 진단되었다.

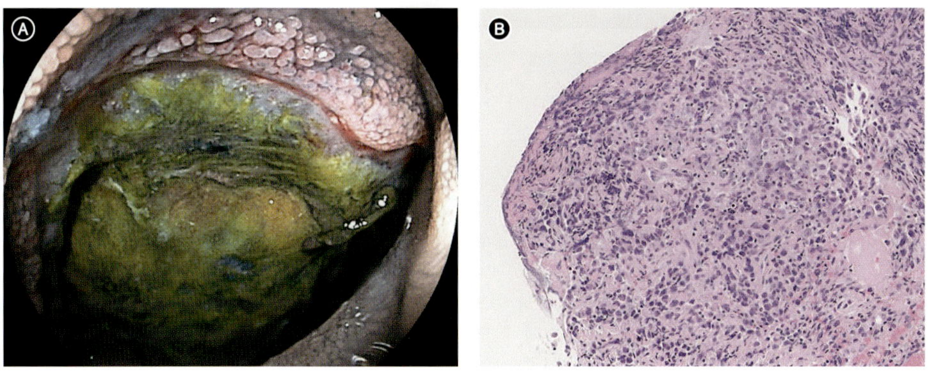

그림 2 전이성 소장암(폐암)

Ⓐ) 이중풍선 소장내시경(색소 관찰 소견). 두꺼운 백태를 동반한 궤양성 병변이 관찰된다. 궤양 가장자리에는 불규칙한 소견은 없으며, 점막하 종양처럼 융기되어 있다. Ⓑ) 생검 표본. 크기가 큰 다각형의 비정형 세포의 증식이 관찰된다. 면역조직화학검사에서 TTF-1이 양성으로 확인되어 폐암의 전이로 진단되었다.

문헌

1) 岡田裕之, 他: びまん性大細胞型B細胞性リンパ腫. 日本臨牀, 80:184~187, 2022
2) 岸　昌廣, 他: 狭窄を来す小腸疾患の診断—内視鏡診断の立場から. 胃と腸, 51:1676~1682, 2016
3) 中村昌太郎, 他: 空・回腸悪性リンパ168例の臨床病理学的特徴—X線・内視鏡所見を中心に. 胃と腸, 48:1461~1473, 2013
4) 岡田裕之, 他: 腸管リンパ腫の臨床病態と治療. 日本消化器病学会雑誌, 114:1957~1967, 2017

악성 림프종

빈 도 ★★☆
난이도 ★☆☆

3 소포성 림프종

壷井章克, 岡 志郎

질환의 개요

- 소장에서 발생하는 악성 림프종 중 소포성 림프종은 비교적 흔하게 나타나며, 특히 십이지장에서 우연히 발견되는 경우가 많으며 최근에는 발생 빈도가 증가하는 경향을 보인다[1].
- 호발 부위는 십이지장 하행부이지만, 캡슐 내시경과 풍선 보조 소장내시경 보급으로 인해 공장이나 회장에 광범위하게 다발하는 사례도 보고되고 있다[2].

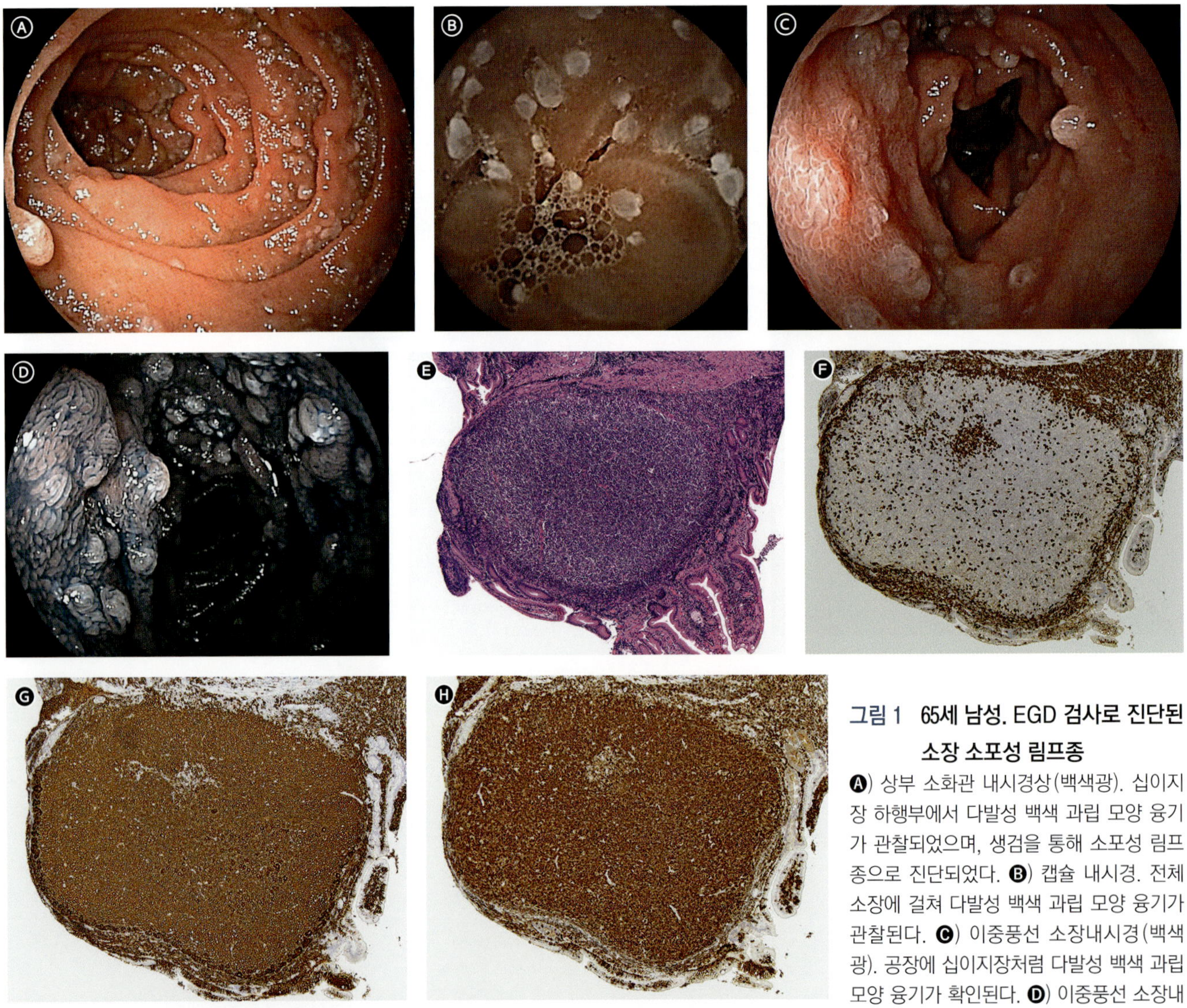

그림 1 65세 남성. EGD 검사로 진단된 소장 소포성 림프종

Ⓐ) 상부 소화관 내시경상(백색광). 십이지장 하행부에서 다발성 백색 과립 모양 융기가 관찰되었으며, 생검을 통해 소포성 림프종으로 진단되었다. Ⓑ) 캡슐 내시경. 전체 소장에 걸쳐 다발성 백색 과립 모양 융기가 관찰된다. Ⓒ) 이중풍선 소장내시경(백색광). 공장에 십이지장처럼 다발성 백색 과립 모양 융기가 확인된다. Ⓓ) 이중풍선 소장내시경(색소 관찰). 병변이 더욱 명확하게 강조되어 관찰된다. Ⓔ) 생검 표본. HE 염색에서 소포상 구조를 형성하는 비정형 림프구가 관찰된다. Ⓕ) 생검 표본. 면역조직화학염색에서 CD3 음성. Ⓖ) 생검 표본. 면역조직화학염색에서 CD20 양성. Ⓗ) 생검 표본. 면역조직화학염색에서 BCL-2 양성. 이상의 소견을 바탕으로 소포성 림프종으로 최종 진단되었다.

특징적인 소견과 진단(그림 1)

- 소화관 원발성 악성 림프종의 육안 분류에 대한 통일된 기준이 없지만, Nakamura[3] 등은 융기형, 궤양형, MLP형, 미만형, 혼합형의 5가지로 분류하였으며, 소장 소포성 림프종의 절반 이상이 MLP형에 해당한다고 보고하였다.
- 소장 소포성 림프종의 대표적인 내시경 소견은 다발성 백색 과립 모양 융기와 백색 융모로, 이는 각각 소포를 형성하며 증식한 림프구의 집락과 림프관 확장을 반영하는 소견이다[4].
- 빈도는 낮지만 궤양이나 협착을 동반하는 경우도 보고된 바 있어 감별진단 시 주의가 필요하다.

감별진단 시 주의할 점

- 소포성 림프종과 감별이 필요한 주요 질환으로는 MLP형을 보이는 **외투세포 림프종**과 **MALT 림프종** 등 다른 B세포성 림프종, 백색 융모를 보이는 **림프관 확장증**이나 **휘플병**이 있다.
- 궤양이나 협착을 동반한 경우(그림 2)에는 MALT 림프종과 같은 다른 B세포성 림프종, 또는 DLBCL로의 형질 전환과의 감별이 필요하다. 그러나 다른 부위에서도 소포성 림프종을 시사하는 백색 과립 모양 융기나 백색 융모가 관찰되는 경우가 많아, 소장의 다른 부위를 포함한 면밀한 내시경 관찰이 감별에 중요하다.

문헌

1) 弓削　亮, 他: 消化管濾胞性リンパ腫の治療方針と長期経過. 消化器内視鏡, 33:866~871, 2021
2) Kodama M, et al: Primary follicular lymphoma of the gastrointestinal tract:a retrospective case series. Endoscopy, 40:343~346, 2008
3) 中村昌太郎, 他: 空・回腸悪性リンパ腫168例の臨床病理学的特徴—X線・内視鏡所見を中心に. 胃と腸, 48:1461~1473, 2013
4) Nakase H, et al: Magnified endoscopic view of primary follicular lymphoma at the duodenal papilla. Intern Med, 46:141~142, 2007

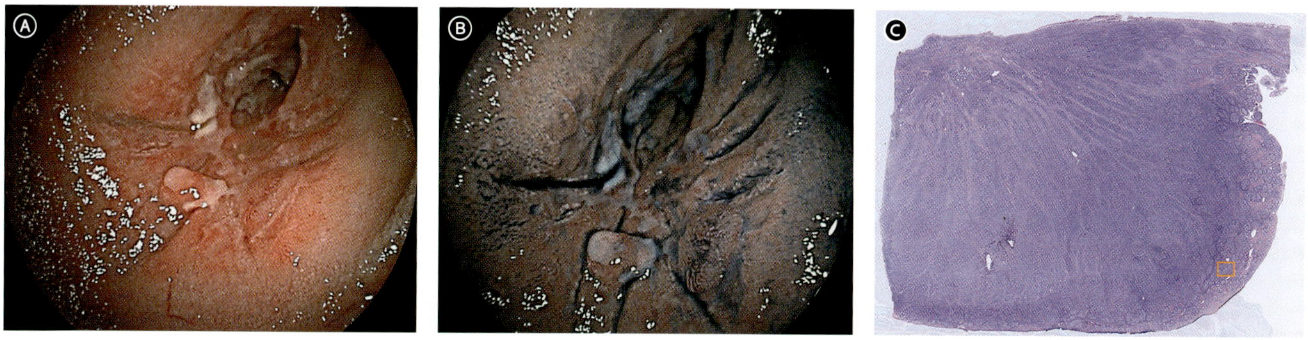

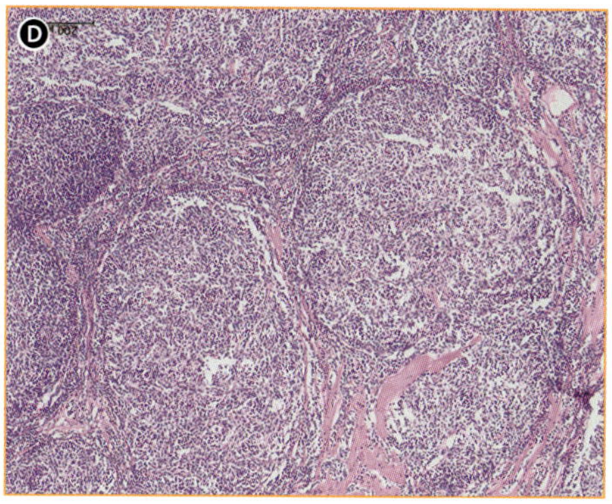

그림 2 협착을 동반한 소장 소포성 림프종의 내시경 소견
Ⓐ) 이중풍선 소장내시경(백색광). 장관 전체를 둘러싸며 지도상으로 퍼진 얕은 궤양이 관찰되며, 일부 부위에서는 반흔처럼 수축이 동반된다. Ⓑ) 이중풍선 소장내시경(색소 도포 소견). 수축이 더욱 명확하게 관찰되며, 장관은 협착되어 스코프 통과가 불가능하다. 생검을 통한 확진은 어려웠으나, 협착 증상이 동반되어 해당 부위를 외과적으로 절제하였다. Ⓒ) 병리조직학적 소견(HE 염색, 저배율 소견). Ⓓ) 병리조직학적 소견(Ⓒ의 주황색 상자 확대 소견). 점막하층에서 장막에 걸쳐 소포 구조를 형성하며 증식하는 비정형 림프구가 관찰된다. 면역조직화학염색에서 CD10, CD20, CD79a 양성, CD3, CD5 음성, BCL-2 양성 소견을 보여, 소포성 림프종으로 진단되었다.

악성 림프종

빈 도 ★☆☆
난이도 ★★☆

4 MALT 림프종

青山大輝

질환의 개요

- 반응성 림프소포의 맨틀층 외측에 위치하는 변연대 세포에서 유래된다고 알려져 있는 림프절외 B세포 림프종으로, 성장 속도가 느리고 예후가 양호한 indolent 림프종이다.
- 소화관 원발 MALT 림프종의 발생 부위는 위가 40~50%, 대장이 25%, 소장이 5~15%이며, 소장에서 원발하는 경우는 가장 드물다[1]. 소장에서는 주로 회장이나 십이지장에 발생한다[2].
- 소장 원발 MALT 림프종은 주로 성인에서 발생하며, 오심이나 상복부 통증, 하혈 등의 비특이적인 증상을 보이거나, 무증상 상태에서 분변 잠혈 검사 이상이나 빈혈 소견으로 발견되는 경우도 있다[3].

특징적인 소견과 진단

- Nakamura 등[2]의 연구에 따르면 소장 MALT 림프종의 육안형 중 궤양형(협착)이 가장 흔하며, 약 30%를 차지한다(그림 1).
- 융기형, 혼합형, MLP형으로 나타나는 경우도 있다.
- 확진을 위해서는 병리조직학적 검사가 필수적이다.
- 병리조직학적으로는 작은 크기에서 중간 크기의 비정형 림프구(centrocyte-like cell)의 미만성 침윤(그림 2Ⓐ)과 상피 선관을 파괴하는 림프 상피 병변(lymphoepithelial lesion, LEL)이 특징적이다(그림 2Ⓑ).
- 면역조직화학염색은 필수적이며, CD19, CD20, CD79a, BCL2, PAX5는 양성, CD3, CD5, CD10, CD23, bcl-6, cyclin D1은 음성으로 나타난다(그림 3).
- PCR을 이용한 단클론성 증식(IgH 재배열) 검출 또는 PCR 및 FISH를 이용한 특이적 염색체 전좌 t(11;18)(q21;q21)/API2-MALT1의 검출도 진단에 유효하며, 이는 전체 증례의 15~30%에서 관찰된다.

감별진단 시 주의할 점

- MALT 림프종은 다양한 내시경 소견을 보이며, 임상 증상도 비특이적인 경우가 많아 단순한 내시경 관찰만으로 진단하기는 어렵다.
- 육안형 감별진단 시, 궤양형에서는 특히 큰 종괴의 중앙에 궤양이 위치하고, 궤양 바닥이 울퉁불퉁하고 불규칙한 경우 **소장암**이나 **미만성 거대 B세포 림프종**(DLBCL)과 같은 고악성도 림프종과의 감별이 필요하다(그림 4).
- 융기형에서는 소장암, **신경내분비종양**(NET), **소화관 기질종양**(GIST) 등 점막하 종양의 형태를 보이는 병변과의 감별이 필요하다.
- MALT 림프종의 표면은 평활하며, 일반적인 암에서 관찰되는 불규칙한 상피성 변화가 거의 나타나지 않는다.
- 송기에 의해 병변의 신전성이 양호하고, 조직이 부드러운 특징을 보인다.
- LEL의 빈도는 위 MALT 림프종에서 약 25%, 소장 MALT 림프종에서 10-50%로 보고된다.

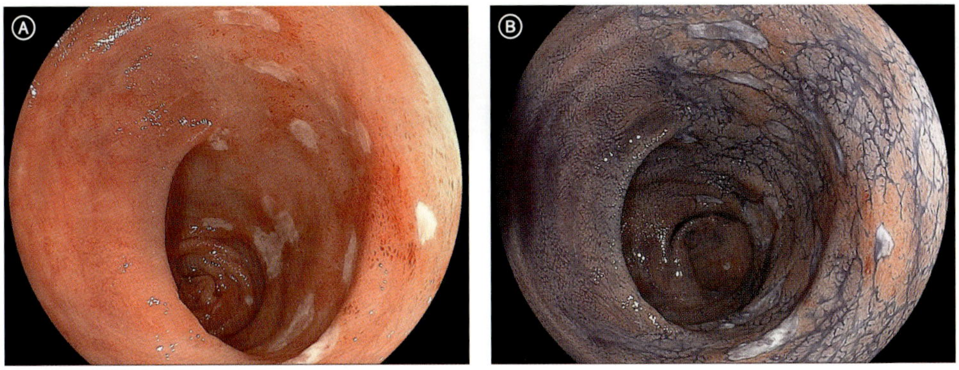

그림 1 회장 말단에 나타난 궤양성 병변

Ⓐ) 백색광 관찰.
Ⓑ) 색소 관찰.

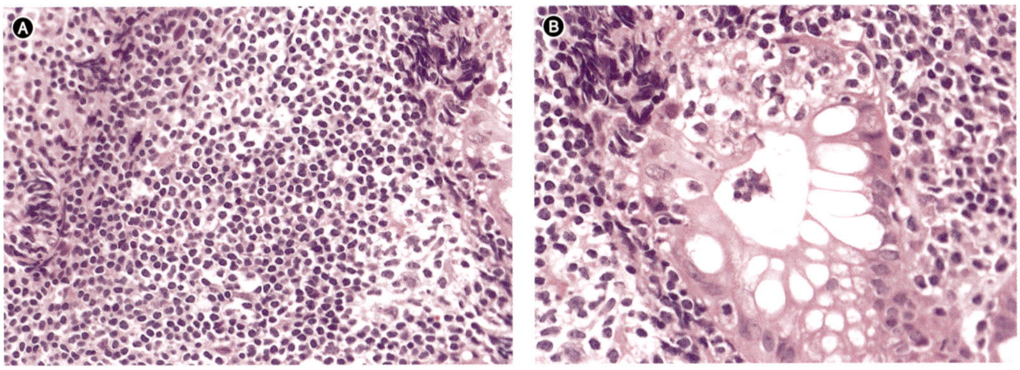

그림 2 HE 염색

Ⓐ) 작거나 중간 크기로 경미한 이형성을 보이는 림프구의 침윤이 관찰된다. Ⓑ) 림프구가 음와 상피 내로 침윤하여 LEL을 형성한다.

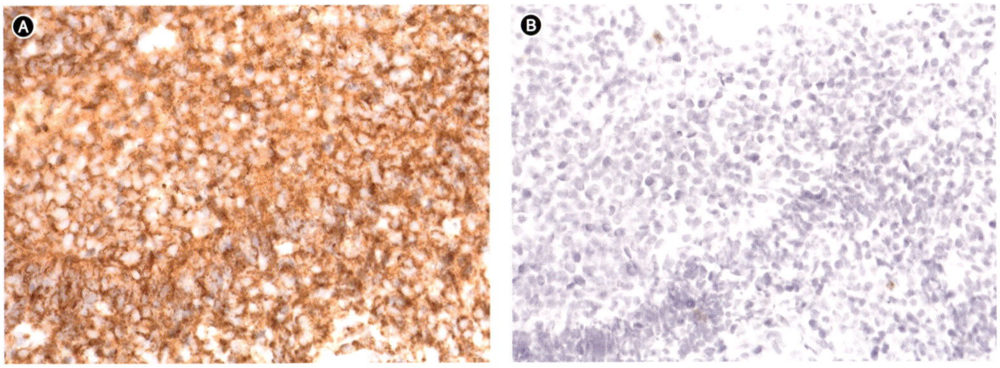

그림 3 면역조직화학염색

Ⓐ) CD20 양성.
Ⓑ) CD10 음성.

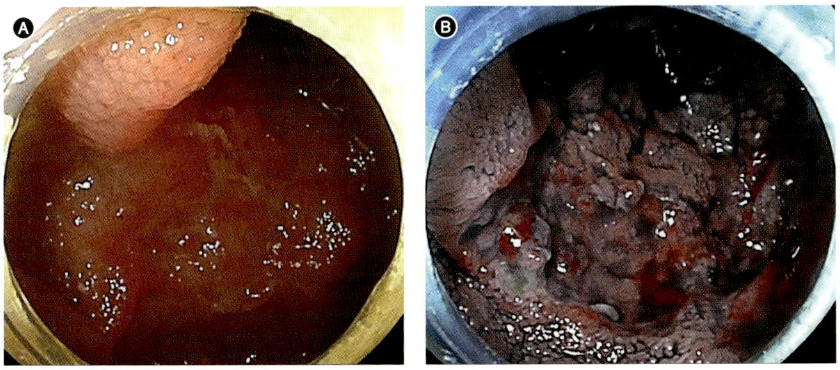

그림 4 미만성 거대세포형 B세포 림프종

궤양 기저부는 울퉁불퉁하고 불규칙한 모습을 보인다. Ⓐ) 백색광 관찰. Ⓑ) 색소 관찰.

문헌

1) Foukas PG, et al:Recent advances upper gastrointestinal lymphomas:molecular updates and diagnostic implications. Histopathology, 78:187~214, 2021
2) 梁井俊一, 他: 小腸腫瘍性病変の内視鏡診断ーリンパ増殖性疾患の診断. 胃と腸, 55:637~645, 2020
3) 大森崇史, 他: MALT リンパ腫. 日本臨牀, 80:192~198, 2022

악성 림프종

빈 도 ★☆☆
난이도 ★★★

5 장관병증 관련 T세포 림프종

青山大輝

질환의 개요

- 악성 림프종은 병리조직학적으로 B세포 림프종과 NK/T세포 림프종의 두 가지로 크게 나뉜다. NK/T세포 림프종의 대표적인 질환으로는 HTLV-1(human T-cell leukemia virus type 1)과 관련된 성인 T세포 백혈병/림프종(adult T-cell leukemia/lymphoma, ATLL) 및 단형 상피친화성 장관 T세포 림프종(monomorphic epitheliotropic intestinal T-cell lymphoma, MEITL)이 있다.
- 이전 WHO 분류에서는 장관병증 관련 T세포 림프종(enteropathy-associated T-cell lymphoma, EATL)을 셀리악병에 합병되는 중간 크기에서 큰 크기의 종양 세포로 구성된 I형과, 셀리악병과 관련이 적은 작은 크기에서 중간 크기의 종양 세포로 구성된 II형으로 분류하였으나, 2017년 WHO 분류 개정 제4판에서는 기존 I형이 순수한 EATL로 정의되고, 기존 II형은 MEITL로 병명이 변경되었다[1].
- EATL과 MEITL 모두 소장에서 호발하며, 장관 천공의 위험이 높고 예후가 불량한 질환이다.

특징적인 소견과 진단

- EATL의 내시경 소견의 특징은 십이지장에서 회장에 걸쳐 거의 전체 소장에서 관찰되는 **미만성 Kerckring 주름 비후와 미세 과립 모양 점막** 소견이 특징적이다. 또한, 궤양을 동반한 점막하 종양처럼 단발성 또는 다발성 종괴를 자주 보인다[2].
- EATL의 병리학적 소견의 특징은 원형 내지 다각형의 핵과 뚜렷한 핵소체 및 연한 세포질을 가진 중간 크기에서 큰 크기의 종양 세포이다. 면역조직화학적으로는 CD3, CD7, TIA1, granzyme B, perforin이 양성이며, CD4, CD5, CD8은 음성으로 나타난다.
- MEITL의 내시경 소견으로는 **거북 등껍질처럼 거친 점막**이 특징적이며, 불규칙한 궤양이 동반될 수 있다[3,4](그림 1).
- MEITL의 병리학적 소견의 특징은 다형성이 풍부한 원형 내지 단형성의 작은 크기에서 중간 크기의 종양 세포이다(그림 2). 면역조직학적으로는 CD3, CD8, CD56, TCRαβ가 양성이며, CD4, CD5는 음성으로 나타난다(그림 3).

감별진단 시 주의할 점

- 증상은 복통이나 식욕부진, 하혈, 체중 감소 등으로 특이적이지 않으며, 무증상 상태로 진행하다가 급성 복증으로 발현하는 경우도 있어 조기 진단이 어려운 경우가 많다[5].
- 소장뿐만 아니라 십이지장이나 결장 병변도 함께 검사해야 한다.
- 면역학적 검사는 감별진단에 유용하며, CD56 양성 증례에서는 장관 천공 발생률이 높은 것으로 알려져 있다[5].
- T세포성 림프종의 특징적인 내시경 소견으로는 깊은 궤양성 병변, 미만성 지도상 궤양, 아프타성 병변 등이 있다.
- B세포성 림프종인 미만성 거대B세포 림프종은 융기형이나 변연부가 매끄럽고 뚜렷한 귓바퀴 모양의 융기를 보이는 궤양형이 흔하다(그림 4).

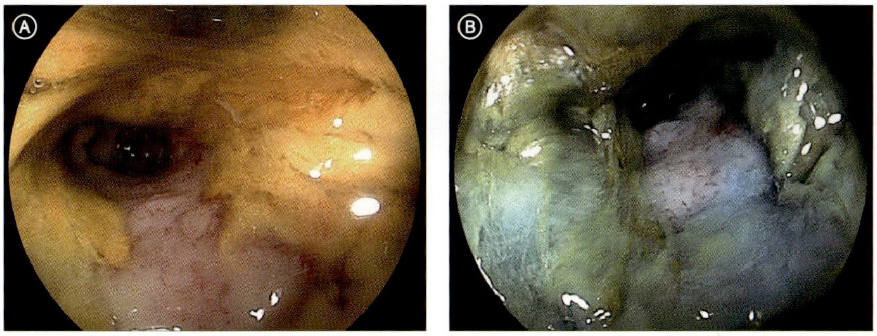

그림 1 공장에서 관찰되는 백태가 부착된 궤양성 병변

Ⓐ) 백색광 관찰. Ⓑ) 색소 관찰.

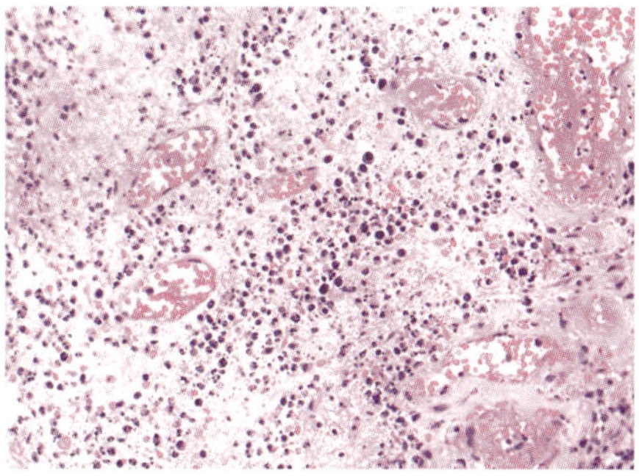

그림 2 HE 염색 소견

중간 크기의 비정형 림프구 침윤이 관찰된다.

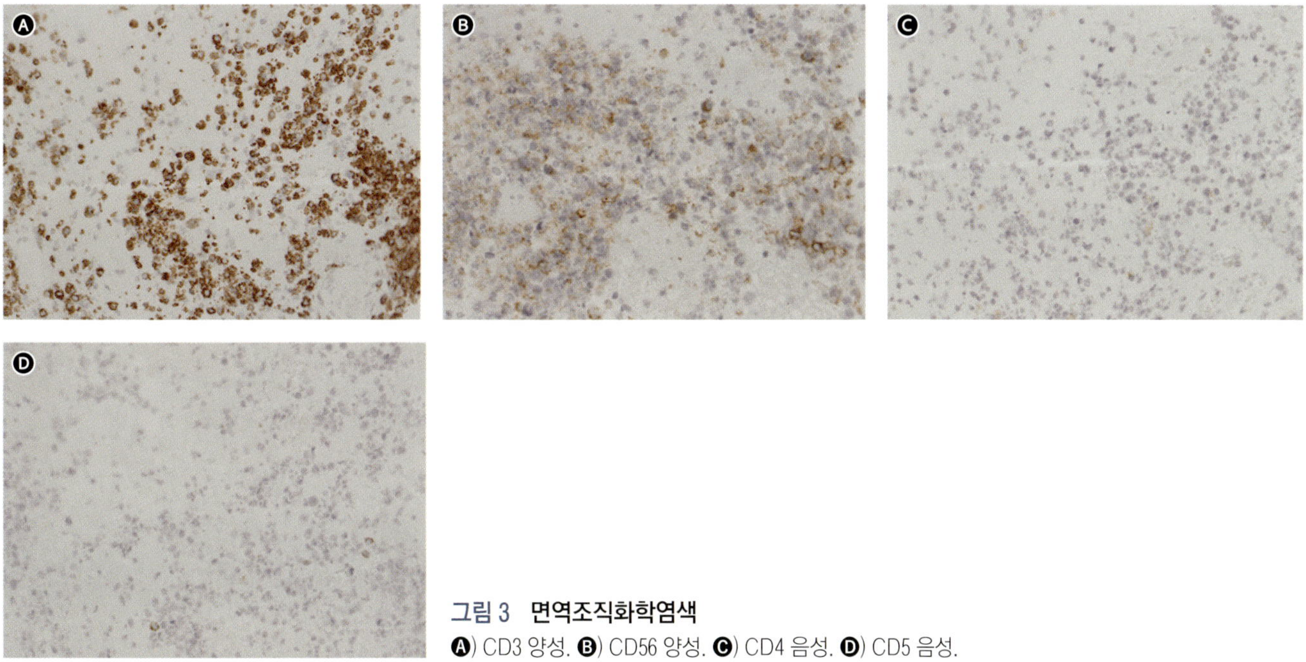

그림 3 면역조직화학염색

Ⓐ) CD3 양성. Ⓑ) CD56 양성. Ⓒ) CD4 음성. Ⓓ) CD5 음성.

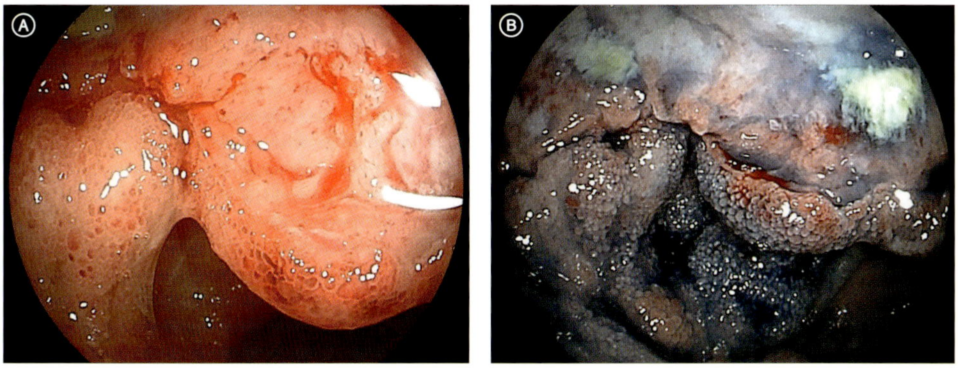

그림 4 미만성 거대 B세포 림프종

변연부가 매끄럽고 뚜렷한 귓바퀴 모양의 융기를 동반한 궤양성 병변.

Ⓐ) 백색광 관찰.

Ⓑ) 색소 관찰.

문헌

1) 梁井俊一, 他: 小腸腫瘍性病変の内視鏡診断—リンパ増殖性疾患の診断. 胃と腸, 55:637~645, 2020
2) 中村昌太郎: 腸管症関連T 細胞リンパ腫. 日本臨牀, 80:199~201, 2022
3) Yanai S, et al: Endoscopic findings of enteropathy~type T~cell lymphoma. Endoscopy, 39 Suppl 1:E339~E340, 2007
4) 河野真一, 他: Monomorphic epitheliotropic intestinal T~cell lymphomaの2例. 胃と腸, 54:543~552, 2019
5) 河合典子, 他: 消化管穿孔をきたした腸管症型T細胞性リンパ腫の2例. 日本臨床外科学会雑誌, 75:2783~2788, 2014

빈 도 ★☆☆
난이도 ★★☆

6 신경내분비종양(NEN)

西本崇良

질환의 개요

- 신경내분비종양은 신경내분비 신생물(neuroendocrine neoplasms, NEN)로 통칭되며, 병리조직 소견에 따라 더욱 세분된다.
- 2019년 WHO 분류에서는 종양세포의 증식 능력을 기준으로, 핵분열 수와 Ki-67 지수에 의한 종양 세포의 증식능 차이에 따라 고분화 종양은 NET G1, G2, G3, 저분화 종양은 NEC(neuroendocrine carcinoma)라고 명명하였다.
- NEC와 선암, 선방세포암, NET가 혼재된 경우는 mixed neuroendocrine-non-neuroendocrine neoplasms(MiNENs)으로 분류된다.
- NEN은 전신에 발생할 수 있으나, 약 60%가 소화기계에서 발생하며, 일본에서는 주로 췌장과 직장에서 발생한다고 보고된다. 특히, 소화관에서는 직장 NEN이 가장 흔하다.
- 대장에서의 NEN이 발생하는 부위 중 직장이 약 60%를 차지하며, 그다음으로 S상 결장, 상행결장, 횡행결장의 순이다.
- 소장종양은 소화관 종양 전체의 1~2%를 차지하며, 이 중 NEN의 비율은 1.3~1.7%로 상대적으로 드문 질환이다.

특징적인 소견과 진단

- 영상 진단과 조직 진단은 신경내분비종양(NEN) 진단에서 필수적이다.
- 소화관의 G1/2 NET는 내시경에서 표면이 평활하고 원형에 가까운 모양의 점막하 종양 유사 융기로 관찰되며 촉진 시 부드러운 탄성을 보인다. 색조는 노란색 또는 정상 점막 소견을 보이며, 표면에 확장된 혈관이 투영될 수 있다.
- 종양이 커지면서 함몰이나 궤양을 동반하는 경우가 많으며, 이때 종양이 소화관 내강으로 노출될 수 있다.
- EUS에서는 제3층(점막하층)에 주로 위치하며, 경계가 뚜렷한 구형의 저에코 종괴로 나타난다.
- NEC는 침윤성이 강하고 경계가 불명확한 광범위한 형태를 가지며, 종종 괴사를 동반한 진행암의 형태를 보인다.
- 내시경 소견에서 소화관 NEN이 의심될 경우 확진을 위해 내시경 생검이 필요하다. NET의 경우 일반 생검에서 음성일 때 보링 생검(core biopsy), 절개 생검, 또는 EUS-FNA가 시행되며 점막하층에 국한되는 병변일 경우 내시경적 절제를 통한 진단적 치료도 고려될 수 있다.

감별진단 시 주의할 점

- 직장 NET는 점막하 종양 유사 형태를 보이는 상피성 종양으로, 점막 표면에서 생검을 통해 병변을 채취할 가능성이 높다. 그러나 작은 종괴의 경우, 생검 겸자로 병변 내부분이 제거되어서 치료 시 병변의 재현성이 얻어지지 않을 가능성이 있어 주의가 필요하다.

• 결장의 점막하 종양과 감별해야 할 질환으로는 **림프소포, 외치핵, 직장 편도, 평활근종, GIST, 지방종** 등 주로 양성 병변이 포함된다.

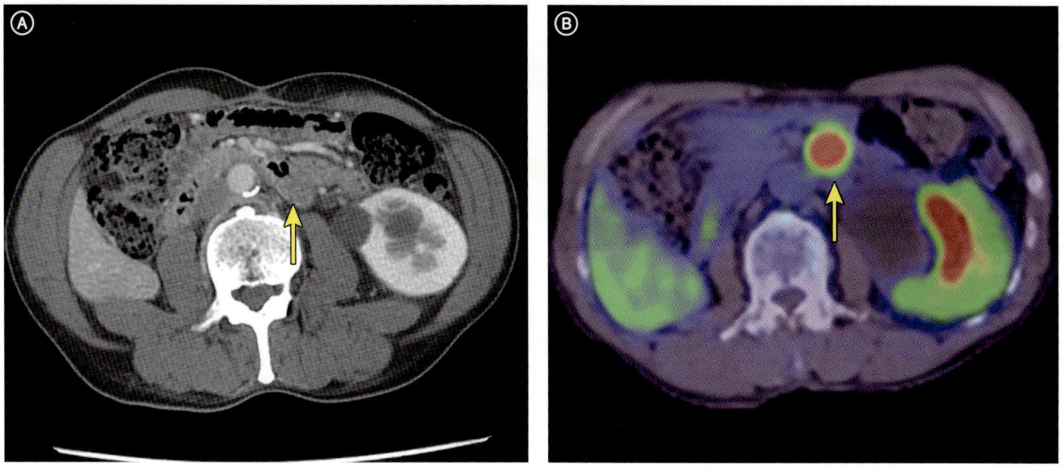

그림 1 공장 NEC
Ⓐ) 조영 CT. 상부 공장에 조기 조영 소견을 보이는 원형 종괴성 병변(SMT)이 관찰된다. Ⓑ) FDG-PET. 좌신정맥 바로 아래 위치한 공장 SMT에서 FDG 섭취 증가(SUV max 14.22)가 관찰된다.

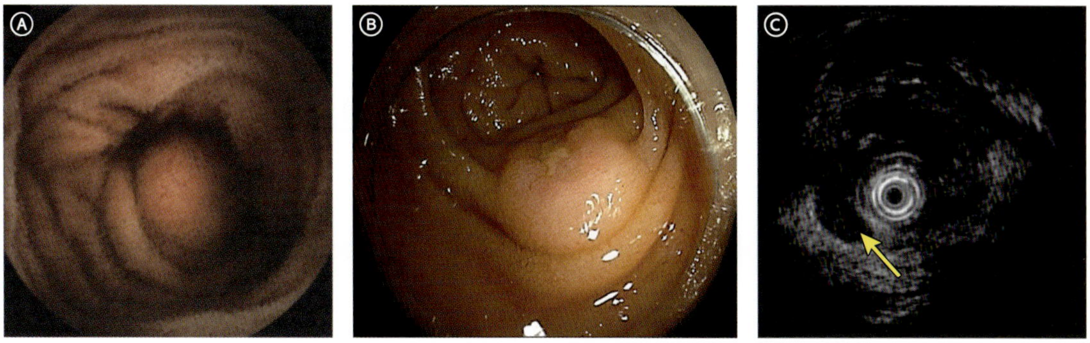

그림 2 소장 NET
Ⓐ) 소장 캡슐 내시경. 캡슐 내시경에서는 SMT의 검출이 어렵고, 동일 병변이라도 소장내시경에서 관찰되는 소견과 차이가 있을 수 있다. Ⓑ) 백색광 영상. 종양 정상부에 함몰이 동반된 SMT 병변이 관찰된다. Ⓒ) 초음파내시경 영상. 점막하층에 위치한 저에코 종괴로 관찰되지만, 소장내시경을 이용한 EUS의 경우 해상도가 낮아 층 구분이 어렵다.

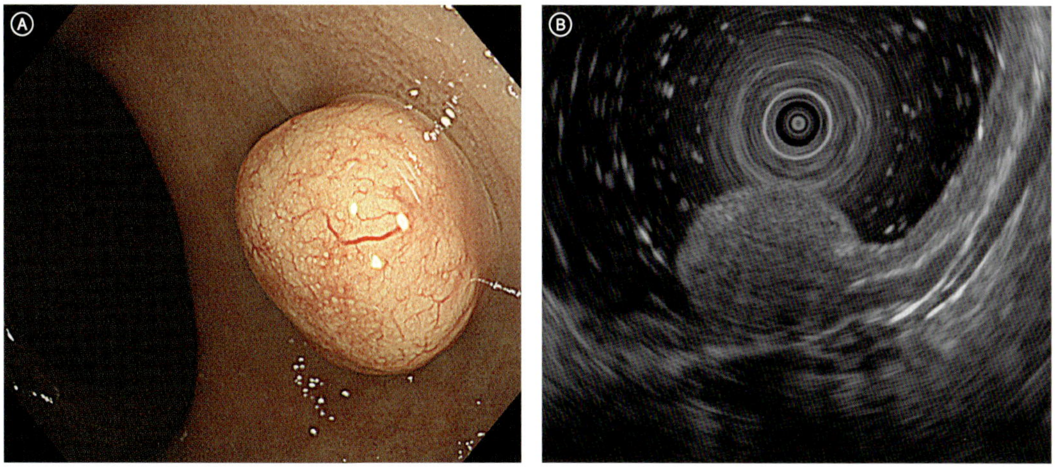

그림 3 직장 NET
Ⓐ) 백색광 영상. 직장 G1 NET. 표면에 확장된 혈관이 있는 황색의 종괴가 관찰된다. Ⓑ) 초음파내시경 영상. 종괴는 주로 제3층에 위치하며, 저에코 소견을 보인다.

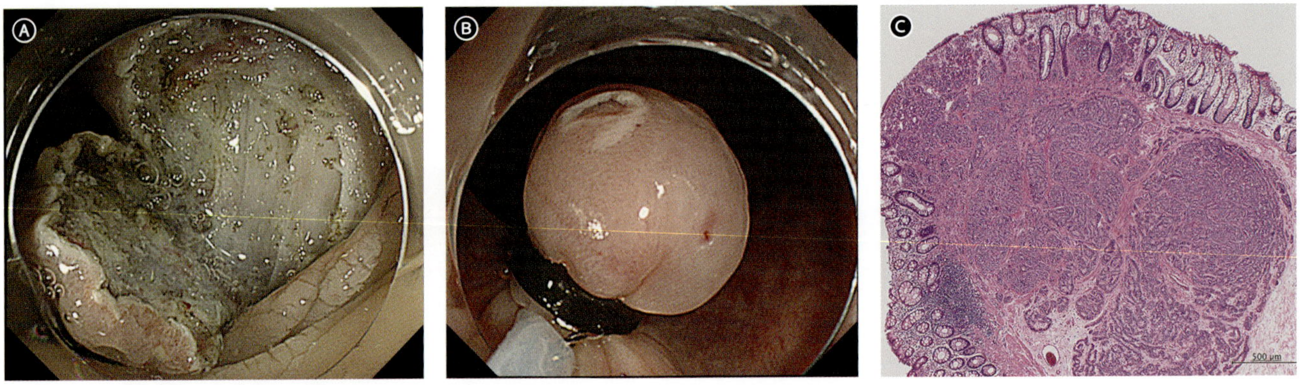

그림 4　대장 NET

Ⓐ) 내시경적 점막하층 박리술(ESD). 1 cm 미만으로 점막하층에 국한되는 병변의 경우 내시경적 일괄 절제(ESD)를 우선적으로 시행하는 경우가 많다. Ⓑ) 내시경적 점막하층 결찰하 절제술(ESMR-L). 대장 NET의 내시경 치료에서 일반 EMR(내시경적 점막 절제술)은 절제 단면이 양성으로 남을 가능성이 높아, ESMR-L이나 EMR-C(캡을 이용한 EMR)가 권장된다. Ⓒ) 절제 검체 HE 표본(배율. ×40) . 점막하층을 중심으로 치밀하게 증식하며, 끈 모양 또는 서로 연결된 리본 모양 구조(Soga 분류 C형)와, 균일하고 작은 타원형으로 미세한 염색질을 가진 핵 소견이 관찰된다.

- 소장 NEN과 감별해야 할 질환으로는 **GIST, 림프관종, 혈관종, 지방종, 이소성 췌장** 등이 있으며, 악성 종양으로는 악성 림프종이나 전이성 종양이 유사한 형태를 보일 수 있다.

문헌

1) 「膵・消化管神経内分泌腫瘍(NEN)診療ガイドライン2019年　第2版」[日本神経内分泌腫瘍研究会(JNETS)膵・消化管神経内分泌腫瘍診療ガイドライン第2版作成委員会/編], 金原出版, 2019

2) 「胃と腸アトラスII下部消化管　第2版」(八尾恒良/監,「胃と腸」編集委員会/編), 医学書院, 2014

빈 도 ★☆☆
난이도 ★★★

7 전이성 소장종양

大宮直木

질환의 개요

- 저자들이 2003년부터 2011년까지 시행한 단일 기관 연구에서, 이중풍선 소장내시경으로 발견된 159예의 소장 종양 중 악성 종양은 93예(58%)가 악성 종양이었으며, 그중 악성 림프종이 47예(50.5%)로 가장 높은 비율을 보였다. 그 외에는 GIST 15예(16.1%), 전이성 종양 및 타 장기암 침윤 15예(16.1%), 암 13예(14.0%), 신경내분비종양(NEN) 3예(3.2%) 순이었다.
  - 전이성 종양 및 타 장기암 침윤 환자의 평균 연령은 64세였으며, 남녀 성비는 14:1이었다.
  - 검사 이유는 원인 불명의 소화관 출혈(33%), 협착(33%), 통증(13%), 종양 촉지(7%) 순이었다.
  - 전이 부위는 십이지장 1예, 공장 8예, 회장 8예로 나타났다.
  - 원발 부위는 폐암(6예, 40.0%)이 가장 많았으며, 그 세부 유형은 선암(4예), 편평상피암(1예), 소세포암(1예)이었다. 그 외 위암(2예), 췌장암(2예), 대장암(1예), 신장세포암(1예), 신우암(1예), 악성흑색종(1예), 담관세포암(1예)이 포함되었다[1].
- 캡슐 내시경 및 풍선 보조 소장내시경 도입 이전(1986년~2002년), Iwashita 등이 보고한 5개 기관 연구에서는 전이성 소장종양 27예의 평균 연령은 57.2세였으며, 남녀 비 23:4였다[2].
  - 검사 이유는 혈변(29.6%), 장폐색(25.9%), 복통 · 천공(11.1%), 종양 촉지(3.7%) 순이었다.
  - 전이 부위는 공장(17예), 공장~회장(4예), 회장(6예)으로 나타났다.
  - 원발 부위는 폐암(16예, 59.3%)이 가장 많았으며, 그 외 악성흑색종(4예, 14.8%), 대장암(2예, 7.4%), 신장암(2예, 7.4%), 고환 종양(1예, 3.7%), 식도암(1예, 3.7%), 전립선암(1예, 3.7%)이 포함되었다[2].
- Watanabe 등이 1995년부터 2006년까지 일본 내 의학 문헌을 분석한 결과, 전이성 소장종양은 102예가 보고되었으며, 평균 연령은 65세, 남성 78%, 여성 22%로 나타났다[3].
  - 검사 이유는 장폐색(27%), 혈변(22%), 천공(21%), 장중첩증(17%), 복통(5%), 무증상(8%) 순이었다.
  - 병변 부위는 공장(64%), 회장(24%), 공장-회장 연결부위(12%)로 분포하였다.
  - 원발 부위는 폐암(58%)이 가장 많았으며, 그 세부 유형은 대세포암(49%), 선암(24%), 편평상피암(17%), 소세포암(3%)이었다. 그 외 악성흑색종(7%), 식도암(7%), 신장세포암(7%), 유방암(6%) 순으로 나타났다.

특징적인 소견과 진단

- 혈행성 · 림프행성을 통한 맥관성 전이에서는 전이 병소가 점막하층이나 근육층에 형성되며, 종양이 커지면서 점막하 종양 유사 형태를 보인다. 병변 형태는 종양형, 편평융기형, 융기함몰형, 궤양형 등 다양하게 나타나며, 다발성으로 발생할 수 있다(그림 1).
- 종양이 증대하고 괴사가 발생하면 궤양이 형성될 수 있으며, 심한 경우 장 천공이나 대량 출혈을 유발할 수 있다. 간질 성분이 부족하고 종양세포 성분이 많아 소장벽의 신전성이 유지되는 경우가 많다. 파종성 전이나 직접 침윤의 경우 장막 쪽에서 장관 내강으로 암세포가 침윤하므로, 종양이 점막하종괴 양상을 보이며, 초기에는 내강으로의 압박 소견이 관찰될 수 있다.

- 종양 침윤이 점막층까지 진행하면 깊은 궤양이 동반되며, 소화관 출혈로 인한 빈혈, 협착으로 인한 장폐쇄 증상이 나타날 수 있다. 또한, 장관의 장축 방향에 수직으로 점막 주름이 수축되는 "transverse stretch" 소견이 특징적으로 관찰될 수 있다[4~8].
- 진단은 원발 부위(폐암, 위암 등)가 확인된 상태에서, 조영 CT와 양전자방출단층촬영(positron emission tomography, PET) 같은 단면 영상에서 소장 내 종괴가 발견되면, 풍선 보조 소장내시경을 이용한 정밀 검사를 시행하여 확진을 시도한다.
- CT 등 영상 검사에서 이상이 없더라도, 소화관 출혈, 빈혈, 복통 등의 증상이 있으면 캡슐 내시경이나 소장 조영술을 시행하여 병변 여부를 평가해야 한다. 소장종양이 발견되면 전이성 소장종양의 가능성을 고려하여 감별진단을 진행해야 한다. 혈액 종양 마커 검사도 감별진단에 유용할 수 있다.

감별진단 시 주의할 점

- 소장종양 대부분은 악성 림프종, GIST, NEN 등 점막하 종양 형태를 보이므로 감별이 어려울 수 있다. 또한, 전이성 소장종양인지, 소장 원발 종양이 다른 장기로 전이된 것인지 혼동될 수 있다(그림 2). 정확한 감별을 위해 생검을 통한 H&E 염색과, 원발 부위에 특이적인 면역조직화학염색이 진단에 도움이 된다.
- 소장종양 중 가장 흔한 악성 림프종의 경우, 혈액 종양 마커로 인터루킨-2 수용체(sIL-2R)가 유용한 경우가 많지만 전이성 소장종양이나 소장의 염증에서도 상승할 수 있으므로 주의가 필요하다(그림 2).

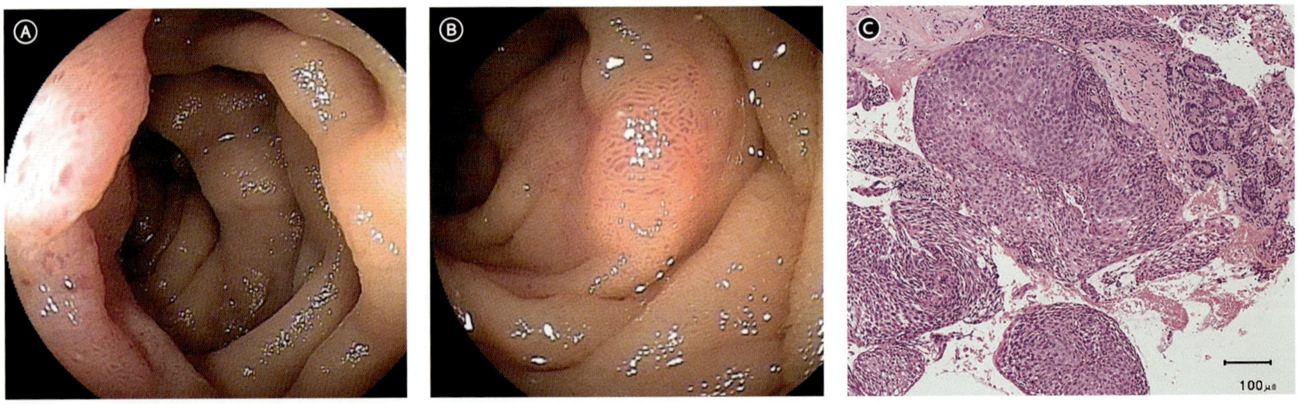

그림 1 자궁경부암의 십이지장 · 상부 공장 전이

60대 여성. 장폐색으로 내원. 경구적 이중풍선 소장내시경에서 십이지장~상부 공장에서 다발성 점막하 종양 양상의 병변이 관찰되며, 일부 병변에서는 함몰이 동반되었다(Ⓐ, Ⓑ). 생검에서 편평상피암의 소장 전이로 진단되었다(Ⓒ).

문헌

1) Honda W, et al: Enteroscopic and radiologic diagnoses, treatment, and prognoses of small~bowel tumors. Gastrointest Endosc, 76:344~354, 2012
2) 岩下生久子, 他: 転移性小腸腫瘍の画像診. 胃と腸, 38:1799~1813, 2003
3) 渡辺憲治, 他: 転移性腫瘍. 胃と腸, 43:570-574, 2008
4) 山田健太朗, 他：転移性小腸腫瘍の画像診断・形態学的特徴. 胃と腸, 57:1018~1026, 2022
5) 岡 志郎, 他: 小腸の腫瘍性・腫瘍様疾患―原発性小腸癌と転移性小腸腫瘍. 胃と腸, 54:451~460, 2019
6) 赤松泰次:転移性腫瘍・直接浸潤.「胃と腸アトラスII下部消化管 第2版」(八尾恒良/監,「胃と腸」編集委員会/編), pp488~491, 医学書院, 2014
7) 川崎啓祐, 他: 小腸悪性腫瘍の臨床. 胃と腸, 55:1349~1359, 2020
8) 原岡誠司, 岩下明德:小腸悪性腫瘍:転移性小腸腫瘍. INTESTINE, 15:157~166, 2011

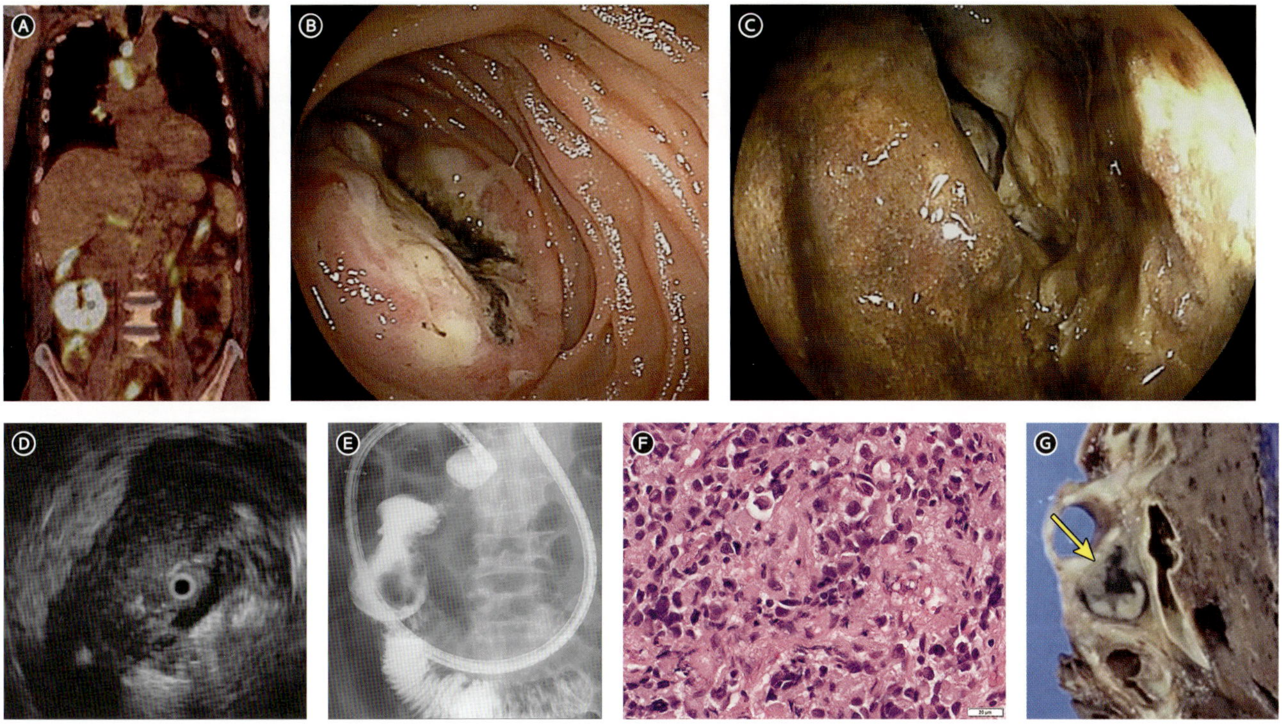

그림 2　폐 육종 유사 암(다형암)의 하부 공장 전이

60대 남성. 빈혈(Hb 7.3 g/dL)로 내원. sIL-2R 4,223 U/mL로 높은 수치. PET/CT에서 소장 악성 림프종, 뇌 및 종격동, 복부 림프절 종양이 의심됨(Ⓐ). 입원하여 경구적 이중풍선 소장내시경을 시행. 하부 공장에 10 cm 크기의 비상피성 함몰성 종양이 확인됨(ⒷⒸ). EUS에서 균일한 저에코 종양으로 관찰됨(Ⓓ), 선택적 가스트로그라핀 조영에서 관강은 불규칙하게 확장되어 동맥류형 악성 림프종이 의심되었으나(Ⓔ), 생검에서는 저분화 선암으로 진단됨(Ⓕ). 전신 상태 불량으로 입원 45일째 사망. 병리 해부에서 폐문부의 폐 육종 유사 암(다형암. Ⓖ⇨)의 종격 림프절 · 소장 · 뇌 전이로 확인됨.

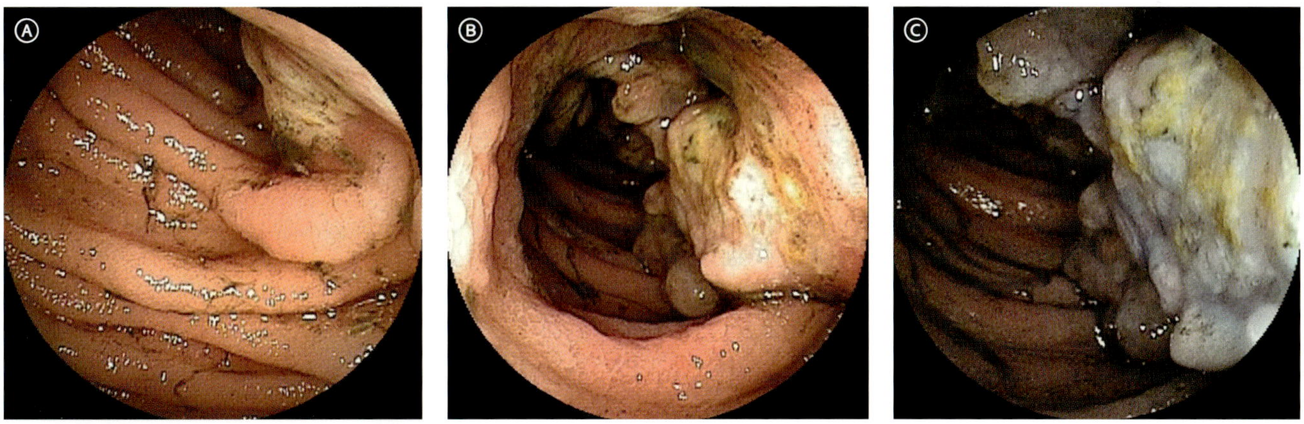

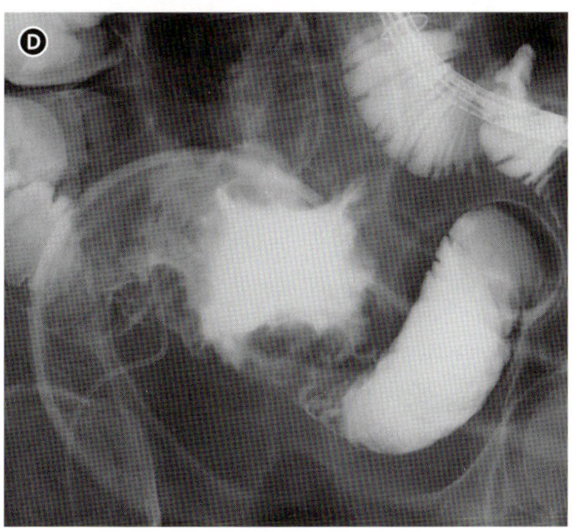

그림 3　대장암의 하부 공장 전이

70대 남성. 복부 종괴 촉지로 내원. 경구적 이중풍선 소장내시경에서 골반 내 공장 가장자리에 점막하 종양 양상(Ⓐ)을 동반하는, 3/4 둘레의 내부가 확장되고 지저분한 백태로 덮인 병변이 확인됨(ⒷⒸ). 선택적 가스트로그라핀 조영에서 관강은 불규칙하게 확장되어 동맥류형 악성 림프종 의심 소견을 보임(Ⓓ).

빈 도 ★☆☆
난이도 ★★☆

8 위장관기질종양(GIST)

西本崇良

질환의 개요

- 위장관기질종양(gastrointestinal stromal tumor, GIST)은 소화관 종양 전체의 3%를 차지하는 비교적 드문 종양으로, 주로 60대에서 호발한다.
- 발생 부위는 위가 60%로 가장 많으며, 그다음으로 소장(30%), 대장(5%), 식도(1%) 순으로 나타난다. 드물게 대망, 장간막, 후복막 등 소화관 외에 발생하는 extra-GIST도 존재한다.
- GIST는 소화관 근육층 내에 존재하는 Cajal 간질세포로 분화할 수 있는 세포가 종양화된 것으로, 대부분 소화관 근층(드물게 점막하층)에서 발생한다.
- 원인 유전자 변이로는 *c-kit* 유전자 변이가 약 80%, *PDGFRA* 유전자가 약 10%를 차지하며, 그 외 *SDH, NF1, RAS, BRAF* 유전자 등의 변이가 관련될 수 있다.

특징적인 소견과 진단

- GIST는 병변의 주된 위치가 점막하에 있어, 진행될 때까지 무증상인 경우가 많으며, CT 등의 영상 검사에서 우연히 발견되는 사례가 많다. 유증상이 나타날 경우, 소화관 출혈, 빈혈, 복통, 종양 촉지 등이 주요 증상으로 나타난다.
- 확진을 위해 병리조직 검사가 필수적이다. 점막 결손으로 종양이 노출된 경우에는 생검 겸자를 이용한 조직 생검이 시행되며, 종양이 점막하에 위치하여 노출되지 않은 경우 초음파내시경 유도 세침 흡인술(EUS-FNA), 점막 절개 생검, 또는 보링 생검이 시행될 수 있다.
- 전형적인 내시경 소견은 점막하 종양 양상이며, 종양 정상부에 함몰(delle)이 동반될 수 있다.
- 병변이 커지면 궤양 부위가 넓어져 2형 종양 형태를 보이는 경우도 있다.
- 종양의 발육 형태에 따라 강내형, 장관외형, 벽내형, 혼합형의 4가지로 분류된다. 소장에서는 주로 장관외형 또는 혼합형으로 진행하는 경우가 많으며, 무증상 상태에서 크기가 증가할 수 있어 조기 진단이 어려울 수 있다. 또한, 내시경을 이용한 국소 병변 진단이 어려운 경우도 있다.
- 하부 소화관에서 GIST는 주로 소장에서 발생하지만, 소장 캡슐 내시경으로는 점막하 종양 검출이 어려운 경우가 많고, 소장내시경의 활용도도 의료기관에 따라 차이가 있어 내시경적 진단의 난이도가 비교적 높은 편이다.

감별진단 시 주의할 점

- SMT로 오인될 수 있는 비종양성 병변으로는 정맥류, 낭종, 지방종, 이소성 췌장 등이 있으며, 색조나 형태에서 육안적 차이가 크지 않아 감별이 어려울 수 있다.
- GIST와 감별해야 할 종양 중 주로 방추형 세포로 이루어진 종양에는 **평활근종, 평활근육종, 신경초종, 데스모이드, 염증성 근섬유모세포종양**(inflammatory myofibroblastic tumor, IMT), **고립성 섬유성 종양**(solitary fibrous tumor, SFT) 등이 있으며 유사상피세포로 이루어진 종양으로는 **저분화암, 유암종**(신경내분비종양), **악성흑색종, 사구종양, PEComa** 등이 포함된다. 이들 종양은 육안적으로 감별이 어려운 경우가 많으며, 정확한

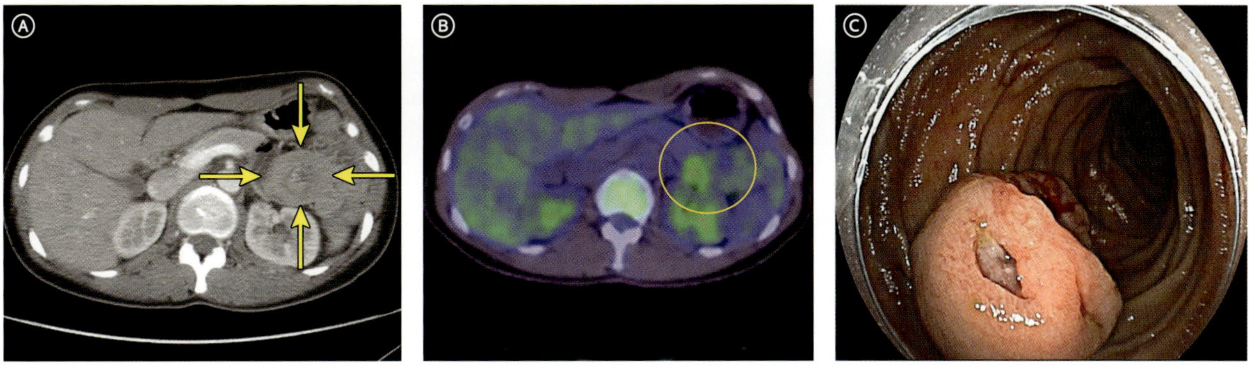

그림 1 공장 GIST

Ⓐ) 조영 CT. 공장에서 장중첩 소견이 확인되며, 내부에 장간막동맥 분지와 연속성을 가지는 조기 조영 효과가 있는 종괴성 병변이 관찰됨(➪). Ⓑ) FDG-PET. 공장에서 결절 모양 FDG 섭취 증가가 확인되며, ◯ SUV max 3.36으로 측정됨. Ⓒ) 소장내시경(백색광 관찰). 장중첩의 기점이 된 병변으로, 함몰(delle)을 동반한 30 mm 크기의 SMT가 관찰됨. 함몰 부위에서 생검을 통해 GIST로 확진됨.

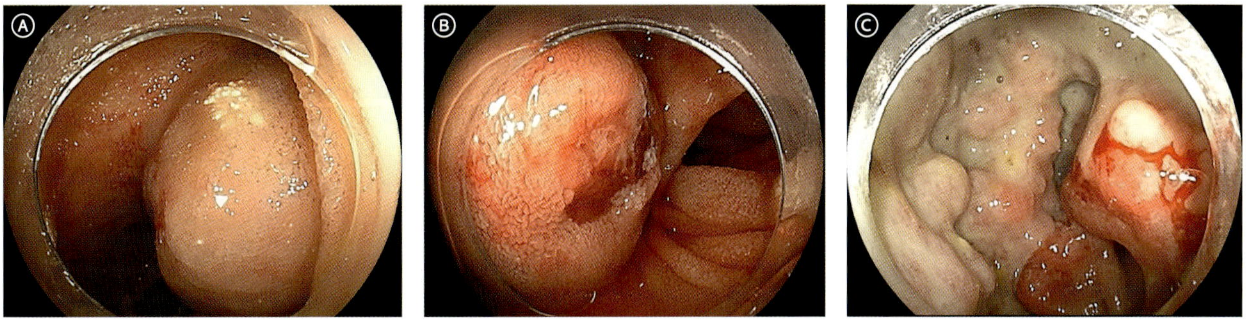

그림 2 소장 GIST

Ⓐ) 백색광 영상. 소장내시경에서 하부 공장부 SMT 병변이 관찰됨. Ⓑ) 조직 생검 후. Ⓐ에서 관찰된 종양 정상부의 함몰(delle) 부위에서 생검 시행. Ⓒ) 백색광 영상. 상부 공장 전체를 둘러싸는 2형 종양이 관찰됨.

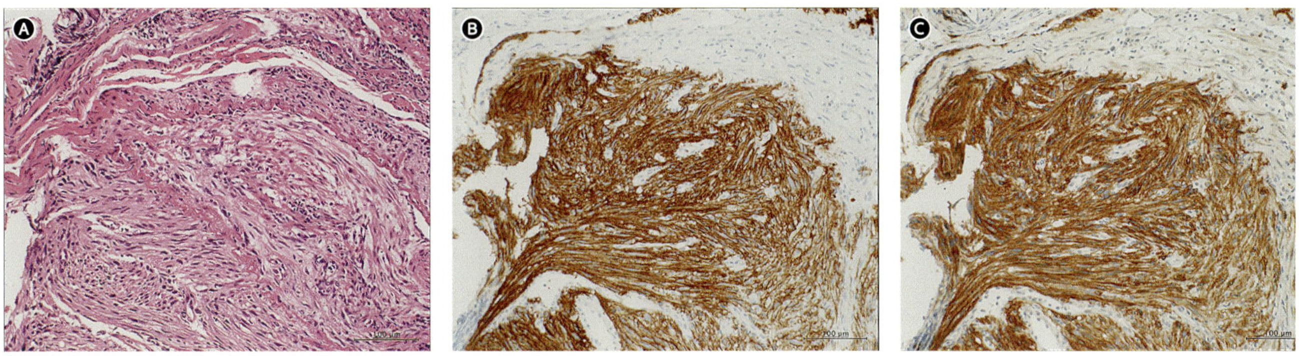

그림 3 생검 조직

Ⓐ) HE 염색. 점막하층에 방추형 종양세포가 뒤엉킨 다발형, 소용돌이형, 꽃 모양 배열로 이루어진 세포 밀도가 높은 종양. Ⓑ) DOG1. DOG1은 KIT 발현 여부와 관계없이 95% 이상의 GIST에서 양성을 보여 진단적 가치가 높다. Ⓒ) c-kit. 면역화학염색에서 95%의 GIST가 KIT 양성을 보이며, CD34는 60~80%에서 양성으로 나타난다. GIST의 약 5%는 면역화학염색에서 KIT 음성이지만, 그 대부분은 위에서 발생하며 유상피세포 형태를 보인다. 또한, desmin, S-100 단백질 면역화학염색을 통해 평활근종 및 신경초종과 감별할 수 있다.

진단을 위해 조직 생검이나 진단적 외과 절제가 필요할 수 있다.

문헌

1) 「GIST診療ガイドライン2022年4月改訂　第4版」(日本癌治療学会/編), 金原出版, 2022
2) 「胃と腸アトラスII下部消化管　第2版」(八尾恒良/監,「胃と腸」編集委員会/編), 医学書院, 2014
3) Hirota S:Differential diagnosis of gastrointestinal stromal tumor by histopathology and immunohistochemistry. Transl Gastroenterol Hepatol, 3:27, 2018

빈 도 ★★★
난이도 ★★☆

1 선종

松下弘雄, 東海林琢男

질환의 개요

- 선종은 양성 상피성 종양이다.
- 일본의 『대장암 취급 규약 제9판』에서는 선종을 관상 선종, 관상융모선종, 융모선종, 톱니모양선종으로 분류한다[1].
- 『대장용종 진료 가이드라인 2020(개정 제2판)』에서는 일반형 선종을 관상 선종, 관상융모선종, 융모선종, 평탄선종으로 분류하며[2] WHO 2019에서도 일반형 선종을 관상 선종, 관상융모선종, 융모선종으로 분류한다[3]. 톱니모양선종은 『대장용종 진료 가이드라인 2020(개정 제2판)』에서는 톱니모양용종, WHO에서는 톱니모양병변으로 명명되며, 선종과는 별개의 범주로 분류된다.
- 톱니모양선종은 내시경적으로 다른 선종과 구별되는 특징이 있으며, 제3장-3에서 다루므로 이하에서는 톱니모양선종을 제외한 선종에 대해 기술한다.

특징적인 소견과 진단

- 선종의 육안형은 융기형과 표면형으로 나뉘며 병변의 윤곽은 대부분 매끄럽지만(그림 1Ⓐ), 유경성 병변이나 분엽된 병변(그림 2Ⓐ)도 있어 다양한 형태를 보인다.
- 색조는 대개 옅은 적색을 띠지만, 크기가 크고 융기가 두드러진 병변이나 유경성 병변에서는 발적이 심할 수 있다(그림 1Ⓐ, 2Ⓐ).
- NBI(narrow band imaging) 확대 관찰에서는 JNET(The Japan NBI Expert Team) Type 2A(그림 1Ⓑ, 2Ⓑ)가 대부분을 차지하지만 일부에서는 Type 2B도 관찰될 수 있다.
- 색소내시경의 확대 관찰에서는 관상형, 분지형, 뇌회 모양의 선관 구조가 관찰되며, 이는 $\mathrm{III_L}$형 pit pattern(그림 1Ⓒ) 및 IV형 pit pattern(그림 2Ⓒ)에 해당한다. 표면 함몰형 병변에서는 $\mathrm{III_S}$형 pit pattern이 나타날 수 있으며, 조직학적으로 고이형도인 경우 다소 불규칙한 $\mathrm{V_I}$형 pit pattern을 보일 수 있다.

감별진단 시 주의할 점

- 임상적으로 가장 중요한 **감별 대상은 조기암**이다.
- 백색광 관찰에서 암화된 영역은 발적이 강하고, 요철이 두드러지므로 이러한 변화를 발견하면 주의깊은 관찰이 필요하다.
- NBI 확대 관찰에서 JNET Type 2A라면 선종의 가능성이 높지만, JNET Type 2B로 판단되면 암의 가능성도 있으므로 색소내시경을 이용한 정밀 확대 관찰이 중요하다.
- JNET Type 2A나 Type 3으로 판단되더라도 확신이 서지 않는 경우 적극적으로 색소내시경을 활용한 정밀 검사를 시행해야 한다.
- 색소내시경 확대 관찰에서 불규칙한 선관 구조, 즉 VI형 pit pattern이 관찰되면 고이형성 선종 또는 선암 가능성을 고려해야 한다.

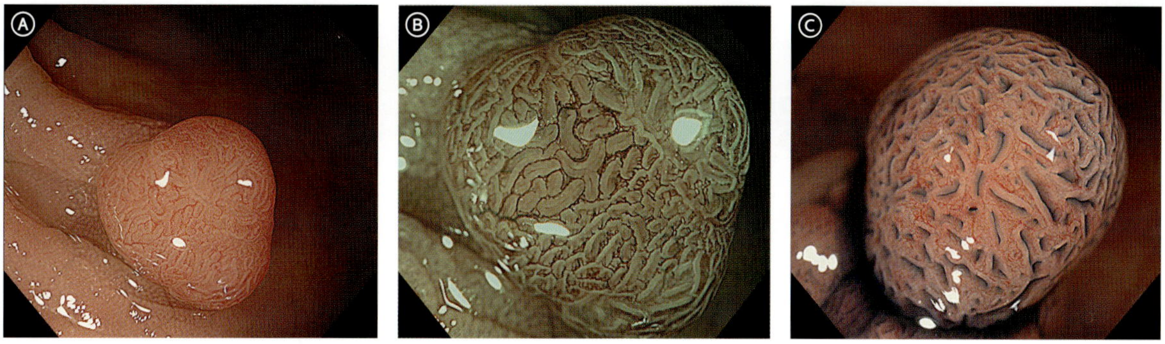

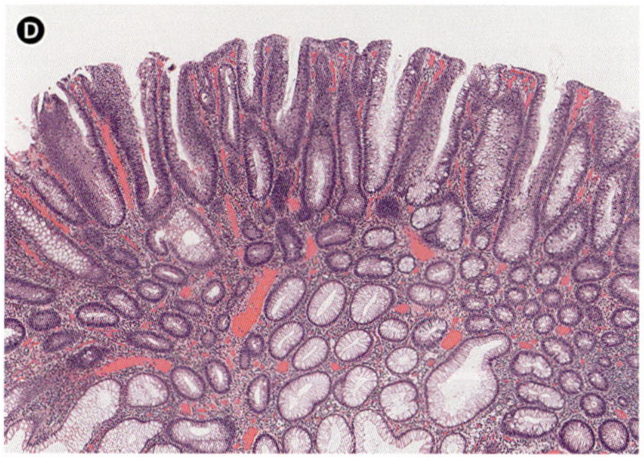

그림 1 선종 1

Ⓐ) 직장 S자 경계 부위의 5 mm 크기의 Isp 병변. 약간 발적을 동반하였으며 윤곽은 매끄럽다. Ⓑ) NBI 확대 관찰에서 NET Type 2A 소견이 관찰된다. Ⓒ) 인디고카르민 도포 후 확대 관찰에서 III_L형 pit pattern이 관찰된다. Ⓓ) 병리 진단. low grade tubular adenoma.

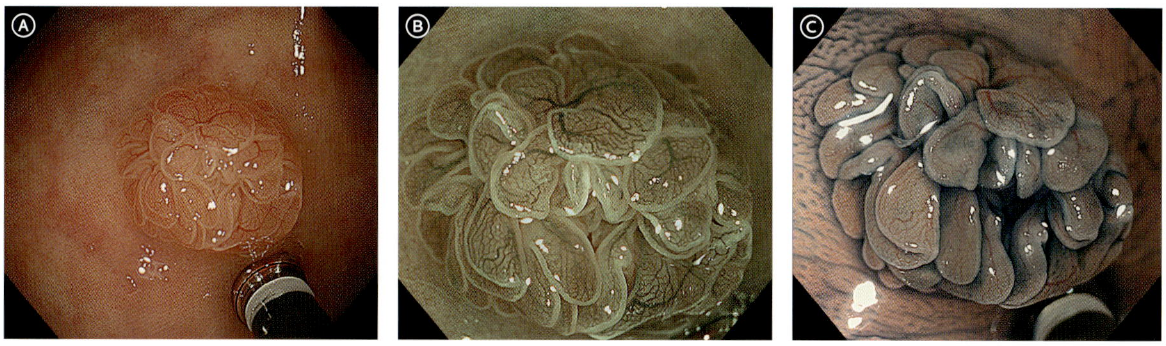

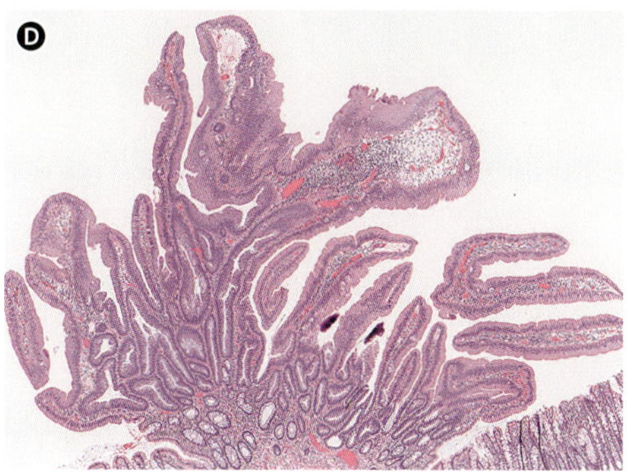

그림 2 선종 2

Ⓐ) 상부 직장의 6 mm 크기의 Isp 병변. 약간 발적을 동반하였으며 융모 유사 구조를 보인다. Ⓑ) NBI 확대 관찰. JNET Type 2A 소견이 관찰된다. Ⓒ) 인디고카르민 도포 후 확대 관찰. IV형 pit pattern이 관찰된다. Ⓓ) 병리 진단. low grade villous adenoma.

- 고이형성 선종과 선암의 감별진단은 병리의사 간에도 차이가 있으며, 내시경 소견만으로 엄밀한 구별이 어렵다. 따라서 선암이 의심될 경우, 병변이 작더라도 적극적으로 치료 대상으로 고려해야 한다.

문헌

1) 「大腸癌取扱い規約　第9版」(大腸癌研究会/編), 金原出版, 2018
2) 「大腸ポリープ診療ガイドライン2020改訂第2版」(日本消化器病学会/編), 南江堂, 2020
3) Hamilton SR & Sekine S: Conventional adenoma. 「WHO Classification of Tumours, 5th ed, Vol. 1 Digestive System Tumours」(WHO Classification of Tumours Editorial Board), pp170-173, WORLD HEALTH ORGANIZATION, 2019

무경성 톱니상 병변

빈 도 ★★★
난이도 ★☆☆

2 과형성 용종

萬 春花, 松下弘雄

질환의 개요

- 과형성(화생성) 용종[hyperplastic(metaplastic) polyp, HP]은 톱니모양 병변으로 분류된다[1].
- 병리조직학적 특징으로는 선관의 연장 및 확장을 동반하며, 관강 측 선관에서 상피의 톱니모양 증식이 나타난다. 종양성 이형성이 결여되어 있으며 증식이 심한 부분은 선관의 기저부에 위치한다[1].
- 2019년판 WHO 분류 제5판에서는 과형성 용종을 microvesicular hyperplastic polyp(MVHP)과 goblet-cell rich type polyp(GCHP)으로 세부 분류한다.
- 분자생물학적 특징으로 MVHP는 *BRAF* 변이를 가지는 경우가 많고, GCHP는 *KRAS* 변이를 가지는 경우가 많다[2].

특징적인 소견과 진단

- 2~5 mm 크기의 병변으로, 배경 점막보다 약간 백색을 띠는 평탄한 형태로 관찰된다(그림 1Ⓐ). S상 결장 및 직장에서 산발적으로 발생하는 경우가 흔하다.
- NBI 확대 관찰에서는 혈관 구조가 관찰되지 않는 JNET Type 1 소견이 많은데(그림 1Ⓑ), 색소 확대 관찰에서는 별 모양의 II형 pit pattern을 나타낸다(그림 1Ⓒ, Ⓓ).
- 일부 GCHP는 MVHP와 비교하여 표면의 톱니모양 구조가 두드러지지 않을 수도 있지만, 반면 거의 동일한 구조를 보이는 경우도 많아 표면 구조의 확대 관찰만으로 정확한 감별은 어렵다.

감별진단 시 주의할 점

- 감별해야 할 톱니모양 병변에는 sessile serrated lesion (SSL), traditional serrated adenoma (TSA), 그리고 표층에 톱니모양 변화를 갖는 선종 등이 포함된다.
- SSL의 특징으로는 점액 생성성을 반영하는 Kimura[3] 등이 제안한 열린 II형 pit pattern이 감별의 핵심이 된다(그림 3).
- HP는 평탄하고 균일한 표면 구조를 보이는 경우가 많지만, TSA는 2단 융기를 보이며 평탄한 부분에는 II형 pit pattern, 높이가 더 높은 부분에는 톱니 IV형 pit pattern과 같은 복합적인 구조가 관찰될 수 있다(그림 4).
- 표층에 톱니모양 변화를 가진 선종 중 일부는 감별이 매우 어려운 경우도 존재하지만 전형적인 별 모양 구조가 아닌 비전형적으로 좁고 길게 뻗어 있는 관상·분지상 구조를 보일 경우 선종의 가능성도 고려해야 한다.

문헌

1) 「大腸癌取扱い規約 第9版」(大腸癌研究会/編), 金原出版, 2018
2) Pai RK, et al: Serrated lesions and polyps. 「WHO Classification of Tumours, 5th ed, Vol. 1 Digestive System Tumours」(WHO Classification of Tumours Editorial Board), pp163~169, WORLD HEALTH ORGANIZATION, 2019
3) Kimura T, et al: A novel pit pattern identifies the precursor of colorectal cancer derived from sessile serrated adenoma. Am J Gastroenterol, 107:460-469, 2012

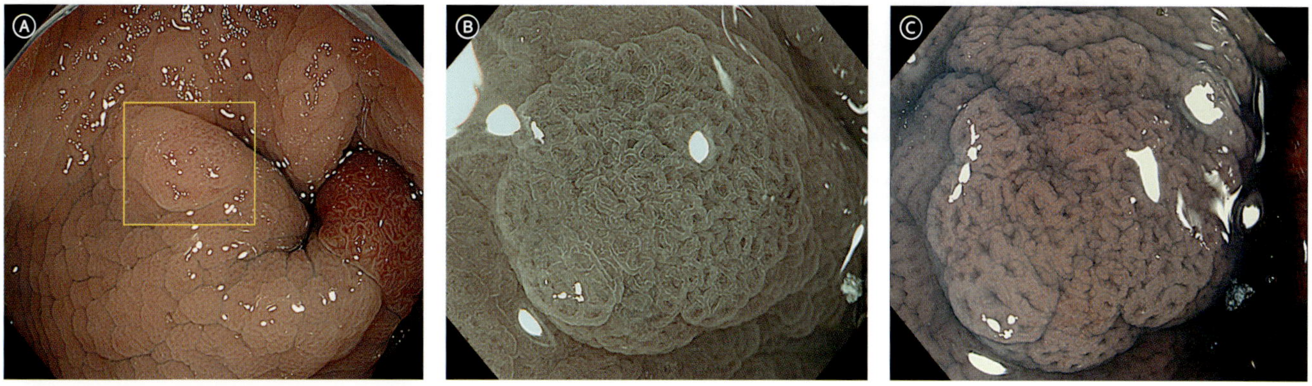

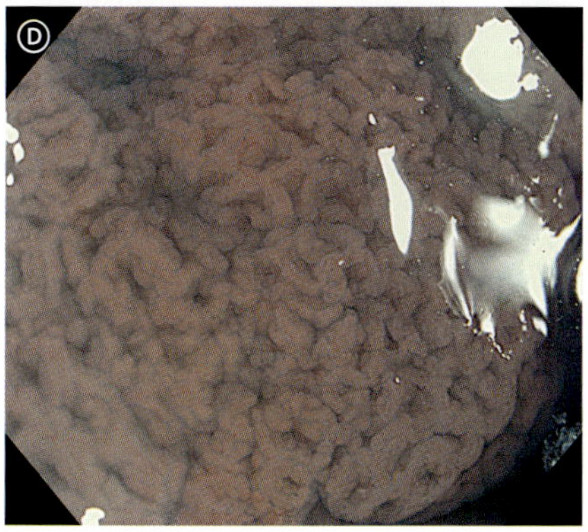

그림 1 과형성 용종의 내시경 소견

Ⓐ) 백색광 관찰에서 같은 색조의 평탄 융기성 병변이 관찰된다. Ⓑ) NBI 확대 관찰. JNET Type 1 소견이 관찰된다. Ⓒ) 인디고카르민 도포 소견. 균일한 II형 pit pattern이 관찰된다.
Ⓓ) Ⓐ의 주황색 테두리 부분의 확대 소견.

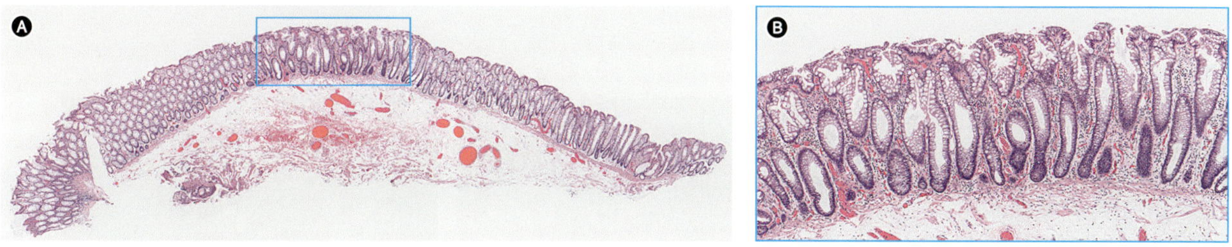

그림 2 과형성 용종의 병리 소견

Ⓐ) 저배율 소견. Ⓑ) Ⓐ의 파란색 테두리 부분의 확대상. 병리 진단 GCHP. 선관 표층부는 술잔세포가 우세한 상피로 이루어진 톱니모양 구조를 보이며, 중하층은 직선적인 선관 구조가 관찰된다.

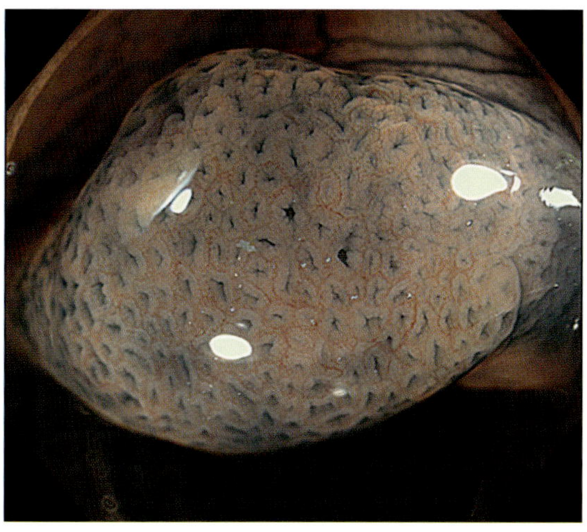

그림 3 SSL의 내시경 소견

점액이 많고 열린 II형 pit pattern이 관찰된다.

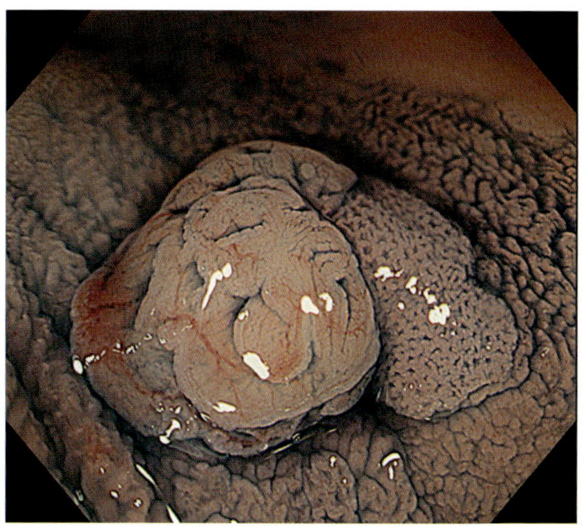

그림 4 TSA의 내시경 소견

2단 융기를 이루고 있으며 평탄부는 II형 pit pattern, 융기부는 톱니 IV형 pit pattern을 나타낸다.

무경성 톱니상 병변

빈 도 ★★☆
난이도 ★★☆

3 전통 톱니선종
traditional serrated adenoma, TSA

加藤文一朗, 松下弘雄

질환의 개요

- 대장 톱니모양 병변은 음와 내강의 톱니모양 구조를 특징으로 하는 병변으로 WHO 분류 제5판에서는 hyperplastic polyp (HP), sessile serrated lesion (SSL), sessile serrated lesion with dysplasia (SSLD), traditional serrated adenoma (TSA), unclassified serrated adenoma로 분류된다[1].
- TSA의 병리조직학적 특징으로는 연필 모양의 핵과 호산성 세포질을 가진 원주상피의 융모 모양 증식, 음와 내 톱니모양 구조 또는 미세 음와의 움이 형성되는 소견(ectopic crypt formation, ECF) 등이 있다[1].
- TSA에는 *BRAF* 변이와 *KRAS* 변이를 특징으로 하는 두 가지 경로가 존재한다[1,2].

특징적인 소견과 진단

- 발적을 동반한 유경성 및 무경성 형태의 병변이 많으며, 융기부는 솔방울 모양과 가지산호 모양의 특징적인 형태를 나타낸다[3].

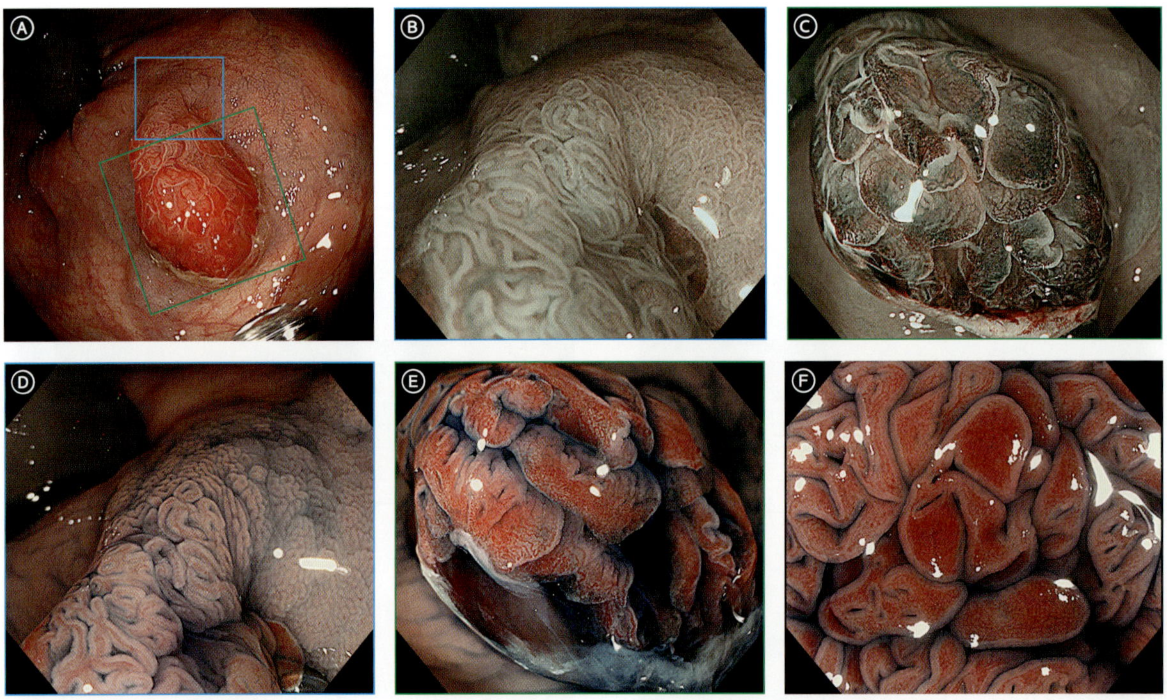

그림 1 내시경 영상
Ⓐ) 백색광 관찰 영상. 직장 Rb에서 12 mm 크기의 유경성 병변이 관찰됨. 기저부는 백색 부위가 존재하며, 정상부는 강한 발적을 보인다. Ⓑ, Ⓒ) NBI 확대 관찰 소견. 파란색 테두리의 백색 평탄 융기부는 혈관이 잘 보이지 않음(JNET Type 1에 해당). 반면 녹색 테두리의 발적을 보이는 융기부는 솔방울 모양의 분엽 구조 내에서 일부 확장된 혈관과 구불구불한 혈관이 관찰되지만, 혈관 직경의 불균일성은 없음(JNET Type 2A에 해당). Ⓓ, Ⓔ) 인디고카르민 도포 후 확대 영상. 파란색 테두리의 백색 평탄 융기부는 II형에서 약간 연장된 II형 pit pattern을 나타낸다. 녹색 테두리의 발적 융기부는 톱니모양 구조를 동반한 IV형(톱니 IV형) pit pattern을 보인다. Ⓕ) (별도 증례) 융모선종에서 관찰된 IV형 pit pattern. 선관 가장자리에 톱니모양 구조를 시사하는 "수염 모양 구조"는 관찰되지 않는다.

- 평탄 융기 내에 더 높은 융기가 존재하는 2단 융기 형태를 보이는 병변도 관찰된다[3].
- 융기부의 확대 관찰에서는 톱니모양 구조를 동반한 IV형 pit pattern(톱니 IV형 pit pattern)이 특징적으로 나타난다.
- 특히 병변의 기저부 및 시작 부분에 혈관 구조가 부족한 백색을 띠는 영역이 동반되는 경우가 많으며, NBI 관찰에서는 JNET Type 1, 인디고카르민 도포 후 확대 관찰에서는 II형 pit pattern에서 약간 길쭉하게 변형된 II형 pit pattern을 보이는 영역이 관찰될 수 있다.

감별진단 시 주의할 점

- 감별해야 할 질환 중 하나로 IV형 pit pattern을 보이는 **융모선종**이 있다. 융모선종에서는 색소 도포 후 확대 관찰에서 선관 구조 가장자리에 톱니모양 구조("수염 모양 구조")가 관찰되지 않으며(그림 1Ⓕ), 또한 II형 pit pattern을 보이는 영역도 동반되지 않는다.
- SSL은 점액 부착을 동반하며, 확대 관찰 시 균일한 열린 II형 pit pattern으로만 구성되어 있다는 점을 주의하여 진단해야 한다[3~5].
- SSLD는 열린 II형 pit pattern 외에도 V_I형 pit pattern이나 톱니 IV형 pit pattern 등의 복합형 pit pattern을 나타낸다[3,5].

문헌

1) Pai RK, et al: Serrated lesions and polyps. 「WHO Classification of Tumours, 5th ed, Vol. 1 Digestive System Tumours」(WHO Classification of Tumours Editorial Board), pp163~169, WORLD HEALTH ORGANIZATION, 2019
2) Tanaka Y, et al: Traditional serrated adenoma has two distinct genetic pathways for molecular tumorigenesis with potential neoplastic progression. J Gastroenterol, 55:846~857, 2020
3) 松下弘雄, 他: 大腸腫瘍性病変の内視鏡診断—鋸歯状病変の内視鏡診断. 胃と腸, 55:684~700, 2020
4) Kimura T, et al: A novel pit pattern identifies the precursor of colorectal cancer derived from sessile serrated adenoma. Am J Gastroenterol, 107:460-469, 2012
5) 加藤文一朗, 他: SSLの癌への発育進展. 胃と腸, 58:189~198, 2023

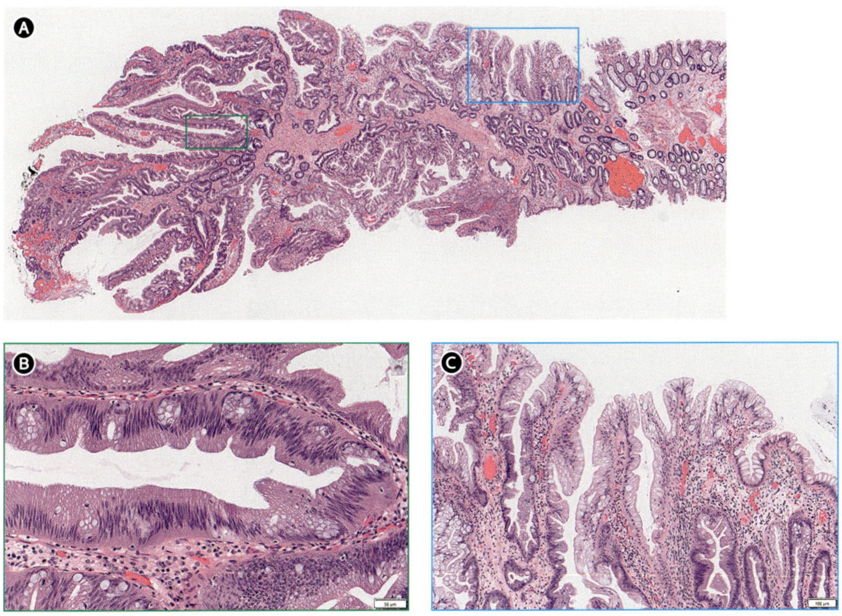

그림 2 병리조직 소견(HE 염색)
Ⓐ) 저배율 소견. 톱니모양 변화를 동반한 융모 구조로 이루어진 유경성 융기 병변이 관찰된다.
Ⓑ) Ⓐ 녹색 테두리 부분. 중등도 이형성을 동반한 연필 모양의 핵과 호산성 세포질을 가진 원주상피로 이루어져 있으며 작은 음와가 간질 방향으로 움이 나오는, 이른바 이소성 음와(ectopic crypt formation, ECF)가 관찰된다. Ⓒ) Ⓐ의 파란색 테두리 부분. 이형성은 거의 없으며, 큰 점액 방울을 동반한 원주상피의 톱니모양 증식이 관찰된다.

무경성 톱니상 병변

빈 도 ★★★
난이도 ★★☆

4 무경성 톱니선종

sessile serrated lesion, SSL

吉井新二

질환의 개요

- SSL은 BRAF 변이 등의 유전자 변이를 특징으로 하는 serrated pathway를 통해 MSI 대장암으로 진행할 가능성이 있는 것으로 보고된다[1].
- WHO 2010 및 대장암 연구회 프로젝트 연구[2]에서 SSA/P (sessile serrated adenoma/polyp)라고 불렸으나, WHO 2019년 판에서 "sessile serrated lesion (SSL)"으로 명칭이 변경되었다.

특징적인 소견과 진단

- SSL은 우측 결장에서 호발하며, 10 mm 이상 크기의 퇴색되거나 배경 점막과 동일한 색조를 띠는 평탄 융기성 병변으로 관찰되며, 점액이 부착된 경우가 많다(그림 1Ⓐ).
- 확대내시경 진단에서 Kudo · Tsuruta 분류의 기존 II형 pit pattern에 열린 II형, 연장 II형을 아형으로 추가하였다[3]. SSL은 II형 pit가 확장된 "열린 II형 pit pattern"을 보이는 경우가 많다(그림 1Ⓓ).
- NBI 확대내시경 관찰에서는 varicose microvascular vessel (VMV)이라고 불리는 굵고 확장된 혈관이 특징적인 소견으로 참고될 수 있다(그림 1Ⓔ, 그림 2Ⓑ).
- 열린 II형 pit pattern을 중심으로 한 II형(기존의 II형, 연장 II형) pit pattern으로 구성된 경우 SSL로 진단한다. 그러나 열린 II형 외의 종양성 pit pattern (톱니 IV형, III L/IV/V형)이 동반된 경우 sessile serrated lesion with dysplasia (SSLD) 또는 cancer in SSL을 의심하고 적극적인 절제가 필요하다[4](그림 2Ⓐ~Ⓓ).
- 대장암 연구회 기준[2]에서는 음와의 확장, 불규칙한 분지, 선 저부의 수평 방향 변형, 이 3가지 소견 중 2가지 이상이 10% 이상의 영역에서 관찰되면 SSA/P로 진단한다. 그러나 WHO 2019[1]에서는 선 저부의 점막근판을 따라 수평 발육, 선 저부 3분의 1에서 확장, 선 저부에 걸친 톱니모양 구조, 비대칭성 증식의 4가지 소견 중 적어도 한 가지 소견이 관찰되는 것을 "구조적 불규칙성을 보이는 톱니 모양 선관"으로 정의하고 그것이 1개의 선관 이상에서 존재하는 경우를 SSL로 진단하게 되었다. **이전의 SSA/P와 SSL은 병리 진단 기준이 다르다**는 점에 주의가 필요하다.

감별진단 시 주의할 점

- 과형성 용종(HP)은 좌측 결장에 많고, SSL은 더 큰 종양 직경을 가지는 경향이 있지만, 두 병변 모두 II형 pit을 나타내므로 감별에 어려움이 있을 수 있다. 점액 부착이나 굵고 확장된 혈관 소견을 보이는 병변은 SSL 가능성을 의심해야 한다. 열린 II형 pit의 확인이 중요하지만, 점액을 과도하게 씻어내면 pit의 확장 소견이 소실될 수 있으므로 주의가 필요하다(그림 1Ⓐ, Ⓑ, Ⓓ).
- SSL이 다발하는 serrated polyposis syndrome (SPS)은 대장암 위험이 매우 높다. WHO 2019의 SPS 진단 기준을 숙지하는 것이 필요하다.

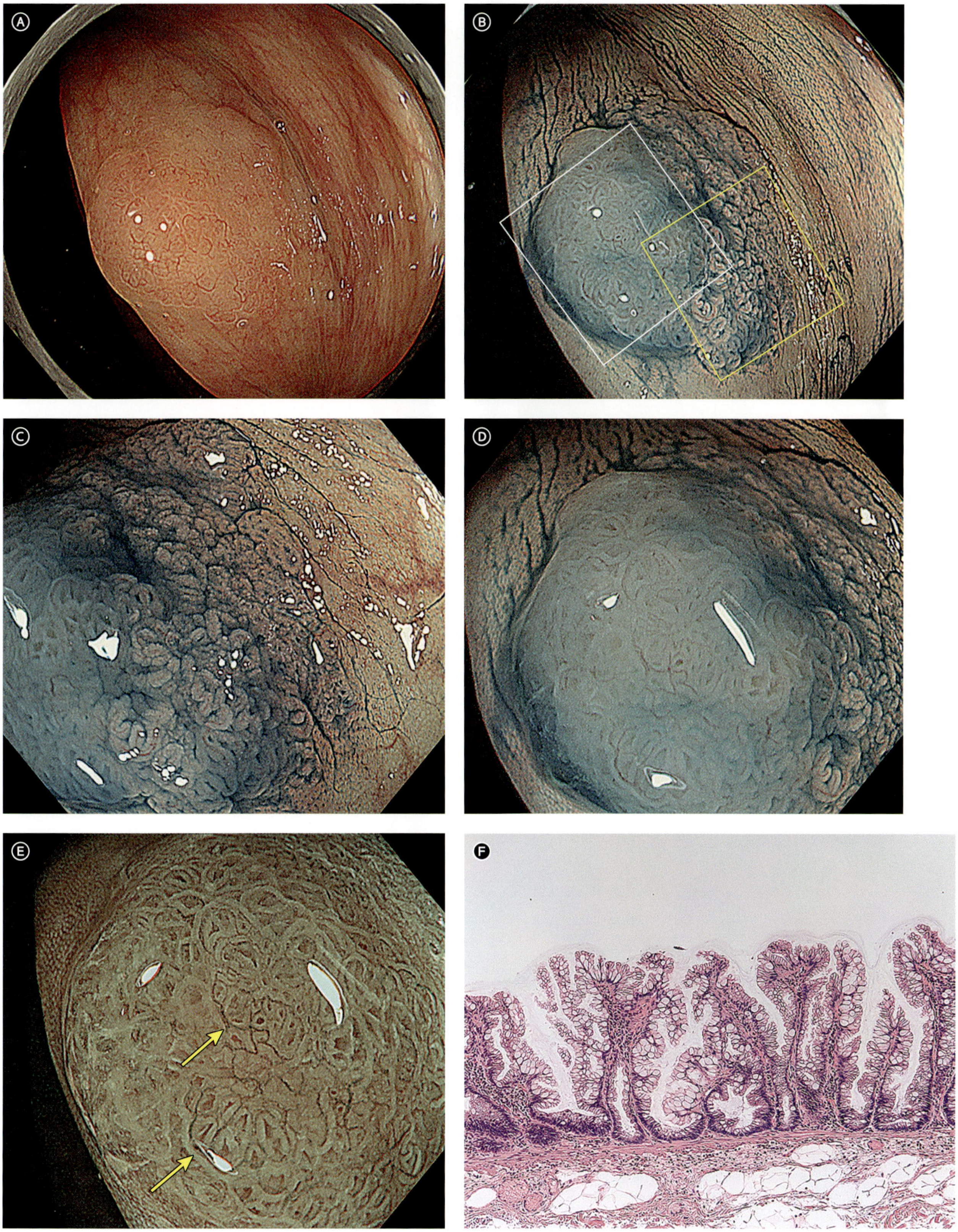

그림 1　상행결장 15 mm 0-IIa형 병변

Ⓐ) 백색광 관찰 소견. 표면은 광택을 띤다. Ⓑ) 인디고카르민 색소 도포 소견. 백색 사각형 부분에 약간의 점액이 부착되어 있지만, 표면 구조가 더욱 명확하게 관찰된다. Ⓒ) 인디고카르민 색소 도포 소견. (Ⓑ의 노란 사각형) 연장 II형 pit이 관찰된다. Ⓓ) 인디고카르민 색소 도포 소견. (Ⓑ의 흰 사각형) 점액을 통과해 열린 II형 pit이 관찰된다. Ⓔ) NBI 병용 확대 관찰 소견. 선관 개구부 확장과 사행하는 혈관이 관찰된다(⇨). Ⓕ) 병리조직학적 소견. 선 저부의 점막근판을 따라 수평 발육, 선 저부 3분의 1에서 확장, 선 저부에 이르는 톱니모양 구조.

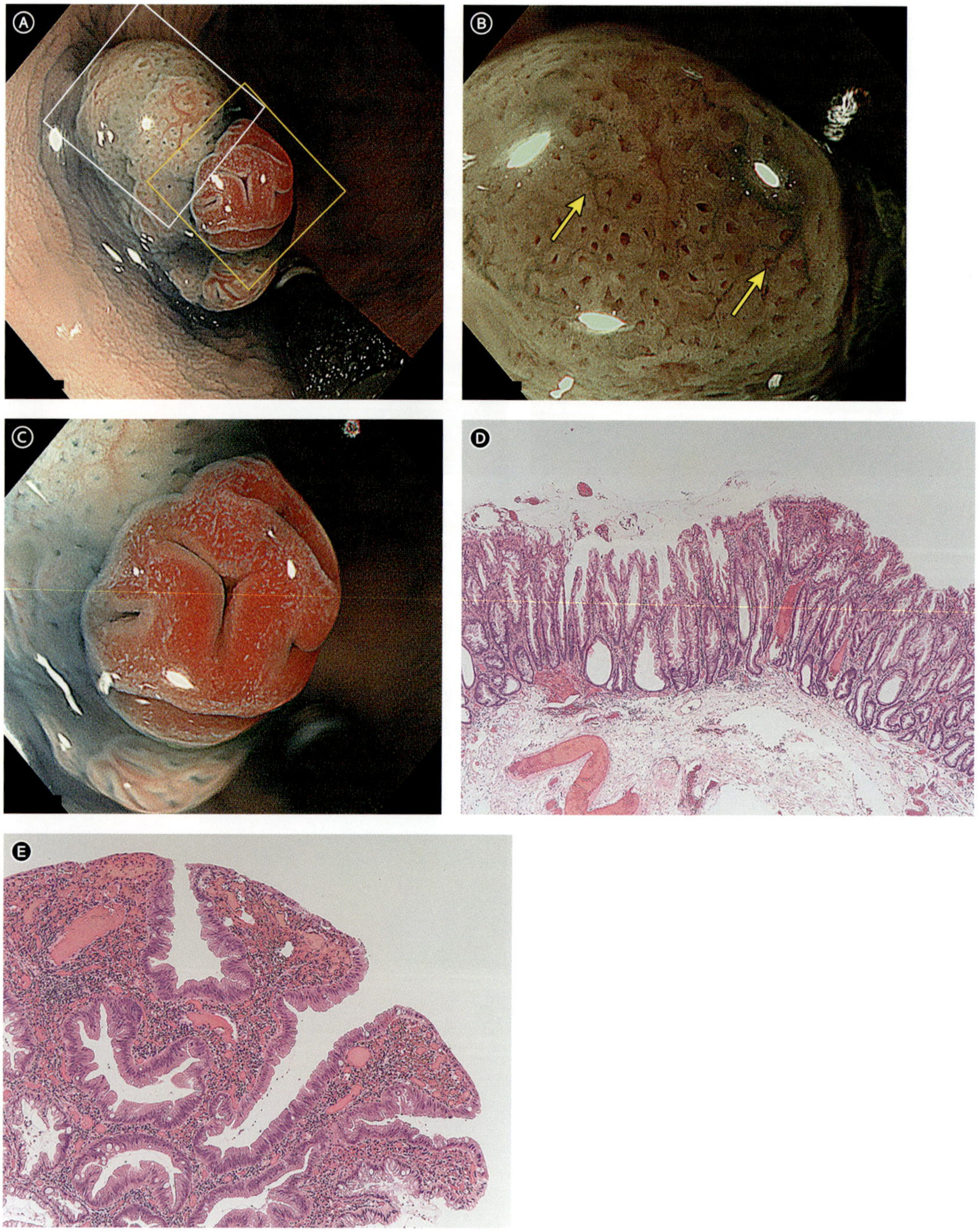

그림 2 S상 결장 15 mm 0-Is 병변

Ⓐ) 인디고카르민 색소 도포 소견. 노란색 사각형 부위에서 강한 발적을 동반한 융기부가 관찰되며 IV형 pit이 확인된다. 백색 사각형 영역에서는 열린 II형 pit과 확장된 구불구불한 혈관이 관찰되며 병변 전체가 여러 pit pattern으로 구성되어 있다. Ⓑ) NBI 병용 확대 관찰 소견. Ⓐ의 백색 사각형 영역에 선관 개구부의 확장 및 사행하는 혈관이 관찰된다(➪). Ⓒ) 인디고카르민 색소 도포 확대 소견. Ⓐ의 노란색 사각형 영역에 IV형 pit이 관찰된다. Ⓓ) 병리조직학적 소견(Ⓐ 백색 사각형 부위, Ⓑ 부분의 병리 소견). 선 저부 점막근판을 따라 수평으로 발육, 선 저부에서의 확장이 관찰되어 SSL로 진단되었다. Ⓔ) 병리조직학적 소견. Ⓐ의 노란색 사각형 영역의 융기부에 선종과 유사한 구조가 관찰되며 SSLD로 진단되었다.

문헌

1) 「WHO Classification of Tumours, 5th ed, Vol. 1 Digestive System Tumours」 (WHO Classification of Tumours Editorial Board), WORLD HEALTH ORGANIZATION, 2019
2) 八尾隆史, 他: 大腸SSA/Pの病理組織学的特徴と診断基準―大腸癌研究会プロジェクト研究から. 胃と腸, 46:442-448, 2011
3) 木村友昭, 他: 大腸鋸歯状病変の内視鏡診断―pit pattern所見を中心に. 胃と腸, 46:418~426, 2011
4) 松下弘雄, 他: 大腸腫瘍性病変の内視鏡診断―鋸歯状病変の内視鏡診断. 胃と腸, 55:684~700, 2020

빈 도 ★☆☆
난이도 ★★☆

5 혈관종

楠 龍策, 桑井寿雄

질환의 개요

- 혈관종(hemangioma)은 태생기에 혈관 형성 과정에서 혈관 내피세포의 형성부전 또는 혈관벽의 평활근 결손으로 인해 정맥계의 혈관이 확장되어, 해면상 또는 낭종상으로 확장된 정맥강을 가진 저유속의 혈액 저류성 종괴 병변이다[1]. International Society for the Study of Vascular Anomalies(ISSVA) 분류에 따르면, 소화관 혈관종은 맥관 기형(vascular malformations)으로 분류된다[2].
- 소화관 혈관종은 소장에서 가장 흔하며, 그 다음으로 대장에서 많이 발생하며, 대장 혈관종의 약 절반은 직장에서 발생한다. 고립성, 다발성, 미만성 병변 등 크기와 분포는 다양하다. 병변은 주로 점막하층에 국한되지만, 큰 병변에서는 벽 외까지 침윤하는 경우도 있다. 대장 혈관종은 조직학적으로 해면상 혈관종 또는 모세혈관종으로 분류된다.
- 우연히 내시경 검사에서 발견되는 작은 병변은 치료가 필요 없지만, 출혈이나 폐색 등의 증상이 있는 병변은 치료의 적응증이 된다. 과거에는 수술적 절제술이 일반적이었으나, 최근에는 점막하층에 국한되는 병변에 대해서는 내시경을 통한 경화요법, 점막 절제술, 점막 박리술의 유효성이 보고되고 있다[1].

특징적인 소견과 진단

- 대장내시경 검사에서 혈관종은 어두운 적색의 규칙적인 점막에 덮인 점막하 종양처럼 부드러운 융기성 병변으로 관찰된다. 융기가 시작되는 부분은 완만하지만(그림 1, 2), 병변이 커지면 아유경성에서 유경성으로 변할 수 있다(그림 3). 생검은 출혈 위험이 있으므로 피해야 한다.
- 초음파내시경 검사에서 혈관종은 점막하층을 주된 위치로 하며 내부 에코의 휘도나 균일성은 병변에 따라 다르다. 정맥 석회화가 있으면 음향 음영을 동반한 고에코로 나타난다. 도플러로 내부에서 혈류가 관찰되지만 혈류가 너무 느리면 검출할 수 없다[1].
- 대장 혈관종은 CT 검사에서는 저흡수 영역, MRI 검사에서는 T2 강조 영상에서 고신호를 보이며 완만한 조영효과를 동반한다. 내부에 정맥 석회화가 관찰될 수 있다(그림 3).

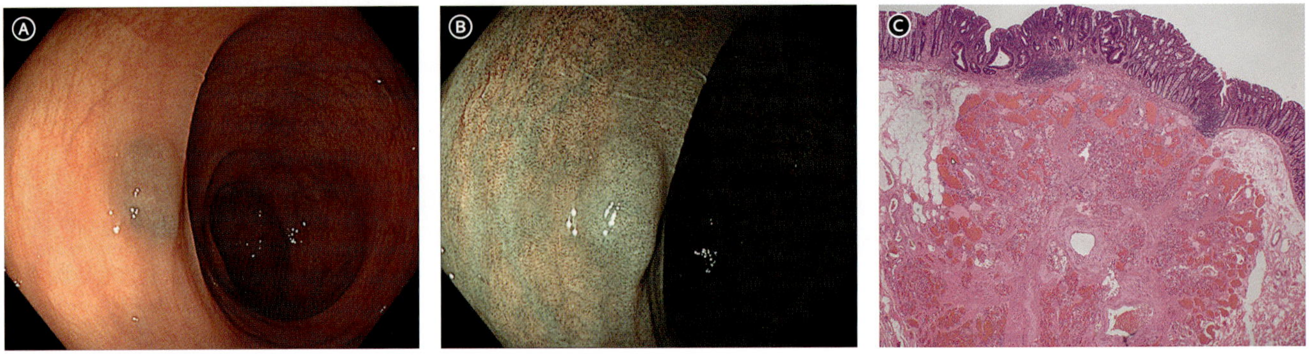

그림 1　혈관종

Ⓐ) 직장에서 약 10 mm 크기의 어두운 적색을 띠며 경계가 완만한 점막하 종양 유사 융기성 병변이 관찰된다. Ⓑ) NBI 관찰에서 표면의 성상이 주위와 동일하다. Ⓒ) 병리 검사에서 점막하층에 확장된 정맥강이 관찰된다.

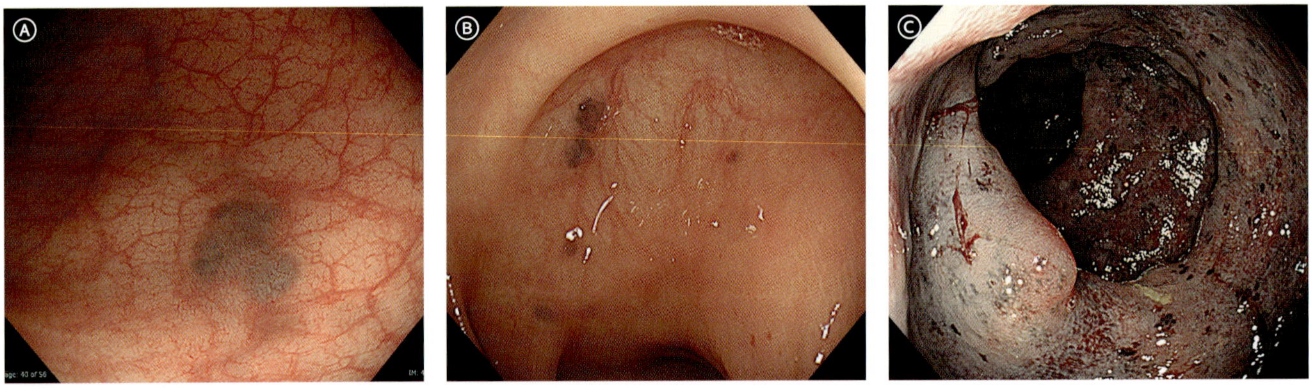

그림 2　직장의 혈관종

Ⓐ) 고립성. Ⓑ) 다발성. Ⓒ) 미만성. Ⓒ는 문헌 3에서 인용.

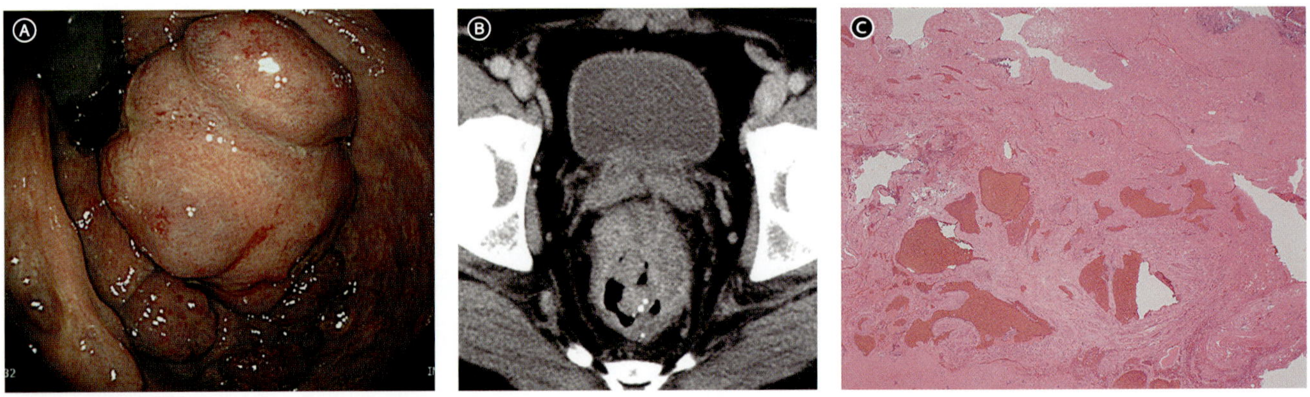

그림 3　42세 남성. 혈변을 주증상으로 내원.

Ⓐ) 하부 직장에서 약 4 cm 크기의 어두운 적색으로 아유경성 점막하 종양 유사 융기성 병변이 관찰되며, 주위에도 유사한 융기가 다발적으로 분포하고 있다. Ⓑ) 단순 CT 검사에서 내부에 석회화가 관찰되며 점진적인 조영 증강 소견이 확인된다. Ⓒ) 다수의 확장된 혈관의 증식이 관찰된다.

▶ 감별진단 시 주의할 점

- 혈관종과 감별이 필요한 대장 점막하 종양 유사 병변 중 연성 질감을 보이는 병변으로는 **지방종**과 **림프관종**이 흔하다. 내시경 관찰에서 색조가 감별 포인트가 되며, 혈관종은 어두운 붉은색, 지방종은 노란색, 림프관종은 옅은 푸른색을 띨 때가 많다. 내부의 성상은, 지방종은 초음파 검사에서 고에코, CT 검사에서 저흡수 영역으로 나타난다. 림프관종과 혈관종은 내부 영상 소견이 유사하지만 림프관종에서는 혈류가 관찰되지 않고 격벽이 관찰될 수 있으며 혈관종에서는 정맥 석회화가 자주 동반되는 것이 감별 포인트가 된다[1]. 이러한 점막하 병변에 대한 생검 진단의 정확도는 낮고 출혈 위험도 있으므로 내시경적 진단이 중요하다.
- **미만성 해면상 혈관종**은 직장에서 주로 발생하는 드문 병변으로(그림 2Ⓒ), 궤양성 대장염이나 정맥류와 혼동될 수 있지만 혈관종의 특징적인 영상 소견에 주목하면 감별 가능하다[3].
- **소화관 혈관종**이 다발하거나 피부 병변을 동반할 시 청색 고무 수포 모반 증후군(Blue rubber bleb nevus syndrome)을 고려해야 한다.

참고문헌

1) 令和2-4年度厚生労働科学研究費難治性疾患政策研究事業「難治性血管腫・脈管奇形・血管奇形・リンパ管腫・リンパ管腫症および関連疾患についての調査研究」班: 血管腫・脈管奇形・血管奇形・リンパ管奇形・リンパ管腫症診療ガイドライン2022第3版. 2023
https://issvaa.jp/wp/wp~content/uploads/2023/11/91bc15cc85ba62be45d9860461c64b31.pdf

2) ISSVA classification for vascular anomalies ©. 2018
https://www.issva.org/UserFiles/file/ISSVA~Classification~2018.pdf

3) Kusunoki R, et al: Diffuse cavernous hemangiolymphangioma of the rectosigmoid, diagnosed by contrast~enhanced EUS. VideoGIE, 5:375~377, 2020

빈 도 ★★☆
난이도 ★★☆

6 연소성 용종 ①

吉井新二

연소성 용종은 증례마다 다양한 소견을 나타내므로 두 항목에 걸쳐 기술한다.

질환의 개요

- 연소성 용종은 1957년 Horrileno 등[1]이 보고한 비종양성 용종으로 과오종으로 간주된다.
- 연소성 용종증 증후군(juvenile polyposis syndrome, JPS)과 유사한 용종이 고립성으로 발생하는 질환이다.
- 남성에서 더 흔하며, 소아기에 나타나는 대장 용종 대부분을 차지하지만 성인에서도 종종 발생하며 연령 분포는 이봉성을 나타낸다.
- 직장과 S상 결장에서 가장 흔하게 발생하며, 그다음으로 횡행결장에서 많이 발생한다[2].

특징적인 소견과 진단

- 육안형은 유경성에서 아유경성이 많고, 발적을 띠고 표면이 평활한 경우가 많다. 그러나 때때로 표면에 과립 모양 요철이나 분엽이 관찰되기도 한다. 표면 구조는 일반 관찰에서도 확인할 수 있으며, 확장된 크게 열린 원형에 가까운 모양 또는 관상에 가까운 모양의 선 개구부나 별 모양의 선 개구부를 확인할 수 있다. 상피가 박리되어 미란, 백태 부착을 동반하기도 한다. 백태가 적은 병변은 "야생 딸기모양"이라고 불리기도 한다[3](그림 1Ⓐ).
- 색소 도포 관찰에서는 선관 개구부가 명확하게 나타나며, 이를 둘러싼 원형에 가까운 모양의 발적 영역으로 확장된 와 간부(interpit area)가 관찰된다(그림 1Ⓑ).
- 또한, NBI 확대 관찰에서는 선 개구부를 둘러싸는 원형에 가까운 모양의 음와와 변연 상피, 그리고 확장된 와 간부가 surface pattern으로 관찰된다. 또한, 와 간부에 미세한 모세혈관이 vessel pattern으로 관찰된다[3](그림 1Ⓒ).
- 전형적인 병리조직 소견은 표층 상피 박리, 과형성 선관의 낭종상 확장과 점액 저류, 간질의 부종과 모세혈관 증식과 확장, 염증성 세포 침윤이다(그림 1Ⓓ).
- 비종양성 과형성 선관이 염증세포 침윤으로 인해 개구부 확장이나 연장이 발생하고, 간질 부위가 확장되어 있으며, 이는 내시경 소견과 일치한다.

감별진단 시 주의할 점

- 고립성 병변은 암으로 진행할 위험은 낮지만 JPS의 경우 암의 합병이 동반될 수 있다. 다발성이거나 연소성 용종 가족력이 있으면 JPS를 염두에 두어야 한다[4].
- 육안 소견에서 우선적인 감별대상은 **염증성 근선관 용종**(inflammatory myoglandular polyp, IMGP)이다. 병리조직학적으로는 과형성 선관의 낭종상 확장이나 간질로의 염증세포 침윤 등이 유사하지만 용종 기저부에서 점막

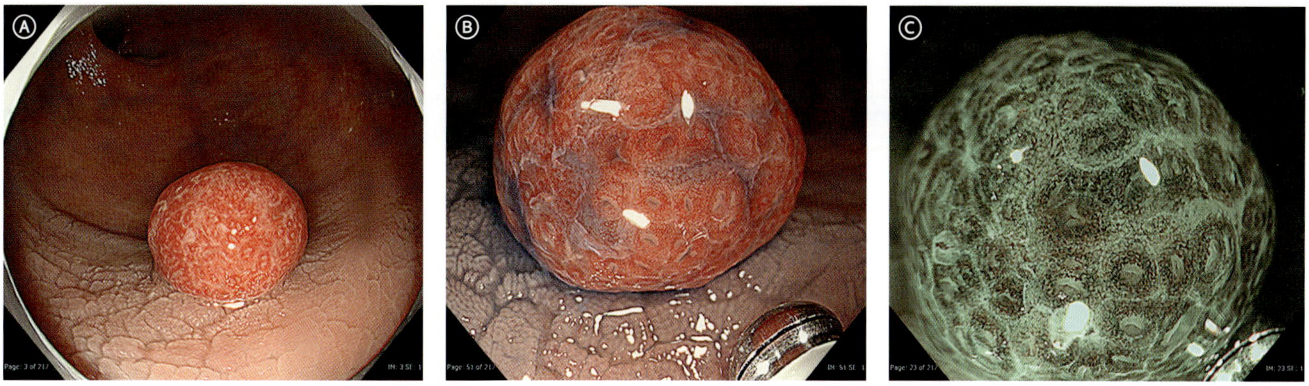

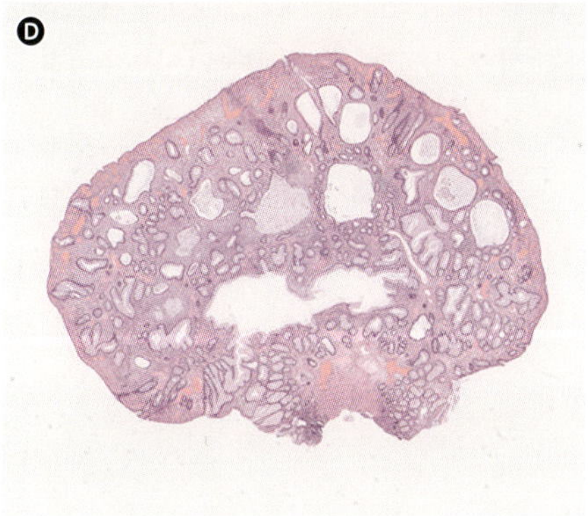

그림 1 50대 남성

❹) 백색광 관찰 소견. 하부 직장에서 발적이 있는 표면이 평활한 8 mm 크기의 아유경성 병변이 관찰된다. 표면 구조는 일반 관찰에서도 확인할 수 있는 개방된 원형에 가깝거나 관상에 가까운 형태의 선 개구부나 별 모양의 선 개구부가 보인다. 이른바 "야생 딸기 모양" 소견이다. ❺) 인디고카르민 색소 도포 소견. 색소 도포에서는 선관 개구부가 명확하게 나타나며, 그것을 둘러싸는 원형에 가까운 모양의 발적 영역으로 확장된 와 간부가 관찰된다. ❻) NBI 병용 확대 관찰 소견. 선 개구부를 둘러싼 원형에 가까운 모양의 선와 변연 상피와 확장된 와간부가 surface pattern으로 관찰된다. 또한, 와 간부에 미세한 모세혈관이 vessel pattern으로 관찰된다. ❼) 병리조직학적 소견. 표층 상피 박리, 과형성 선관의 낭종상 확장과 점액 저류, 간질의 부종과 모세혈관 증식과 확장, 염증성 세포 침윤이 관찰된다.

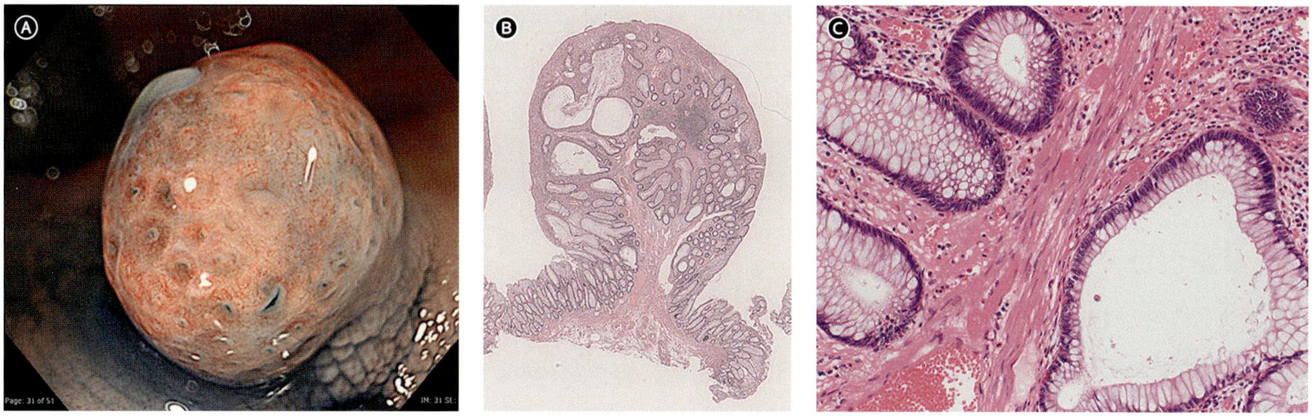

그림 2 염증성 근선관 용종(IMGP)

❹) 인디고카르민 색소 도포 소견. 하부 직장에서 발적이 있는 표면 평활한 6 mm 크기의 아유경성 병변이 관찰된다. 이른바 "야생 딸기 모양"과 유사한 소견이다. ❺, ❻) 병리조직학적 소견. ❺) 표층 상피의 박리, 과형성 선관의 낭종상 확장과 점액 저류, 간질의 부종과 모세혈관 증식 및 확장, 염증성 세포 침윤이 관찰된다. ❻) 점막근판 유래 평활근 증식이 관찰되며, IMGP 소견이다.

근판 유래의 평활근이 방사상으로 증식하는 점이 다르다. 그러나 확장된 선 개구부를 둘러싼 원형에 가까운 모양의 발적 영역이 관찰되는 점 등은 공통으로 나타나므로, 내시경 관찰만으로 감별은 매우 어렵다(그림 2).

문헌

1) HORRILLENO EG, et al: Polyps of the rectum and colon in children. Cancer, 10:1210-1220, 1957
2) 山崎和文, 他: 当科にて経験したJuvenile Polyp 10例の検討. 日本大腸肛門病学会雑誌, 41:411~416, 1988
3) 久部高司, 他: 過誤腫性病変—内視鏡診断の立場から. 胃と腸, 48:1118~1128, 2013
4) 松本主之, 他: 小児・成人のための若年性ポリポーシス症候群診療ガイドライン(2020年版). 遺伝性腫瘍, 20:79~92, 2020

빈 도 ★★☆
난이도 ★★☆

7 연소성 용종 ②

吉村大輔

질환의 개요

- 대장 연소성 용종은 과오종성 용종의 하나로, *SMAD4* 또는 *BMPR1A* 생식세포 유전자 이상에 의해 위 병변 등을 동반한 연소성 용종증 증후군의 대장 병변으로 다발하는 경우와 산발적으로 고립성 병변을 보이는 경우가 있다. 제시된 증례는 후자에 해당한다.
- 염증성 기전이 발병 원인으로 추정되지만 아직 명확히 밝혀지지 않았다. 남아에게 많이 나타나며, 유아나 소아의 반복적 하혈, 배변 시 출혈의 원인으로 알려져 있으나 성인에서도 나타날 수 있다.
- 소아기에는 직장, S상 결장에 호발하며 성인에서는 심부 대장에도 발병할 수 있다. 산발적인 경우에는 악성화되지 않는 것으로 알려져 있다.

특징적인 소견과 진단(그림 1, 2)

- 명확히 융기되어 있으며 표면이 평활하고 현저하게 발적된 병변으로 대부분 유경성 또는 아유경성을 나타내며 표층이 종종 백색의 염증성 삼출물로 덮여 있다(자세한 내용은 **제3장-6** 참조).
- 병리조직학적으로는 낭종상으로 확장된 선관과 부종성으로 만성 염증세포 침윤이 두드러진 간질이 특징이며 평활근의 개입은 관찰되지 않는다. 표층에는 미란과 모세혈관 증식이 넓게 나타나며, 그 사이에 존재하는 선관에는 이형성은 없고 배열은 불규칙하고 성기다.

감별진단 시 주의할 점

- **염증성 근선관 용종(inflammatory myoglandular polyp)**은 성인의 S상 결장을 중심으로 호발하는 단발성 유경성 용종으로 본 증례와 마찬가지로 발적된 야생 딸기 모양 외관을 나타낸다(자세한 내용은 **제3장-6** 참조).
- **포이츠-제거스형 용종**은 과오종성 용종의 하나로 점막근판이 다중심적으로 심부로 뻗어 내려간 나뭇가지 모양 증식을 특징으로 하지만, 그 기저의 상피는 정상 또는 과형성 구조를 보인다. 따라서 얕은 분엽 경향을 보일 때가 많으며, pit pattern은 다양하고 밀집되어 있다.

문헌

1) Montgomery EA, et al: Hamartomatous polyps. 「AFIP Atlas of Tumor Pathology, series 4, Tumors of the Intestines」(Montgomery EA, et al, eds), pp34~48, American Registry of Pathology, 2017
2) 久部高司, 他: 過誤腫性病変―内視鏡診断の立場から. 胃と腸, 48:1118~1128, 2013
3) 大倉康男: 過誤腫性大腸ポリープ―病理診断の立場から. 胃と腸, 48:1129~1139, 2013

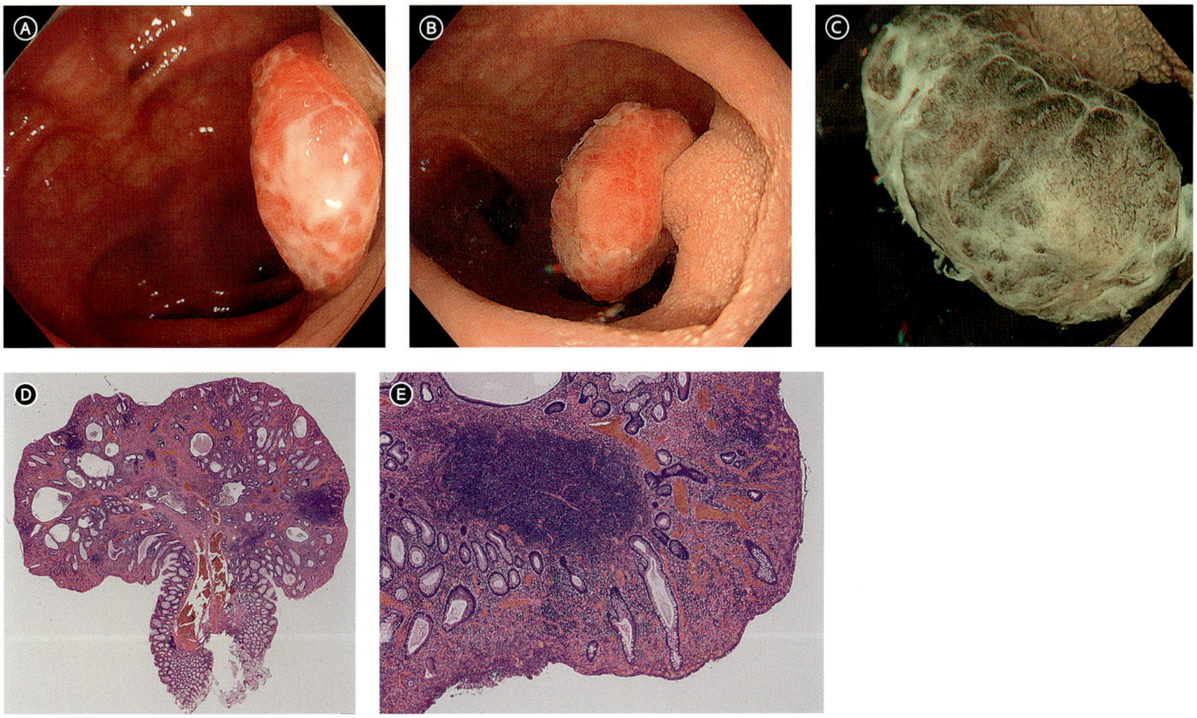

그림 1　50대 남성. 분변 잠혈 검사 양성으로 내시경 검사 시행.

Ⓐ) S상 결장에서 1 cm 크기의 발적을 띠는 유경성 용종이 관찰된다. 융기의 기저부는 급경한 경사를 보이며, 표면은 평활하며 확장된 원형에에서 타원형에 가까운 개구부가 드문드문 분포하며, 표층의 일부는 얇은 백태로 덮여 있다. Ⓑ) 수중 관찰. 표층의 백태가 박리되어 망상 혈관 증식이 관찰되며 부착부에 넓게 백반이 보인다. Ⓒ) NBI 병용 확대 관찰. 원형에서 타원형에 가까운 개구부가 불규칙하게 드문드문 관찰되며, 그 주위로 미세한 망상 혈관이 밀집하여 관찰된다. Ⓓ) 용종절제술 검체의 병리조직 소견(저배율 소견). 간질의 부종과 염증세포 침윤이 두드러지며, 점막 고유층에 낭종상으로 확장된 선관이 불균일하게 존재한다. Ⓔ) 병리조직 소견(중배율). 표층에는 모세혈관과 섬유아세포 증식이 보이며 선관은 과형성을 보이지만 이형성은 없다.

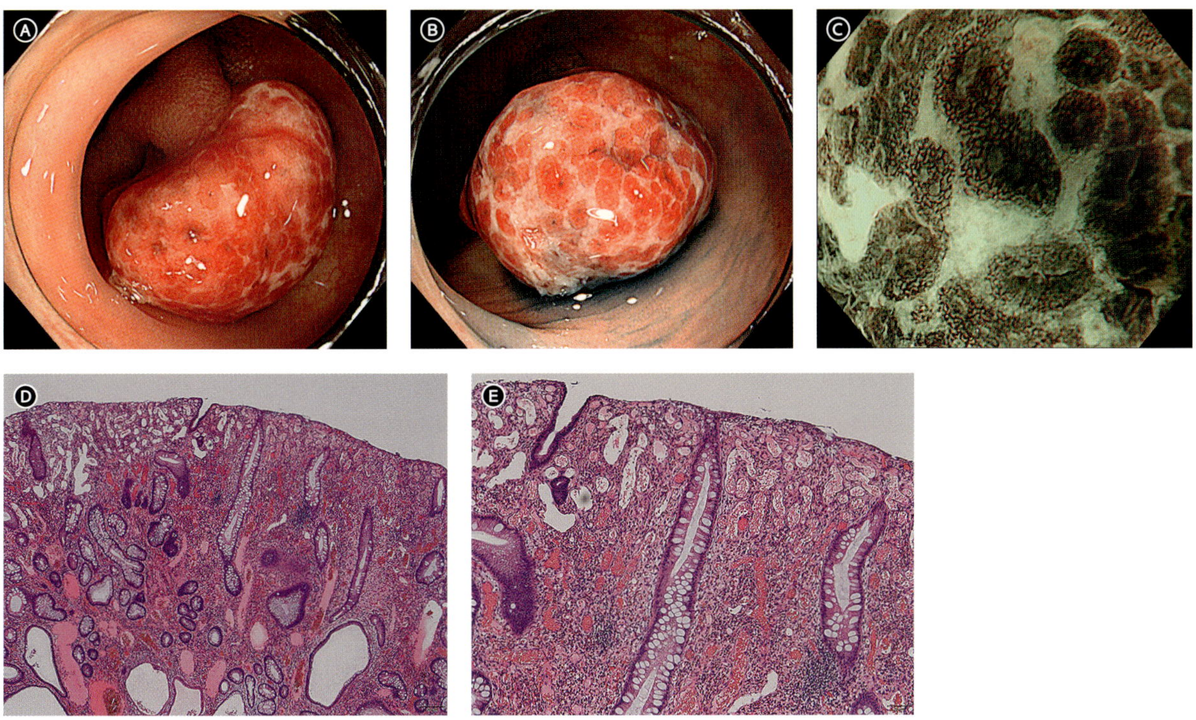

그림 2　6세 남아, 반복적인 배변 시 출혈로 검사 시행.

Ⓐ) S상 결장 하부에서 1 cm 크기의 발적을 띠는 유경성 용종이 관찰된다. Ⓑ) 인디고카르민 도포 소견. 백태 위로 장원형으로 확장되어 작은 구멍 모양의 선 개구부가 듬성듬성 관찰된다. Ⓒ) NBI 병용 확대 관찰 소견. 선 개구부를 둘러싸는 망상의 미세 혈관이 관찰된다. Ⓓ, Ⓔ) 병리조직 소견(중배율 및 고배율). 소아의 병변도 그림 1(성인)과 동일한 특징을 나타낸다.

빈 도 ★★★
난이도 ★☆☆

8 지방종

吉井新二

질환의 개요

- 지방종은 성숙한 지방조직으로 이루어진 비상피성 양성 종양의 하나로 대장에서 발생하는 양성 비상피성 종양 중 가장 빈도가 높고, 우측 결장에 호발하며 그 다음으로 S상 결장에 많다.
- 병변의 크기가 작으면 무증상이지만, 많이 커지면 장중첩을 동반할 위험이 증가한다.
- 하나의 병변으로 나타나지만 드물게 다발성으로 발생하며 지방종증(lipomatosis)이라고 불린다[1].

특징적인 소견과 진단

- 내시경 소견에서는 종양 표면이 평활하고 광택이 있는 점막하 종양(SMT)으로 관찰되며 색조는 대개 정상 또는 황색이며 성상은 부드럽다(**그림 1Ⓐ**). 겸자 압박으로 표면이 함몰되는 쿠션 징후(cushion sign or pillow sign)(**그림 1Ⓑ**)나 외력이 가해지면 형태가 쉽게 변형되는 squeeze sign(**그림 1Ⓒ**)이 특징적이다.
- 일반적인 생검에서는 점막하 종양이므로 적절한 표본 채취가 어렵지만, 동일 부위에서 반복적인 생검(boring biopsy)을 하면 점막하 지방조직이 노출되어 확진이 가능하다(naked fat sign, **그림 1Ⓓ**).
- 장중첩이나 연동의 영향 등으로 염증 발생 시 미란이나 궤양을 동반할 수 있다(**그림 2Ⓐ**).
- 무증상일 경우 대개 경과관찰을 하지만, 장중첩 등 증상을 유발하는 경우는 절제의 적응이 된다(**그림 2Ⓑ, 그림 3Ⓐ, Ⓑ**).
- 병리조직학적 소견으로는 점막하층에서 성숙한 지방세포가 관찰된다(**그림 3Ⓒ**)[1].

감별진단 시 주의할 점

- 다양한 SMT 양상의 융기를 동반하는 질환들이 주 감별 질환이며, 색조나 부드러움(쿠션 징후) 등을 통해 다른 SMT와 감별을 한다. 지방종과 유사한 부드러운 성상의 SMT로는 **림프관종, 혈관종**이 있다. 림프관종에서는 투명감이 관찰되며 혈관종에서는 암적색이나 청자색을 띠는 것이 특징이다[2]. 지방종과 유사한 정상에서 황색을 띠는 병변으로는 NET와 과립세포종이 있지만, 조직의 경도에서 차이가 있다. 한편, 표면의 색조만으로 진단이 어려울 수 있으며 그때는 EUS가 감별에 유용하다.
- 미란이나 궤양을 동반한 경우 대장암, 악성 림프종, IFP 등이 감별에 포함된다. 감별진단 시에는 일반 내시경 관찰에서 종양 기저부나 가장자리 변화 관찰이 중요하다. 또한, EUS나 CT, MRI 검사를 통해 지방종 소견을 확인할 수 있다[3].

문헌

1) 平田一郎, 他: 消化管脂肪腫の診断と治療. 胃と腸, 39:601~611, 2004
2) 小林清典: 特異な形態を呈した大腸隆起性病変の1例. 消化器内視鏡, 32:1571~1572, 2020
3) 神谷芳雄, 平田一郎: 軟らかい粘膜下腫瘍. 消化器内視鏡, 21:1343~1348, 2009

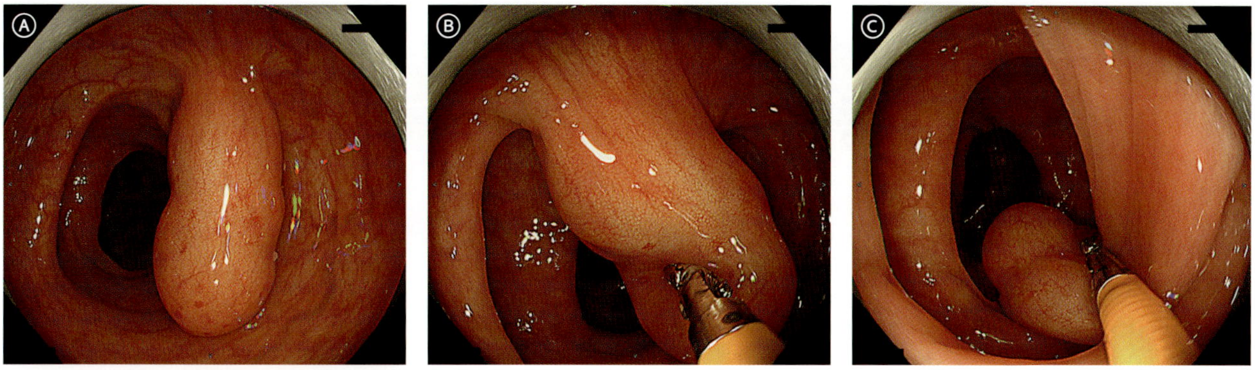
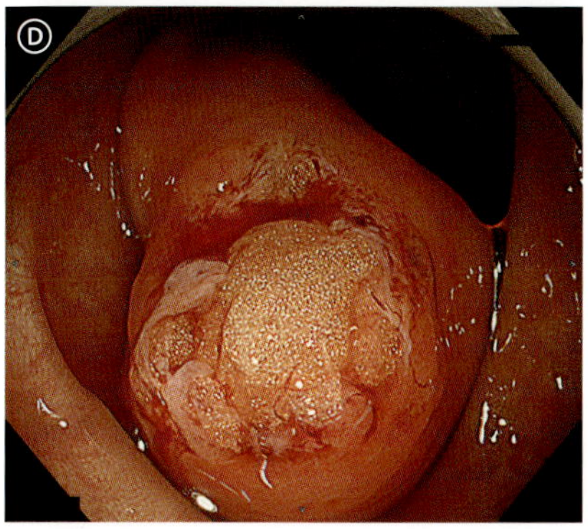

그림 1　**지방종의 대장내시경**

Ⓐ) S상 결장. 20 mm 크기의 황색 SMT. Ⓑ) cushion sign. Ⓒ) squeeze sign. Ⓓ) naked fat sign.

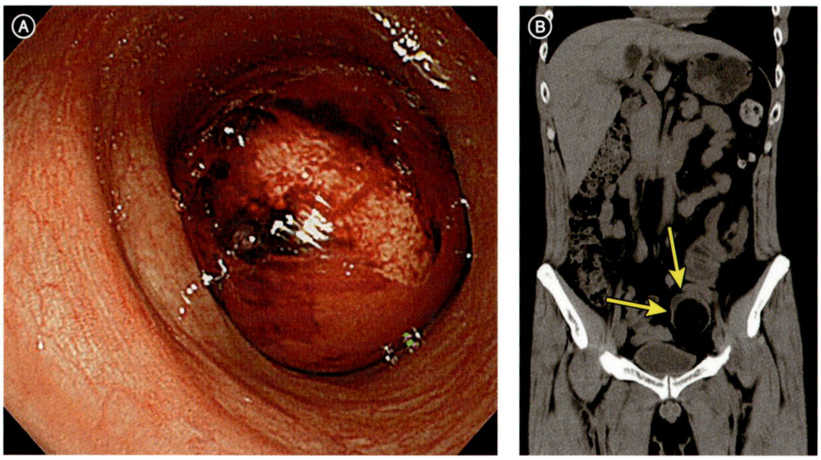

그림 2　**장중첩증.**

Ⓐ) S상 결장. 30 mm 크기의 미란과 출혈을 동반한 SMT 양상 융기. Ⓑ) 단순 CT 검사 소견. S상 결장에서 지방 밀도의 저흡수 영역, 소위 표적 징후(target sign) 소견이 관찰되어 장중첩으로 진단.

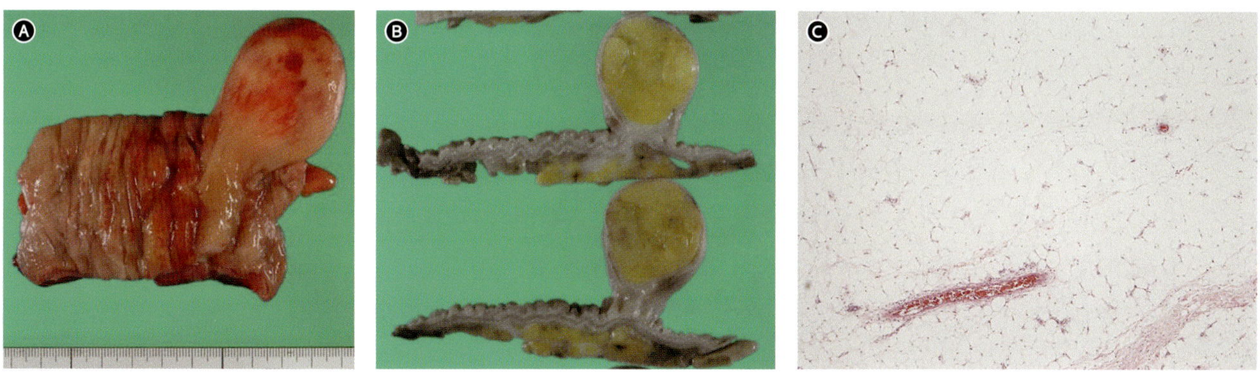

그림 3　**병리 소견**

Ⓐ) 절제 표본. Ⓑ) 단면. 가득 찬 지방. Ⓒ) 병리조직학적 소견. 점막하층에 성숙 지방세포.

빈 도 ★☆☆
난이도 ★★☆

9 림프관종

水本　健, 桑井寿雄

질환의 개요

- 림프관종은 우측 결장에 호발하는 양성 점막하 종양으로 대부분 무증상으로 진단되지만 장중첩이나 직장출혈로 발견되는 경우도 보고된다[1]. 특히 3 cm 이상 병변에서는 장중첩 위험이 높다고 알려져 있다[2].
- 발생 원인으로는 종양성 증식[3], 점막하 림프조직의 과형성, 림프액 정체로 인한 림프관 확장증 등이 제시되고 있다[4].
- 진행암이나 선종과 같은 종양성 병변과 동반된 사례가 많이 보고되고 있으며[5], 내시경 진단 사례에서 암의 동반이 12%라는 보고도 있다[6]. 내시경 검사에서 림프관종이 관찰된 경우 동반 병변에 주의가 필요하다.
- 병리학적으로는 단순 림프관종, 낭종성 림프관종, 해면상 림프관종으로 크게 나뉘며 대장에서는 낭종성이 가장 많다[6].

특징적인 소견과 진단

- 표면이 평활하고 부드러우며 쿠션 징후 양성의 점막하 종양으로 겸자 압박이나 체위 변환 시 쉽게 변형되는 것이 관찰된다.
- 육안 형태는 대부분 반구 모양 융기이지만, 분엽 형태 · 다낭성 융기나 유경성 융기도 관찰된다. 색조는 연한 청색이 많고 투명감이 있으며 투조성이 관찰된다.
- 초음파내시경검사에서는 낭종성 림프관종의 조직 특징을 반영하여, 격벽을 동반하는 다낭성의 무에코(무음영)성 종괴로 관찰되는 경우가 많다.

감별진단 시 주의할 점

- 감별 질환으로는 **지방종, 혈관종, GIST, 평활근종, NET** 등의 점막하 종양 양상 병변이 포함된다.
- GIST, 평활근종, NET는 쿠션 징후 음성의 점막하 종양으로, EUS에서 내부가 충실성 종양으로 관찰되므로 감별이 가능하다.
- 지방종, 혈관종은 림프관종과 마찬가지로 cushion sign 양성의 점막하 종양이지만 감별진단에서 지방종은 황색, 혈관종은 청색이나 암적색을 보이는 것이 특징적이다. 또한, EUS에서 지방종은 고에코 종괴, 혈관종은 내부가 불균일한 저에코 종괴로 관찰되는 것이 감별에 유용하다. 림프관종과 지방종은 우측 결장에서, 혈관종은 직장 및 S상 결장에서 호발하는 특징이 있어 감별에 도움이 된다.

※ 이 영상은 히로시마대학병원 소화기내과 야마시타 켄 선생님과 오카 시로 선생님이 제공해 주셨습니다.

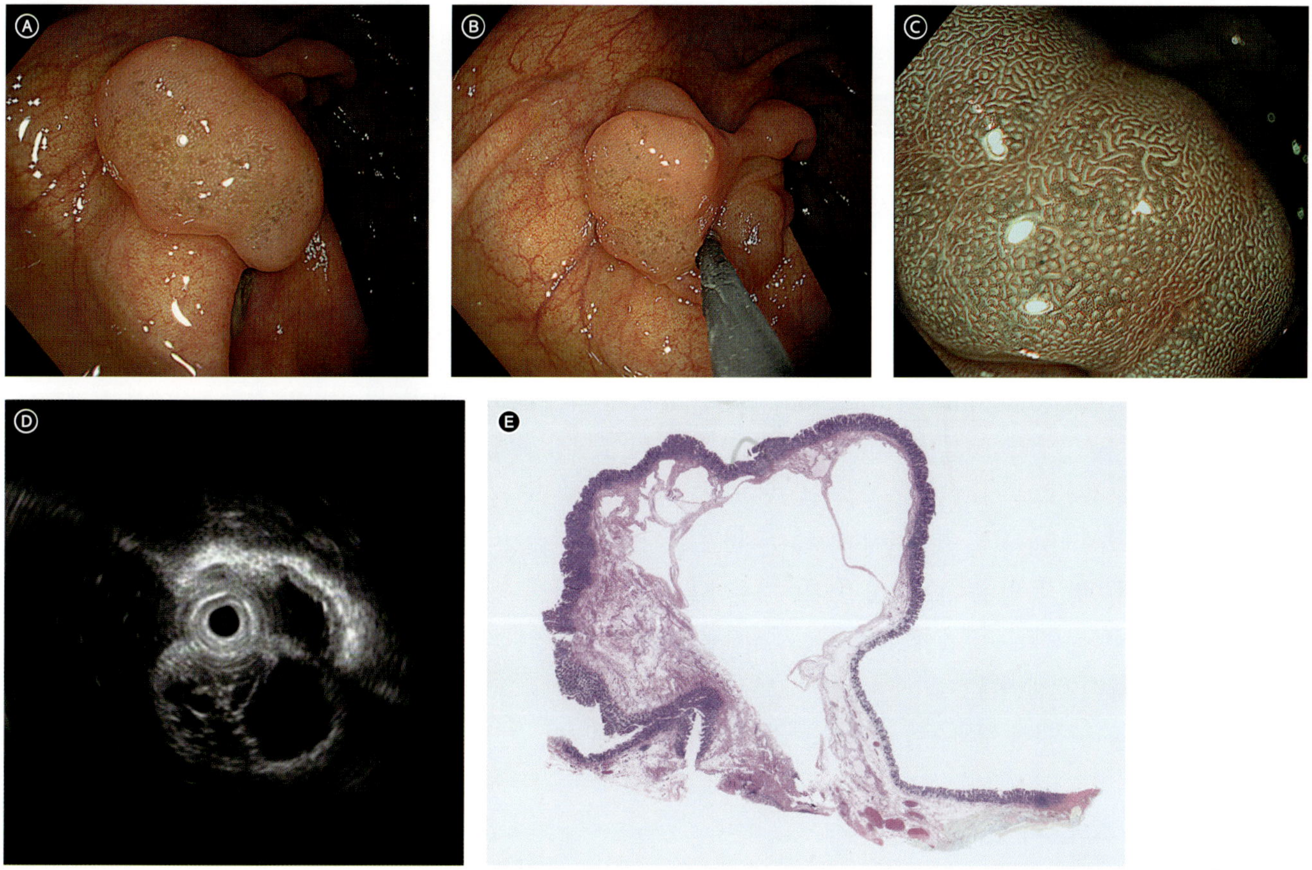

그림 증례 1

A) 연한 청색으로 투조성이 있는 아유경성 점막하 종양이 관찰된다. **B**) 겸자로 압박하면 쉽게 변형이 일어난다. 매우 부드러운 병변이다. **C**) NBI 확대 관찰에서 종양 표면에 규칙적인 surface pattern이 관찰되며 점막하 종양을 반영하는 소견이다. **D**) 초음파내시경검사에서 격벽을 동반하는 다낭성의 무에코성 종괴로 나타난다. 낭종성 림프관종을 반영하는 영상이다. **E**) 점막하층에서 주변에 작은 혈관을 동반하고 있는 확장된 림프관이 관찰되며 림프관종으로 진단하였다.

문헌

1) 上村志臣, 他: 腸重積をきたした盲腸リンパ管の1例. 日本臨床外科学会雑誌, 76:2237~2240, 2015
2) 吉岡 宏, 他: 腸重積をきたした盲腸リンパ管の1例. 日本臨床外科学会雑誌, 68:607~611, 2007
3) GREENE EI, et al: Lymphangioma of the transverse colon. Am J Surg, 103:723~726, 1962
4) ARNETT NL & FRIEDMAN PS: Lymphangioma of the colon:roentgen aspects ; a case report. Radiology, 67:882~885, 1956
5) 森山友章, 他: 進行直腸癌と多発性ポリープに併存した大腸リンパ管の1例. Progress of Digestive Endoscopy, 79:98~99, 2011
6) 古賀秀樹, 他: 消化管脈管系腫瘍(血管腫・リンパ管腫)の診断と治療. 胃と腸, 39:612~627, 2004

빈 도 ★☆☆
난이도 ★★☆

10 화농성 육아종

田丸弓弦, 桑井寿雄

질환의 개요

- 화농성 육아종(pyogenic granuloma, PG)은 1897년 처음 보고된 피부 및 점막의 결합조직에서 유래한 융기성 육아종[1]으로 화농성 육아종, 육아조직형 혈관종, 소엽상 모세혈관종(lobular capillary hemangioma) 등으로도 불린다.
- 피부에 많이 나타나며, 소화관에서 보고는 비교적 적고 특히 대장에서는 드물다.
- 혈변이나 빈혈 등의 증상으로 발견되는 경우가 많다.
- 병리조직학적으로는 표층에서 염증세포 침윤을 동반한 모세혈관의 증식과 확장, 기저부에서는 모세혈관의 분엽형의 증식이 보인다.
- 치료로는 내시경적 절제술이 시행되는 경우가 많으며, 재발할 수 있으므로 완전 절제가 필수적이다[2].

특징적인 소견과 진단

- 유경성에서 아유경성의 융기성 병변으로 색조는 발적(그림 Ⓐ)~암적색을 나타내는 경우가 많다.
- 표면은 미란이나 궤양을 동반하고 백태로 덮여 있는 경우가 많고(그림 Ⓐ, Ⓑ), 이 백태는 섬유소와 염증세포로 이루어진 삼출물이며 쉽게 탈락되지 않는다(그림 Ⓘ).
- 표층의 모세혈관 증식을 반영하는 균일하게 확장된 혈관이 관찰된다(그림 Ⓒ~Ⓔ, Ⓗ).

감별진단 시 주의할 점

- 감별 질환으로는 **염증성 섬유양 용종**(inflammatory fibroid polyp, IFP), **연소성 용종**(juvenile polyp, JP), inflammatory myoglandular polyp(IMP), T1암 등으로도 불린다.
  - IFP: 유경성에서 아유경성의 단단한 점막하 종양 양상 융기로, 전형적으로 음경 귀두 모양의 독특한 외형을 보이며, 융기부 정점에 미란, 궤양, 백태를 동반하는 경우가 많다.
  - JP: 유경성에서 아유경성 형태를 나타내며, 표면 일부에 미란이나 백태가 동반될 수 있어 감별이 필요하다. 표면은 비교적 평활하며, 선관 개구부를 둘러싸는 원형에 가까운 발적 영역이 관찰된다. 또한, 초음파내시경 검사에서는 확장된 선관을 반영하는 원형에 가까운 모양의 무에코 영역이 관찰된다.
  - IMP: JP와 마찬가지로 아유경성에서 유경성 형태를 보이며 강한 발적을 띠고 미란이나 얇은 백태를 동반하는 경우가 많다. 표면에는 크고 원형 또는 타원형의 선관 개구부가 드문드문 관찰된다.
  - T1암: T1b암에서 나타나는 데스모플라스틱 반응(desmoplastic reaction)에 따른 선관 구조의 파괴와 PG의 미란 · 궤양과의 감별이 필요하다[3]. PG에서는 불규칙성이 없는 확장된 혈관이 특징적으로 나타난다(그림 Ⓒ~Ⓔ).

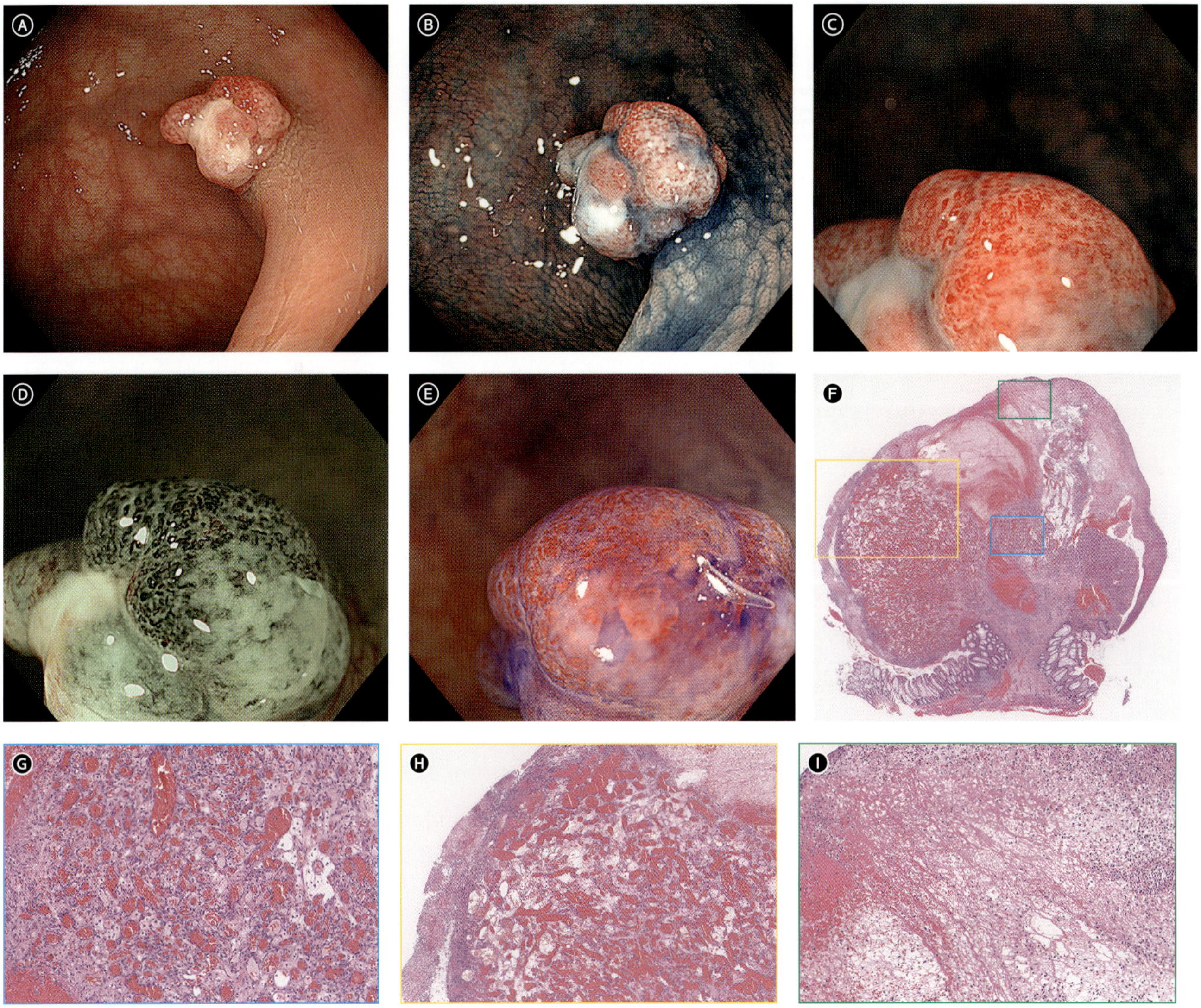

그림 40대 남성. 주증상: 혈변

Ⓐ) 백색광 관찰 소견. S상 결장에서 직경 10 mm 크기의 발적을 띠는 아유경성 병변이 관찰된다. 병변 중앙에 단단한 백태의 부착이 관찰된다. Ⓑ) 인디고카르민 도포 소견. 요철을 동반한 융기성 병변으로 관찰되었으며 백태로 인해 인디고카르민의 착색이 불충분하였다. Ⓒ) 인디고카르민 도포 확대 관찰 소견. pit는 관찰되지 않으며 불규칙하지 않은 확장된 혈관이 관찰된다. Ⓓ) NBI 확대 관찰 소견. 표층에 균일하게 확장된 혈관이 관찰된다. Surface pattern은 뚜렷하지 않다. Ⓔ) 크리스탈 바이올렛 염색 확대 관찰 소견. pit는 관찰되지 않으며, 확장된 혈관만 관찰된다. Ⓕ) 병리조직학적 소견(HE 저배율 소견). 분엽형의 아유경성 종괴가 관찰되며 간질에 다수의 모세혈관 증식이 확인된다. Ⓖ) 병리조직학적 소견(Ⓕ 파란색 테두리 확대상). 간질 내에서 다수의 모세혈관 증식 및 확장이 관찰되며, 주변에는 호중구와 림프구 침윤이 동반되고 부종성 변화도 함께 나타났다. Ⓗ) 병리조직학적 소견(Ⓕ 노란색 테두리 확대상). 병변 표층 바로 아래에서 다수의 모세혈관 증식이 관찰된다. Ⓘ) 병리조직학적 소견(Ⓕ 초록색 테두리 확대상). 백태가 부착된 표층에는 염증세포와 피브린 침착이 동반된 염증성 삼출물이 덮여 있었다. Ⓕ는 문헌 2에서 인용.

문헌

1) Poncet A & Dor L: Botryomycose humaine. Rev Chir(Paris), 18:996, 1897
2) Tamaru Y, et al: Recurrent pyogenic granuloma successfully treated with endoscopic submucosal dissection four months after endoscopic mucosal resection. Dig Liver Dis, 53:1053~1055, 2021
3) Asayama N Sr, et al: Pyogenic Granuloma Mimicking T1 Colorectal Carcinoma. Cureus, 13:e17536, 2021

빈 도 ★★☆
난이도 ★★☆

11 대장 자궁내막증

吉村大輔

질환의 개요

- 자궁내막증은 자궁내막 조직이 자궁 외 골반강 등에서 이소성으로 증식하는 원인 불명의 비종양성 질환으로, 20~40대 여성에게 발병하는 경우가 많다.
- 신체의 거의 모든 부위에서 나타날 수 있으나 더글라스와(Douglas pouch) 주위가 가장 많다. 소화관에서 호발 부위는 직장질중격(전벽) 및 S상 결장이며, 비교적 드문 부위로 충수돌기, 드문 부위로 소장이 보고된다.
- 주위 조직과 유착을 형성함으로써 나타나는 소화기 증상은 복통, 설사, 변비 등 비특이적이지만, 월경 주기와 관련된 출혈이 발생할 수 있다.

특징적인 소견과 진단(그림 1~3)

- 자궁내막 조직이 장관벽 외부에서 성장하고 증식하기 때문에 국소적으로 한쪽 방향으로 제한적인 신전성을 보인다. 이러한 병변의 위치는 발생 기전상 반드시 전벽 또는 장간막 부착의 반대측에 국한되는 것이 특징이다.
- 장관벽에 위치한 병변의 주요 부위는 하나의 병변 내에서도 장막 외에서 점막하까지 불균일하게 확산되며, 다양한 형태의 점막하 종괴를 형성한다. 또한, 만성 염증 기전에 의해 점막 표면에 발적, 과립 모양 요철, 혈관 확장 등의 변화가 발생할 수 있다.
- 생검에서 자궁내막증 조직이 확인되는 경우는 드물며, 생검 결과가 음성이라고 해서 본 질환을 배제할 수는 없다.

감별진단 시 주의할 점

- 벽 외에 유착을 동반하므로 내시경에서는 "벽외 침윤 양상" 소견을 나타내며, 악성 질환과의 감별에 세심한 주의가 필요하다. 병력을 바탕으로 바륨 관장 X선 조영 검사(횡행 주름의 수렴 소견[transverse ridging]이나

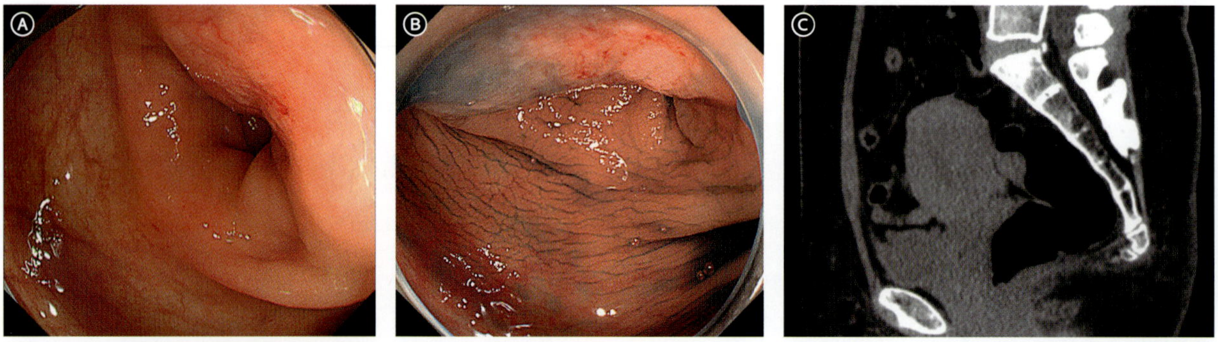

그림 1 40대 여성, 분변 잠혈 검사 양성
Ⓐ) 직장 RS에 편측성의 장벽 신전 불량을 동반한 점막하 종괴가 보인다. 세경 대장내시경(PCF-PQ260L, 올림푸스사)이 겨우 통과하였다. Ⓑ) 인디고카르민 도포 소견. 근접 관찰에서 점막하 종괴의 정점에 점막 발적과 혈관 확장이 관찰된다. Ⓒ) CT(시상면). 자궁 경부 후방, 직장 RS 전벽에 벽 비후가 관찰된다. 산부인과에 협진 후 자궁내막증으로 진단되었다.

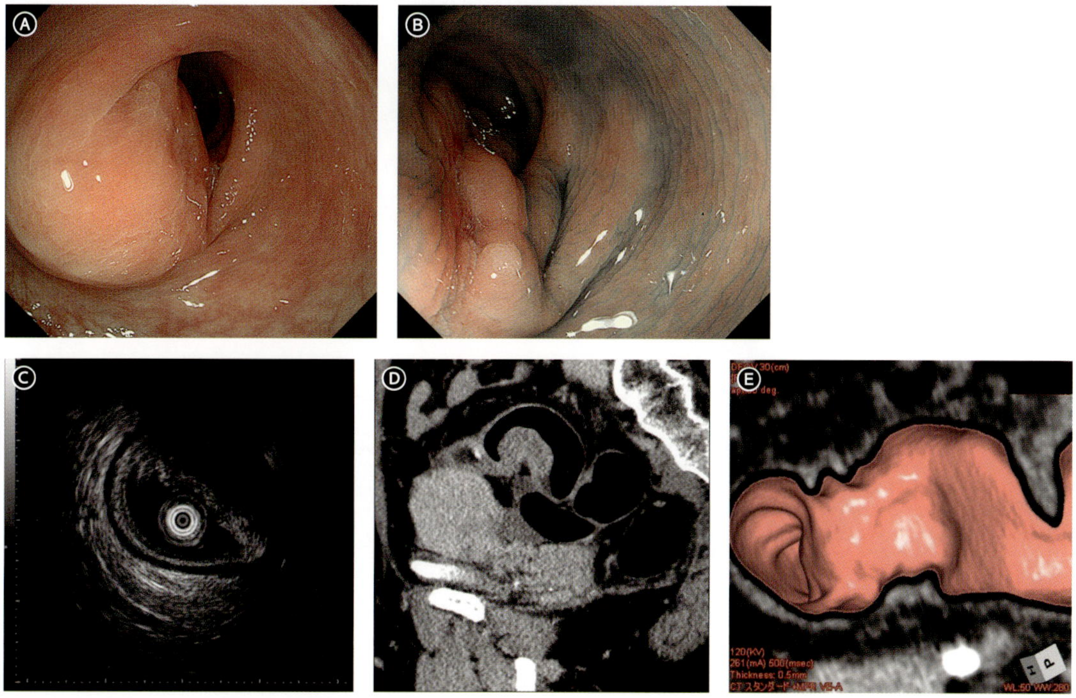

그림 2　30대 여성, 자궁내막증 치료 중

Ⓐ) S상 결장 하부에서 직장 RS에 편측성의 반구 모양 점막하 종괴가 관찰된다. Ⓑ) 인디고카르민 도포 소견. 근접 관찰에서는 점막하 종괴의 정점 부위에 종축 방향의 점막 집중과 발적, 단축 방향의 신전 불량이 관찰된다. Ⓒ) 초음파내시경 소견. 15 MHz mini-probe를 이용한 결과, 관강의 절반에 걸쳐 제4층을 중심으로 한 장벽 비후와 제2~3층의 불규칙, 제5층의 소실이 확인되었으며 벽 외에서 관강 내로 확장된 종괴상이 관찰된다. Ⓓ) CT(시상면). S상 결장 하부에서 직장 RS 전벽에 국소적인 벽 비후가 관찰된다. Ⓔ) CT colonography 소견. 벽의 신전 불량과 완만한 요철, 가로 주름의 집중 소견이 관찰된다.

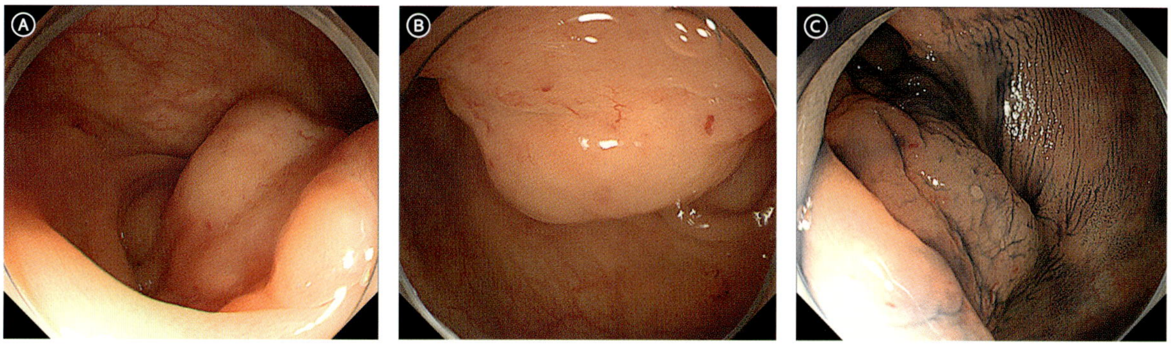

그림 3　30대 여성, 자궁내막증 정밀 검사 중

Ⓐ) S상 결장 하부에 편측성의 관강 신전 불량과 완만하고 불규칙한 요철을 동반한 점막하 종괴가 관찰된다. PCF-PQ260L이 겨우 통과했다. Ⓑ) 정상 부위에 반구 모양의 평활한 융기가 관찰되고, 주위에 점상 발적과 나뭇가지 모양의 혈관 확장이 보인다. Ⓒ) 인디고카르민 도포 소견. 점막 표면에는 이상 없이 단축 및 장축 방향으로 수렴하는 양상이 관찰되었고, 표층 혈관 확장이 확인되었다.

톱니모양의 경계가 전벽 측에 나타남)와 CT, MRI(출혈 성분 검출에 우수) 등 벽 외 정보를 종합한 영상 진단이 유용하다. 치료 계획 수립을 위해 부인과 전문의와의 상담도 필수적이다.

문헌

1) Zondervan KT, et al: Endometriosis. N Engl J Med, 382:1244~1256, 2020
2) 清水誠治, 他: 腸管子宮内膜症. 胃と腸, 40:661~664, 2005

빈 도 ★☆☆
난이도 ★★☆

12 Colonic muco-submucosal elongated polyp (CMSEP)

橋本真一

질환의 개요

- 1994년 마타케 등은 **정상 점막으로 덮여 있고, 점막하층의 혈관 및 림프관확장을 동반한 부종성의 성긴 결합조직으로 구성되며, 정상 근층이 관찰되지 않는 가늘고 긴 유경성 용종을 Colonic muco-submucosal elongated polyp (CMSEP)**으로 보고하였다[1].
- 남녀 비는 거의 동일하며 중 · 장년층에서 호발하는 경향을 보이고, 발생 빈도는 횡행결장, S상 결장, 상행결장, 하행결장 순으로 높게 보고된다[2].
- 발생 기전은 2024년 현재에도 불명확하지만, 어떤 요인으로 인해 점막 및 점막하층이 국소적으로 융기한 후 장관 운동에 의해 늘어나면서 점차 부종이나 혈관확장을 동반하는 것으로 추정된다[2].
- 용종의 평균 길이는 약 3 cm로 알려져 있으나, 긴 경우에는 16 cm에 이른다는 보고도 있다[2,3].

특징적인 소견과 진단

- 전형적인 모습은 **정상 점막으로 덮인 가늘고 긴 유경성 용종**(그림 1)으로 관찰된다[2].
- 용종의 두부에서 **뇌 표면과 유사한 양상의 주름**이 관찰될 수 있으며 **경부에서는 명확한 구조가 없는 함요** 소견이 관찰되는 경우가 많다[2].
- **두부와 경부의 경계는 명확하지 않은 경우가 많지만,** 두부의 비대나 발적이 나타날 수 있다(그림 2)[4].
- **경부와 주위 정상 점막과의 경계가 불명확한 경우**(그림 3)도 특징 중 하나이다.
- 다발성으로 진단되는 경우도 있다[4].
- 병리조직학적으로는 정상 점막으로 덮여 있으며, 부종성의 성긴 결합조직이나 섬유화를 보이는 점막하층에 혈관 및 림프관 확장이 동반된다[2].

감별진단 시 주의할 점

- 감별이 필요한 질환은 적지만 다발하는 증례에서는 염증성 장질환(IBD)과 동반되는 용종과의 감별이 필요하다. CMSEP에서는 주위 점막에 궤양 반흔 등 염증 과거력을 시사하는 소견이 없다는 점이 감별에 중요하다[2].

IBD에 동반되는 염증성 용종

- IBD에서 **중등도의 점막 손상 후 적절한 약물 치료를 통해 내시경적 치유를 이룬 증례**에서 자주 관찰된다(그림 4). **두부와 경부의 경계가 불명확하고, 가늘고 긴 형태**를 나타내며 CMSEP와 유사하지만, 크기와 형태는 다양하다. **주위에 궤양 반흔이 있고 병변이 다발하면** CMSEP와 감별할 수 있다(그림 5Ⓐ). **점막교(mucosal bridge)**를 형성하는 경우도 있다(그림 5Ⓑ)[2].

문헌

1) 真武弘明, 他: 粘膜と粘膜下層から成る長い有茎性ポリープの4例—Colonic muco-submucosal elongated polyp(CMSEP)の提唱. 胃と腸, 29:1330-1334, 1994

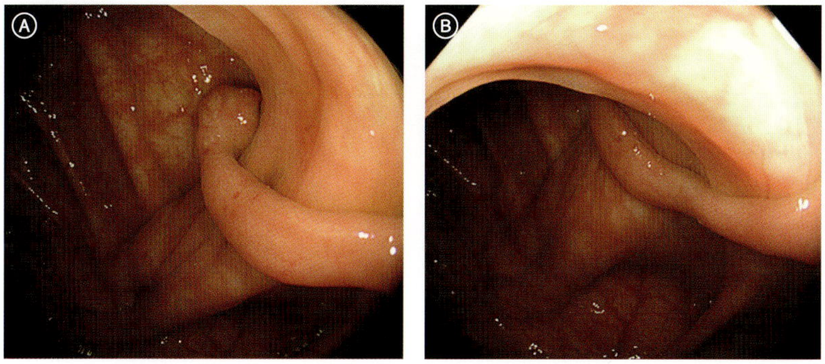

그림 1　백색광 관찰 소견
간 만곡부에 길이 5 cm의 정상 점막으로 덮인 가늘고 긴 유경성 용종이 관찰된다. Ⓐ) 두부에서 경부까지. Ⓑ) 경부에서 부착부까지.

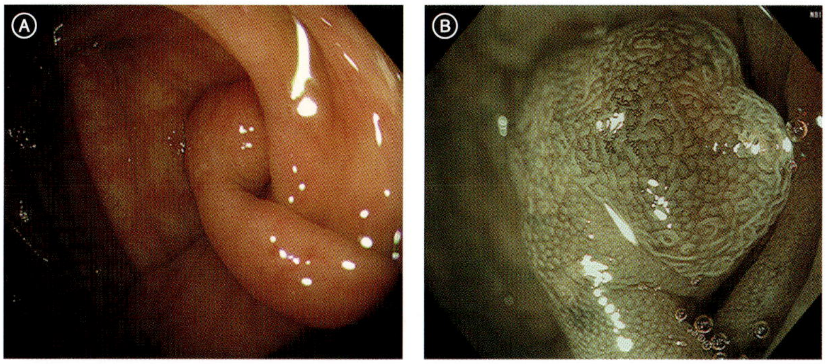

그림 2　두부 근접상
Ⓐ) 백색광 관찰 소견. Ⓑ) NBI 확대 관찰 소견.

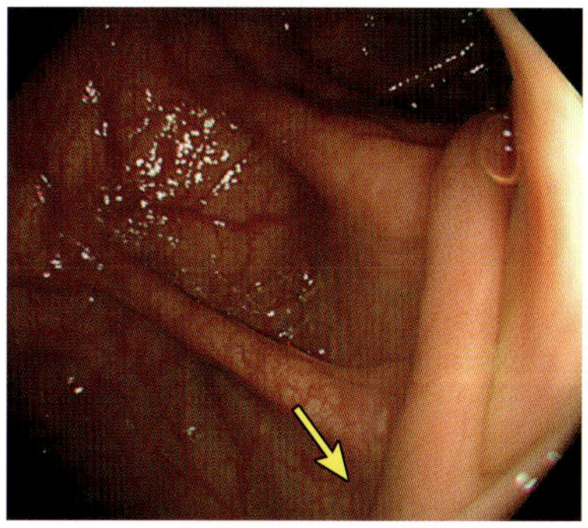

그림 3　백색광 관찰 소견
부착부(⇨)와 주위 점막의 경계가 불명확하다.

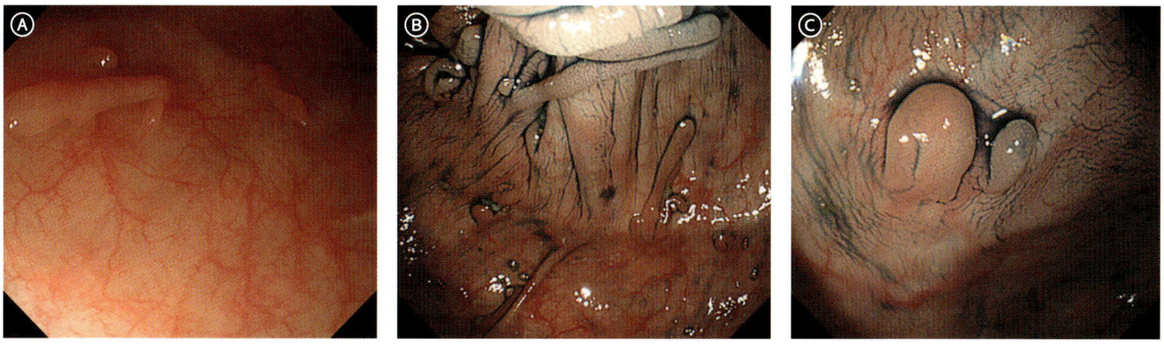

그림 4　IBD에 동반된 염증성 용종
Ⓐ) 백색광 관찰 소견(두부와 경부의 경계가 불명확한 가늘고 긴 융기성 병변). Ⓑ) 인디고카르민 도포 소견(용종 표면에 명확하지 않은 함요 구조가 관찰된다). Ⓒ) 인디고카르민 도포 소견(크기가 작은 병변도 함께 존재한다).

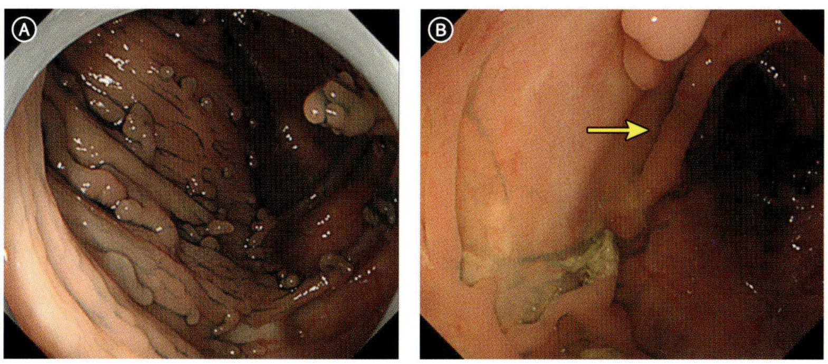

그림 5　IBD에 동반된 염증성 용종
Ⓐ) 인디고카르민 도포 소견. 크기와 형태가 다양한 용종이 다수 관찰된다. Ⓑ) 백색광 관찰 소견. 점막교(⇨)가 관찰된다.

2)　樫田博史: Colonic muco-submucosal elongated polyp(CMSEP). 消化器内視鏡, 32:84~85, 2020
3)　大津健聖, 他: 炎症性ポリープとColonic muco-submucosal elongated polyp(CMSEP). 臨牀消化器内科, 26:1623~1628, 2011
4)　河野弘志, 他: CMSEP. 消化器内視鏡, 26:2015, 2014

빈 도 ★☆☆
난이도 ★★★

13 직장 양성 림프소포성 용종

橋本真一

질환의 개요

- **직장 양성 림프소포성 용종**(benign lymphoid polyp)은 점막하층에서 림프소포의 국소적 과형성으로 인해 점막하 종양(SMT)과 유사한 융기를 보이는 질환으로 **직장 편도**(rectal tonsil)라고 불리기도 한다[1].
- 장관에 발생하는 림프소포는 점막면으로 침입하는 항원 물질에 대한 반응으로 생기며, 소화관의 림프소포 증식증은 작은 융기가 다발하는 **결절성 림프 과형성**과 비교적 큰 고립성 융기성 병변을 보이는 직장 양성 림프소포성 용종으로 분류된다. 그러나 명확한 구분 기준은 제시되어 있지 않다[2].
- 서구에 비해 일본에서의 보고는 적은 편이다[1].
- 중 · 장년 여성에게 많으며 혈변을 계기로 발견되는 경우가 많지만, 항문부 불쾌감으로 진단된 소아 사례도 보고된다[1,3].

특징적인 소견과 진단

- 직장 양성 림프소포성 용종의 호발 부위는 하부 직장이며 단발 증례가 많고, 크기는 0.5~4.5 cm로 다양하지만 대부분 20 mm 이하의 작은 병변으로 보고된다[1,2].
- 내시경 소견은 무경성에서 아유경성의 유백색을 띠는 SMT 양상 융기로 관찰된다. 융기 표면에는 확장된 혈관이 방사상으로 주행하는 차축 모양으로 보이는 경우가 많다(그림 1)[1,2].
- 초음파내시경 소견에서는 제2~3층에 국한된 경계가 명확한 저에코 소견을 나타낸다(그림 2)[2].
- 병리조직학적 소견에서는 점막하층에 배중심(germinal center)이 있는 림프소포 과형성이 보이며 점막 위축 · 비박화(thinning)가 확인된다. MALT 림프종 등 종양성 병변과의 감별을 위해 면역화학염색 추가가 필수적이다(그림 3)[1].

감별진단 시 주의할 점

- 직장 양성 림프소포성 용종은 점막하 종양과 유사한 융기를 형성하므로, 직장에서 흔히 발생하는 점막하 종양과의 감별이 필요하다. 감별을 위해 융기 표면의 혈관망, 단발성 또는 다발성 여부, 공기 주입 시 신전성 등의 소견이 참고될 수 있다.

직장 MALT 림프종

- 표면이 평활한 SMT 양상 융기 형태를 나타내며 표층에 확장 혈관이 동반되어 내시경 소견만으로는 직장 양성 여포성 용종과 감별이 어려운 경우가 많다. 직장 MALT 림프종은 다발성으로 나타나는 경우가 많지만, 단발성이면 생검 병리조직학적 진단만으로 확진이 어려워 내시경적 또는 외과적 완전 절제가 필요할 수 있다[2].

직장 신경내분비종양(NET)

- 점막층에서 기원한 종양이지만 선관 심층에서 발생하여 점막근판을 넘어 점막하층을 중심으로 발육함으로써 SMT 양상 융기를 나타낸다. 호발 부위는 직장이며 색조는 황색을 띨 때가 많고, 정상부에 함몰이 동반될 수 있다(그림 4). 공기 주입에 따른 형태 변화가 적은 점도 감별의 주요 포인트가 된다.

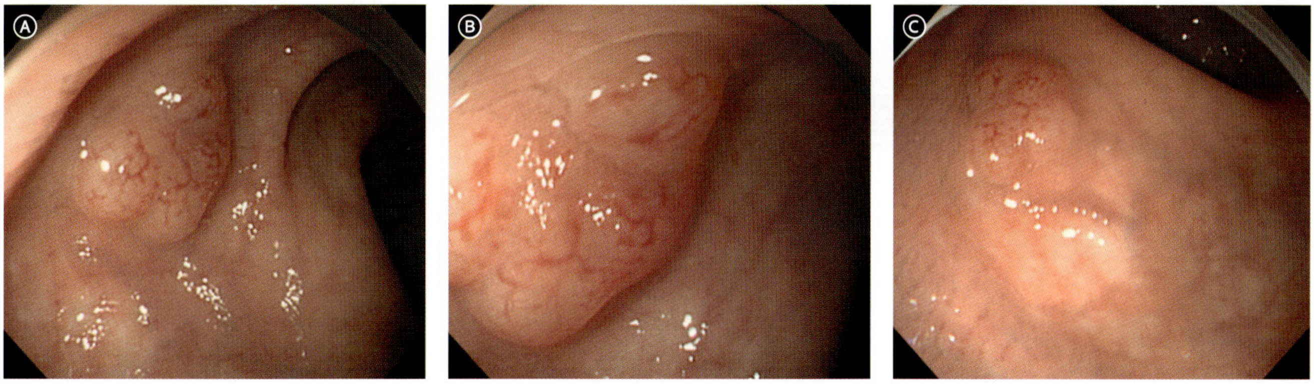

그림 1 백색광 관찰 소견

A) 하부 직장 좌측 벽 측면에 10 mm 크기의 SMT 양상 융기가 관찰된다. **B**) 근접 관찰에서는 표면에 차축 모양의 혈관 확장이 관찰된다. **C**) 공기 주입에 의해 병변의 형태 변화가 관찰된다.

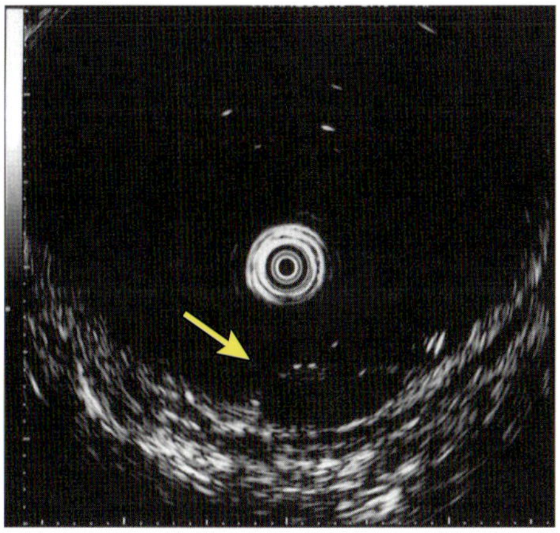

그림 2 초음파내시경 소견

제2~3층에 국한된 경계가 명확한 저에코상이 관찰된다(⇨).

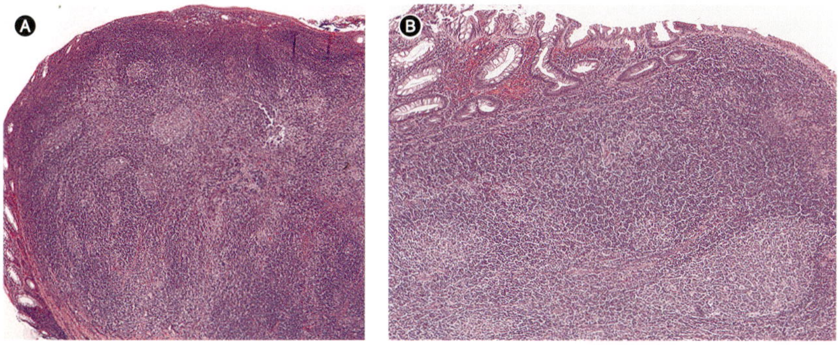

그림 3 병리조직학적 소견

A) 림프소포 과형성이 관찰된다(40배 확대). **B**) 점막의 위축 · 비박화(thinning)가 확인된다(100배 확대).

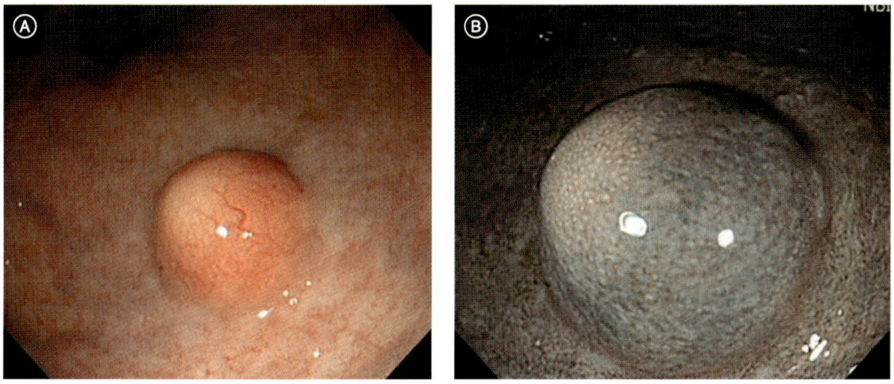

그림 4 직장 NET

A) 백색광 관찰 소견.

B) NBI(Narrow Band Imaging) 소견.

문헌

1) 佐野村誠, 他: 良性リンパ濾胞性ポリープ, 直腸扁桃. 消化器内視鏡, 32:106~107, 2020

2) 原田馨太, 他: 大腸良性リンパ濾胞性ポリープ・ポリポーシス.「別冊日本臨牀 領域別症候群シリーズNo. 12消化管症候群(第3版)IV」(藤本一眞/編), pp165~168, 日本臨牀社, 2020

3) 竹谷園生, 他: 小児の直腸に発生したrectal tonsilの1例. 日本大腸肛門病学会雑誌, 64:423~426, 2011

빈 도 ★★★
난이도 ★☆☆

14 항문 용종

五十畑則之, 富樫一智

질환의 개요

- 항문 용종은 치상선에서 항문 음와 사이에 돌출된 항문 유두가 만성 자극에 의한 염증으로 인해 비대화된 것이다. 병리조직학적으로는 섬유상피성 용종(fibroepithelial polyp) 또는 섬유혈관성 용종(fibrovascular polyp)으로 분류된다.
- 암으로 진행될 위험은 없다.

특징적인 소견과 진단

- 일반적으로 색조는 백색에서 연한 분홍색을 띠며, 경도는 단단한 경우가 많다. 2~5 mm 정도로 다발하는 경우가 많으며 2 cm를 넘는 경우는 드물다.
- 병리조직학적으로는 표면이 중층편평상피로 덮인 종괴로 방추형 세포와 섬유성 간질 및 혈관으로 이루어진 병변이다. NBI, BLI 확대 관찰에서는 백색 간질 속에 혈관이 관찰되지만, JNET 분류에서 정의되는 것과 같은 surface pattern은 관찰되지 않아 종양성 병변과의 감별이 용이하다.
- 전체를 둘러싸는 내치핵이 관찰되며 비대해진 항문유두로 알려져 있는 용종이 다발성으로 나타난다(그림 1Ⓐ). BLI 관찰에서는 백색 간질 속에 혈관이 확인된다(그림 1Ⓑ).

감별진단 시 주의할 점

- 3 cm 이상 거대 용종은 **평활근육종, 항문관암, 악성 림프종**과의 감별이 필요하다. 항문용종 단독으로는 치료의 필요성이 낮지만, 크기가 증가하여 항문 밖으로 탈출하거나 출혈 및 동통을 동반하거나, 내치핵이나 치열 동반 시에, 또는 악성 종양과 감별이 필요한 경우에는 절제의 적응증이 된다.
- 치상선 이하에는 감각신경이 분포하고 있으므로 요추마취 또는 국소마취하에 경항문적으로 수술적 절제되는 경우가 많지만 국소마취하의 내시경적 절제도 고려할 수 있다.
- 비대해진 유두와 점막 탈출형 내치핵이 관찰된다(그림 2Ⓐ). BLI 확대 관찰에서 용종 부위는 무구조로 비종양성으로 진단되었으나(그림 2Ⓑ), 반복적인 항문 밖 탈출로 외과적으로 절제하였다.

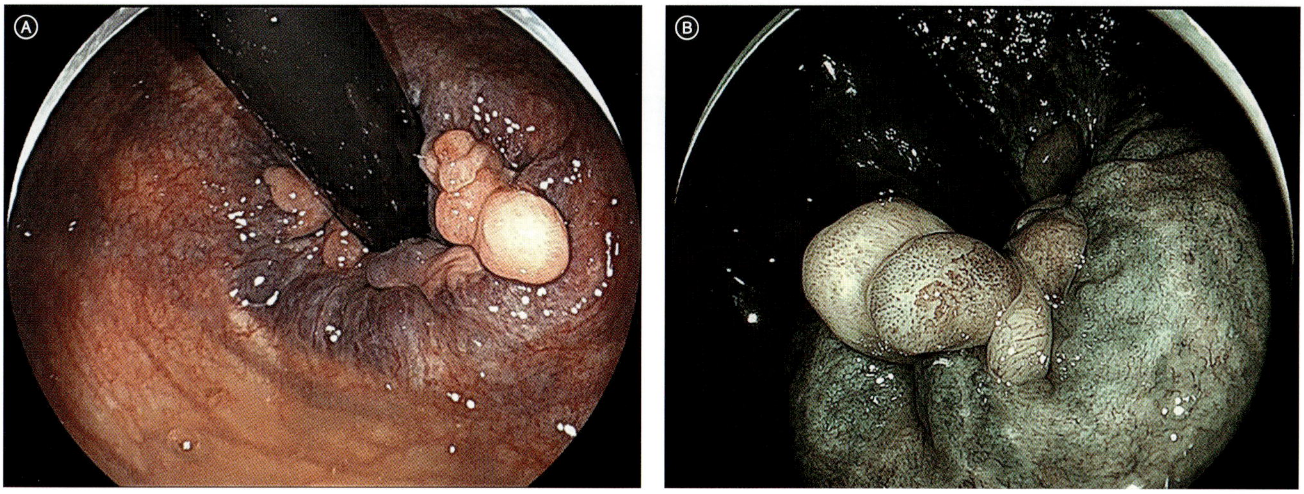

그림 1　증례 1
Ⓐ) 백색광 관찰. Ⓑ) BLI 관찰.

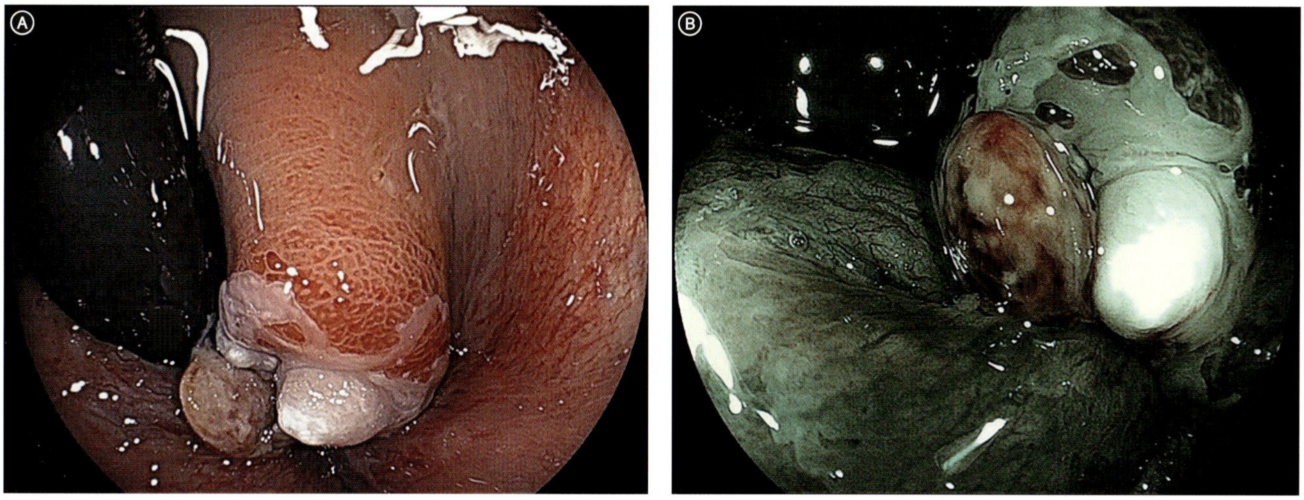

그림 2　증례 2
Ⓐ) 백색광 관찰. Ⓑ) BLI 확대 관찰.

빈 도 ★★☆
난이도 ★☆☆

15 항문 뾰족콘딜로마

有田宗史, 東　博

질환의 개요

- 항문 뾰족콘딜로마(condyloma acuminatum)는 사람유두종바이러스(human papillomavirus, HPV) 6, 11형이 원인이 되는 성병(sexually transmitted disease)으로 항문 부위 및 성기를 포함한 주변 부위에 발생한다.
- 대부분 성 활동이 활발한 연령층에서 나타나지만, 드물게 부모나 의료 종사자의 손을 통해 영유아에게 감염될 수 있으며 수직 감염 가능성도 제시된다.
- 5군 감염병으로 지정되어 있으며 지정 신고 기관(전국 약 1,000곳의 비뇨기과, 산부인과 등의 성병 감시 지정 의료기관)은 매월 보건소에 신고해야 한다.
- HPV는 소형 DNA 바이러스이며, 염기 서열에 따라 90개 이상의 유형으로 분류된다. 뾰족콘딜로마를 유발하는 6형과 11형은 저위험군으로 간주되며 약 30%가 자연 소실된다. 그러나 자궁경부암의 주요 원인인 16형, 18형 등 고위험군 감염 가능성이 있으므로 주의해야 한다.
- 치료 방법으로는 이미퀴모드(베셀나 크림) 외용 요법, 수술적 절제, CO_2 레이저 기화법, 전기메스를 이용한 소작법, 액체질소를 이용한 냉동 요법 등이 있으며 최근에는 CO_2 레이저 기화법이 주목받고 있다.
- 치료 후 재발률이 적지 않으므로, 치료 후 3개월간 경과 관찰이 필요하다.
- HIV 감염 동반 여부를 주의 깊게 살펴야 한다.
- 면역억제 상태의 환자는 뾰족콘딜로마가 거대화하거나, 치료 후 재발률이 높으며 악성화될 가능성이 높아 주의가 필요하다.

특징적인 소견과 진단

- 자각 증상은 경미하며, 항문 부위의 종괴 촉지 · 위화감 등을 통해 발견될 수 있다.
- 진단에는 내시경 검사가 불필요하며 특징적인 육안 형태를 통해 진단된다.
- 육안적 소견상, 갈색 또는 옅은 홍색을 띠는 작은 융기성 구진이 산재되어 관찰되거나(그림 1), 유두종 형태(그림 2) 또는 큰 경우에는 콜리플라워 모양(그림 3)으로 나타난다.
- 진단이 어려운 경우 생검을 통한 조직학적 검사를 시행한다.

감별진단 시 주의할 점

- 미란이나 궤양을 보이는 경우에는 **클라미디아 감염**, **임질**, **매독** 등 다른 성매개감염증과의 감별이 필요하다. 진단이 어려우면 피부과 및 항문외과 전문의에게 진료 의뢰하는 것이 권장된다.

문헌

1) Rosen T: Condylomata acuminata(anogenital warts)in adults:Epidemiology, pathogenesis, clinical features, and diagnosis. UpToDate, 2022
2) Palefsky JM: Virology of human papillomavirus infections and the link to cancer. UpToDate, 2022

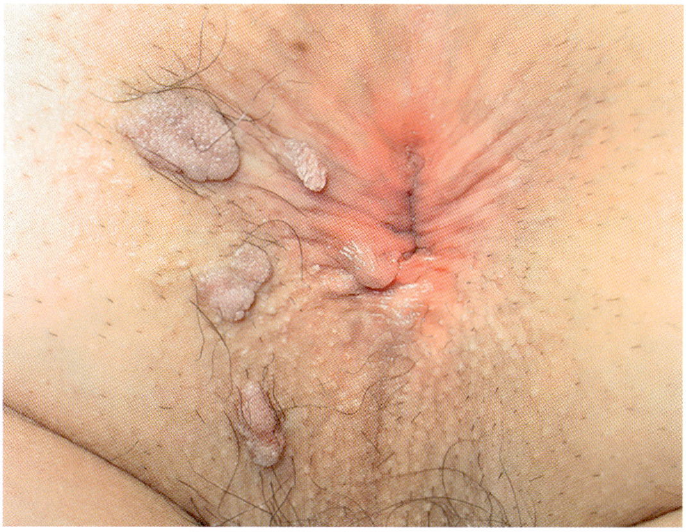

그림 1 작은 구진이 드문드문 관찰되는 첨형 콘딜로마

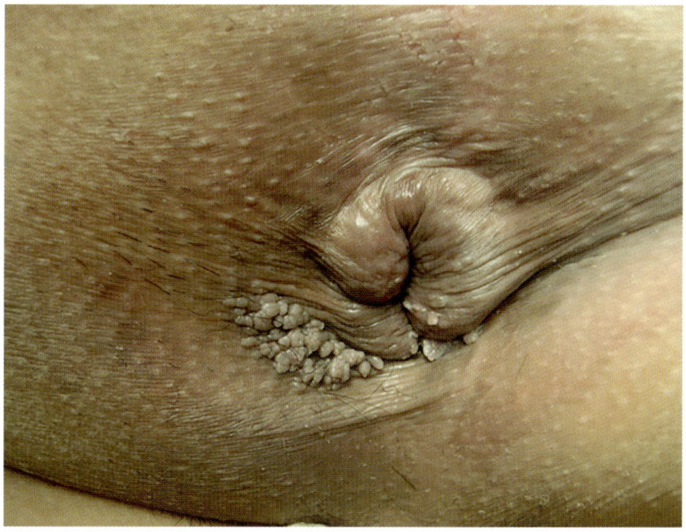

그림 2 유두상을 보이는 첨형 콘딜로마

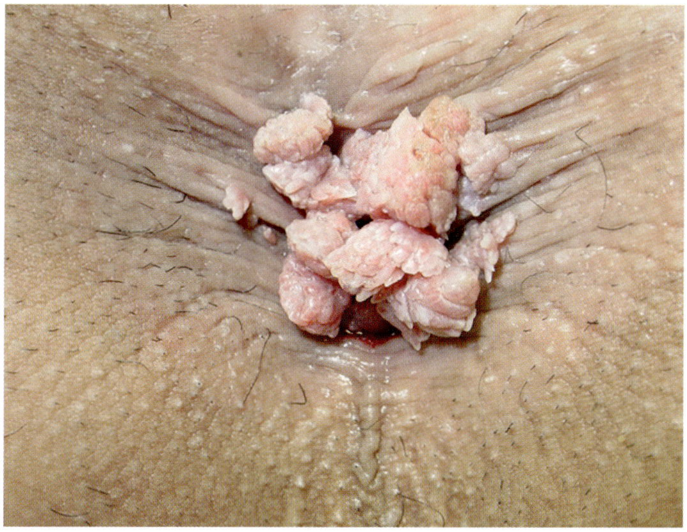

그림 3 콜리플라워 모양의 첨형 콘딜로마

3) 国立感染症研究所: 尖圭コンジローマとは.
https://www.niid.go.jp/niid/ja/kansennohanashi/428~condyloma~intro.html

빈 도 ★★☆
난이도 ★★☆

16 충수 점액낭종

五十畑則之, 冨樫一智

질환의 개요

- 충수 점액낭종은 충수 내강에 점액이 저류되어 낭종 형태로 확장된 상태로 충수 점액 신생물(appendiceal mucinous neoplasm, AMN)이라고도 불린다.
- AMN은 2013년『대장암 취급 규약 제8판』에서 WHO 분류에 따라 명확한 이형성을 동반한 점액암(mucinous adenocarcinoma, MACA)과 이형성을 동반하지 않은 저이형도 충수 점액 신생물(low-grade appendiceal mucinous neoplasm, LAMN)으로 분류된다.
- LAMN은 복막 가성점액종의 원인이 되어 임상적으로 악성 경과를 보일 수 있다.

특징적인 소견과 진단

- 내시경 소견에서는 충수 개구부가 점막하 종양처럼 융기된 소견이나 충수 개구부에서 점액이 배출되는 경우 이 질환을 의심할 수 있다. 진단에는 CT 검사가 유효하며 충수 확장을 동반하고 내부가 저흡수성 내용물로 충만된 소견이 특징적이다.
- 복통의 정밀 검사를 위해 시행한 단순 CT 검사에서 충수의 낭종성 확장이 관찰된다(그림 1Ⓐ➩). 대장내시경 검사에서 충수 개구부가 점막하 종양 양상 융기로 관찰된다(그림 1Ⓑ).

감별진단 시 주의할 점

- 급성 충수염 또는 장폐색과 같은 급성 복증을 동반하여 발현될 수 있으며, 응급 또는 준응급으로 수술이 시행되어 진단에 이르는 경우가 약 절반을 차지한다. 급성 충수염의 경우 농양 형성으로 진단되는 경우가 많아 수술 전에 본 질환을 감별하는 것은 어렵다.
- 다른 질환의 경과 관찰이나 복통 외 다른 증상에 대한 정밀 검사 중 CT에서 우연히 진단되는 경우도 많다. 응급 수술이 필요한 환자에서는 수술 전 대장내시경 검사가 시행되는 경우는 드물지만, 준응급 수술이나 무증상인 경우에는 내시경 검사가 본 질환의 진단에 도움이 된다.
- 치료는 수술적 절제가 원칙이지만, 양성 및 악성 감별은 CT 검사나 내시경 검사만으로는 어렵다. 우선 충수 절제술이나 맹장 절제술 시행 후 병리 진단에서 악성 확인 시 추가 절제를 고려하는 경우가 많다.
- 복통의 정밀 검사를 위해 시행한 조영 CT 검사에서 충수가 낭종상으로 확장되며 상행결장에 중첩되어 있다(그림 2Ⓐ). 대장내시경 검사에서는 발적된 점막하 종양이 상행결장에 중첩되어 관찰된다(그림 2Ⓑ). 복강경하 회맹부 절제술을 시행하였다(그림 2Ⓒ). 충수 내강에는 젤리 형태 점액이 가득 차 있다(그림 2Ⓓ). 병리조직 검사 결과, 풍부한 점액을 함유하고 이형성이 경미한 단층의 원주 상피 세포가 유두 형태로 증식하는 소견을 보여, LAMN으로 진단되었다(그림 2Ⓔ).

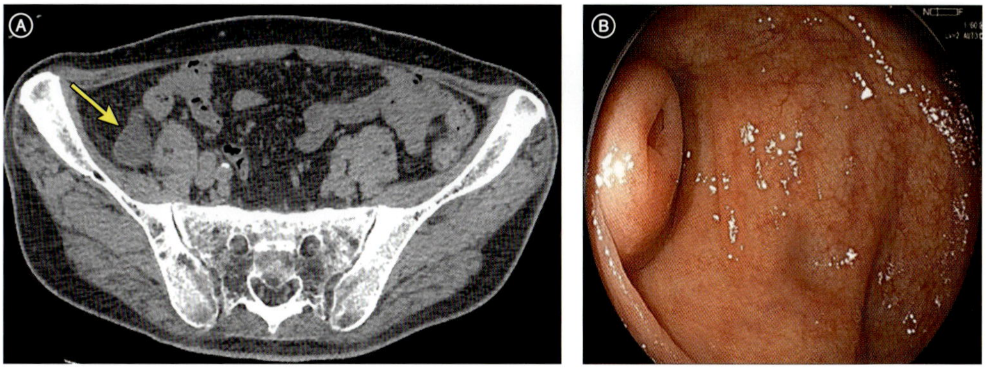

그림 1　증례 1
Ⓐ) 복부 단순 CT 검사. Ⓑ) 대장내시경 검사.

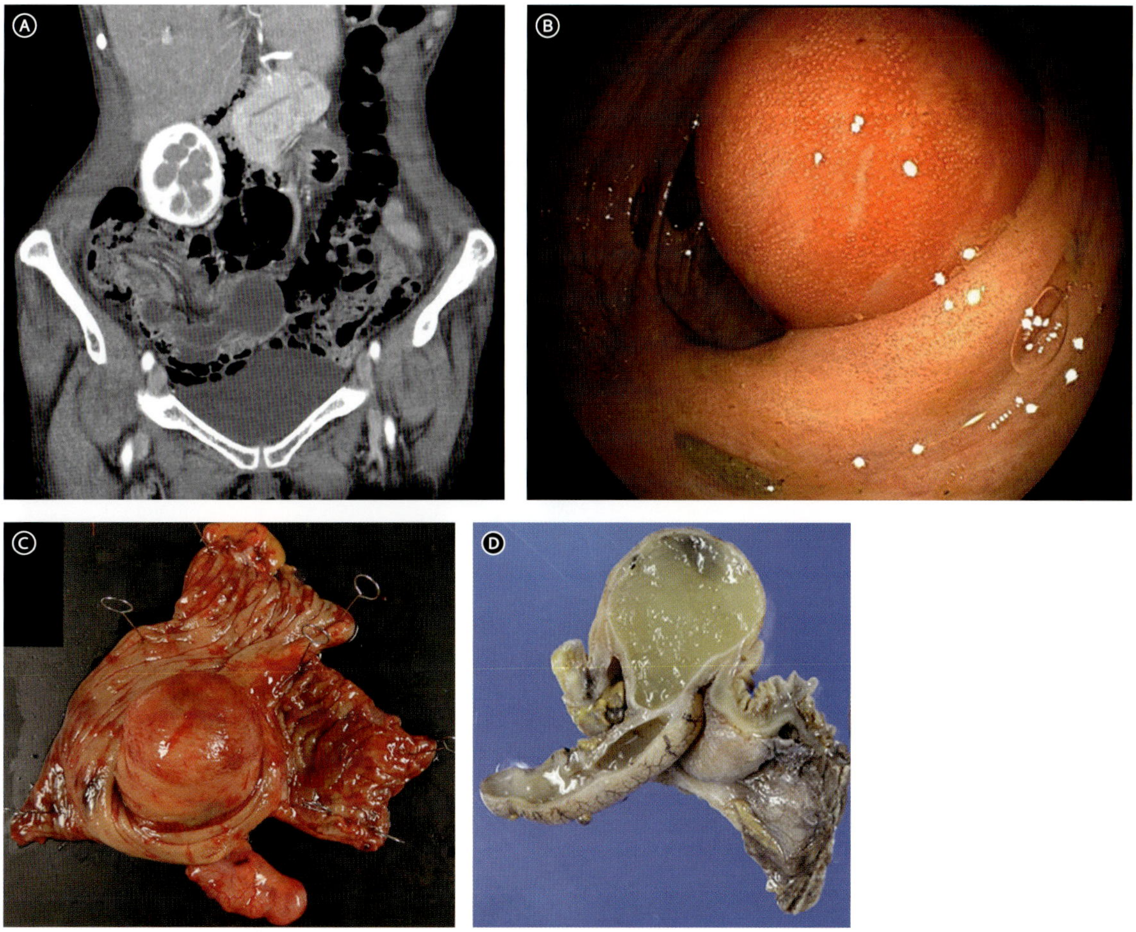

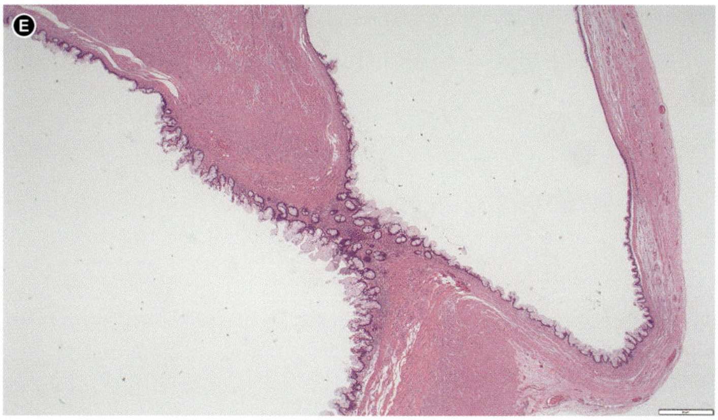

그림 2　증례 2
Ⓐ) 복부 조영 CT 검사
Ⓑ) 대장내시경 검사
Ⓒ) 수술 표본
Ⓓ) 수술 표본(단면)
Ⓔ) 병리 진단 소견(40배)

빈도 ★☆☆
난이도 ★★☆

1 선종

山村健史, 中村正直

질환의 개요

- 소장 선종에는 고립성 병변과 가족성 선종성 용종증(familial adenomatous polyposis, FAP)과 동반되어 다발성으로 나타나는 병변이 있다.
- 소장 선종에서도 adenoma-carcinoma sequence가 관련된다는 보고가 있으나, FAP에서 소장암 동반 빈도는 낮다.
- 고립성 선종은 장중첩이나 장폐색 등으로 인한 소화관 폐색 증상이나 하혈과 혈변 그리고 빈혈 등의 소화관 출혈을 유발하여 발견될 수 있다. 현재는 소장내시경이나 캡슐 내시경이 보급되면서, 우연히 평탄형 병변이나 작은 병변으로 진단되는 경우가 증가하고 있다.
- FAP에서는 주로 공장 부위에 5 mm 이하의 퇴색된 작은 평탄 융기성 병변이 다발하는 양상을 보인다. 캡슐 내시경 검사 결과, 근위 공장에서는 76%의 높은 빈도로 병변이 관찰된 반면, 원위 공장 및 회장에서는 3%의 낮은 빈도로 병변이 확인되었다는 보고가 있다[1]. 그러나 소장 병변의 발암 빈도는 명확히 알려져 있지 않으며 정기적인 영상 검사 또는 소장내시경 검사는 현재 권고되지 않는다[2]. 십이지장에 선종성 병변이 다발하는 경우, 공장에도 병변이 존재할 가능성이 높다.

특징적인 소견과 진단

- 고립성 소장 선종은 폐색 증상이나 소화관 출혈을 유발하여 발견되는 경우가 많으며, 주로 10 mm 이상의 큰 병변이나 융기형 병변이 많다. 표면은 과립 모양이며 발적을 동반하는 경우가 많다(그림 1Ⓐ, Ⓑ).
- FAP에서는 탈색을 띠는 5 mm 이하 평탄 융기 병변이 다발성으로 나타나는 경우가 많다. 인디고카르민을 도포하면 더욱 명확하게 보인다(그림 2Ⓐ, Ⓑ). 병변이 커지면 측방 발육형 종양 형태를 나타내는 경우도 있다(그림 2Ⓒ). 또한, 큰 병변은 발적이나 함몰이 동반될 수 있으며(그림 2Ⓓ, Ⓔ), 이러한 경우 암의 동반 가능성을 고려해야 한다.

감별진단 시 주의할 점

- 큰 융기형 병변의 확인은 용이하지만, 작은 평탄 융기 병변은 색소를 도포하지 않으면 진단이 어려울 수 있다.
- 상피성 종양이며 주위 점막과의 경계는 명확하다. 또한, 표면 구조는 과립 모양이면서 발적을 동반하는 경우가 많으나 병변이 커지면 분엽형으로 변하여 과오종과의 감별이 어려워진다. **과오종**과의 감별은 내시경 소견만으로는 어려울 수 있다. 선종의 경우 병변이 커지면 융기형의 빈도가 많아지지만, 과오종에서는 유경성 병변이 많아지는 경향이 있다.
- 최종 진단은 생검 또는 용종 절제 후 병리조직 검사를 통해 내린다(그림 1Ⓒ, Ⓓ).

문헌

1) Schulmann K, et al: Feasibility and diagnostic utility of video capsule endoscopy for the detection of small bowel polyps in patients with hereditary polyposis syndromes. Am J Gastroenterol, 100:27~37, 2005
2) 「遺伝性大腸癌診療ガイドライン2020年版」(大腸癌研究会/編), 大腸癌研究会, 2020
https://www.jsccr.jp/guideline/data/guideline2020_public_comment.pdf

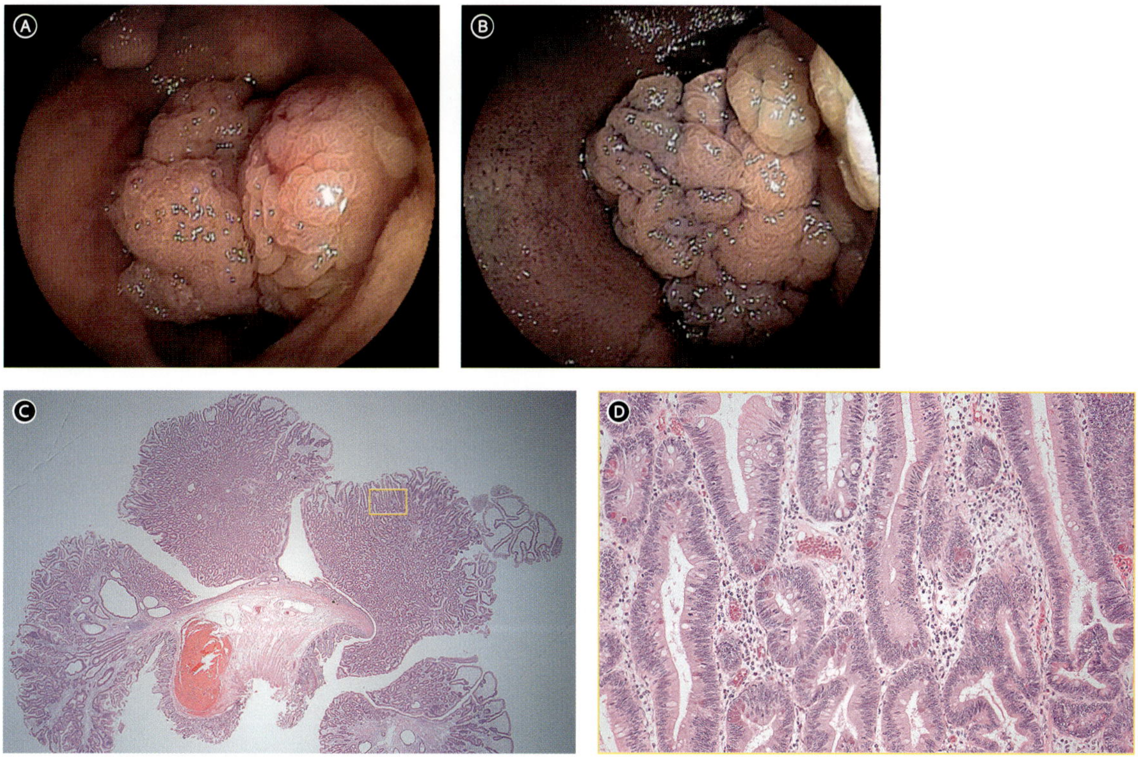

그림 1　고립성 소장 선종의 내시경 소견

Ⓐ) 백색광 관찰. 장중첩증의 정밀 진단을 위해 소장내시경을 시행하였다. 상부 공장에서 반주성, 장경 25 mm의 융기형 병변이 관찰된다. Ⓑ) 인디고카르민 도포. Ⓒ) 병리조직 소견(HE 염색). Ⓓ) 병리조직 소견(Ⓒ 노란색 테두리 부분 확대). 병리조직에서는 선관 상피에 중등도 이형성을 동반한 관상 선종으로 진단되었다.

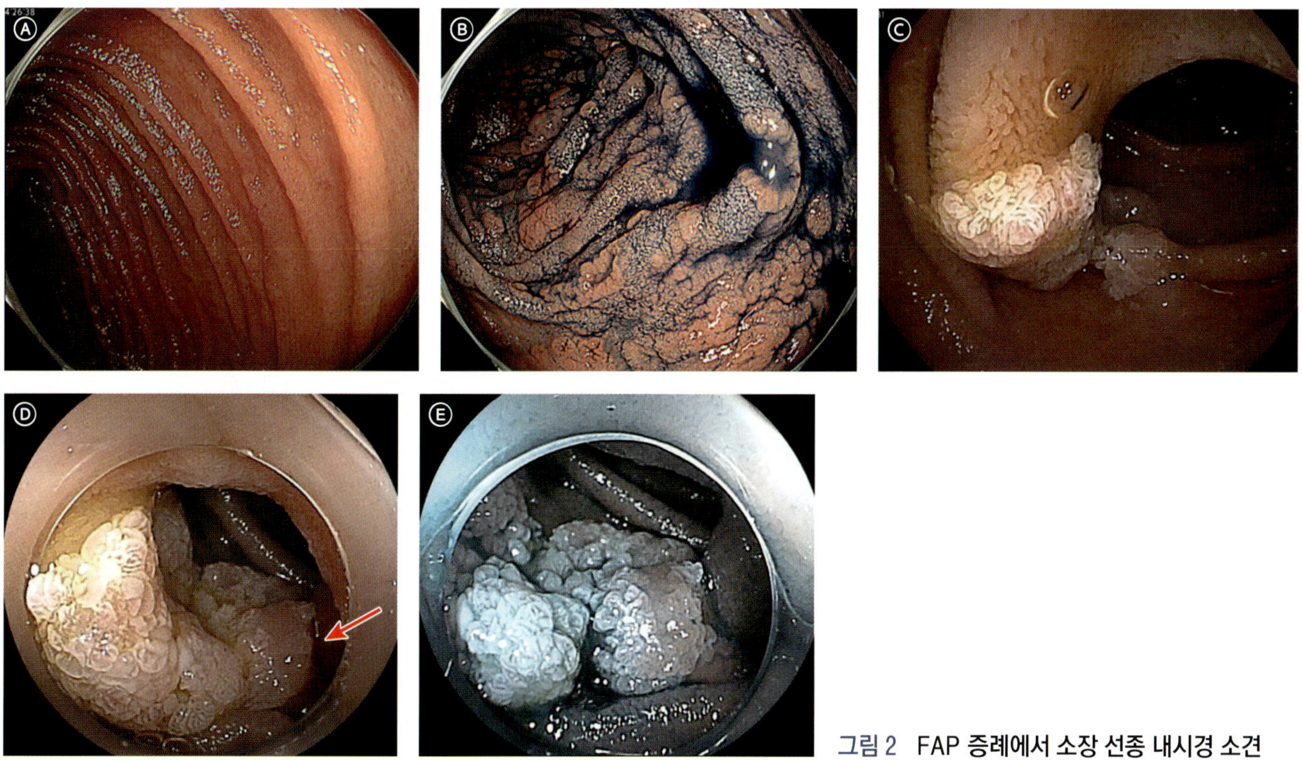

그림 2　FAP 증례에서 소장 선종 내시경 소견

Ⓐ) 대장 전절제술 후의 회장(백색광 관찰). 일부에 점막의 요철이 확인되지만, 뚜렷한 병변을 발견하는 것은 어렵다. Ⓑ) Ⓐ와 동일 부위의 인디고카르민 도포. 작은 평탄 병변이 다발성으로 관찰된다. Ⓒ) 공장의 장축 2 cm의 평탄 병변(백색광 관찰). 상부 공장에 탈색을 띠는 1/4 둘레의 평탄 융기성 병변이 관찰된다. Ⓓ) 백색광 근접 관찰. ➡에 발적 부위가 관찰된다. Ⓔ) 인디고카르민 도포 근접상. 발적 부위는 표면 구조가 주위보다 불규칙하게 관찰된다.

빈 도 ★☆☆
난이도 ★★☆

2 과오종

山村健史, 中村正直

질환의 개요

- 과오종은 태생기 조직 성분의 양적 조합 비율 이상으로 인해 발생한다. 이는 특정 세포의 과도한 증식으로 인한 조직 형성 이상이며, 숙주 조직과 동기적으로 성장하는 비종양성 병변이다.
- 산발성 과오종성 용종은 드물지만, 이러한 산발성 병변에서는 포이츠-제거스 용종(PJP), myoepithelial hamartoma, Brunner선 과오종 등을 감별 대상으로 고려해야 한다.
- 과오종성 용종증 비유전성 용종증인 크론크하이트-캐나다(Cronkhite-Canada)증후군과 유전성 용종증인 포이츠-제거스 증후군(PJS), 연소성 용종증 증후군, Cowden병(PTEN 과오종 종양 증후군), 결절성 경화증으로 분류된다. 이들 모두 소장에 병변을 동반할 수 있다.
- 용종은 장중첩의 위험 인자로 알려져 있으며[1,2], 크기가 큰 병변에서는 악성 변화의 가능성 또한 존재한다. 소장용종의 내시경적 절제는 단기 및 장기적으로 외과적 치료의 필요성을 감소시킬 수 있는 것으로 보고되었으며, 10~15 mm를 초과하는 폴립은 절제를 고려해야 한다.

특징적인 소견과 진단

- PJP는 크기가 증가함에 따라 분엽 형태를 띠게 되며, 유경성으로 변화하는 경향이 있다.(그림 1Ⓐ). 병리조직학적 특징으로는 점막근판의 나뭇가지 모양 증식과 점막 상피의 과형성이 관찰된다(그림 1Ⓑ, Ⓒ). PJS에서는 소장과 대장에 PJP가 다발성으로 발생하며, 크기가 증가함에 따라 유경성 병변의 빈도가 높아지는 경향을 보인다(그림 1Ⓓ).
- 연소성 용종증에서는 연소성 용종(juvenile polyp)이 소화관에 다발한다. 발적을 띠며 표면은 매끄럽고, 분엽상 또는 융모상 구조를 가지며 광택이 현저하다. 크기가 증가함에 따라 아유경성 또는 유경성 병변으로 진행하는 경향을 보인다.
- Cowden병의 특징적인 소견 중 하나는 식도에서 관찰되는 백색을 띠는 융기이며(그림 2Ⓐ), 이는 병리 조직학적으로 glycogen acanthosis에 해당한다. 소장 및 대장에서는 유사한 색 또는 백색을 띠는 5 mm 이하 다발성 용종이 관찰되며(그림 2Ⓑ, Ⓒ), 이들은 병리 조직학적으로 과오종 또는 과형성성 용종으로 확인된다. 또한 피부, 구강 점막, 사지 각화증을 포함한 전신 장기에 과오종이 다발하는 양상을 보인다.
- Cronkhite-Canada 증후군에서는 거의 모든 환자에서 위 및 대장에 다발성 과오종이 관찰된다. 소장에서는 융모의 부종성 비대와 백색 변화, 그리고 작은 용종들이 산재하는 소견을 보인다.

감별진단 시 주의할 점

- PJP는 크기가 증가함에 따라 유경성 병변의 빈도가 높아지며, 표면 구조는 분엽 형태를 띠고 거대 결절 또는 뇌이랑과 유사하게 묘사된다. 하지만 선종 또한 크기가 커지면 분엽 형태를 나타내므로, 내시경적 진단만으로는 감별이 용이하지 않은 경우가 많다.

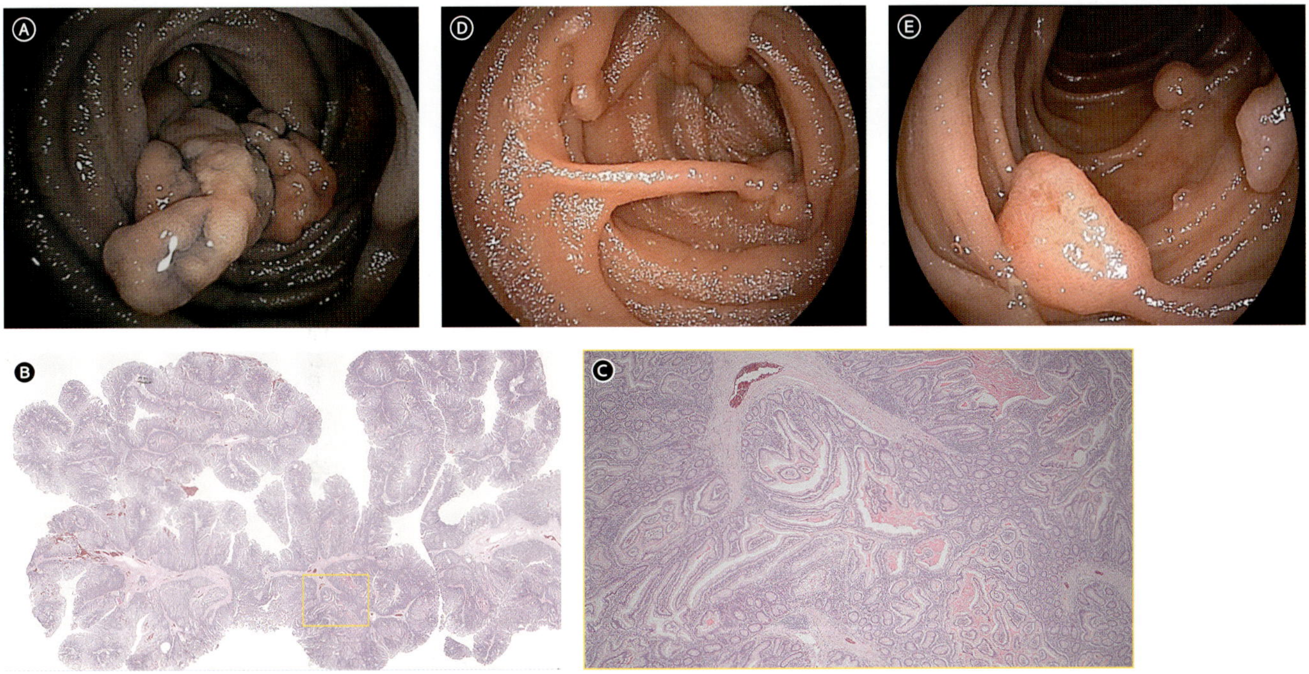

그림 1 PJP, PJS

Ⓐ) 산발성 유경성 PJP. 두부는 분엽 형태로 일부에서 발적이 관찰된다. Ⓑ) Ⓐ의 절제 표본의 저배율 소견. Ⓒ) Ⓑ의 노란색 테두리 부분의 확대 소견. 이형성이 없는 과형성 선상피로 구성되며, 점막근판이 나뭇가지 모양으로 증식한다. Ⓓ) PJS. 유경성 병변부터 평탄 병변까지 다양한 형태의 용종이 관찰된다. Ⓔ) PJS. 표면 발적이 관찰되며 두부에 결절 모양 융기를 나타내는 유경성 용종.

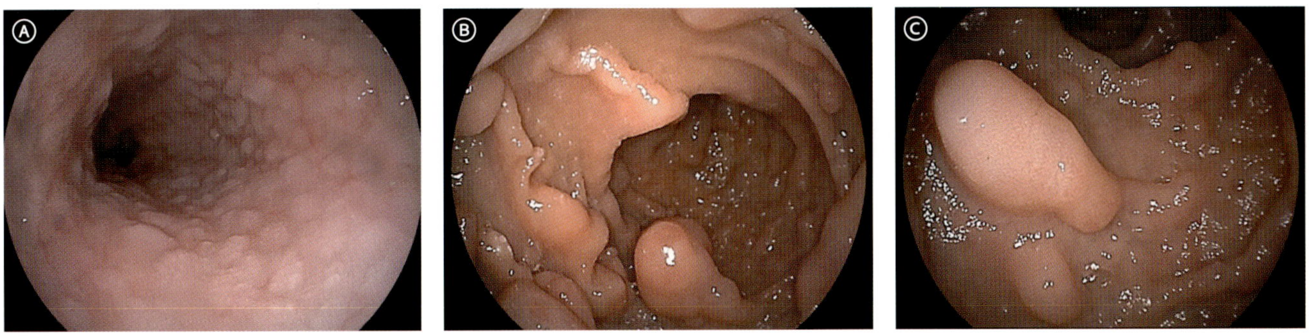

그림 2 Cowden병

Ⓐ) 식도에 다발하는 백색 융기가 관찰된다. Ⓑ) 표면이 평활한 융기형 용종과 작은 용종이 드문드문 관찰된다. Ⓒ) 융기형 용종.

- 과오종은 용종증의 종류에 따라 내시경적 특징이 다양하게 나타날 수 있다. 용종 생검 또는 내시경 절제를 통한 병리 조직 검사를 통해 과오종으로 진단할 수 있다. 과오종성 용종증의 진단은 소화관 검사뿐만 아니라 **동반 병변으로서 소화관 외 증상(피부, 구강, 기타 장기 병변) 및 가족력과 같은 유전 양상을 종합적으로 고려하여 각 진단 기준에 따라 이루어진다.**

문헌

1) Ohmiya N, et al: Management of small~bowel polyps in Peutz~Jeghers syndrome by using enteroclysis, double~balloon enteroscopy, and videocapsule endoscopy. Gastrointest Endosc, 72:1209~1216, 2010

2) Sakamoto H, et al: Nonsurgical management of small~bowel polyps in Peutz~Jeghers syndrome with extensive polypectomy by using double~balloon endoscopy. Gastrointest Endosc, 74:328~333, 2011

빈 도 ★★☆
난이도 ★☆☆

3 지방종

山村健史, 中村正直

질환의 개요

- 지방종은 회장 특히 하부 회장에서 호발하지만 공장에서도 관찰된다.
- 다른 소장종양과 마찬가지로 커지면 장중첩증이나 장폐색의 원인이 되거나 표면에 궤양이 생겨 소화관 출혈이나 빈혈의 원인이 될 수 있다. 작은 크기 병변은 무증상이다.
- 무증상이면 경과 관찰을 하지만, 증상이 있으면 내시경적 절제나 외과 수술이 필요하다.

특징적인 소견과 진단

- 내시경에서는 SMT 형태를 띠며 색조는 담황색을 나타내는 것이 특징적이다(그림 1Ⓐ). 그러나 주위 점막과 동일한 색조를 보일 때도 있다. 겸자로 압박하면 부드럽게 눌리며(cushion sign, 그림 1Ⓑ) 생검을 하면 내부에서 지방 조직이 노출된다(naked fat sign).
- 초음파내시경에서는 제3층을 주된 위치로 하는 균일한 고에코 종괴로 나타나며(그림 1Ⓒ), CT에서는 fat density를 보이는 종괴로 나타난다.
- 장중첩증 등을 일으켜 종양 표면에 물리적 자극이 가해지면서 표면에 미란이나 궤양이 형성될 수 있다.
- EMR로 병변 전체를 절제함으로써 병리조직학적으로 확진을 내리는 것이 가능하다(그림 1Ⓔ, Ⓕ, Ⓖ).

감별진단 시 주의할 점

- 점막하 종양 전반이 감별 대상에 포함되지만 특징적인 색조나 경도 등의 내시경 소견, 초음파내시경이나 CT 영상을 통해 비교적 정확한 감별진단이 가능하다. **림프관종**은 지방 성분이 풍부하므로 지방종과 유사한 특징이 있지만 색조가 회백색이라는 점이 특징이며 점막 내 확장된 림프관이 과립 모양의 황백색 반점으로 표면에 나타난다는 점에서 차이가 있다. 또한, 초음파내시경에서는 점막 내에서 점막하층까지 확장된 림프관을 나타내는 무에코 영역이 관찰된다.
- 출혈이 동반된 경우, 지방종 표면에 궤양이 형성되었을 가능성이 높다. 큰 병변은 전체를 관찰하는 것이 쉽지 않으므로 겸자 등으로 압박하면서 병변 전체를 주의 깊게 관찰해야 한다(그림 2).

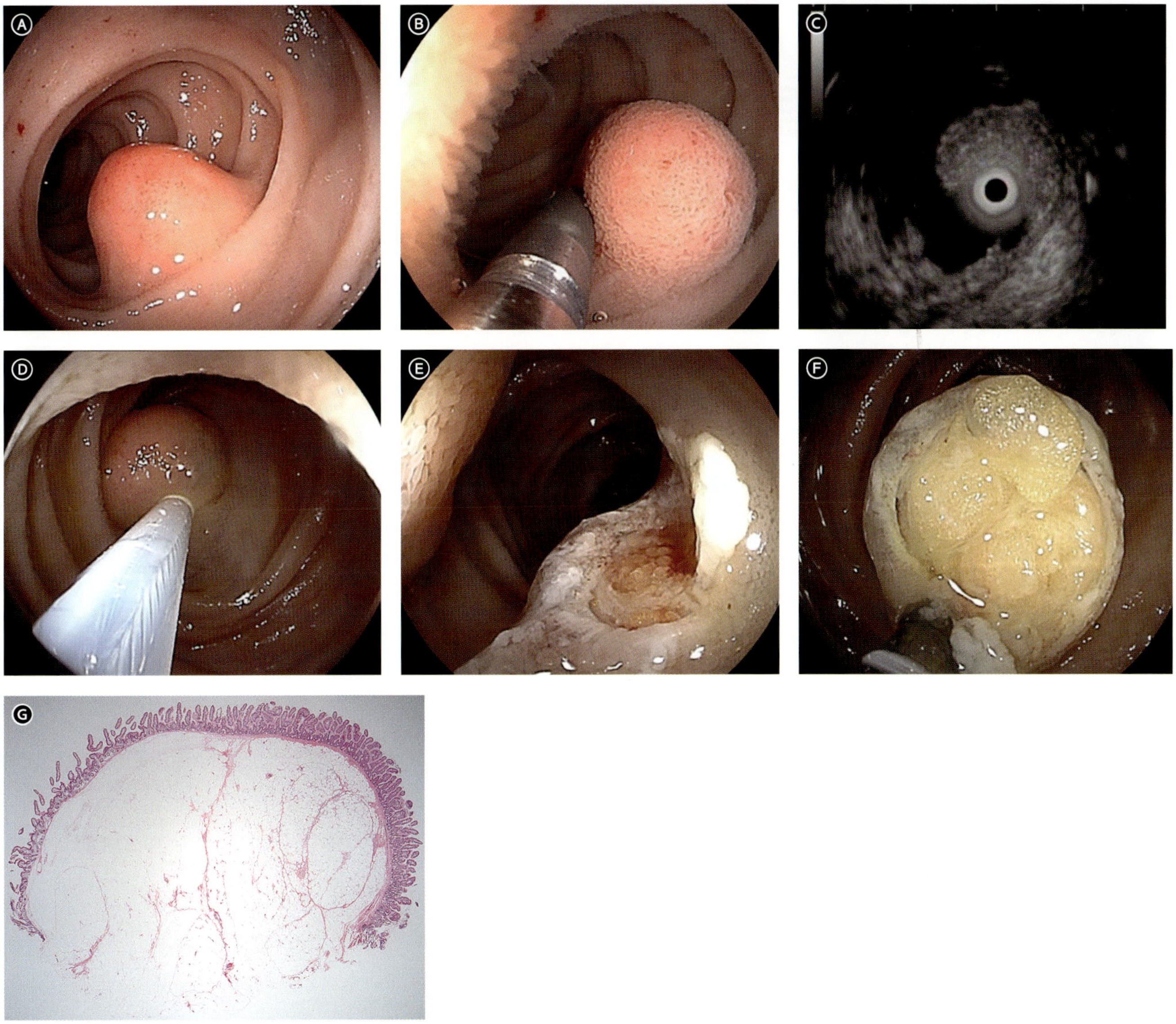

그림 1 회장 지방종

Ⓐ) 담황색의 정상 점막에 덮인 점막하 종양. Ⓑ) 겸자로 압박하면 탄성이 있으며 부드럽다. Ⓒ) 세경 프로브를 이용한 초음파내시경 영상(15 MHz). 제3층을 주된 발생 부위로 하는 균일한 등~고에코 종괴로 나타난다. Ⓓ) EMR로 절제. Ⓔ) 절제 후 궤양. 지방 조직의 노출이 관찰된다. Ⓕ) 절제 표본. 내부는 지방 조직으로 가득 차 있다. Ⓖ) 병리조직 소견. 병리조직에서는 점막하층에 풍부한 지방 조직이 관찰되어 지방종으로 진단되었다.

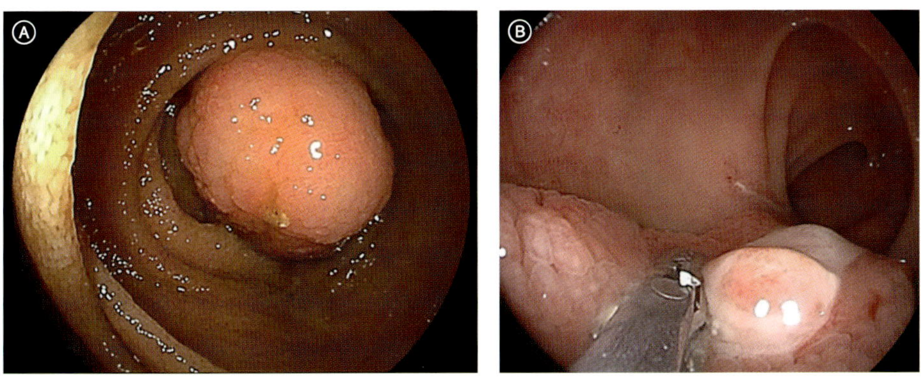

그림 2 소화관 출혈을 계기로 관찰된 회장 지방종

Ⓐ) 표면이 발적을 띠며 정상 점막에 덮인 점막하 종양. Ⓑ) 겸자 압박을 통한 전체 관찰. 표면에 궤양 형성이 확인되었으며, 이는 출혈 원인으로 판단된다.

빈 도 ★★☆
난이도 ★☆☆

4 림프관종

川野誠司

질환의 개요[1]

- 림프관이 주머니 모양으로 팽창하여 낭종 양상이 된 것으로 낭종 내부의 내용물은 림프액으로 추정된다.
- 림프관 형성이상으로 인해 발생하며 생물학적으로는 종양적 특성이 부족하다고 인식되면서, 최근에는 "림프관 기형"으로 명명되는 추세이다.
- 병리학적으로 단순형, 해면형, 낭종형의 세 가지 유형으로 분류되며, 소장에서는 해면형 림프관종이 가장 높은 발생 빈도를 보이는 것으로 알려져 있다.
- 공장과 회장에서는 국소성 림프관종이 관찰되지 않는 것으로 알려져 있으며, 캡슐 내시경이나 풍선 보조 소장 내시경 시행 시 우연히 발견되는 경우가 많다.

특징적인 소견과 진단

- 쿠션 징후 양성을 보이는 부드러운 점막하 종양(SMT)으로 인식되는 경우가 많으며 겸자로 압박하면 쉽게 변형된다.
- 육안 형태는 반구 모양, 낭종 모양 또는 Yamada III형과 유사한 형태를 보이는 경우가 많지만(그림 Ⓐ), 무경성의 편평 융기를 나타내는 경우도 있다(그림 Ⓑ).
- 표면의 성상은 황백색의 미세 과립 모양을 보이는 것이 특징적이며, 병리학적으로 점막 고유층 내 림프관확장을 반영하는 소견으로 추정된다(그림 Ⓒ).

감별진단 시 주의할 점

- **림프관 확장증, 소포성 림프종** 등이 감별에 포함된다. 림프관 확장증은 미세하게 산재하는 백색 점이 관강 전체에 미만성으로 퍼지지만 SMT 양상 융기는 동반되지 않는다(그림 Ⓓ). 소포성 림프종은 백색 작은 과립 모양 융기가 군집 또는 드문드문 관찰된다. 이들 모두 형태학적으로 비교적 용이하게 감별진단할 수 있다(그림 Ⓔ).
- 미세 과립 모양 부위를 NBI 확대 관찰하면 림프관종은 융모 내에 white opaque substance(WOS)나 확장된 모세혈관이 관찰되며 감별진단에 유용한 소견이다[2](그림 Ⓕ).

문헌

1) 中村 元, 勝木伸一: リンパ管腫. 日本臨牀, 80:151~154, 2022
2) Sakamoto H, et al: Nonsurgical management of small~bowel polyps in Peutz~Jeghers syndrome with extensive polypectomy by using double~balloon endoscopy. Gastrointest Endosc, 74:328~333, 2011

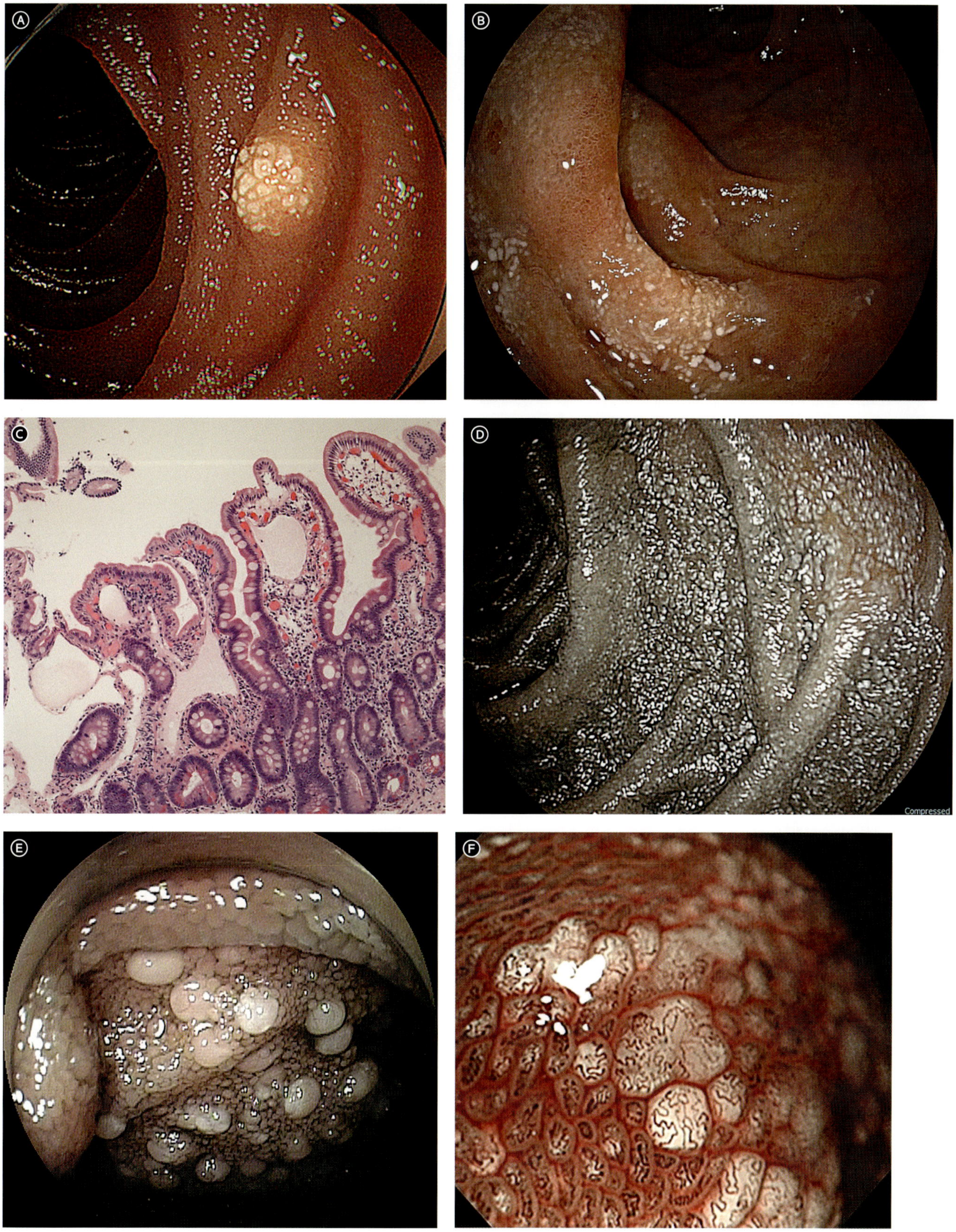

그림 림프관종의 내시경 영상

Ⓐ,Ⓑ) 황백색으로 표면에 소결절이 군집되어 있는 부드러운 SMT 양상 융기로 관찰된다. Ⓒ) 병리조직에서는 점막하층에 확장된 림프관이 다수 관찰된다. Ⓓ) 림프관 확장증. 미세한 백색 점들이 관강 전체에 산재성으로 광범위하게 관찰된다. Ⓔ) 소포성 림프종. 백색 과립 모양 융기의 군집이 관찰된다. Ⓕ) 림프관종의 NBI 확대 영상. 융모 내에 WOS와 확장된 모세혈관이 관찰된다.

5 혈관종

빈 도 ★☆☆
난이도 ★★☆

川野誠司

질환의 개요

- 혈관내피세포를 포함하는 확장된 혈관의 증식으로 인해 발생하는 양성 종양 유사 병변을 지칭하나, 혈관 기형으로 분류되는 양성 병변에 대해서도 관례적으로 사용되어 왔다.
- 모세혈관종(capillary hemangioma)과 해면상 혈관종(cavernous hemangioma) 그리고 이 둘의 혼합형으로 분류되며 소장에서는 해면상 혈관종 발생 빈도가 가장 높은 것으로 알려져 있다[1].
- 드문 질환이며 주요 증상은 빈혈 및 혈변이다. 대부분 소아기부터 발병하는 것으로 추정되나, 보고된 사례 대부분은 성인 환자이다[2].

특징적인 소견과 진단

- 해면상 혈관종은 창백색에서 암적색에 이르기까지 다양한 색조를 보이며 무경성에서 아유경성의 비교적 부드러운 원형에 가까운 모양의 융기성 병변을 보인다(**그림 Ⓐ**).
- 작은 병변은 정상 점막에 덮여 있어 편평하지만(**그림 Ⓑ**) 크기가 큰 병변은 점막하 종양(SMT) 양상 융기를 동반하며(**그림 Ⓒ**), 점차 점막이 얇아지고 정점 부위가 노출되면서 강한 발적을 보인다(**그림 Ⓓ**).

감별진단 시 주의할 점

- **동정맥 기형**(AVM)은 정상 점막에 덮인 SMT 형태를 나타내며, 주위에 확장된 혈관의 구불구불한 형태가 관찰된다(**그림 Ⓔ**).
- **화농성 육아종**(pyogenic granuloma)은 발적을 띠는 아유경성 융기로 전체가 백태로 덮이는 경우도 있다(**그림 Ⓕ**).

문헌

1) 井野裕治, 他: 海綿状血管腫. 消化器内視鏡, 25:1020-1021, 2013
2) 藤森俊二, 他: 小腸血管腫. 日本臨牀, 80:300-304, 2022

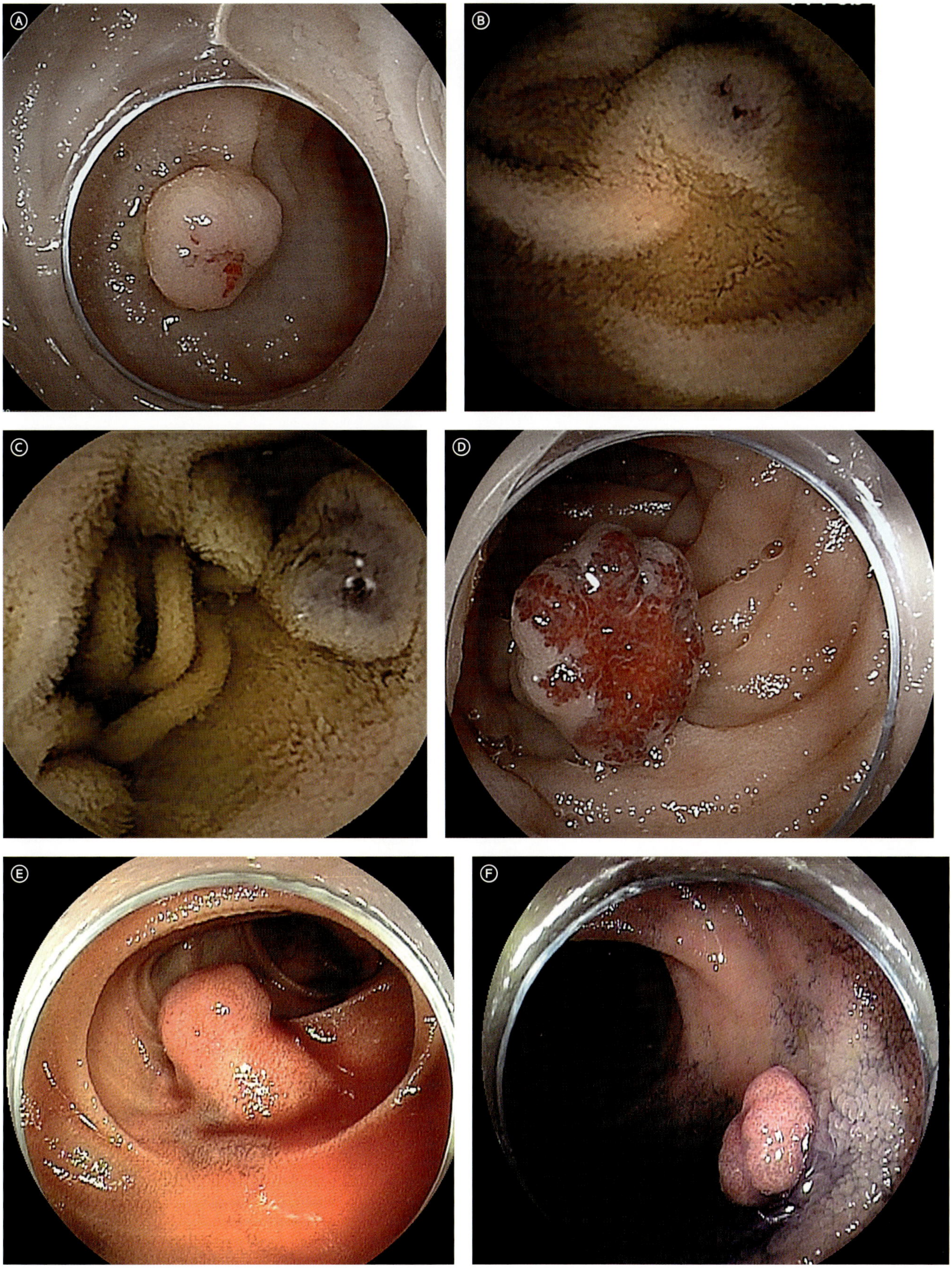

그림 혈관종

A) 아유경성의 비교적 부드러운 원형에 가까운 모양의 융기성 병변이 관찰된다. **B**) 크기가 작으면 정상 상피에 덮여 비교적 편평하다(캡슐 내시경). **C**) 크기가 커지면 SMT 양상 융기를 동반한다(캡슐 내시경). **D**) 점막은 얇아지고 표면이 강한 발적을 띤다. **F**) 동정맥 기형(AVM). 점막하 종양 양상 융기 주위에 확장된 혈관의 굴곡진 주행이 관찰된다. **E**) 화농성 육아종(pyogenic granuloma). 아유경성 융기성 병변으로 전체가 발적을 띤다.

빈 도 ★☆☆
난이도 ★★☆

6 화농성 육아종

福本 晃

질환의 개요

- 화농성 육아종(pyogenic granuloma)은 피부나 점막에 발생하는 종괴성 병변으로 병리조직학적으로는 모세혈관종의 유사한 소견을 보인다[1].
- 후천적으로 발생한 혈관종에 이차적으로 염증이 동반된 것으로 추정되며 반드시 감염 또는 화농에 의해 유발되는 것은 아니다.
- 소장에서 발생할 경우 소화관 출혈 및 빈혈을 유발할 수 있다.

특징적인 소견과 진단

- 발적을 띠는 융기성 병변으로 관찰된다(그림 1, 2).
- 표면에 미란이나 궤양이 동반되는 경우가 많고 그에 따라 표면이 염증성 삼출물에 의한 백태로 덮일 때가 많다(그림 2).
- 병리조직학적 소견으로는 혈관 내피세포 증식과 확장된 모세혈관의 분엽 형태 증식, 부종성 간질이 특징적이다(그림 4~6)[2].

감별진단 시 주의할 점

- 발적성 융기성 병변 또는 궤양이나 미란을 동반하는 비상피성 융기성 병변이 감별에 포함된다. 전자에는 **과오종 · 동정맥 기형 · 혈관종**이 있고, 후자에는 **염증성 섬유양 용종(IFP)**, **위장관기질종양(GIST)**, **신경내분비종양(NET)** 등이 포함된다.
- 내시경 절제가 점점 증가하고 있지만 불완전 절제 시 재발 위험이 높아지므로 주의해야 한다[3].

문헌

1) 内山 正, 他: 当科で過去20年間に経験したpyogenic granulomaの臨床統計的観察. 日本口腔外科学会雑誌, 34:603~608, 1988
2) 赤池源介, 他: 骨・軟部の血管性腫瘍の画像所見とその分類. 臨床画像, 30:730-738, 2014
3) 鎌田はるか, 他: S状結腸に発生したPyogenic granulomaの1例. Progress of Digestive Endoscopy, 96:142~144, 2020

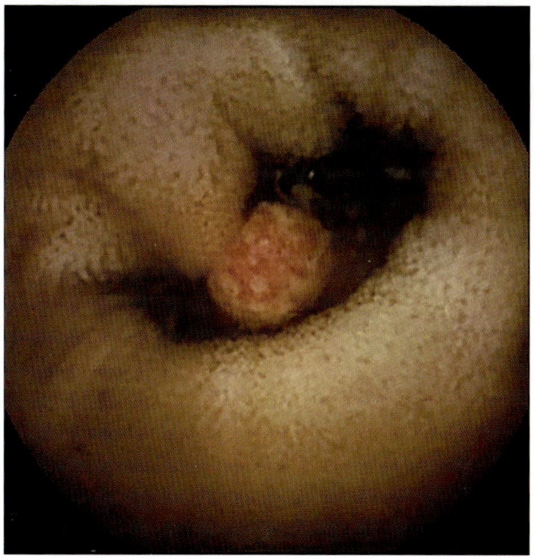

그림 1 소장 캡슐 내시경 검사
발적을 띠는 융기성 병변.

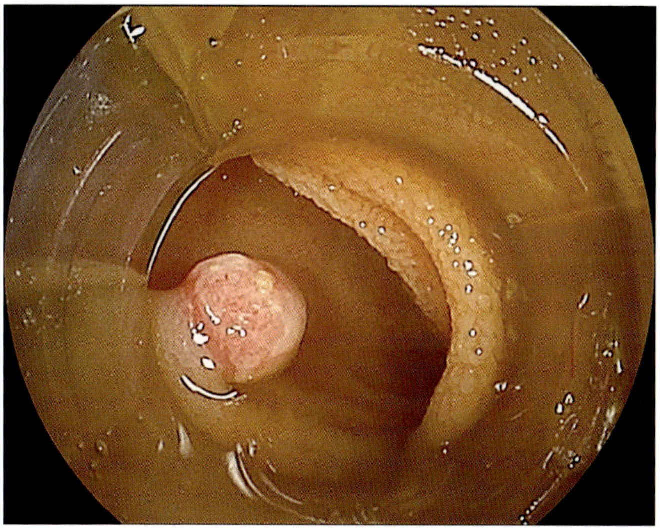

그림 2 이중풍선 소장내시경 검사(경항문)
표면에 미란과 삼출물의 부착이 관찰된다.

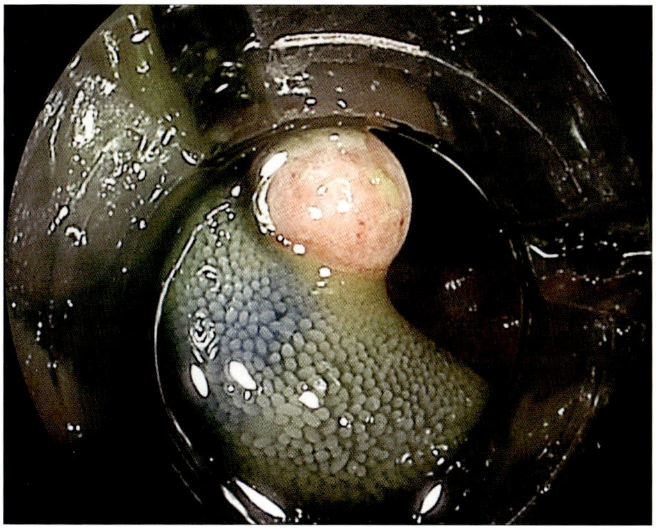

그림 3 내시경 절제
점막하 국소 주입으로 양호하게 병변이 융기된다.

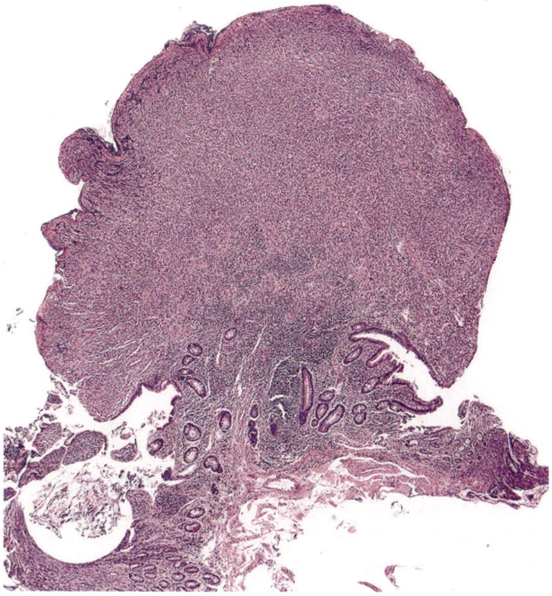

그림 4 절제 병변(저배율 소견)

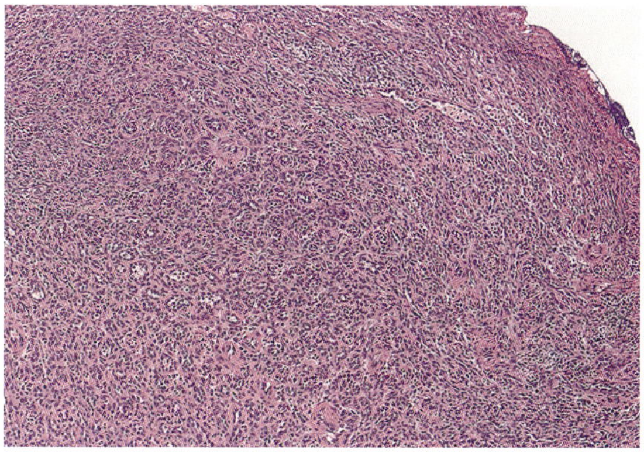

그림 5 병리조직 소견(HE 염색, 저배율)
혈관 내피세포의 증식과 염증세포 침윤이 관찰된다.

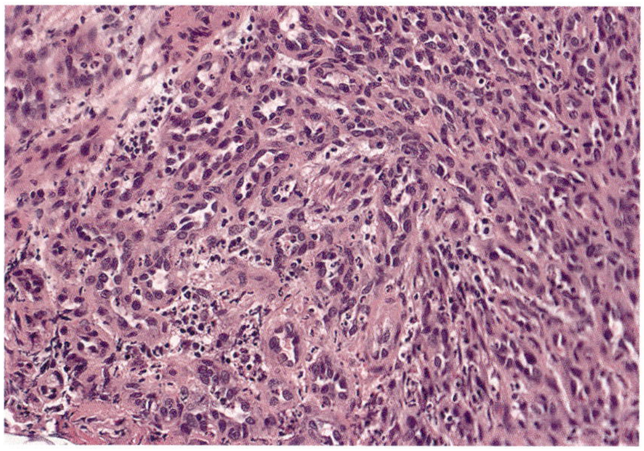

그림 6 병리조직 소견(HE 염색, 고배율)

빈 도 ★☆☆
난이도 ★★☆

7 염증성 섬유양 용종

福本 晃

질환의 개요

- 염증성 섬유양 용종(inflammatory fibroid polyp, IFP)은 소화관 점막하층에서 발생하는 호산구 침윤을 동반한 원인 불명의 염증성 종양이다.
- 염증성 용종 중 염증을 이차적인 배경으로 하여 형성되는 협의의 염증성 용종과는 달리, 본 질환에서는 염증 자체가 주요 구성 성분이다[1].
- *PDGFRA* 유전자 변이의 존재가 보고되고 있으며[2], 단순한 염증성 병변이 아닌 종양 유사 병변일 가능성을 시사한다.
- 종양이 선행 부위로 작용하여 장중첩증을 유발하는 경우가 흔하다[3].

특징적인 소견과 진단

- 육안적으로는 유경성에서 아유경성의 점막하 종양 양상 형태를 보이며, 허혈(장중첩)로 인해 종종 표면 미란이나 궤양을 동반하며 음경 귀두와 유사한 외형을 나타내는 병변이 많다[4].
- 병리 조직 검사에서 병변은 주로 점막 고유층에서 점막하층에 걸쳐 존재하며 섬유모세포 및 교원섬유 등의 결합조직 증식, 호산구 · 림프구 · 형질세포 등의 염증세포 침윤, 작은 동맥 · 모세혈관 · 림프관 등 작은 맥관의 증식, 작은 혈관 주위 섬유성 결합조직의 동심원상 배열(onion skin pattern)이 특징적이다[5].

감별진단 시 주의할 점

- 궤양을 동반한 점막하 종양이 감별에 포함된다.
- **신경내분비종양(NET), 위장관기질종양(GIST), 궤양을 동반한 지방종** 등이 감별에 포함되지만, 내시경 소견만으로 감별이 어려운 경우가 많으므로 CT 소견 등을 포함한 종합적인 판단이 필요하다.

문헌

1) 清水誠治: 炎症性ポリープ(inflammatory polyp). 胃と腸, 52:626~627, 2017
2) Huss S, et al: Activating PDGFRA mutations in inflammatory fibroid polyps occur in exons 12, 14 and 18 and are associated with tumour localization. Histopathology, 61:59~68, 2012
3) 奥村晋也, 他: 腸重積症を発症した回腸inflammatory fibroid polypの1例. 臨床外科, 69:611~615, 2014
4) 小林広幸, 他: 消化管炎症性類線維ポリープ(IFP)の診断と治療. 胃と腸, 39:640-646, 2004
5) HELWIG EB & RANIER A: Inflammatory fibroid polyps of the stomach. Surg Gynecol Obstet, 96:335~367, 1953

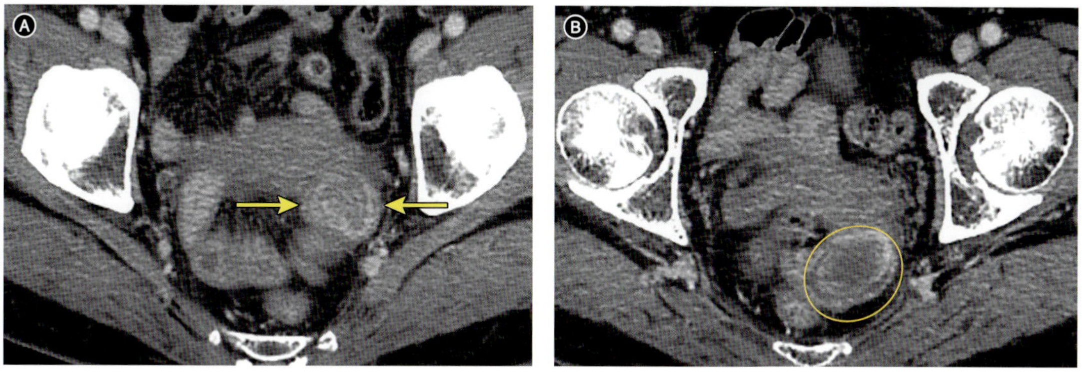

그림 1　복부 조영 CT 검사
Ⓐ) 골반 내 소장에서 장중첩 소견이 관찰된다(➪). Ⓑ) 말단부에 종괴가 관찰된다(◎).

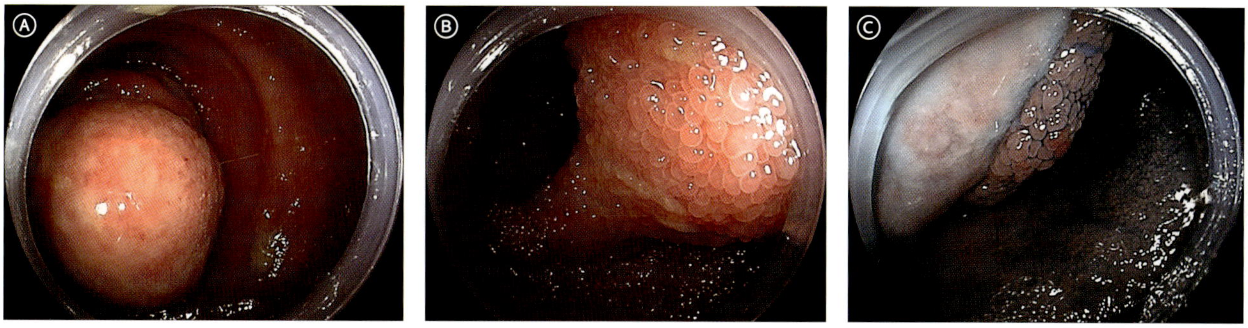

그림 2　이중풍선 소장내시경 검사(경항문)
Ⓐ) '음경 귀두 모양'의 외관을 보임. Ⓑ) 부착부는 아유경성이다. Ⓒ) 인디고카르민 도포 소견. 궤양 주변부.

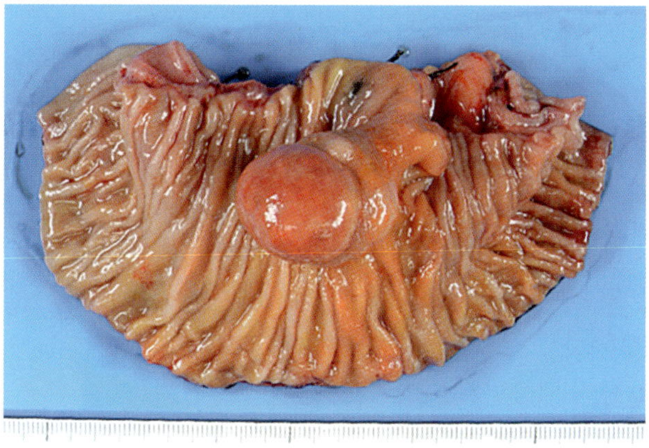

그림 3　절제 표본 육안 소견(복강경하 회장 부분 절제)
종괴 표면 상피는 탈락된 양상을 보인다.

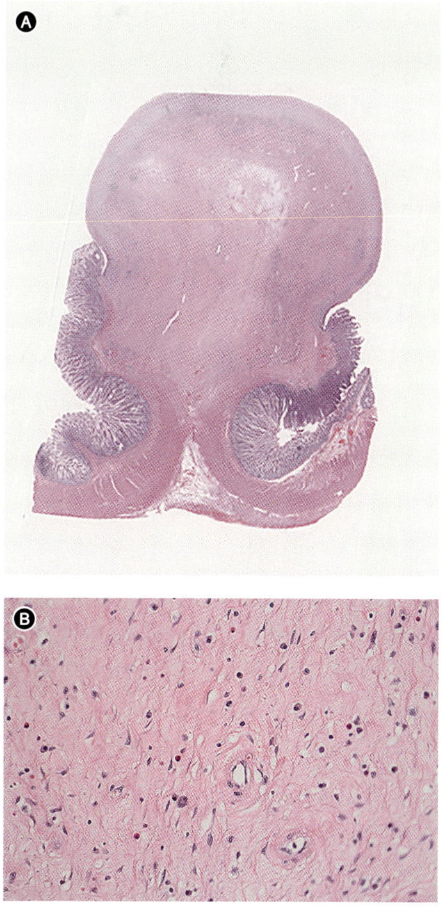

그림 4　병리조직 소견(HE 염색)
Ⓐ) 저배율 소견. 병변은 점막하층에 존재. Ⓑ) 고배율 확대 소견. 섬유모세포의 조잡한 증식, 교원섬유 및 소혈관의 증식, 호산구를 포함한 염증세포 침윤이 관찰된다.

빈 도 ★☆☆
난이도 ★★★

8 이소성 췌장

半田 修, 梅垣英次

질환의 개요

- 이소성 췌장(부췌장이라고도 지칭됨)은 정상 췌장과의 해부학적 연속성 없이 혈액 공급 또한 상이한 다른 장기에 존재하는 췌장 조직으로, 선천적인 해부학적 이상으로 분류된다.
- 췌장 근처에 호발하며 십이지장(29%), 위(27%), 공장(16%), 회장(6%), 메켈게실 내(6%), 담낭, 장간막 등에 발생한다[1]. 소장 이소성 췌장은 성인에서 대부분 무증상으로 경과하며 다른 복부 수술 시나 부검 시 우연히 발견되는 경우가 많다. 발생빈도는 부검 사례에서 0.5~14%로 보고되었다.
- 본원에서도 소장 이소성 췌장으로 조직학적으로 진단된 것은 2007년부터 16년간 12예였으며, 모든 예가 다른 질환의 정밀 검사 중(**그림 1, 2**) 혹은 수술 중(**그림 3, 4**) 우연히 발견되었고 수술 전 내시경 시행 예는 없었다.
- 발견 당시 평균 연령은 30-50대였으며, 남녀 비는 2:1로 남성에서 더 높은 발생률을 보인다.
- 일반적으로 소장 이소성 췌장의 수술 전 확진은 어렵지만, 최근에는 풍선 보조 소장내시경을 통해 수술 전 진단이 가능한 증례들이 보고되고 있다.
- 대부분 무증상으로 경과 관찰하는 경우가 많으나, 소화관 출혈, 장폐색, 췌장염, 췌장 가성 낭종, 췌장암 등의 합병증이 발생한 경우에는 수술적 치료를 고려한다.
- 이소성 췌장의 조직학적 분류로는 Heinrich 분류가 있으며[2], II형이 가장 흔하게 관찰되어 전체의 50%를 차지한다.
  - I형: 랑게르한스섬, 췌장 선방 세포, 도관을 가지고 있는 것
  - II형: 랑게르한스섬은 없고, 췌장 선방 세포와 도관을 포함한 경우
  - III형: 도관만 포함한 경우

특징적인 소견과 진단

- MRCP에서 정상 췌장과 동일한 조영 효과 및 췌관의 영상화가 관찰된다.
- 내시경에서는 표면이 평활하고 탄성이 있으면서 단단한 반구 모양의 점막하 종양 양상 융기로 정점 부위에 얕은 함몰을 동반하는 경우가 많다. 일반적인 생검으로는 진단이 어렵고 보링 생검(boring biopsy) 또는 초음파 유도하 세침 흡인 생검을 시도해 볼 수 있으나, 진단적 민감도는 낮은 편이다.
- 초음파내시경에서는 제3~4층을 주된 위치로 하며, 경계가 불분명하고 내부가 불균일한 저에코 종괴로 나타난다. 도관을 확인하는 것이 진단에 유용하다.
- 크기는 대부분 5~30 mm이다.

문헌

1) DE CASTRO BARBOSA JJ, et al: Pancreatic heterotopia ; review of the literature and report of 41 authenticated surgical cases, of which 25 were clinically significant. Surg Gynecol Obstet, 82:527~542, 1946
2) Singh DP & Bansal R: Heterotopic Pancreas Presenting as Gastric Polyp. Surgical Science, 5:135~137, 2014
3) 青山大輝, 他: 異所性膵. 日本臨牀, 80:165~168, 2022

감별진단 시 주의할 점

- 감별진단으로는 다른 장기 암의 전이, GIST, 신경내분비종양, 악성 림프종, 데스모이드 등의 점막하 종양이 포함되지만 내시경 소견만으로 감별하는 것은 어렵다.
- 조영 CT에서는 이소성 췌장은 췌장과 동일한 정도로 비교적 균일하게 조영되지만 경계가 다소 불명확한 특징을 나타낸다. GIST에서는 크기가 작은 병변은 비교적 균일하게 조영 증강되어 감별이 어려울 수 있으나, 크기가 커진 병변에서는 괴사 또는 출혈로 인한 불균일한 조영 증강 양상이 관찰되어 감별이 용이할 수 있다.
- 췌장암이 합병된 경우, 소장 이소성 췌장과의 감별은 어렵지만 합병된 췌장암은 대부분 20 mm를 초과하는 것으로 보고되어 있으며, 구토나 복통 등의 증상이 나타날 수 있다.
- 췌장염이 합병된 경우에는 크기가 40 mm를 초과하거나, 만성 염증에 의한 석회화 동반 등의 보고가 있다[3].

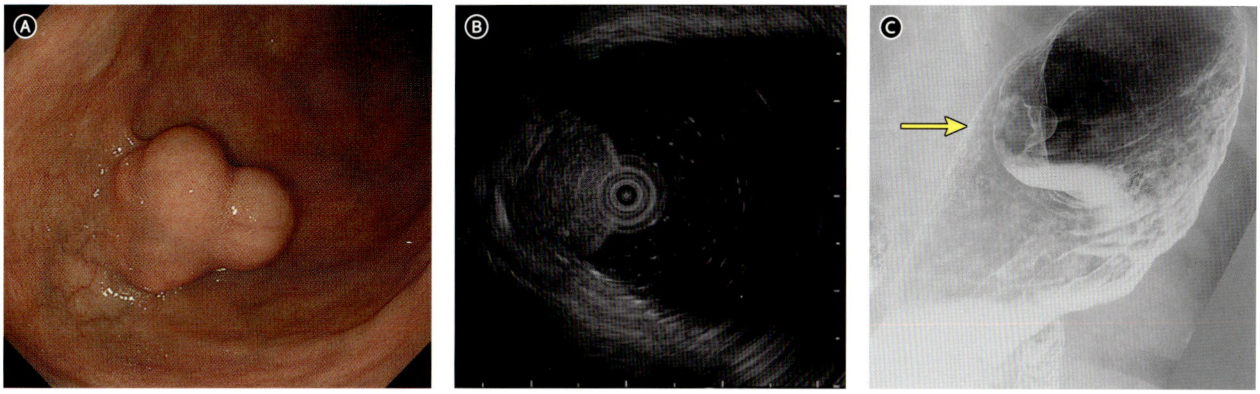

그림 1 위 GIST(정밀 검사 도중 우연히 발견된 공장 이소성 췌장)
Ⓐ) 백색광 관찰에서 위 저부에 25 mm 크기의 위 점막하 종양이 관찰된다. Ⓑ) 초음파내시경에서 제2층에 주로 위치한 점막하 종양으로 일부가 근육층에 고착되어 있다. Ⓒ) 바륨 이중 조영 영상(⇨GIST).

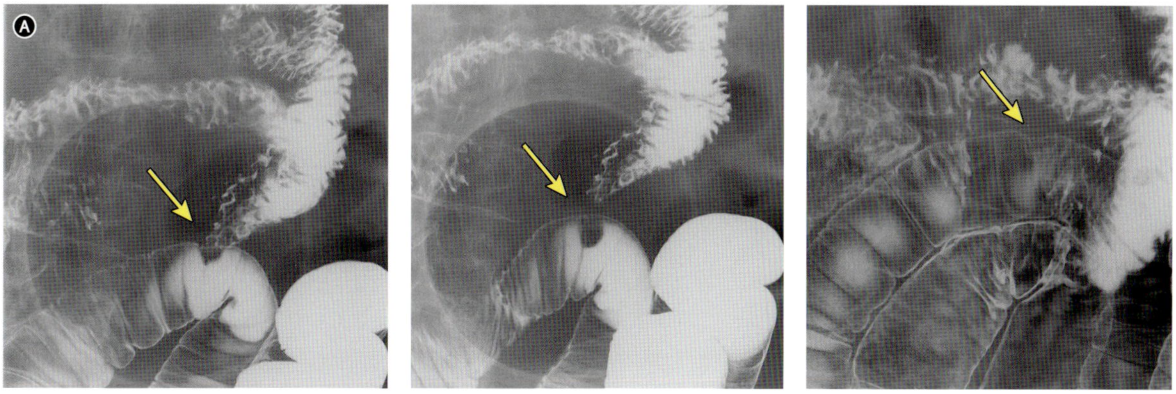

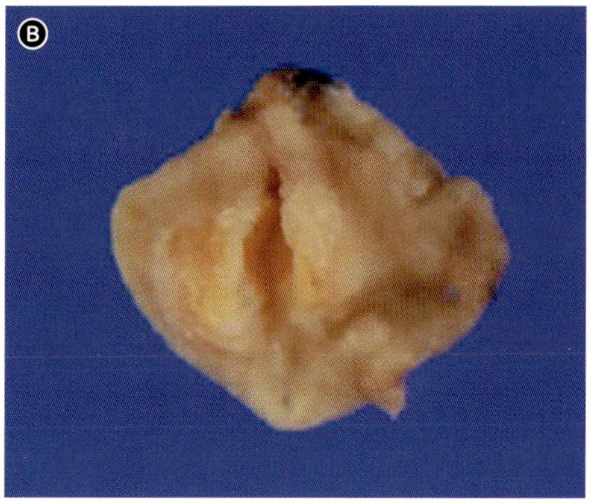

그림 2 (위 GIST의 정밀 검사 도중에 우연히 발견된) 공장 이소성 췌장
Ⓐ) 바륨 조영 검사에서 우연히 발견된 10 mm 크기의 소장 점막하 종양(⇨).
Ⓑ) 절제 표본(중앙에 절개선이 있음).

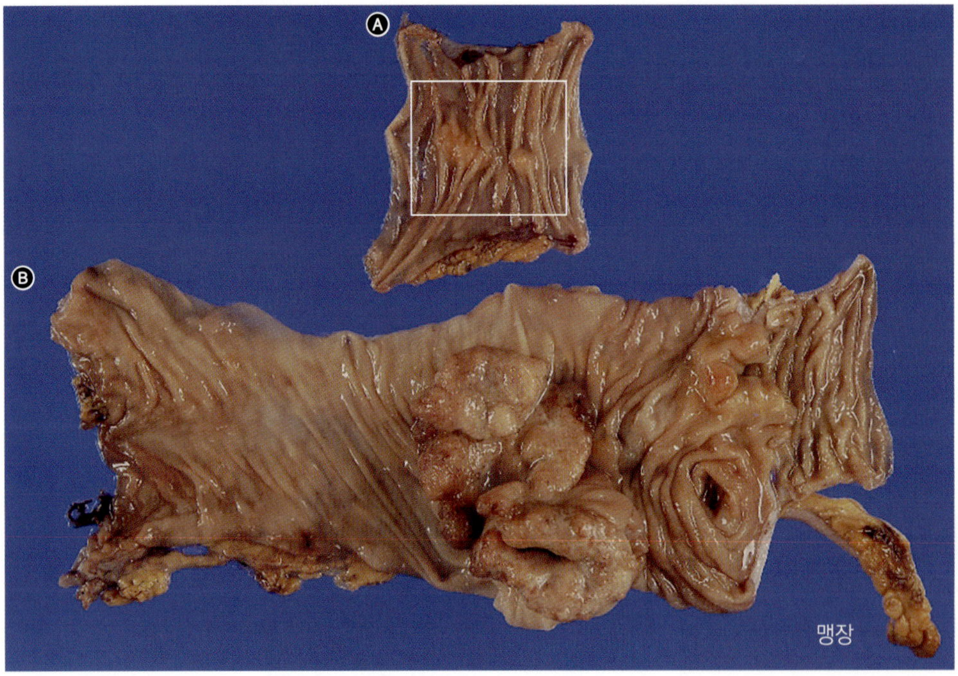

그림 3　상행결장암 수술 중 우연히 발견된 공장 이소성 췌장의 절제 표본

Ⓐ) 인접하여 두 개의 공장 점막하 종양이 관찰된다. Ⓑ) 상행결장 진행암.

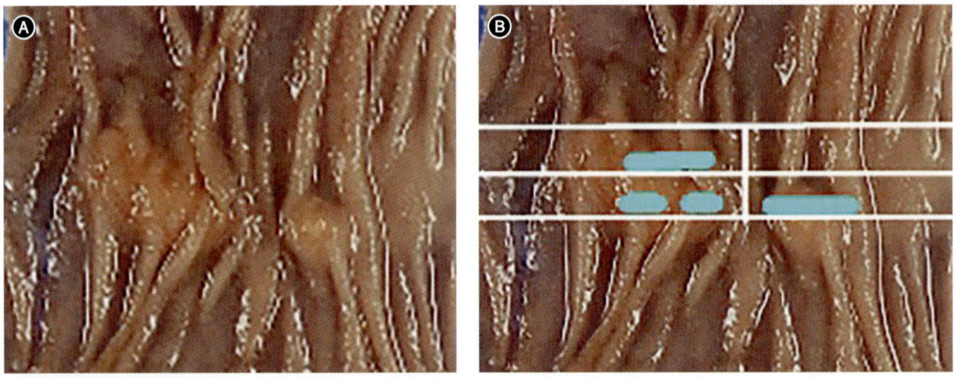

그림 4　그림 3 표본의 백색 테두리 부위 확대

Ⓐ) 인접한 두 개의 공장 점막하 종양이 관찰된다. Ⓑ) 병리학적으로 이소성 췌장으로 진단되었다(하늘색).

빈도 ★☆☆
난이도 ★★☆

9 중복 장관

半田 修, 塩谷昭子

질환의 개요

- 중복 장관은 소화관 벽 구조와 유사한 낭상 또는 관상 구조물(중복 장관)이 소화관에 인접하여 발생하는 선천성 질환이다.
- 내면은 소화관 상피로 덮여 있고, 평활근층을 가지며, 원래의 소화관이 있는 부위에 인접하고 근층을 공유하는 것으로 정의된다[1].
- 소화관과 연결되지 않은 "비교통성"과 연결된 "교통성"이 있으며, 낭상인 경우에는 비교통성이 많고, 관상인 경우에는 교통성이 많은 경향이 있다.
- 소화관 어느 부위에서든 발생할 수 있지만, 회장에서 가장 흔히 발생하며 발생 빈도는 30~33%이다. 그 외 발생 부위별 빈도는 식도 17~20%, 결장 13~30%, 공장 10~13%, 위 7%, 유문 4%, 십이지장 4~5%, 회맹판 4%, 직장 4% 순이다. 또한 환자의 7~15%에서는 소화관의 다른 부위에도 중복 장관을 동반한다.
- 낭상형은 소장에 많고, 관상형은 결장과 직장에 많다.
- 발생빈도는 4,500명 중 1명 빈도로, 남성 57%, 여성 43%이다.
- 70~80%가 2세까지 발견되지만 무증상으로 경과하는 경우도 있어, 성인에서 우연히 발견되거나 합병증 발병으로 진단될 수 있다.
- 약 30~50%에서 이소성 위 점막이나 이소성 췌장 조직이 관찰되며, 소화관 출혈의 원인이 될 수 있다.
- 중복 장관에 의해 정상 장관이 압박되거나 폐색, 염전이 유발될 수 있다.

특징적인 소견과 진단

- 복부 초음파 검사에서는 낭상 혹은 관상 구조물로서 정상 장관 근처에서 층상으로 나타나며(double wall sign) 내강 내측의 점막은 고에코, 근층은 저에코를 나타낸다.
- 조영 CT나 MRI는 병변의 전체상과 인접 장기와의 위치 관계, 다른 질환과의 감별에 유용하다.
- 교통성인 경우, 소화관 조영 검사를 통해 중복 장관이 관찰될 수 있으며 진단에 도움이 된다. 또한, 캡슐 내시경(그림 1)이나 풍선 보조 소장내시경(그림 2)을 통해 중복 장관 내부를 관찰할 수 있다.
- 바륨 조영 검사에서는 정상 장관에 인접한 형태로 중복 장관이 조영된다(그림 3).
- 이소성 위 점막을 가진 경우, ^{99m}Tc-신티그래피에서 섭취상이 관찰된다(그림 4).

문헌

1) Ladd WE: Surgical treatment of duplications of the alimentary tract:enterogenous cysts, enteric cysts, or ileum duplex. Surg Gynecol Obstet, 70:295~307, 1940
2) 半田 修, 他: 憩室, Meckel憩室. 臨牀消化器内科, 28:1054~1060, 2013
3) 隅岡昭彦, 他: 重複腸管. 日本臨牀, 80:169~172, 2022

감별진단 시 주의할 점

- 중복 장관은 소화관의 어느 부위에서도 발생할 수 있으므로 모든 낭종성 질환이 감별 대상이다.
- 성인은 **메켈게실**과의 감별이 어렵다. 메켈게실은 회맹판에서 100 cm 이내의 하부 회장에 호발하며, 중복 장관과 마찬가지로 장관벽이 있고 이소성 위 점막이 관찰될 수 있다. 이 경우 ^{99m}Tc-신티그래피에서 섭취상을 보일 수 있다[2]. 두 질환의 수술 전 감별이 어렵고, 수술 중 소견에서 장간막 부착 부위의 반대쪽에 위치하면 메켈 게실, 같은 쪽에 위치하면 중복 장관으로 진단할 수 있다(그림 5)[3].
- **장간막 낭종**이나 **대망 낭종**도 장관에 근접하여 낭종 구조가 관찰되므로 감별 질환이 될 수 있다. 그러나 중복 장관과 달리 다낭성인 경우가 많고 장관과 근층을 공유하지 않으며 얇은 벽 구조를 갖는다는 점이 감별점이 된다. 낭종 내 출혈이나 감염이 있으면 내부 에코가 발생하고 벽이 비후되어 감별이 어려울 수 있다.
- **난소낭종, 담도확장증, 수신증, 림프관종, 기형종** 등도 감별에 포함될 수 있으나 중복 장관에서는 벽의 연동운동이 중요한 감별 소견이다.

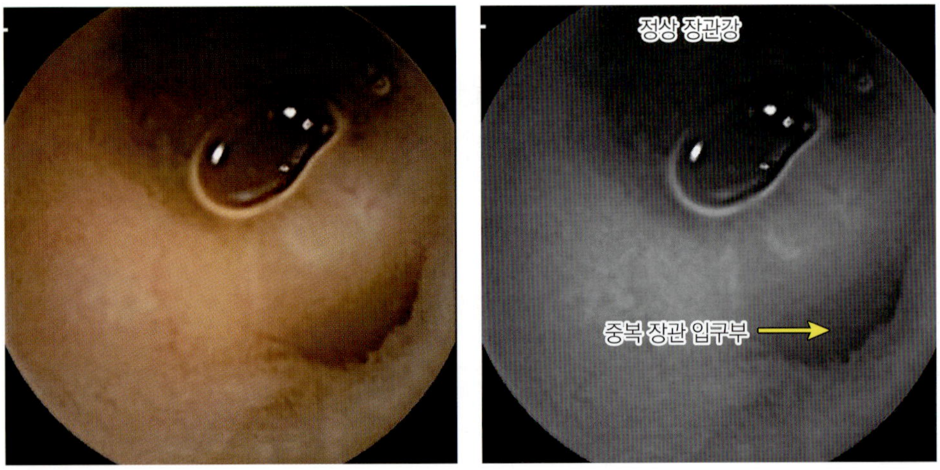

그림 1 캡슐 내시경 소견

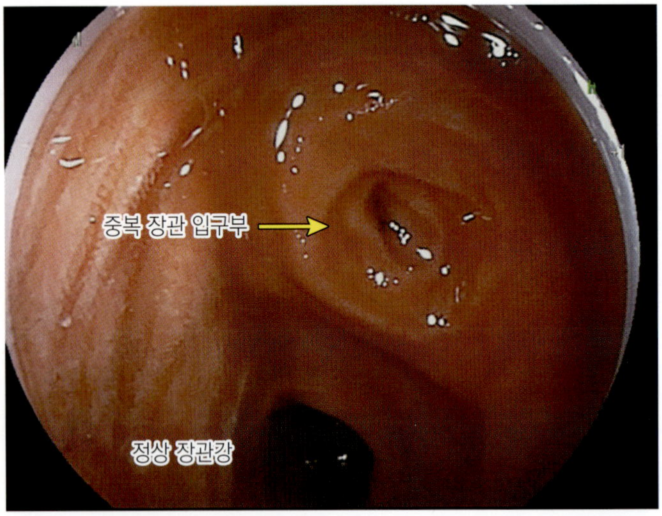

그림 2 풍선 보조 소장내시경 소견

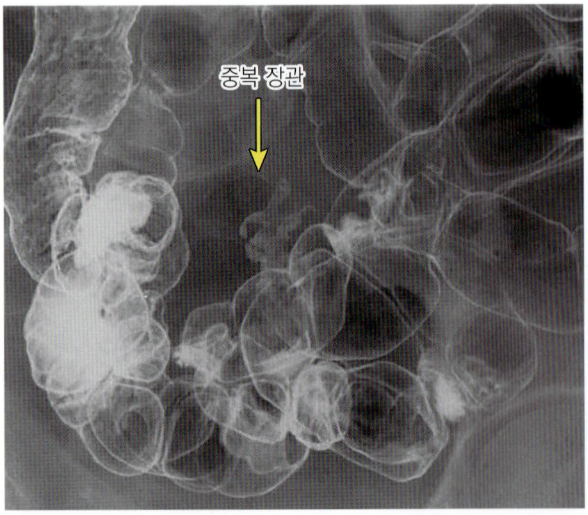

그림 3 바륨 조영 검사

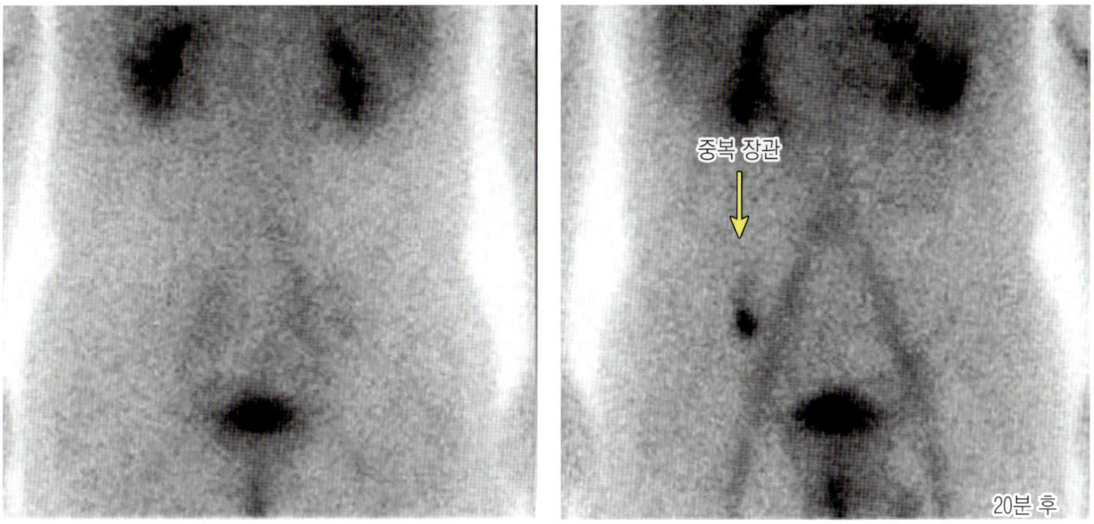

그림 4 ^{99m}Tc-신티그래피

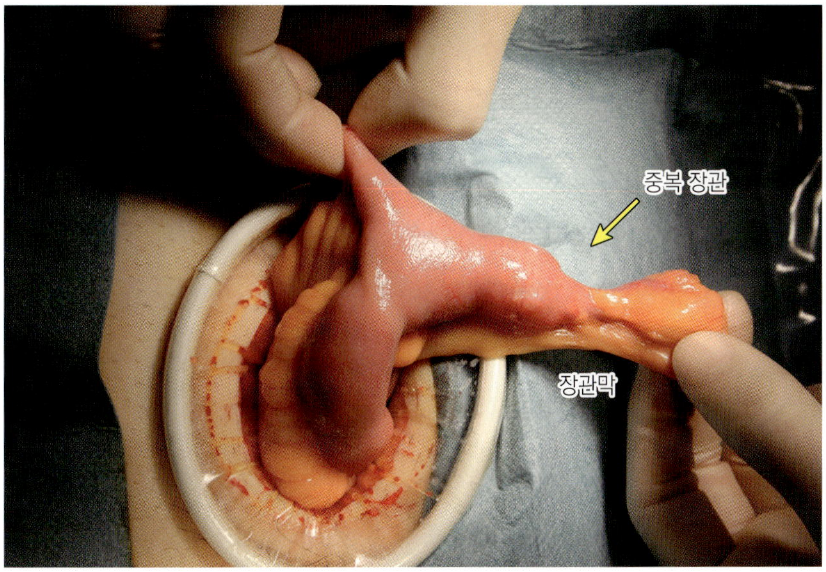

그림 5 중복 장관

빈 도
★☆☆
난이도
★★☆

1 가족성 선종성 용종증

岡本耕一

질환의 개요

- 가족성 선종성 용종증(familial adenomatous polyposis, FAP) 또는 APC 관련 용종증은 *Adenomatous polyposis coli (APC)* 유전자의 생식세포 계열의 병적 변이를 원인으로 하는 상염색체 우성 유전질환이다.
- FAP에서 대장암 발생률은 40대에 약 50%, 방치할 경우 60세경에는 90%에 도달한다[1].
- FAP에서는 20대에 예방적 대장 전절제술을 시행하는 것이 권장되지만 수술을 거부하는 증례에 대해서는 적극적으로 대장용종을 절제하고 경과를 관찰하는 적극적 내시경적 절제술(intensive downstaging polypectomy, IDP)이 제안된다[2].

특징적인 소견과 진단

- 대장의 선종성 용종증을 특징으로 하며, 대장선종이 10~100개 미만이면 attenuated형, 선종 수가 100개 이상으로 정상 점막을 덮을 정도는 아니면 비밀집형, 정상 점막을 덮을 정도이면 밀집형으로 분류한다[1].
- **데스모이드종양**(그림 2)이나 **십이지장선종**(암, 유두부 암 포함, 그림 3) 등 대장 외 병변이 발생하며 FAP 환자에서 대장암 이외의 주요 사망 원인이 되므로 생애 전반에 걸친 지속적인 감시(surveillance)가 필요하다.

감별진단 시 주의할 점

- 임상적으로 FAP로 진단된 환자에는 **MUTYH 관련 용종증**(그림 4), **체세포 APC 모자이크, 폴리머라제 교정 관련 용종증** 등이 포함된다.
- 위저선 용종증을 동반하는 위암인 **위 선암 및 근위부 용종증(gastric adenocarcinoma and proximal polyposis of the stomach, GAPPS)**은 위 표현형에 있어서 FAP와 유사한 점이 많으며, 동일한 APC 유전자의 병적 변이를 원인으로 한다(그림 5). 그러나 십이지장이나 대장에 병변이 없는 등 FAP와는 질환 개념이 다른 점이 많다.

문헌

1) Iwama T, et al: A clinical overview of familial adenomatous polyposis derived from the database of the Polyposis Registry of Japan. Int J Clin Oncol, 9:308~316, 2004

2) Ishikawa H, et al: Endoscopic management of familial adenomatous polyposis in patients refusing colectomy. Endoscopy, 48:51~55, 2016

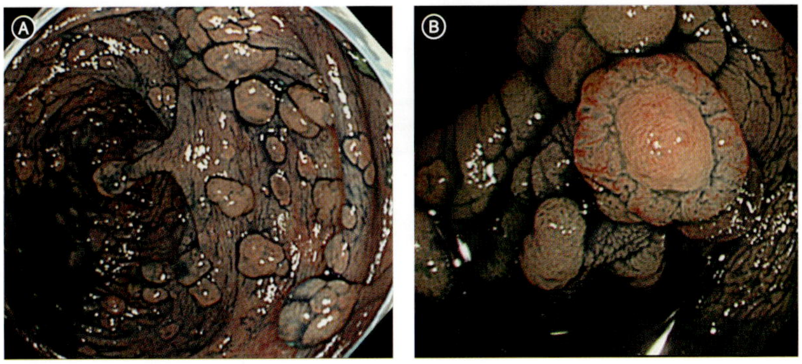

그림 1 IDP 시행 중 대장 SM암이 관찰된 증례
Ⓐ) 인디고카르민 도포 소견. 비밀집형 선종성 용종증.
Ⓑ) 인디고카르민 도포 소견. 상행결장에서 약 10 mm 크기의 2단 구조의 융기성 병변이 관찰된다.

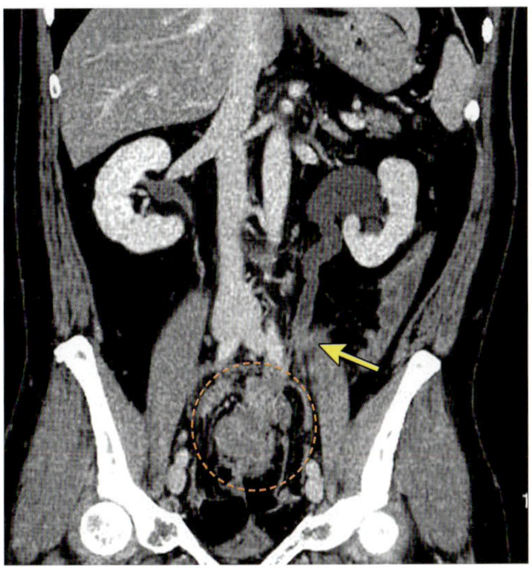

그림 2 복부 조영 CT 검사
대장 전절제술 후 발생한 데스모이드종양(◌)에 의한 좌측 요관 협착(⇨).

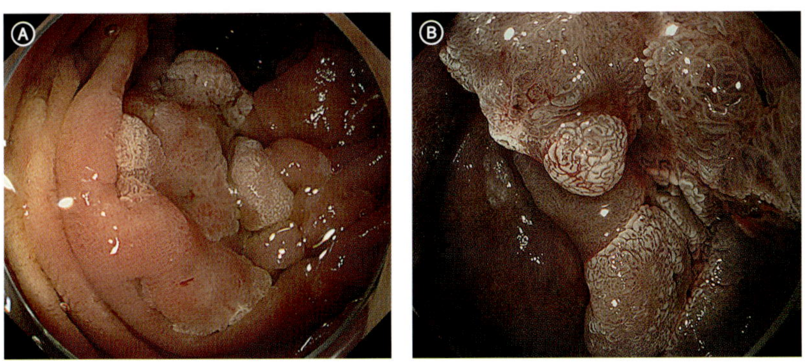

그림 3 십이지장 유두부 암의 내시경 소견
Ⓐ) 백색광 내시경 관찰 소견. 유두부를 중심으로 WOS(White Opaque Substance, 백색 불투명 물질)를 동반한 발적을 띠는 평탄 융기성 병변이 관찰된다. Ⓑ) NBI 확대 관찰 소견. Surface pattern과 vessel pattern 모두 불규칙하여 암 동반이 의심된다.

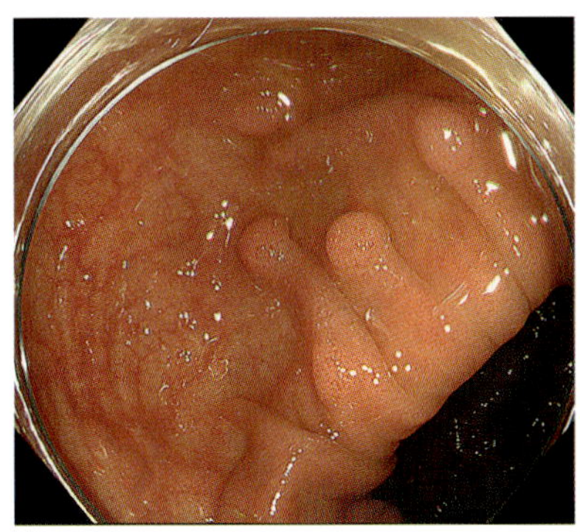

그림 4 MUTYH 관련 용종증의 선종성 용종증

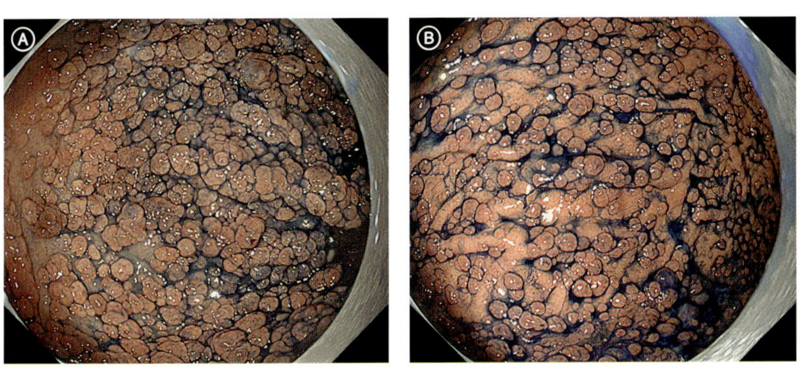

그림 5 FAP와 GAPPS의 위저선 용종증
Ⓐ) 인디고카르민 도포 소견. FAP의 위저선 용종증.
Ⓑ) 인디고카르민 도포 소견. GAPPS의 위저선 용종증.

빈 도 ★☆☆
난이도 ★★☆

2 크론크하이트-캐나다증후군

堀内知晃, 穂苅量太

질환의 개요

- 크론크하이트-캐나다증후군(Cronkhite-Canada syndrome, CCS)은 소화관에 비종양성 용종증이 발생하는 비유전성 질환이다.
- 만성 설사를 주증상으로 하는 소화기 증상과 함께, 탈모, 손발톱 위축, 피부 색소 침착이라는 특징적인 피부 증상이 나타난다. 단백 소실성 위장병증을 동반하는 경우가 많다.
- 전 세계적으로 희귀 질환으로 알려져 있으나, 일본에서는 보고 사례가 많은 편이다.
- 병태 생리는 명확하게 밝혀지지 않았지만, 스테로이드 치료에 양호한 반응을 보이는 경우가 많으며 용종의 소실이 관찰된다. 내시경적 관해를 유지함으로써 소화관 암 발생 위험을 감소시킬 수 있다[1].

특징적인 소견과 진단

- 주로 위와 대장에 크고 작은 다양한 비종양성 용종이 다발한다.
- CCS 용종의 분포 양식은 산재형(그림 1Ⓐ), 밀집형(그림 1Ⓑ), 유사 밀집형(그림 1Ⓒ), 비후형(그림 1Ⓓ)으로 분류되며 다양한 내시경 소견을 나타낸다.

  ※산재형은 내시경 영상에서 용종 사이에 염증 소견이 관찰되지 않지만 유사 밀집형은 용종 사이 점막에서 발적이나 부종성 변화가 관찰된다.
- 대장에서 발생하는 용종은 크기가 크고 산재하는 분포를 보이며, 표면이 발적 양상을 띠고 백색의 선관 개구부를 보여 딸기 모양(strawberry-like)으로 불린다(그림 2Ⓐ). 그러나 간질의 부종성 변화가 심해지면 붉은색과 백색이 역전된 타피오카 음료 양상(bubble tea like) 외관을 보이는 경우도 있다(그림 2Ⓑ)[2].
- 위에 발생하는 용종은 크기가 작고 밀집된 분포를 보이며, 연어알(red caviar like) 형태를 보인다(그림 2Ⓒ)[2].

감별진단 시 주의할 점

- 병리조직학적으로 CCS의 용종은 염증세포 침윤과 점막고유층의 부종상 변화와 선관의 낭종상 확장이 관찰되며, **과오종성 용종**으로 진단되는 경우가 많다. 그러나 CCS에서는 다른 소화관 용종과 달리 용종 사이 점막에서도 점막고유층의 부종상 변화와 염증 소견 동반이 특징적이다(그림 3). 용종에서 생검하는 것과 동시에 용종 사이 점막에서도 생검하는 것이 진단에 중요하다.
- 초기 관찰 시 발견되지 않았던 선종이나 암 등이 비종양성 용종증 소실 후 나타날 수 있으며(그림 4) 내시경 추적 관찰이 필요하다.

문헌

1) Watanabe C, et al: Endoscopic and clinical evaluation of treatment and prognosis of Cronkhite~Canada syndrome:a Japanese nationwide survey. J Gastroenterol, 51:327~336, 2016
2) 「Atlas of Cronkhite~Canada Syndrome」(Hokari R & Hisamatsu T, eds), Springer Nature, 2022

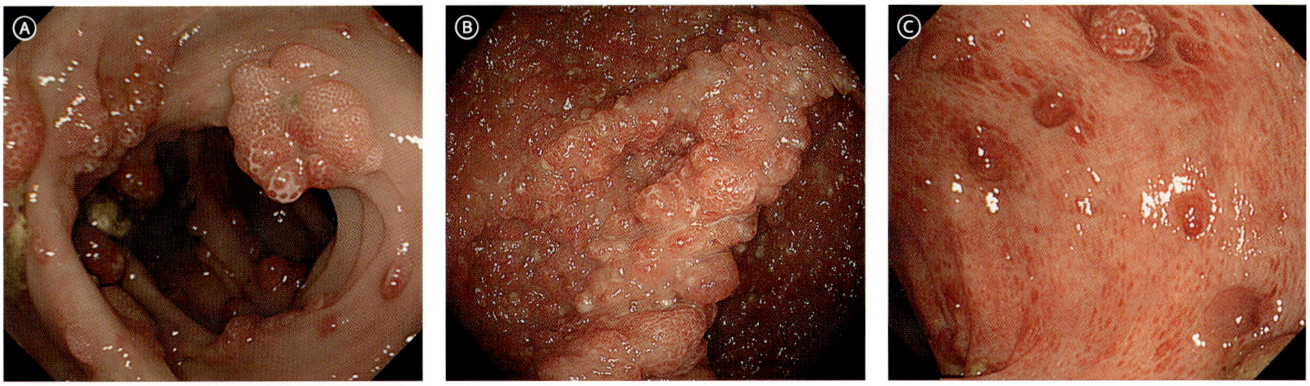

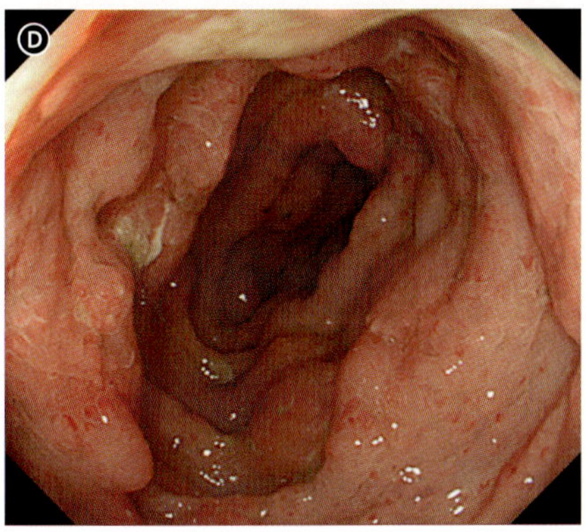

그림 1 CCS 용종의 분포 양식

Ⓐ) 산재형. Ⓑ) 밀집형. Ⓒ) 유사 밀집형. Ⓓ) 비후형.

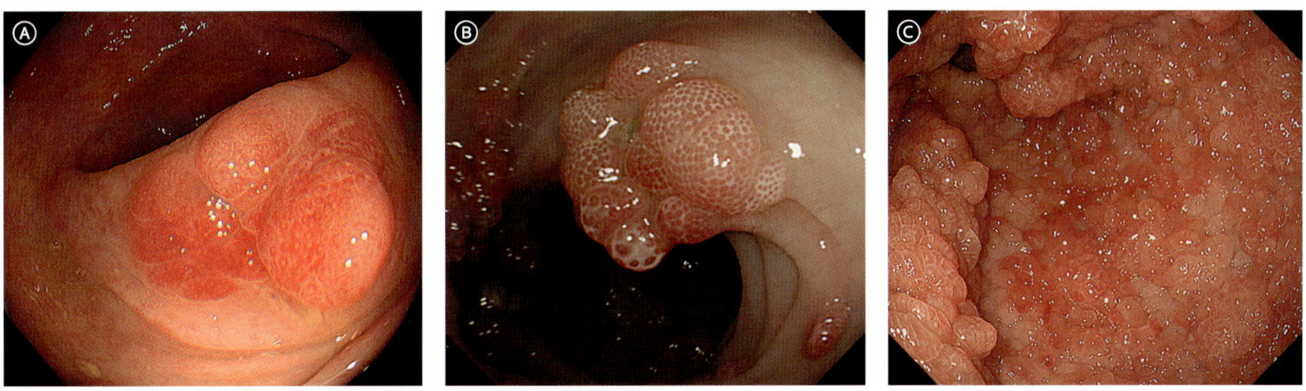

그림 2 CCS 용종의 특징

Ⓐ) 대장의 발적 · 대형 · 산재형 용종(딸기 모양). Ⓑ) 대장의 백색 · 대형 · 산재형 용종(타피오카 음료 모양). Ⓒ) 위의 소형 · 밀집형 용종(연어알 모양).

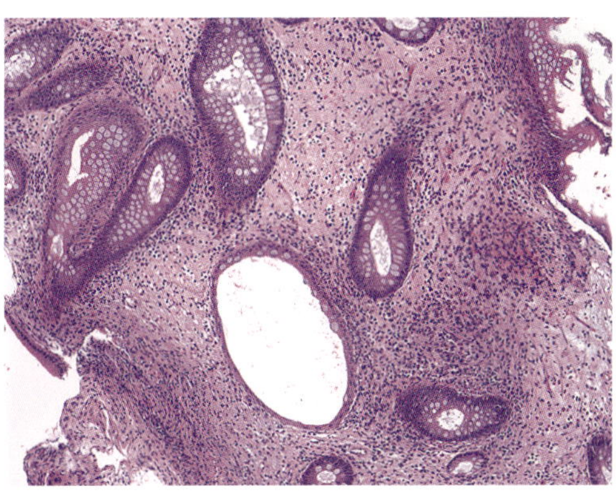

그림 3 CCS 용종 사이 점막의 병리조직 소견

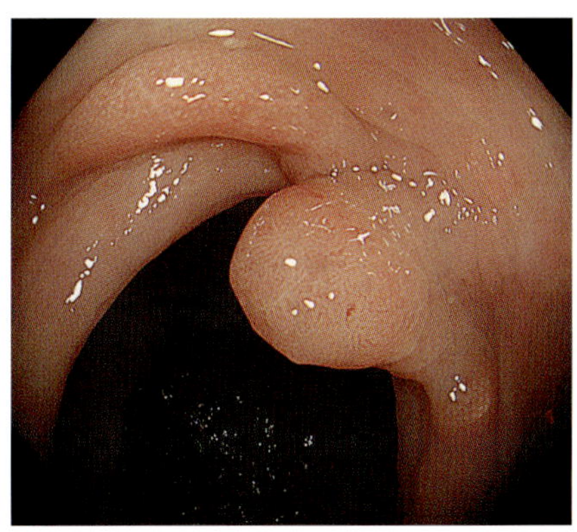

그림 4 치료 후 발견된 대장선종

빈 도 ★☆☆
난이도 ★★★

3 Cowden 증후군

堀内知晃, 穂苅量太

질환의 개요

- Cowden 증후군은 암 억제 유전자인 *PTEN* 유전자의 병적 변이를 원인으로 하는 상염색체 우성 유전질환[1]이지만 산발적인 발생 사례도 존재한다.
- 전신 장기에 과오종성 병변이 발생하며, 전체 소화관에 걸친 과오종성 용종증 외에도 얼굴의 모낭초종, 사지말단 각화증, 구강 내 유두종 등 피부 점막 병변이 특징적이다.
- 유방암, 갑상선암, 자궁내막암, 대장암, 신장세포암 등 악성 종양 발생 빈도가 높다.

특징적인 소견과 진단

- 진단의 주요 기준에는 유방암, 자궁내막암, 갑상선 소포암, 소화관 과오종, 성인형 Lhermitte-Duclos병, 거두증, 음경 귀두의 반상 색소 침착, 다발성 피부 점막 병변, 구강 점막 유두종이 있다[1]. 여러 개의 부가 기준이 있으며, 이러한 기준들을 충족함으로써 진단된다.
- 대장내시경에서는 특히 S상 결장에서 직장에 걸쳐 수 mm 크기의 반구 모양의 용종이 밀집되어 나타난다(그림 1Ⓐ~Ⓒ). 병리조직학적으로는 대부분 과형성 또는 과오종성 용종이다.
- 소화관 전체에 용종증이 관찰되며, 소장에서도 백색을 띠는 반구 모양 융기가 다발한다(그림 1Ⓓ).

감별진단 시 주의할 점

- **클라미디아 직장염**이나 **림프소포성 직장염**(그림 2)은 Cowden 증후군과 유사한 형태의 작은 융기가 다발성으로 나타난다[2].
  - 병변이 직장에 국한된다는 점, 점막층의 림프소포 형성을 반영하여 융기 중앙이 백색을 띤다는 점, 생검에서 림프소포가 관찰된다는 점 등이 감별점이다.
- 소화관의 과오종성 용종증을 유발하는 감별 질환으로는 **포이츠-제거스 증후군**, **연소성 용종증 증후군**이 있다.
  - 식도 용종증은 Cowden 증후군의 특징적인 소견으로 다른 소화관 용종증과의 감별에 중요한 요소이다[3]. 식도에서 미만성 백색 편평 융기가 관찰되며(그림 3Ⓐ), 조직학적으로는 글리코겐 아칸토시스를 보인다(그림 3Ⓑ).
- 소화관 내시경이 널리 보급되어 있어, 내시경 검사를 계기로 진단될 수 있다.
  - 내시경 관찰 시 인디고카르민을 도포하면 용종증이 더 명확하게 나타나 진단에 도움이 된다(그림 4).
  - Cowden 증후군이 의심되면 피부 점막 소견 관찰과 동시에 유방암, 갑상선암, 자궁내막암, 대장암, 신장세포암, 뇌종양 등에 대한 감시(surveillance)가 필요하다.

문헌

1) 高山哲治, 他: 小児・成人のためのCowden 症候群/PTEN 過誤腫症候群診療ガイドライン(2020年版). 遺伝性腫瘍, 20:93~114, 2020
2) 米野和明, 岩男 泰: Cowden病. 胃と腸, 52:799~801, 2017
3) Pilarski R, et al: Cowden syndrome and the PTEN hamartoma tumor syndrome:systematic review and revised diagnostic criteria. J Natl Cancer Inst, 105:1607~1616, 2013

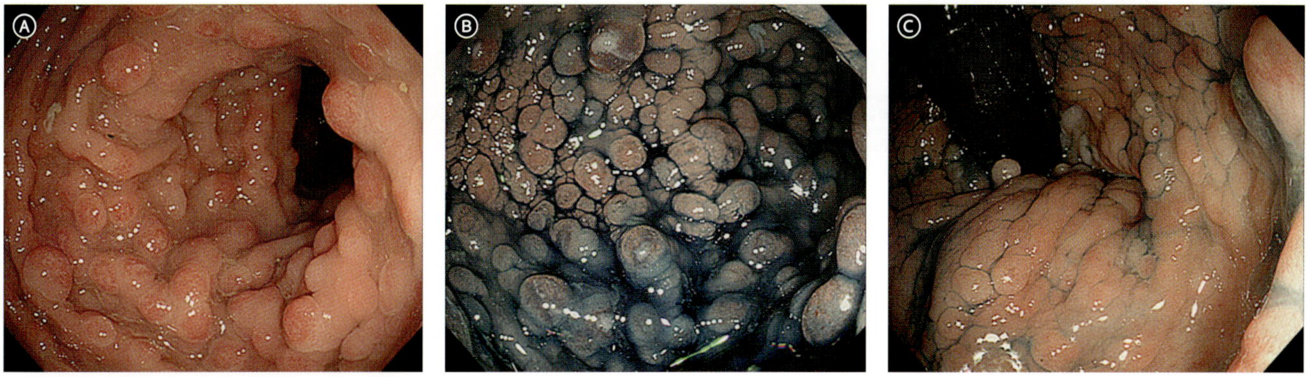

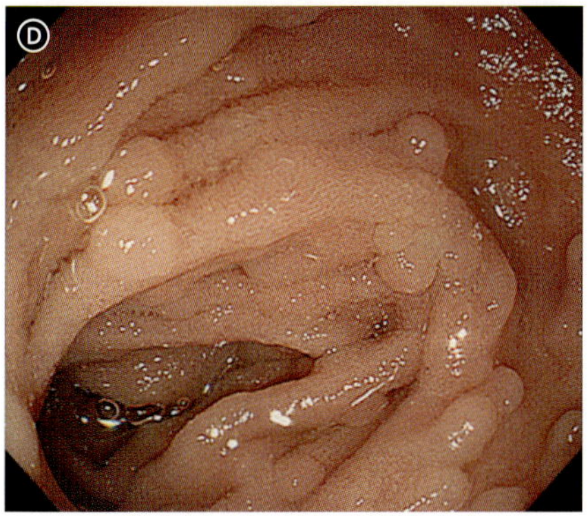

그림 1 Cowden 증후군의 하부 소화관 내시경 소견

Ⓐ) S상 결장의 용종증 Ⓑ) S상 결장의 인디고카르민 도포 소견. Ⓒ) 직장의 인디고카르민 도포 소견. Ⓓ) 원위 회장의 용종증.

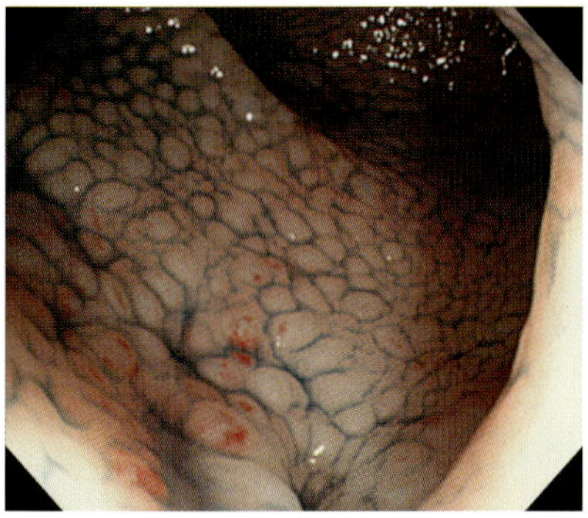

그림 2 림프소포성 직장염

백색광 관찰 소견.

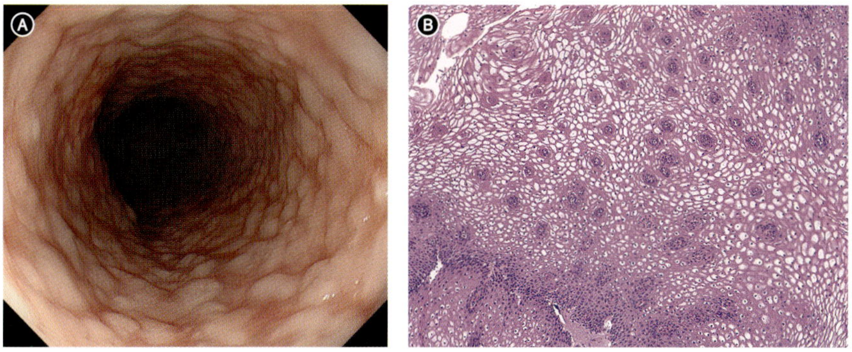

그림 3 Cowden 증후군의 식도 병변

Ⓐ) 백색광 관찰 소견. Ⓑ) 병리조직 영상(glycogenic acanthosis).

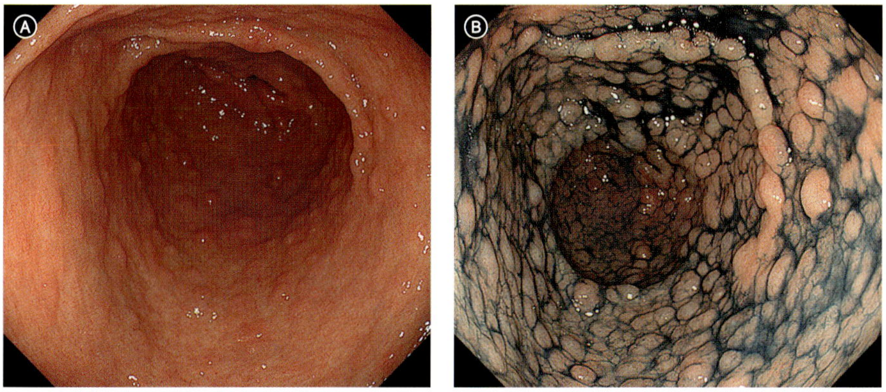

그림 4 Cowden 증후군의 위 병변

빈 도 ★☆☆
난이도 ★★☆

4 결절성 경화증

川崎啓祐, 鳥巣剛弘

질환의 개요

- 결절성 경화증(tuberous sclerosis complex, TSC)은 전신의 여러 장기에 국소적인 형성 이상과 과오종이 발생하는 신경피부 증후군의 하나이다[1].
- 상염색체 우성 유전질환으로 원인 유전자인 *TSC1*(유전자 좌: 9q34) 또는 *TSC2*(유전자 좌: 16p13.3)의 기능 소실 변이가 발생하여 발병한다.
- 1/3은 가족성 발생 사례이고, 2/3는 신생 돌연변이에 의한 산발적 사례이다.

특징적인 소견과 진단

- TSC에서는 피부, 뇌, 눈, 심장, 폐, 신장 등 전신의 여러 장기에 다양한 병변과 증상이 나타난다. 더 나아가 정신발달 지연, 자폐증, 주의력결핍 과잉행동장애(ADHD) 등 다양한 정신신경질환이 발생하기 쉬우며, 이들을 TAND(TSC-associated neuropsychiatric disorders)로 총칭한다[2].
- 드물게 소화관 용종증을 합병하기도 하지만, TAND의 영향으로 내시경 검사를 시행하기 어려운 경우가 많을 것으로 추정되며, 그 동반 빈도는 알려진 것보다 높을 가능성이 있다.
- 용종은 대부분 경미하며 일반적으로 무증상이지만 때때로 혈변, 배변 시 통증, 가성 장폐색을 초래할 수 있다.
- 전체 소화관 특히 대장 그중에서도 원위 대장에서 과오종성 용종증이 동반되며, 일반적인 선종이나 염증성 용종도 관찰된다[3~5]. 용종은 대부분 작고 색조는 탈색을 띠고 무경성 형태이며(그림), 개수는 다양하다.
- 용종이 암으로 진행할 위험은 낮다고 알려져 있지만, 소장암이나 대장암 합병 사례 보고도 있다.
- TSC의 국제 진단 기준[1]을 표로 제시한다.

감별진단 시 주의할 점

- 다른 소화관 용종증 특히 **연소성 용종증 증후군**, **PTEN 과오종 증후군**(Cowden 증후군, Bannayan-Riley-Ruvalcaba 증후군 등), **포이츠-제거스 증후군**, **크론크하이트-캐나다증후군** 등의 과오종성 용종증과의 감별이 필요하다.
- 용종 분포나 병리조직 소견, 소화관 외 징후 등의 소견을 종합하면 TSC와 감별진단이 가능하다[4].

문헌

1) Northrup H, et al: Updated International Tuberous Sclerosis Complex Diagnostic Criteria and Surveillance and Management Recommendations. Pediatr Neurol, 123:50-66, 2021
2) Krueger DA & Northrup H: Tuberous sclerosis complex surveillance and management:recommendations of the 2012 International Tuberous Sclerosis Complex Consensus Conference. Pediatr Neurol, 49:255~265, 2013
3) Hizawa K, et al: Gastrointestinal involvement in tuberous sclerosis. Two case reports. J Clin Gastroenterol, 19:46~49, 1994
4) Santos L, et al: Hamartomatous polyposis in tuberous sclerosis complex:Case report and review of the literature. Pathol Res Pract, 211:1025~1029, 2015
5) Reis LB, et al: Tuberous Sclerosis Complex with rare associated findings in the gastrointestinal system:a case report and review of the literature. BMC Gastroenterol, 20:394, 2020

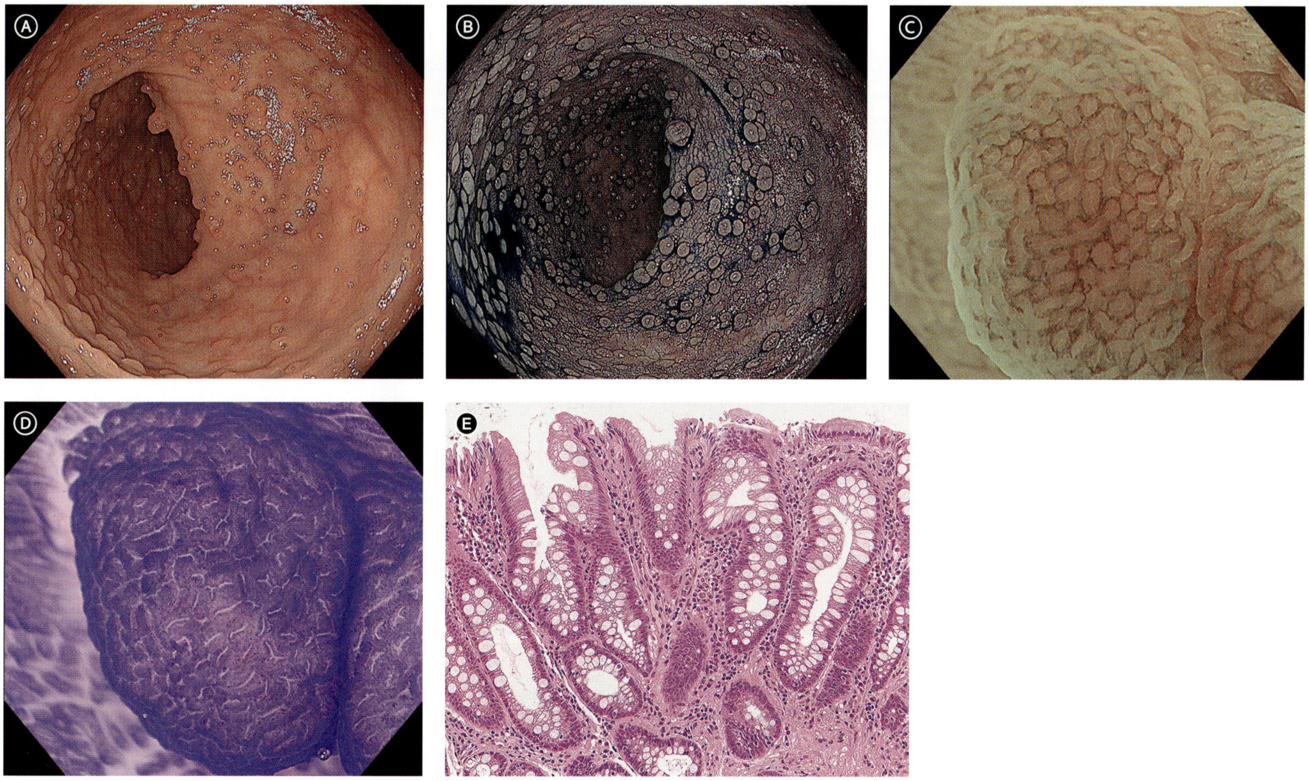

그림 대장내시경 소견

Ⓐ) 직장에서 주위 점막과 동일한 색 또는 탈색을 띠는 작은 용종이 다발하여 관찰된다. Ⓑ) 인디고카르민 도포를 통해 용종이 명확해진다. Ⓒ) 용종의 NBI 확대 관찰에서는 원형에서 관상, 나뭇가지 모양의 구조가 관찰되며 혈관증식은 드물다. Ⓓ) 용종의 크리스탈 바이올렛 염색 확대 관찰에서는 별 모양에서 관상, 나뭇가지 모양의 pit가 관찰된다. 관상, 나뭇가지 모양 pit 가장자리에는 모두 톱니모양 변화를 동반한다. Ⓔ) 용종의 절제 표본 병리. 경도의 과형성 변화가 관찰된다.

표 결절성 경화증의 진단 기준

주 증상			부 증상		
1	저색소반	5 mm 이상이 3개 이상	1	별사탕 모양 피부 발진	
2	안면 혈관섬유종, 두부의 섬유성 국소부위	얼굴 혈관섬유종은 3개 이상	2	치아 에나멜 소와	3개 이상
3	손발톱 섬유종	2개 이상	3	구강 내 섬유종	2개 이상
4	샤그린반(shagreen patch) (오렌지 껍질 모양의 피부)		4	망막 무색소반	
5	다발성 망막 과오종		5	다발성 신낭종	
6	다발성 피질 결절, 방사상 대뇌백질 신경세포 이동선		6	신장 이외 과오종	
7	상의하 결절	2개 이상	7	골경화성 병변	
8	상의하 거대세포성 별아교세포종				
9	심장 횡문근종		유전학적 검사		
10	림프관 평활근종증		*TSC1* 또는 *TSC2*의 병적 변이		
11	혈관 평활근종	2개 이상			
확진	① 주 증상 2개(주 증상 10과 11만으로는 기준을 충족하지 않음) ② 주 증상 1개와 부 증상 2개 ③ *TSC1* 또는 *TSC2*의 병적 변이				
의심 진단	① 주 증상 1개 ② 부 증상 2개 이상				

문헌 1에서 인용.

빈 도 ★☆☆
난이도 ★★☆

5 신경섬유종증 1형

吉田友直, 矢野智則

질환의 개요

- 신경섬유종증 1형(neurofibromatosis type 1, NF1) 또는 폰 레클링하우젠병(von Recklinghausen disease)은 피부의 담갈색 반점(Café-au-lait spots)과 신경섬유종을 주요 특징으로 하며 뼈, 눈, 신경계, 부신, 소화관 등에 다양한 증상을 나타내는 모반증으로 상염색체 우성 유전질환이다[1].

특징적인 소견과 진단

- 담갈색 반점과 신경섬유종(그림 Ⓐ)이 주요하고 특징적인 증상이지만 그 외에 나타날 수 있는 증상 중 하나로 위장관기질종양(GIST)이 있다.
- 담갈색 반점은 편평하고 융기되지 않은 반점이며 색은 연한 밀크커피색에서 진한 갈색까지 다양하며 색소반 내에 색의 농담(진하기의 차이)이 나타나지 않으며, 형태는 장방형이 많은데 둥글고 부드러운 윤곽을 나타낸다[1].
- 피부의 신경섬유종은 손가락 끝 정도 크기의 부드러운 종양으로 사춘기 무렵부터 전신에 다발한다. 이 외에도 말초신경 내에 결절성 신경섬유종(nodular plexiform neurofibroma)과 미만성 신경섬유종(diffuse plexiform neurofibroma)이 나타날 수 있다. 악성 말초신경초종양은 말초신경에서 발생하는 육종으로 환자의 약 2~4%에서 발생한다[1].
- 소장종양은 건강검진 등의 복부 초음파나 CT에서 복부 종괴로 발견되는 경우가 많다. 일정 크기 이상이면 조영 CT에서 소장종양으로 나타나며(그림 Ⓑ~Ⓓ), 소장내시경으로도 관찰 가능하다(그림 Ⓔ, Ⓕ).
- 신경섬유종증 1형조영 CT에서 소장 GIST는 조기 단계에서 조영증강되는 표면이 평활한 종괴로 나타난다. 매우 큰 종양(>15 cm)은 괴사, 출혈 또는 변성 성분 때문에 더 복잡한 형태로 보일 수 있다[2].

감별진단 시 주의할 점

- 조영 CT에서 다발성 소장종양이 관찰될 경우 본 질환 외에도 **소장 악성 림프종, 소장 유암종, 소장암** 등이 감별에 포함된다. 그러나 다발 소장 유암종은 일본에서는 드물며 원발성 다발 소장암도 극히 드물다.
- 폰 레클링하우젠병 확진을 위해서는 소장내시경하에서의 생검이 필요하다. 그러나 GIST는 점막하 종양이므로 정확한 진단율이 낮고 악성도 평가도 어려울 뿐 아니라 혈류가 풍부하여 생검 후 출혈 위험이 높으므로 생검 시행 여부는 신중히 판단해야 한다.

문헌

1) 難病情報センター: 神経線維腫症I型, II型(指定難病34). 厚生労働省作成の概要・診断基準等及び臨床調査個人票
2) Tateishi U, et al: Gastrointestinal stromal tumor. Correlation of computed tomography findings with tumor grade and mortality. J Comput Assist Tomogr, 27:792~798, 2003

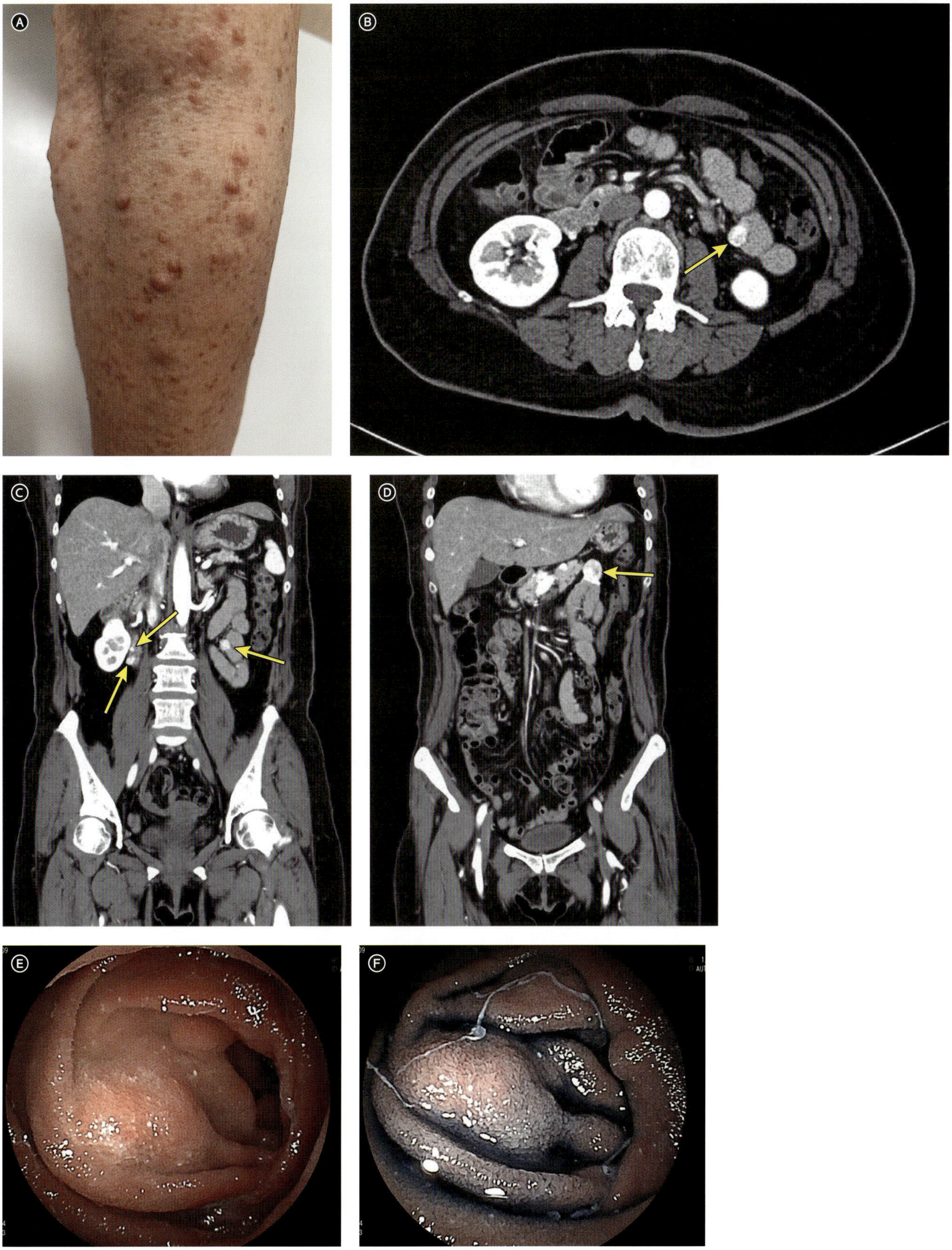

그림 60대 여성

Ⓐ) 상완 피부에 다발하는 담갈색반점과 신경섬유종. Ⓑ~Ⓓ) 조영 CT. 조기 조영증강되는 종괴가 십이지장에서 상부 공장까지 다수 관찰된다(⇨). Ⓔ) 경구 접근 소장내시경. 상부 공장에서 표면이 평활하고 완만하게 융기된 점막하 종양이 관찰된다. Ⓕ) 인디고카르민 도포 소견. 표면에 궤양이나 미란은 관찰되지 않는다. 본 증례에서는 이 외에도 십이지장에서 상부 공장까지 동일한 병변이 다수 관찰되었다.

빈 도 ★☆☆
난이도 ★★☆

6 포이츠-제거스 증후군

Peutz-Jeghers syndrome, PJS

岡本耕一

질환의 개요

- 포이츠-제거스 증후군은 *STK11(serine/threonine kinase 11)* 유전자의 생식 세포 계열 병적 변이를 원인으로 하는 상염색체 우성 유전질환이다.
- 소화관에 과오종성 용종이 다발하며 평생 동안 소화관 병변의 감시와 내시경 치료가 필요하다.
- 발병자의 약 17~50%는 가족력이 없는 산발성 예이다[1].

특징적인 소견과 진단

- 식도를 제외한 전체 소화관에 걸친 과오종성 용종증(그림 1)과 피부 및 점막의 색소반점(그림 2)을 특징으로 한다.
- 용종은 십이지장에서 상부 공장에 호발하며 내시경 소견은 유경성에서 아유경성으로 약간 붉은색을 띠고, 큰 용종에서는 분엽을 동반한다(그림 3Ⓐ, Ⓑ). 또한, 병리조직학적으로는 점막근판에서 기원하는 평활근 섬유다발의 나뭇가지 모양 증식이 특징적이다(그림 3Ⓒ).
- 소장 용종은 크기가 증가함에 따라 장 폐색 및 장중첩의 원인이 될 수 있으며, 9세 이후에는 장중첩 위험이 높아지므로 8세까지 내시경 검사를 시행하는 것이 권장된다(그림 4).
- 출혈, 소화관 폐쇄, 장중첩의 원인이 될 수 있는 용종에 대해 내시경적 용종절제술 또는 출혈 및 천공 위험이 낮은 내시경적 허혈 치료법도 고려될 수 있다(그림 5).
- 식도를 제외한 소화관과 소화관 외 장기에 악성 종양이 발생할 수 있어 적절한 감시 검사가 필수적이다.
- 일단 외과적 치료가 시행되어 수술 후 유착이 발생하면 풍선 보조 소장내시경을 이용한 심부 소장 삽입이 어려워지므로, 외과적 치료를 피하도록 관리하는 것이 중요하다.

감별진단 시 주의할 점

- 그 외 유전성 과오종성 용종증으로는 **연소성 용종증 증후군, Cowden 증후군/PTEN 과오종 증후군**이 있으며 이들과의 감별이 필요하다. 2020년 이 세 질환의 진료 가이드라인이 발표되었다(그림 6)[2-4].

문헌

1) Yamamoto H, et al: Clinical Guidelines for Diagnosis and Management of Peutz~Jeghers Syndrome in Children and Adults. Digestion, 104:335~347, 2023
2) 山本博徳, 他: 小児・成人のためのPeutz~Jeghers 症候群診療ガイドライン(2020年版). 遺伝性腫瘍, 20:59~78, 2020
3) 松本主之, 他: 小児・成人のための若年性ポリポーシス症候群診療ガイドライン(2020年版). 遺伝性腫瘍, 20:79~92, 2020
4) 高山哲治, 他: 小児・成人のためのCowden 症候群/PTEN 過誤腫症候群診療ガイドライン(2020年版). 遺伝性腫瘍, 20:93~114, 2020

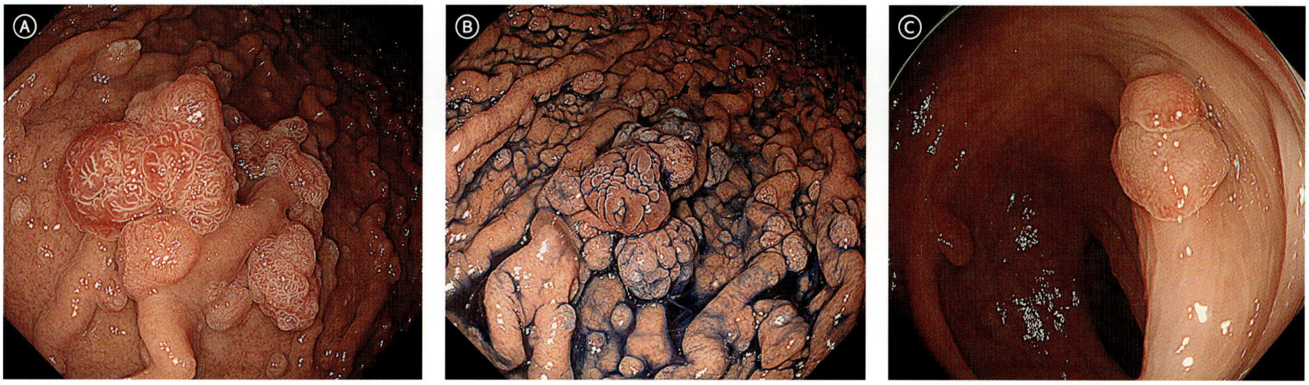

그림 1　위 · 대장의 과오종성 용종

Ⓐ) 백색광 관찰 소견. 위체 중부 대만측에 유경성 또는 아유경성의 발적과 탈색을 띠는 것이 혼재된 용종이 드문드문 관찰된다. **Ⓑ**) 인디고카르민 도포 소견. 표면 구조는 꽃봉오리 모양 또는 대뇌 주름 모양 등 다양한 형태를 보인다. **Ⓒ**) 백색광 관찰 소견. S상 결장에서 약 6 mm 크기의 부분적인 발적을 보이는 Isp 용종이 드문드문 관찰된다.

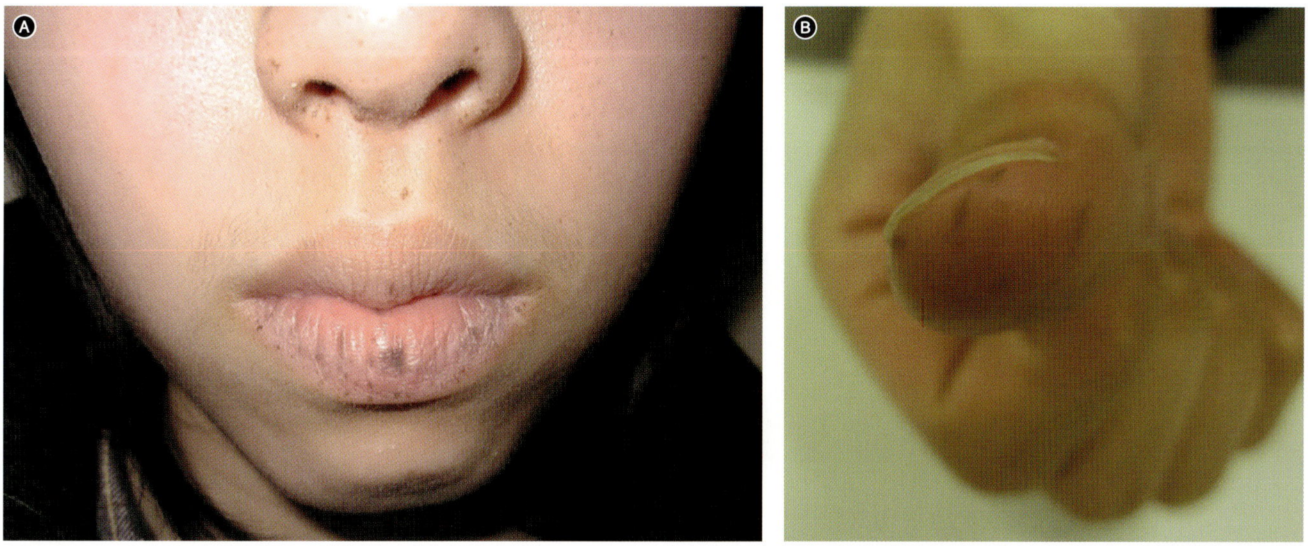

그림 2　피부 · 점막의 색소반점

Ⓐ) 입술에 다발성으로 관찰되는 색소반점. **Ⓑ**) 손가락 끝 부위 등쪽에 나타난 색소반점.

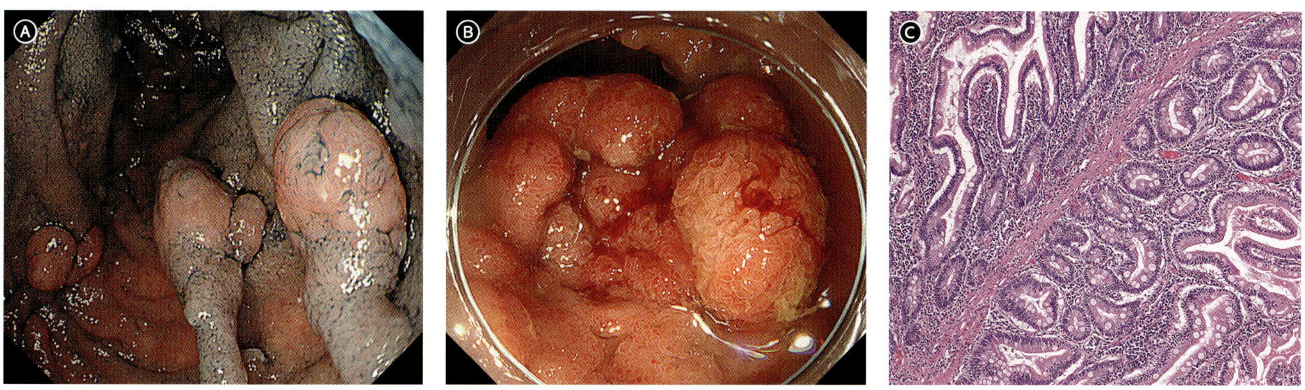

그림 3　십이지장, 소장의 과오종성 용종

Ⓐ) 인디고카르민 도포 소견. 십이지장에서 다발성으로 과오종성 용종이 관찰된다. **Ⓑ**) 백색광 관찰 소견. 소장에 약 30 mm 크기의 출혈 경향이 있는 과오종성 용종이 관찰된다. **Ⓒ**) 병리조직. 점막근판에서 유래한 평활근 섬유 다발의 나뭇가지 모양 증식이 관찰된다.

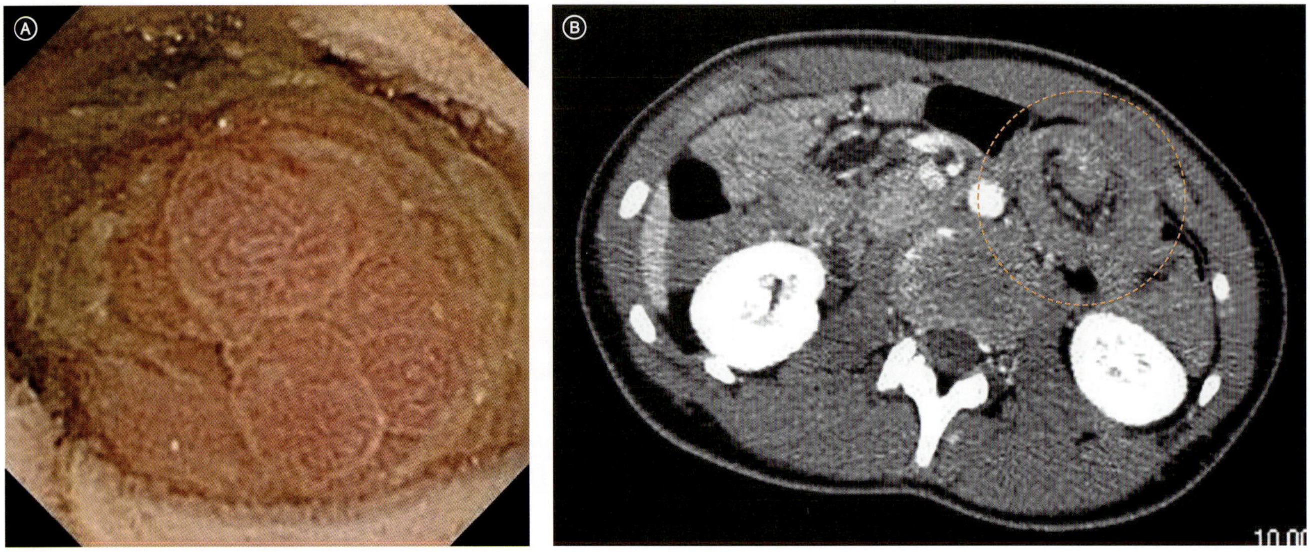

그림 4 소장의 과오종성 용종에 의한 장중첩증

Ⓐ) 캡슐 내시경 검사. 공장에 내강을 덮고 있는 거대한 과오종성 용종이 관찰된다. Ⓑ) 복부 조영 CT 검사. 치료 전 공장에서 장중첩증이 관찰된다(◌).

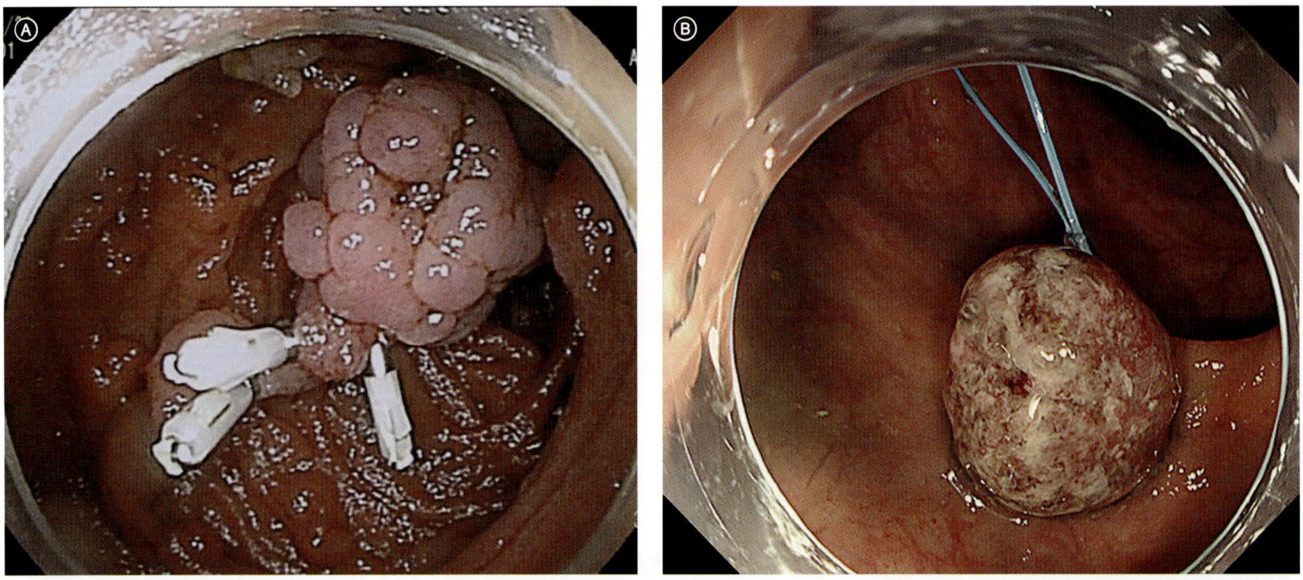

그림 5 내시경적 치료

Ⓐ) 백색광 관찰 소견. 소장의 과오종성 용종에 대한 클립을 이용한 허혈 치료. Ⓑ) 백색광 관찰 소견. 직장의 과오종성 용종에 대한 올가미 결찰을 이용한 허혈 치료.

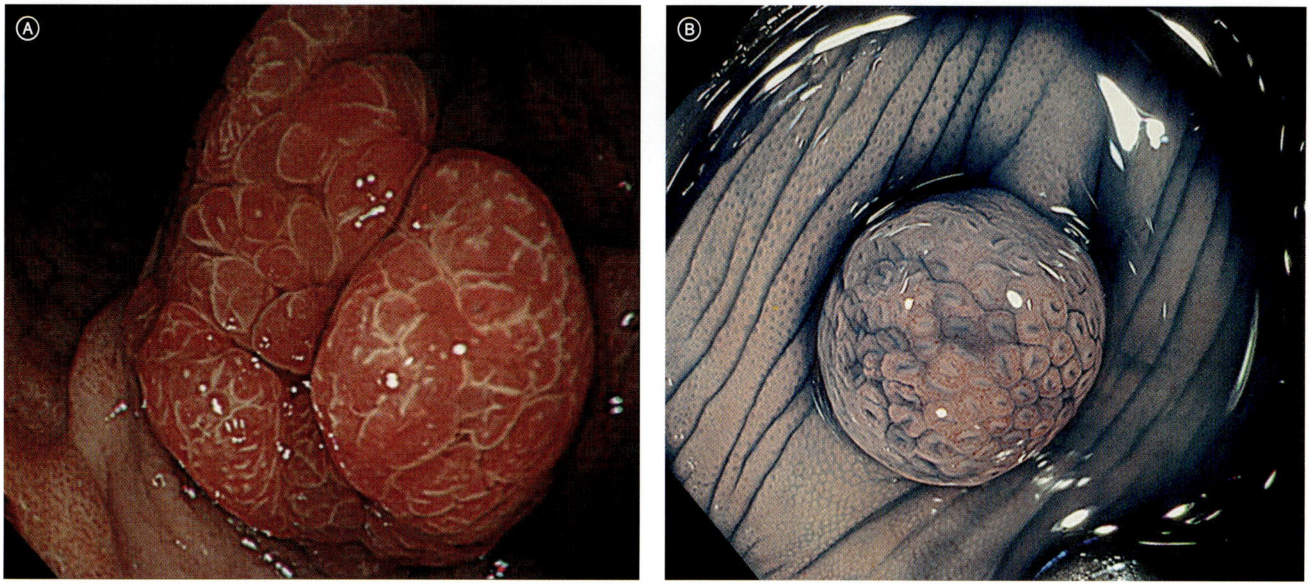

그림 6 연소성 용종증 증후군과 Cowden 증후군/PTEN 과오종 증후군의 내시경 소견

A) 백색광 관찰 소견. 연소성 용종증 증후군에서의 위 과오종성 용종. **B**) 인디고카르민 도포 소견. Cowden 증후군/PTEN 과오종 증후군의 대장 과오종성 용종.

세균성 감염(급성)

빈도 ★★☆
난이도 ★★☆

1 예르시니아 장염

江﨑幹宏, 芥川剛至

질환의 개요

- 예르시니아 장염은 *Yersinia enterocolitica* 또는 *Yersinia pseudotuberculosis*에 의한 장관 감염증이다.
- 감염 경로로는 숙주 동물의 분변 오염에 의한 **수인성 감염**과 가열이 불충분한 식용 육류 섭취에 의한 **경구 감염**이 있다.
- 잠복기는 일반적으로 수일에서 1주일 정도로 알려져 있으나, 2주까지 길어질 수도 있어 감염원 확인이 어려운 경우도 있다.
- 임상 병형은 ① 위장염형, ② 회맹부 염증형, ③ 결절홍반형(발진형), ④ 관절염형, ⑤ 패혈증형으로 분류되며, 다양한 임상 양상을 나타낸다.

특징적인 소견과 진단

- 경구 섭취된 이 균은 Peyer판이나 고립 림프 소절과 같은 림프 조직으로 침입하여 증식하고 림프관을 따라 확산되므로, 말단회장 근처를 중심으로 한 **장간막 림프절 비대**가 두드러지며(그림 1➡), 이는 본 질환의 주요 소견이다.
- 내시경 소견으로는 말단회장의 **Peyer판과 회맹판의 종대나 아프타**(그림 2Ⓐ), 말단회장에서 맹장 및 상행결장에 걸쳐 다발하는 **아프타성 병변 및 미란**(그림 2Ⓑ)이 특징적이다. 이러한 소견이 심해져 궤양 형성을 보이는 경우(그림 3)나, 아프타 병변이 원위부 대장까지 광범위하게 관찰되는 경우도 있다.
- 검사 기관이 제한적이지만 **혈청 예르시니아 항체 측정**이 확진에 유용하다.

감별진단 시 주의할 점

- 예르시니아 장염은 병리조직학적으로 호중구 침윤을 동반한 **유상피세포 육아종 형성**(그림 4)이 특징이며, 경과 중에 **결절홍반**이 나타나는 경우도 있어 크론병 등 **염증성 장질환과의 감별**이 중요하다.
  - 크론병에서도 초기에는 본 질환에서 관찰되는 **Peyer판 위의 다발성 미란**(그림 5Ⓐ)이 나타날 수 있지만, 크론병은 전형적으로 장간막 부착 부위를 중심으로 **종주 궤양** 등 점막 병변을 형성한다(그림 5Ⓑ).
  - Peyer판 병변을 중심으로 볼 때, **장간막 부착 반대쪽에 병변을 형성하는 질환과의 감별**이 필요하다. **베체트 장염**은 장간막 부착 반대측에 원형 또는 원형에 가까운 모양의 **함몰성 궤양**(그림 6)을 특징으로 하지만, 예르시니아 장염의 궤양은 **함몰 경향을 보이지 않는다.**
- 예르시니아 장염과 마찬가지로, 말단 회장부터 우측 결장을 중심으로 병변이 형성되는 감염성 장염의 주요 감별 질환으로 장티푸스 및 파라티푸스가 포함된다.
  - 장티푸스 및 파라티푸스에서는 원형 또는 원형에 가까운 모양의 함몰성 궤양이 형성되는 반면, 예르시니아 장염에서는 주로 작은 **미란 및 궤양이 관찰**되는 경우가 많다.

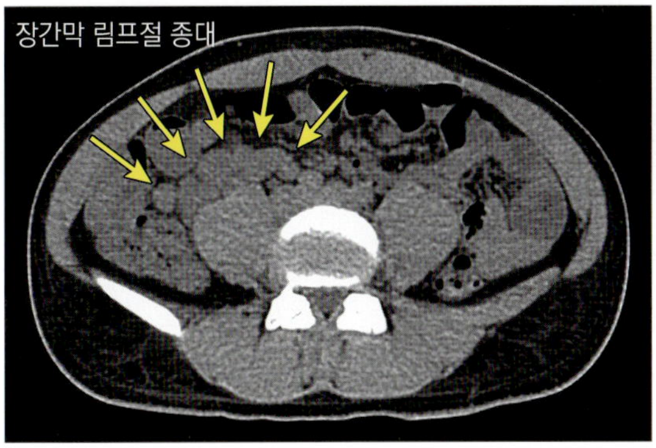

그림 1　복부 단순 CT 검사
회맹부 주위에 다발성 림프절 종대가 관찰된다.

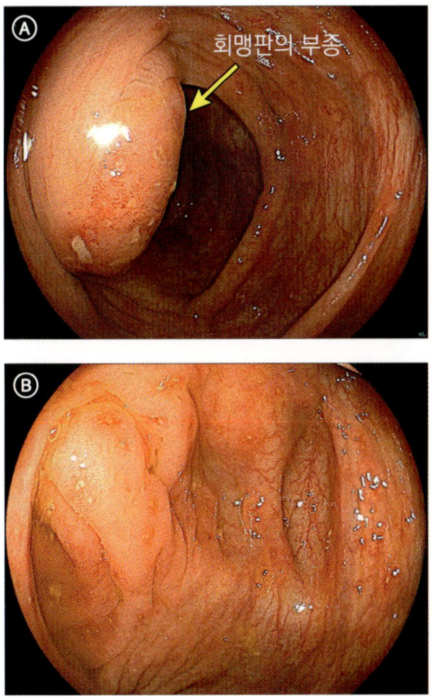

그림 2　내시경 소견
Ⓐ) 회맹판부. Ⓑ) 맹장.

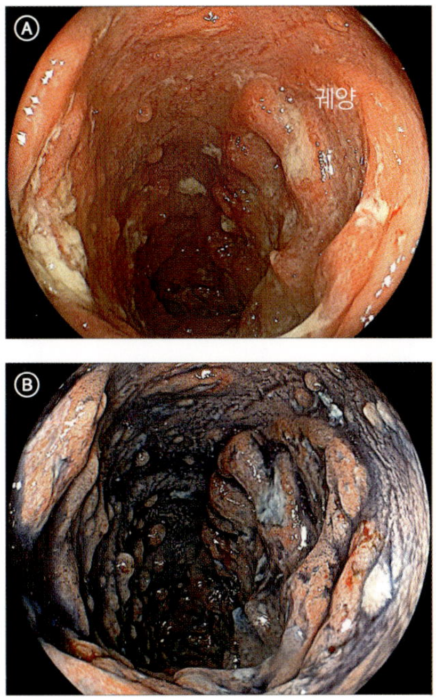

그림 3　말단회장의 내시경 소견
Ⓐ) 백색광 관찰. Ⓑ) 인디고카르민 도포 소견.

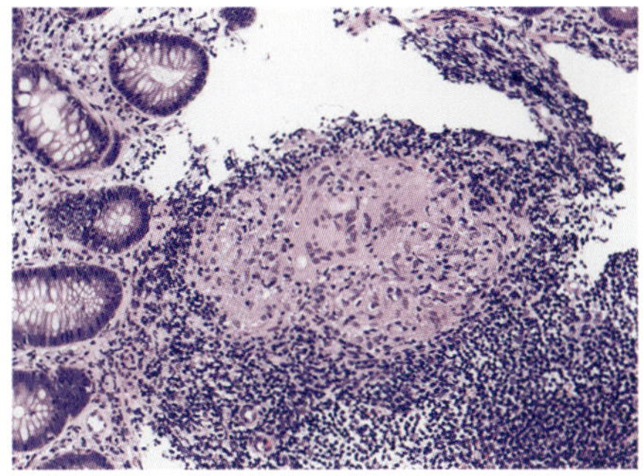

그림 4　비함몰성 유상피세포 육아종

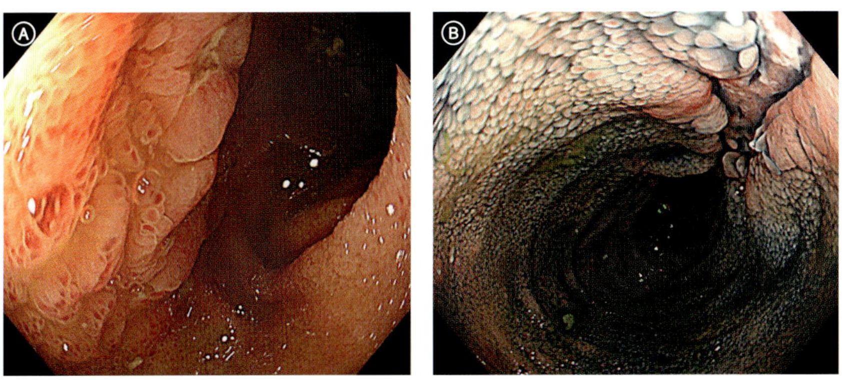

그림 5　크론병
Ⓐ) Peyer판 위의 발적 · 아프타. Ⓑ) 말단회장의 종주 궤양.

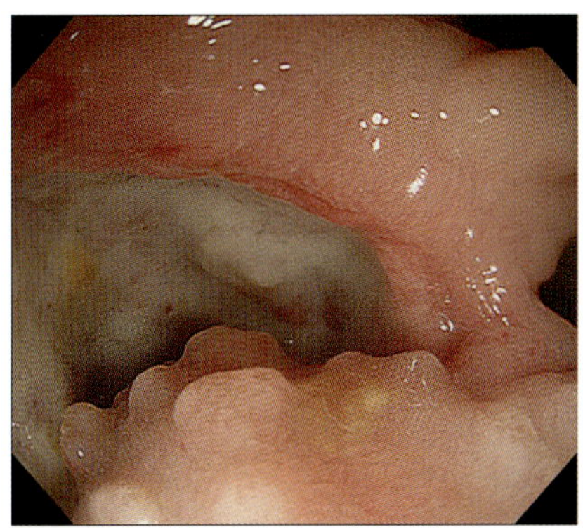

그림 6　베체트 장염

세균성 감염(급성)

빈 도 ★★★
난이도 ★☆☆

2 캄필로박터 장염

小林広幸, 蔵原晃一

질환의 개념

- 캄필로박터 장염은 주로 그람음성 간균인 Campylobacter 속의 *C. jejuni* 또는 *C. coli*에 의해 발생하는 감염형 식중독으로, *C. jejuni* 균주가 병인의 대부분을 차지한다.
- 병원균인 *C. jejuni*는 닭의 장관 내 상재균으로 충분히 가열되지 않은 닭고기와 그 가공품의 경구섭취로 인해 발병하는 경우가 많으며 *C. coli*는 돼지에서 보균율이 높다.
- 잠복 기간은 2~5일로 되알려져 있으나, 10일 정도의 긴 잠복기를 보이는 경우도 있다. 주된 소화기 증상은 설사, 복통이며, 혈변을 동반하는 경우도 적지 않다.
- 소화기 증상 발현에 앞서 두통, 오한, 발열 등의 전신 증상을 동반하는 경우가 많으며, 일과성이지만 때로는 39℃ 이상의 고열을 동반하기도 한다.

특징적인 소견과 진단

- 대장 병변은 직장에서부터 미만성으로 대장 전체에 걸쳐 나타나는 경우가 많으며, 내시경 소견으로는 **점상 · 반상의 발적 또는 출혈, 미란, 부종, 아프타성 병변** 등을 보인다(그림 1Ⓐ, Ⓑ).
- 가장 특징적인 소견은 회맹판 위의 궤양(그림 1Ⓒ)이며, 궤양의 발생빈도는 40~70% 정도로 보고에 따라 차이가 있다. 궤양 치유에는 약 1개월 정도가 소요되는 것으로 알려져 있다.
- 대변 또는 병변 부위에서 채취한 생검 조직의 세균 배양(미호기성 배양)을 통해 병원균을 확정(수일 이상 소요)할 수 있으나, 채취한 설사 변을 직접 도말하여 그람염색 후에 현미경 관찰로 **그람음성의 작은 나선형 간균**을 확인하면 신속한 진단에 도움이 된다.

감별진단 시 주의할 점

- 내시경에서 병변이 직장에서부터 연속적이고 미만성으로 관찰되는 경우(특히 맹장까지 내시경 관찰이 이루어지지 않은 경우), 궤양성 대장염(그림 2Ⓐ, Ⓑ)과의 감별이 문제가 될 수 있다.
  - 캄필로박터 장염은 발병이 급성이며, 내시경적으로 미만성 염증으로 보이는 경우에도 혈관 투영(vascular transparency) 유지 부위가 혼재되어 있는 경우가 많다(그림 1Ⓐ, Ⓑ).
- 캄필로박터 장염에 특징적인 것으로 알려져 있는 회맹판에 발생한 궤양은 예르시니아 장염, 거대세포바이러스 장염, 베체트 장염에서도 관찰될 수 있다.
  - 예르시니아 장염에서는 회맹판뿐만 아니라 장에서도 아프타성 미란이 나타나며, 특징적으로 말단 회장 Peyer판 부위에도 작은 궤양이 호발한다(그림 3Ⓐ, Ⓑ). 거대세포바이러스장염(그림 4)이나 베체트 장염의 궤양(그림 5)은 깊게 함몰된 경계가 명확한 병변으로, 다발성으로 발생하는 특징을 보인다.
- 캄필로박터 장염 발병 1~2주 후에 **반응성 관절염(Reiter 증후군)**이 발생할 수 있으며, 수주 이후 드물게(본 질환 환자 1,000~3,000명 중 약 1명 정도) 탈수초성 신경질환인 **Guillain-Barré 증후군**이 발병할 수 있다. Guillain-Barré 증후군의 발생 기전으로는 *C. jejuni*에 대한 혈청 항체가 신경 축삭막에 존재하는 강글리오시드(ganglioside)에 교차반응으로 결합하여 손상을 일으키는 것으로 추정된다.

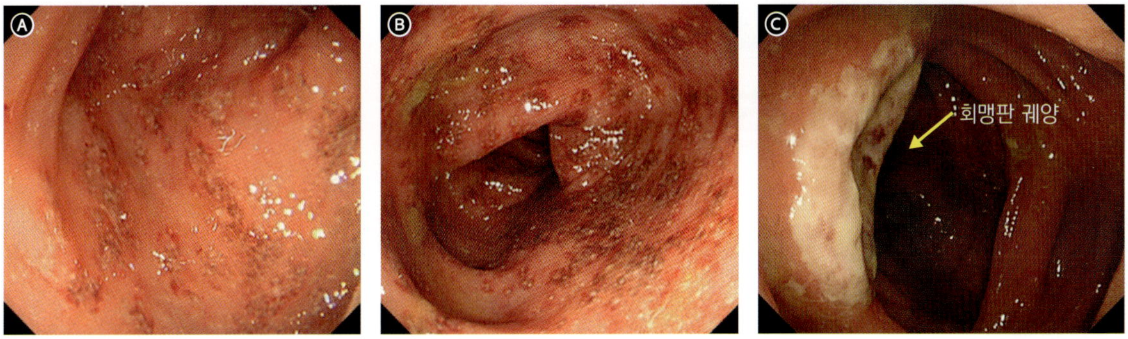

그림 1 캄필로박터 장염
Ⓐ) S상 결장. Ⓑ) 하행결장. Ⓒ) 회맹판부

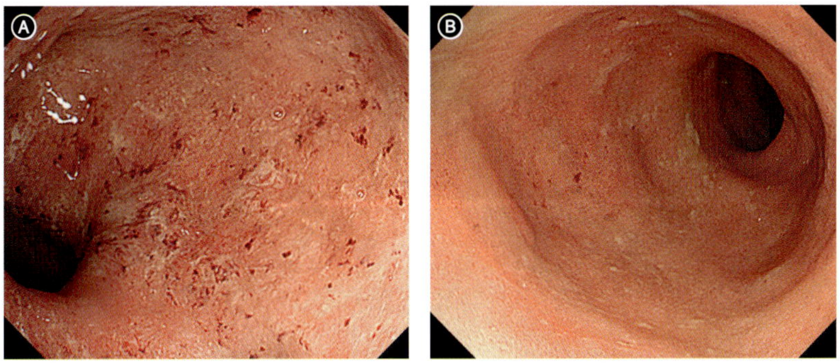

그림 2 궤양성 대장염
Ⓐ) 직장. Ⓑ) S상 결장.

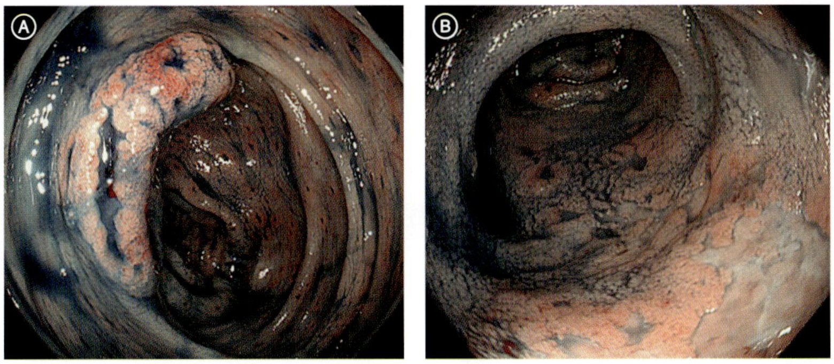

그림 3 예르시니아 장염
Ⓐ) 회맹판에 발생한 궤양, 맹장의 아프타성 미란. Ⓑ) 말단회장의 Peyer판에 발생한 궤양.

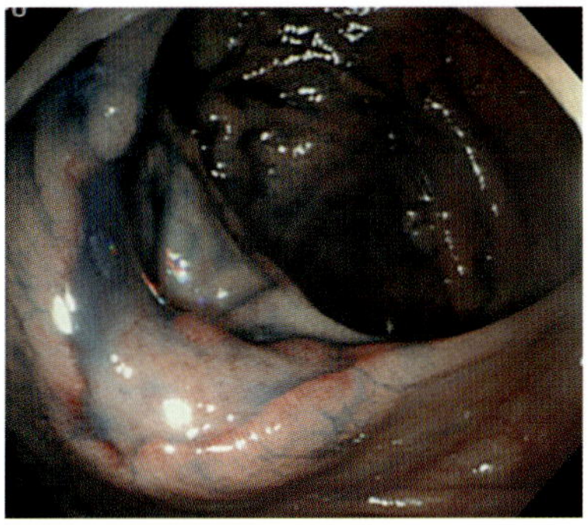

그림 4 거대세포바이러스장염
회맹판에 발생한 경계가 명확한 궤양.

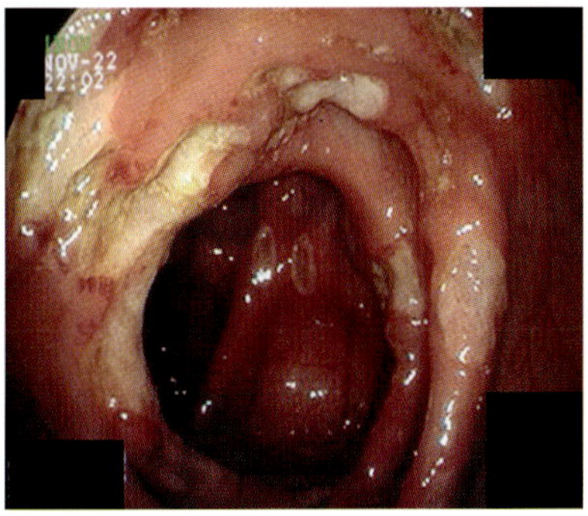

그림 5 베체트 장염
회맹판, 맹장의 경계가 명확한 다발성 궤양.

문헌

1) 小林広幸, 他: 細菌感染と腸炎(2)細菌性食中毒. 臨牀消化器内科, 19:1115~1122, 2004
2) 小林広幸, 他: 急性感染性疾患による回盲部病変の診断と治療. INTESTINE, 17:345~352, 2013
3) 清水誠二: カンピロバクター腸炎.「感染性腸炎A to Z」(大川清孝, 清水誠治/編, 中村志郎, 他/編集協力), pp12~15, 医学書院, 2008
4) 小林広幸, 蔵原晃一: 回盲部潰瘍の鑑別診断. 消化器内科, 3:89~97, 2021

세균성 감염(급성)

빈도 ★★☆
난이도 ★★☆

3 살모넬라 장염

松井佐織

질환의 개요

- 살모넬라 장염은 비장티푸스성 살모넬라 속균 중 병원성을 가진 *Salmonella enterica*와 *Salmonella bongori* 두 종에 의해 발생하는 장관 감염증이다.
- 감염 경로는 경구감염이며, 가축(돼지, 닭, 소)이나 파충류, 양서류 등에서 보균율이 높아 식중독 외에 반려동물로부터의 감염 사례도 보고되고 있다. 또한, 감염자나 보균자의 대변도 2차 감염의 원인이 될 수 있다.
- 잠복기는 8~48시간으로 비교적 짧은 편이다.
- 살모넬라는 조직 침입형 세균으로, 임상 병형은 ① 위장염형, ② 균혈증형, ③ 국소 감염형, ④ 보균형으로 분류된다. 장관 외 병변으로는 균혈증, 간 및 신장 장애, 심내막염, 수막염, 관절염 등이 알려져 있으며 소아와 고령자는 감수성이 높아 중증화되기 쉬우며, HIV 감염증이나 악성 림프종 등 세포성 면역장애가 있는 경우에도 균혈증이나 장관 외 병변의 발생 위험이 증가한다.

특징적인 소견과 진단

- 설사, 복통, 발열 등의 증상으로 발병하며, 혈변이 드물어 내시경 검사를 시행하는 경우는 많지 않다. 일반적으로 우측 결장이 주된 병변 부위이며, 하부 직장 병변은 드물다(그림 1Ⓐ➡).
- 내시경 소견으로는 말단회장의 고립 림프소절 종대나 **회맹판 종대**(그림 1Ⓐ)를 동반하는 경우가 있으며 결장에서는 **부종이나 발적**(그림 1Ⓑ), 미란 등이 흔하며 **궤양**(그림 1Ⓑ, Ⓒ)을 동반하는 경우도 있다. 비연속적으로 **정상 점막이 병변 사이에 존재**(그림 1Ⓒ➡)하는 경우가 많지만 비교적 중증이 되면 연속성 병변이 나타나기도 하고, 허혈성 장염이 합병된 것으로 추정되는 협착을 동반한 증례도 있다.
- 초음파 검사나 CT에서는 장관 부종이 소화관 벽 비후(그림 2➡)로 나타나지만, 국소 염증이 경미한 경우에는 발견이 어려울 수 있다. 병리조직 소견은 비특이적인 염증과 부종이 관찰되며 특이적인 소견은 없다.

감별진단 시 주의할 점

- 살모넬라 장염에서는 부종이나 점막 내 출혈이 주된 양상인 질환이 감별 대상이 된다. 염증성 장질환으로는 **궤양성 대장염, 캄필로박터 장염, 예르시니아 장염** 등과의 감별이 중요하다. 또한, 궤양을 동반하는 경우에는 허혈성 장염도 감별진단에 포함된다.
- 궤양성 대장염에서는 **과립 모양 점막**(그림 3Ⓐ)을 동반하는 경우가 많으며, 병변이 연속적이고 직장 병변(그림 3Ⓑ)을 보이는 것이 감별점이 된다.
  - 캄필로박터 장염은 내시경 소견이나 병변 범위에 유사점이 많지만, 회맹판의 궤양 형성(그림 4)이 빈번한 반면 결장의 궤양은 상대적으로 드문 특징을 보인다. 예르시니아 장염은 말단회장의 염증 소견이 주된 특징이다.
  - 허혈성 장염은 전형적으로 좌측 우세의 종주 궤양인 경우 구별이 용이하나, 부종이 심한 경우나 협착형에서는 감별에 주의가 필요하다.

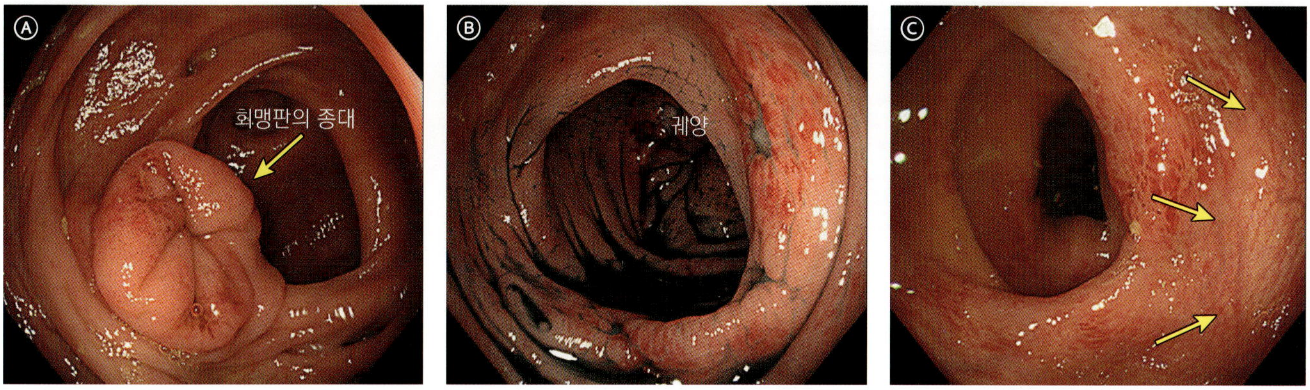

그림 1 살모넬라 장염의 내시경 소견
Ⓐ) 회맹판부. **Ⓑ**) 상행결장, 인디고카르민 도포. **Ⓒ**) 횡행결장.

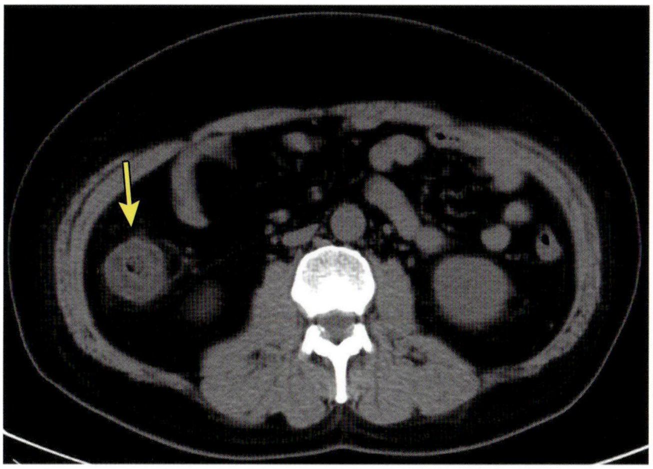

그림 2 복부 단순 CT 검사

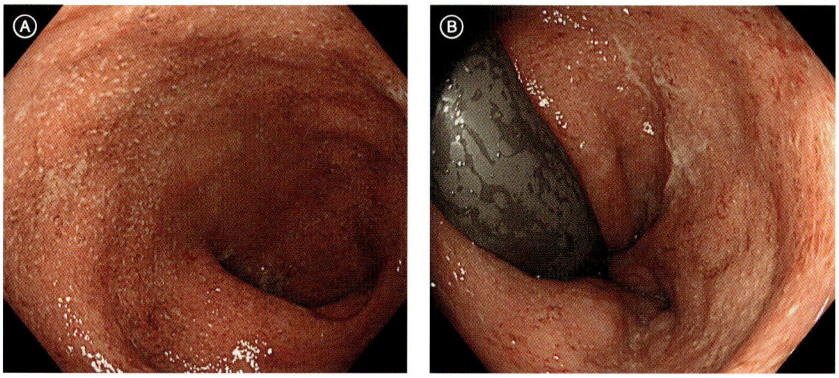

그림 3 궤양성 대장염
Ⓐ) S상 결장. **Ⓑ**) 하부 직장.

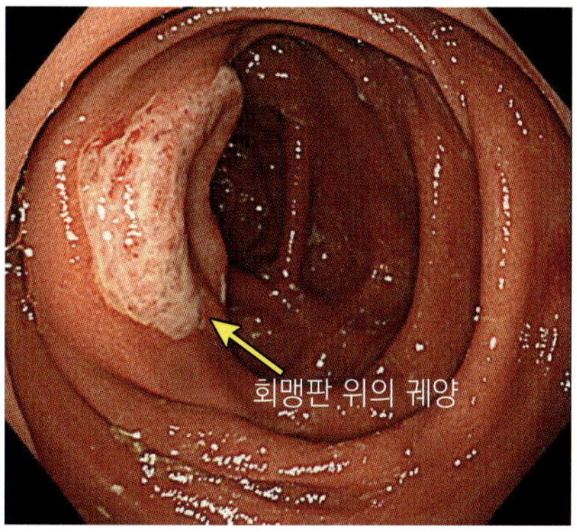

그림 4 캄필로박터 장염의 회맹판 궤양

문헌

1) II. 成人の細菌性腸炎.「JAID/JSC感染症治療ガイドライン2015—腸管感染症—」(一般社団法人日本感染症学会, 公益社団法人日本化学療法学会 JAID/JSC感染症治療ガイド・ガイドライン作成委員会腸管感染症ワーキンググループ/著), pp34~40, 2016
2) Saphra I & Winter JW: Clinical manifestations of salmonellosis in man ; an evaluation of 7779 human infections identified at the New York Salmonella Center. N Engl J Med, 256:1128~1134, 1957
3) 大川清孝, 他: カンピロバクター腸炎とサルモネラ腸炎の臨床像と内視鏡像の検討. 日本消化器内視鏡学会雑誌, 60:981~990, 2018

세균성 감염(급성)

빈 도 ★★☆
난이도 ★★☆

4 병원성 대장균 장염 (O157 등)

小林清典

질환의 개요

- 병원성 대장균은 병태생리 기전에 따라 5가지로 분류되지만, 임상적으로 중요한 균주는 **장관 출혈성 대장균**(enterohemorrhagic *E. coli*, EHEC)이다. EHEC는 Vero 독소를 생성하며 O항원에 따른 혈청형 중 O157이 60~70%를 차지한다.
- O157은 충분히 가열되지 않은 소고기 등의 육류 섭취뿐만 아니라 오염된 기타 식재료나 물을 통해서도 감염된다. 소수의 균으로도 감염이 유발되어 집단감염이 발생할 수 있다.
- 잠복기간은 2~8일(대부분 3~5일)이며 심한 복통과 빈번한 수양성 설사에 이어 혈성 설사가 나타난다. 구역 및 구토도 동반되지만 고열을 일으키는 경우는 드물다. 이 질환의 약 3~5%에서 용혈성 요독 증후군이나 뇌병증이 합병된다.
- O157 이외의 EHEC는 증상이 가볍고, 합병증 빈도도 낮다고 알려져 있다.

특징적인 소견과 진단

- O157 장염의 염증은 대장 전체에 걸쳐 발생하지만, 우측 결장으로 갈수록 염증이 심하고 좌측 결장으로 진행될수록 염증이 약해지는 "염증 기울기" 소견이 특징적이다(그림 1, 2).
- 우측 결장에서는 점막의 발적이나 부종이 심하고, 미란, 궤양, 출혈 경향, 삼출물 부착 등이 특징적이다(그림 1Ⓐ, Ⓑ, 그림 2Ⓐ, Ⓑ). 좌측 결장으로 이행할수록 염증은 경미해지지만 약 절반의 증례에서 종주하는 발적이나 미란이 관찰되며, 이는 균이 생성하는 베로 독소에 의한 미세순환 장애로 인해 발생하는 것으로 알려져 있다(그림 1Ⓒ~Ⓔ). 직장이나 말단회장에는 병변이 드물다.
- 생검 조직 소견에서는 급성 염증세포 침윤과 더불어 표층 상피 박리, 점막 내 출혈이나 부종이 관찰된다.
- 복부 CT 소견이나 초음파 소견에서는 우측 결장을 중심으로 현저한 장관벽 비후가 특징적이며, 복수도 흔히 관찰된다(그림 3).
- 진단 방법으로는 대변, 장액 또는 생검 조직 배양, 대변 독소 검사, 혈청 O157 LPS 항체 검사 등이 있다.

감별진단 시 주의할 점

- 다른 감염성 장염 중에서는 혈변을 흔히 동반하는 캄필로박터 장염이나 살모넬라 장염과의 감별이 필요하다. 내시경 소견상 캄필로박터 장염은 직장을 포함한 대장 전반에 염증을 보이는 경우가 많고, 약 절반의 증례에서 회맹판 위에 경계가 명확한 얕은 궤양을 동반하는 것이 감별점이 된다. 살모넬라 장염의 대장 병변은 우측 결장에 주로 관찰되며 직장에는 드물기 때문에 O157 장염과의 감별이 필요하다. 그러나 살모넬라 장염에서는 말단회장에도 병변을 보이는 경우가 많고, 종주 궤양이나 미란이 드문 것도 감별점이 된다. 최종적으로는 대변이나 생검조직의 세균 배양검사를 통해 감별한다.
- 허혈성 대장염에서도 좌측 결장에 종주 궤양을 동반하여 O157 장염과의 감별이 필요하지만, 발병 경과나 우측 결장의 병변이 드문 것이 감별점이 된다.

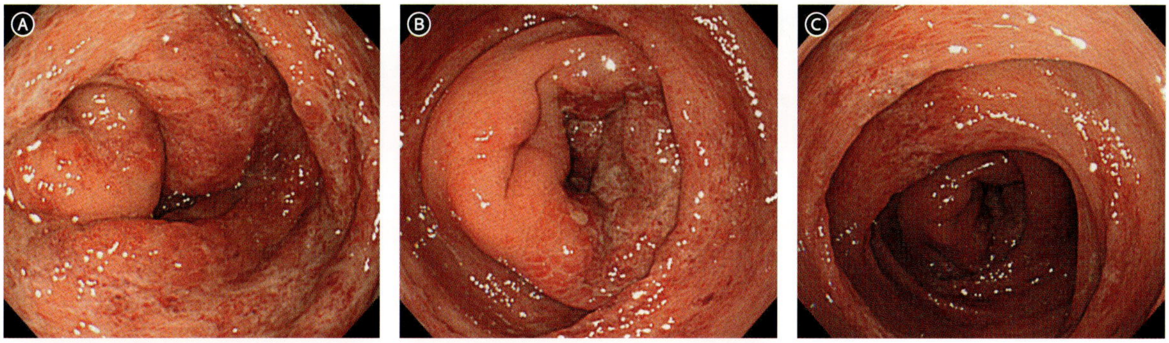

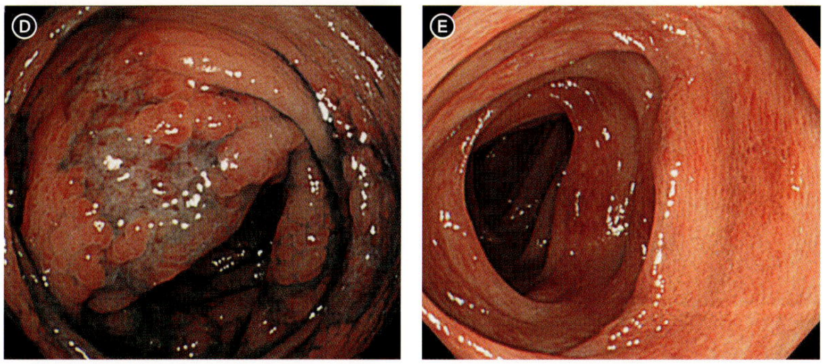

그림 1　O157 장염(증례 1)
Ⓐ Ⓑ) 맹장~상행결장. 점막의 발적과 부종이 심하며 표면에 미란이 동반된다.
Ⓒ Ⓓ) 상행결장. 세로로 이어진 발적과 얕은 궤양이 관찰된다(Ⓓ는 인디고카르민 도포 후).
Ⓔ) 하행결장. 세로로 이어진 발적이 관찰되지만, 우측 결장과 비교하여 염증은 경미하다.

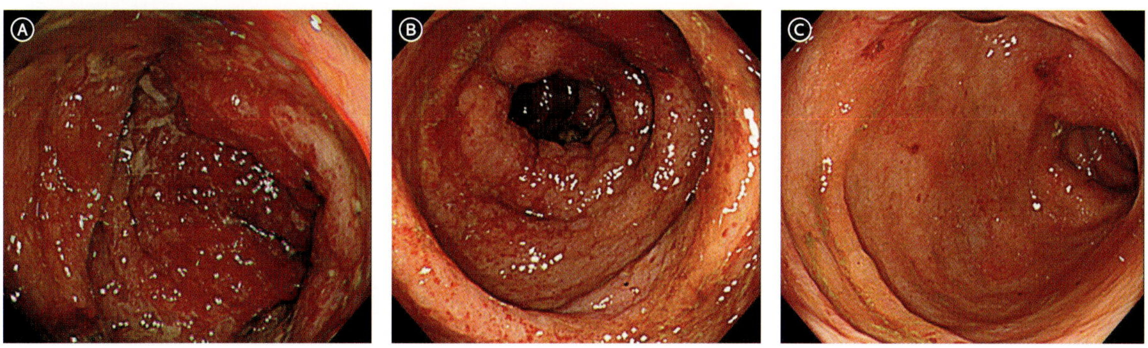

그림 2　O157 장염의 내시경 소견(증례 2)
Ⓐ) 상행결장. 점막의 발적과 부종이 심하여 내시경 통과가 어려웠다. Ⓑ) 횡행결장. 점막의 발적과 부종, 출혈이 쉽게 발생하는 소견이 관찰된다. Ⓒ) S상 결장. 점막의 발적과 일부 출혈이 관찰되지만 우측 결장과 비교하여 염증은 경미하다.

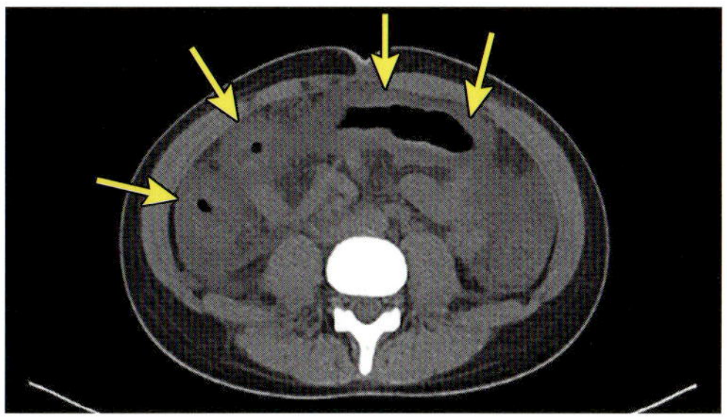

그림 3　O157 장염의 복부 CT 소견(증례 1)
우측 결장의 장관벽 비후(⇨)가 심하고 주위에 복수 저류도 관찰된다.

- **항생제 연관 출혈성 대장염**은 혈변을 동반하고 우측 결장에 우세하게 병변이 분포하므로 O157 장염과의 감별이 필요하다. 그러나 정상 부위와의 경계가 명확하고 궤양이 동반되는 경우가 드물며, 화농성 삼출물이 관찰되지 않는다는 점이 감별점이 된다.

문헌

1)　小林清典, 他: 病原性大腸菌腸炎(O157 など). 消化器内視鏡, 32:140-141, 2020

※그림 1Ⓐ~Ⓒ, Ⓔ와 그림 2Ⓐ, Ⓑ는 문헌 1에서 전재

세균성 감염(급성)

빈 도 ★★☆
난이도 ★☆☆

5 세균성 이질

髙橋索真, 安藤 翠

질환의 개요

- 세균성 이질은 일본에서는 위생 상태 개선 등으로 비교적 드문 감염증이 되었으나 전 세계적으로는 감염자 수가 매우 많은 감염증이다. 2016년 보고에 따르면 전 세계에서 연간 2억 7천만 명이 감염되었으며, 특히 영양 불량 상태의 소아에서 약 21만 명의 사망이 추정될 정도로 심각한 감염증이다. 세균성 이질의 원인균인 이질균은 1897년 시가 기요시(志賀 潔)에 의해 처음 발견되었으며, 속명인 *Shigella*는 그의 이름을 따서 명명되었다[1,2].
- 이질균은 그람음성 혐기성 간균으로 물이나 음식을 통해 경구감염되며 결장의 고립 림프소절 표면에 존재하는 M세포를 통해 조직 내로 침입하는 것으로 추정된다[1].

특징적인 소견과 진단

- 감염 후 1~3일의 잠복기를 거쳐 **권태감, 발열, 설사, 복통, 뒤무직, 점액질의 혈변**이 나타난다. 수십에서 수백 정도의 적은 균수로도 감염이 이루어지므로, 환자의 대변을 통해 가족이나 간병인이 2차 감염되는 경우도 알려져 있다[1,2].
- 분변 배양검사가 확진에 필수적이다. 이질균은 *S. dysenteriae, S. flexneri, S. boydii, S. sonnei*로 분류된다. *S. dysenteriae*의 일부 균주는 시가 독소를 생성하는데, 이는 장관출혈성 대장균의 베로 독소와 동일한 독소이며, 용혈성 요독 증후군이나 급성 뇌병증을 병발할 수 있다. 일본 내 증례의 절반 이상은 증상이 가장 경미하다고 알려진 *S. sonnei*가 원인균이다[1,2].
- **대장 점막의 부종, 얕은 궤양, 유약성, 점상 미란** 등이 특징적인 내시경 소견이다. 호발 부위는 직장~S상 결장이지만 전 대장에 병변을 보이는 경우도 있다(그림 1Ⓐ~Ⓓ)[2].
- 병리학적으로는 염증세포 침윤이 관찰된다. 본 책자에 소개된 증례에서는 형질세포, 호산구, 호중구 등의 침윤, 부종, 림프소포, 술잔세포 감소가 관찰된다(그림 1Ⓔ, Ⓕ)[2].
- 일본의 감염병예방법에서는 3군 감염병으로 분류되며, 진단한 의사는 즉시 보건소에 신고해야 한다. 2016~2020년 일본 내 신고된 환자 수는 연간 80~270명으로 환자의 약 절반은 해외에서 감염된 것으로 추정되지만, 보육원 등에서의 집단 발생, 식중독, 남성 동성애자 간의 감염도 보고되고 있다[1,2].
- 치료는 주로 뉴퀴놀론계 항생제나 포스포마이신의 경구 치료가 주로 선택되지만, 약제 내성균이 증가하고 있어 감수성 시험 결과를 확인하는 것이 필요하다[1].

감별진단 시 주의할 점

- **궤양성 대장염**은 내시경 소견이 세균성 이질과 유사하여, 분변 배양검사가 감별에 필수적이다. 궤양성 대장염에서는 미세 과립 모양 점막(그림 2Ⓐ, Ⓓ)이 특징적이지만 세균성 이질과 마찬가지로 병리학적으로 염증세포 침윤, 음와 농양(그림 2Ⓑ➔), 음와염, 술잔세포 감소가 높은 빈도로 관찰된다. 궤양성 대장염에 특징적인 소견으로는 만성 염증에 따른 음와 구조의 왜곡(그림 2Ⓔ), 위축(그림 2Ⓔ), Paneth 세포 화생(그림 2Ⓒ➔), 기저 형질세포증(basal plasmacytosis)이라 하는 음와 기저부와 점막근판 사이의 형질세포 침윤(그림 2Ⓕ)이 있다.
- **캄필로박터 장염**도 세균성 이질과 내시경 소견이 유사하다. 캄필로박터 장염에서는 혈관 투영이 있는 정상 점

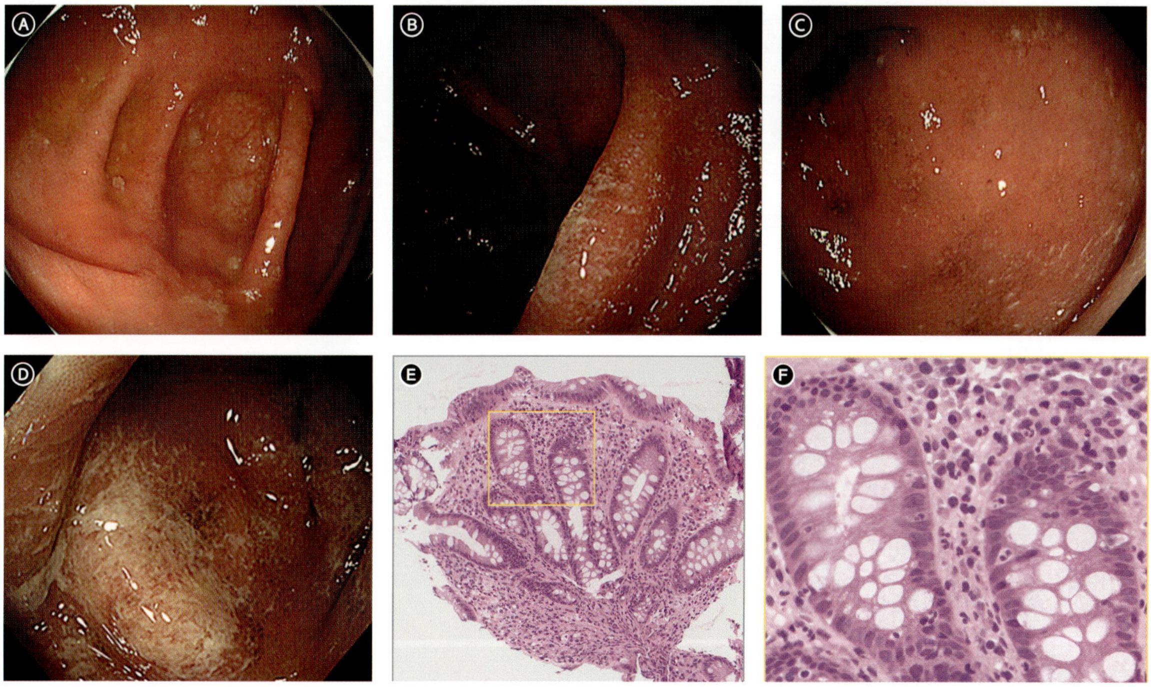

그림 1 세균성 이질의 내시경 소견, 병리 소견

60대 남성. 중국에서 귀국한 다음 날부터 설사와 복통이 있음. 분변 배양에서 *S. sonnei*가 동정되었다. Ⓐ~Ⓓ) 백색광 내시경 소견. Ⓐ) 맹장. Ⓑ) 상행결장. Ⓒ) S상 결장. Ⓓ) 직장 Rs Ⓔ, Ⓕ) 직장 Rs에서 채취한 생검 조직의 HE 염색 표본. Ⓔ) 저배율 소견. Ⓕ) 고배율 소견 (Ⓔ의 노란색 테두리 부분). 문헌 2에서 재인용.

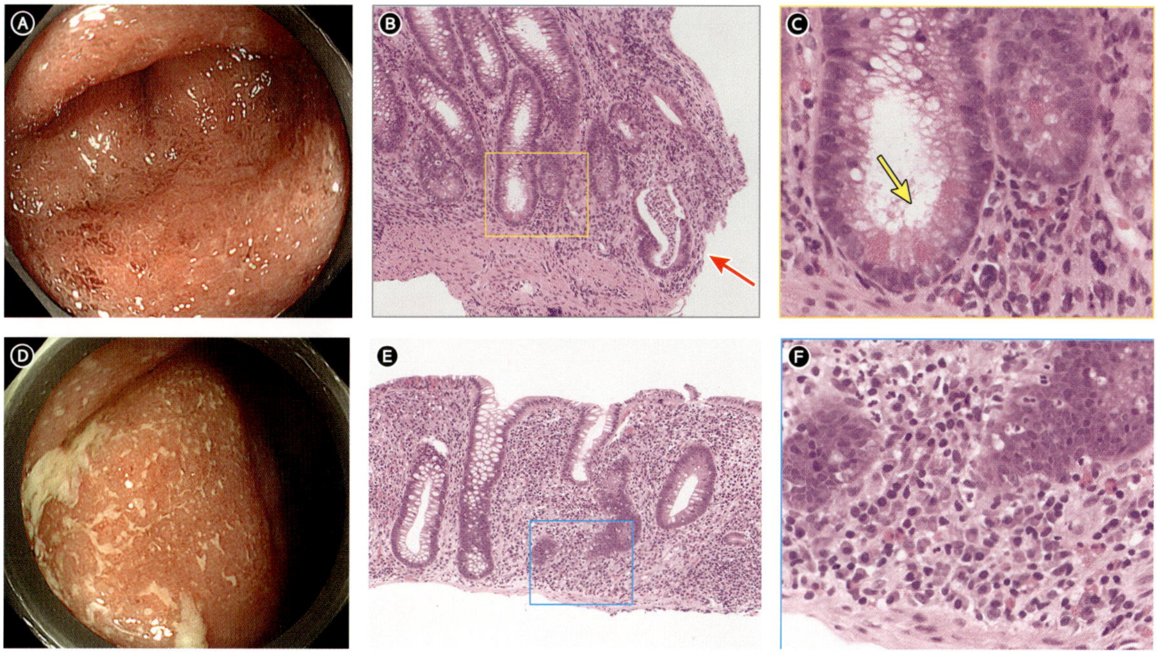

그림 2 궤양성 대장염의 내시경 소견, 병리 소견

Ⓐ, Ⓓ) 백색광 관찰의 내시경(모두 직장. 점막의 과립상이 관찰된다. Ⓑ, Ⓒ, Ⓔ, Ⓕ) 생검 조직의 HE 염색 표본. Ⓑ) 저배율 소견(➡음와 농양). Ⓒ) Ⓑ의 노란색 테두리 부분 확대상(⇨. Paneth세포 화생). Ⓔ) 저배율 소견(음와 구조의 왜곡, 위축이 관찰됨). Ⓕ) Ⓔ의 파란색 테두리 부분 확대상(basal plasmacytosis가 관찰됨). 문헌 2에서 재인용.

막을 배경으로 발적이나 미란 등이 관찰되는 경우가 많으며, 약 절반의 증례에서 회맹판 위에 얕은 궤양이 관찰되는 것이 특징적이다[2].

문헌

1) Kotloff KL, et al: Shigellosis. Lancet, 391:801~812, 2018
2) 髙橋索真, 他: 細菌性赤痢. 消化器内視鏡, 32:142~143, 2020

세균성 감염(급성)

빈 도 ★★☆
난이도 ★★☆

6 에어로모나스 장염

高橋索真, 青山祐樹

질환의 개념

- 에어로모나스 장염은 통성 혐기성 그람음성 간균인 에어로모나스속 균의 경구감염에 의해 발생하는 장염이다. 파충류, 양서류, 담수어 등의 상재균으로, 오염된 물이나 수산물 섭취가 주된 감염 경로가 되는 경우가 많다.
- 임상적으로 중요한 균은 *A. hydrophila*와 *A. sobria*이며, 이 균들은 1982년 식중독 원인균으로 확인되었다. 이 균들의 발육 최적 온도는 30~35℃이며, 일본에서는 여름철에 호발한다. 열대 및 아열대 지역을 여행하는 동안 감염된 것으로 추정되는 사례도 많다[1,2].

특징적인 소견과 진단

- 평균 12시간의 잠복기를 거친 후 수양성 설사, 혈변, 복통 등이 나타난다. 대부분 수일 내에 자연적으로 호전되는 경증 사례가 많지만, 때로는 심한 수양성 설사나 수주간 지속되는 만성 설사가 관찰되기도 한다. 면역 기능이 저하된 환자에서는 괴사성 근막염이나 패혈증 등을 합병하는 경우도 있다[1,2].
- 분변 배양검사 또는 대장 점막의 배양검사가 확진에 필수적이다.
- **내시경 소견**으로는 **출혈 동반 미란이나 아프타성 미란의 다발**이 특징적이지만, 종주 궤양이나 윤상 궤양이 관찰될 수 있다. 병변 범위는 상행결장~횡행결장, S상 결장 등 다양하다(그림 Ⓐ~Ⓓ)[1].
- 병리학적으로는 염증세포 침윤이 특징적이며, 본 책자에 소개된 증례에서는 다수의 호중구 침윤을 동반한 중등도에서 고도에 이르는 염증이 관찰된다(그림 Ⓔ, Ⓕ)[1].
- 항생제 치료를 시행하는 경우, 뉴퀴놀론계 항생제나 포스포마이신이 선택된다[1,2].

감별진단 시 주의할 점

- **궤양성 대장염**은 내시경 소견이 에어로모나스 장염과 유사하며, 배양검사가 감별에 필수적이다. 궤양성 대장염에서는 미세 과립 모양 점막이 특징적이며, 직장에서 근위부 대장으로 병변이 연속적으로 이환되는 경우가 많다[1].
- 종주 궤양 관찰 시 **허혈성 대장염**과의 감별이 필요하며, 배양검사가 감별에 필수적이다. 허혈성 대장염의 호발 부위는 좌측 결장이며, 심한 부종을 동반한 발적된 점막을 보이는 경우가 많다.
- **캄필로박터 장염**도 에어로모나스 장염과 내시경 소견이 유사하다. 캄필로박터 장염은 혈관 투영이 있는 정상 점막을 배경으로 발적이나 미란 등을 보이는 경우가 많으며, 약 절반에서 회맹판 위에 얕은 궤양을 보이는 것이 특징적이다[1].

문헌

1) 青山祐樹, 他: エロモナス腸炎. 消化器内視鏡, 32:144~145, 2020
2) 小池　潤, 他: エロモナス腸炎. 消化器内視鏡, 31:193~196, 2019

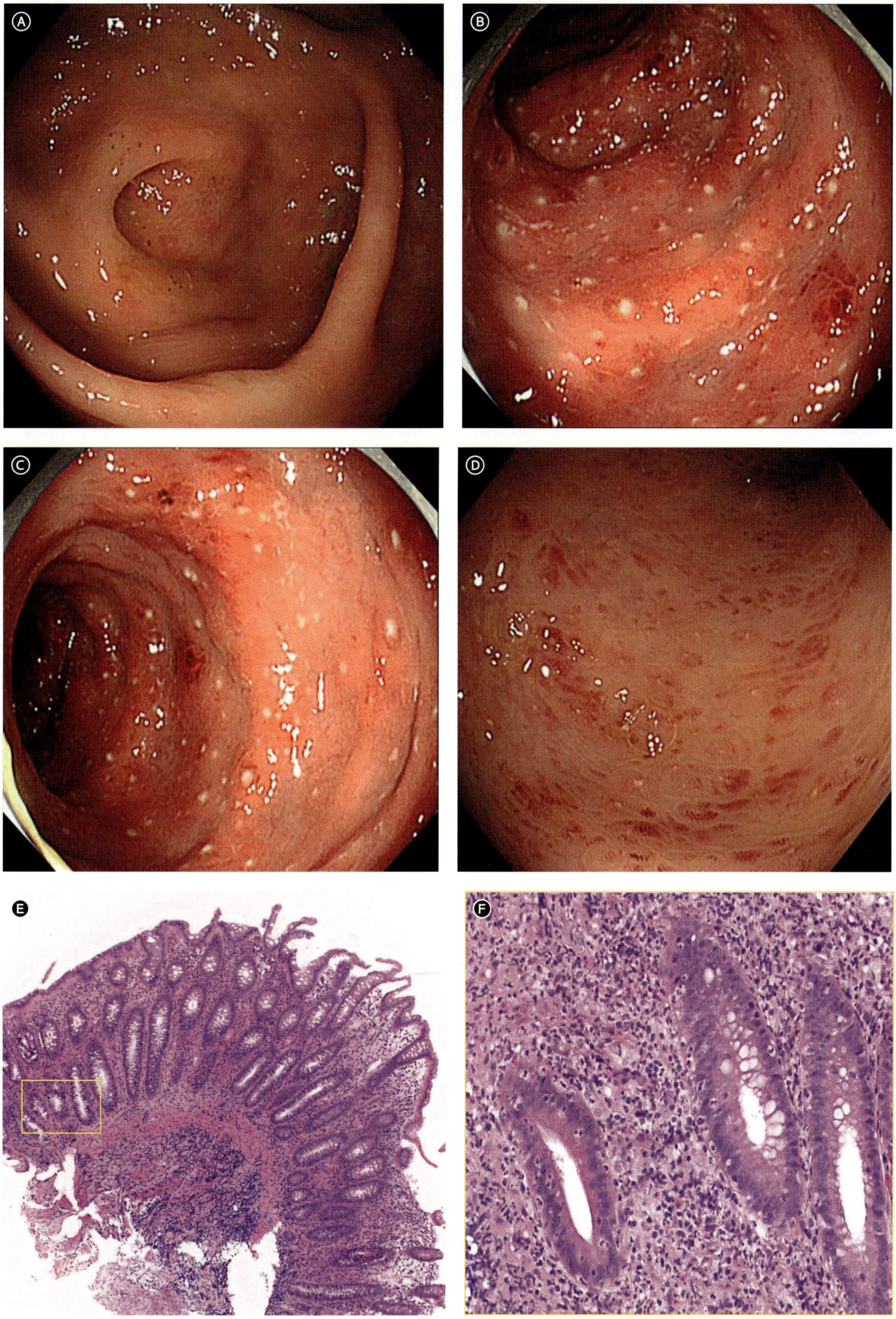

그림 에어로모나스 장염의 내시경 소견, 병리 소견

50대 남성. 회 섭취 다음 날 복통, 오심, 점액변이 발생하였다. 분변 배양에서 *A. hydrophila*가 동정되었다. Ⓐ~Ⓓ) 백색광 관찰 내시경 소견. Ⓐ) 맹장. Ⓑ) 하행결장. Ⓒ) S상 결장. Ⓓ) 직장 Ra. Ⓔ, Ⓕ) S상 결장에서 채취한 생검 조직의 HE 염색 표본. Ⓔ) 저배율 소견. Ⓕ) 고배율 소견. (Ⓔ의 노란색 테두리 부분).

문헌 1에서 발췌

세균성 감염(만성)

빈 도 ★☆☆
난이도 ★★☆

7 장결핵

小林広幸, 藏原晃一

질환의 개념

- 장결핵은 결핵균(*Mycobacterium tuberculosis*)에 의한 장관 감염증이다. 일본에서 결핵 유병률은 해마다 점진적으로 감소하고 있으며, 2022년 신규 결핵 등록 환자의 질병 유형별 통계에서 153명의 활동성 장결핵 환자가 보고되었다.
- 장결핵은 다른 장기(주로 폐)에 결핵균 감염을 동반하지 않는 **원발성**과 다장기 감염에 의해 발생하는 **이차성**으로 크게 나뉜다. 최근에는 일본 문헌 통계에 따르면 이차성 증례가 60% 이상을 차지한다.
- 질환이 진행되면 복통이나 설사 등 소화관 증상 외에도 발열, 식욕부진, 체중 감소 등 전신 증상을 동반하지만, 경증에서는 무증상인 경우도 많아 임상 증상이나 검사 소견만으로 본 질환을 의심하는 것은 어렵다.
- 장관 병변은 소장(회장), 대장(상행결장), 특히 림프조직이 풍부한 회맹부에 호발하며 다양한 궤양성 병변이나 장관 변형을 보인다.
- 장결핵의 확진(장관 병변부에서 결핵균 확인)은 결핵 진단법이 발전한 현재에도 여전히 어려운 경우가 많다. 이에 따라, 바륨 관장 X선 검사나 내시경 소견, 인터페론 감마 분비 검사(interferon-gamma release assay) 등의 보조 진단법을 통해 장결핵이 강하게 의심될 경우, 폐결핵에 준한 항결핵 치료를 시행하고, 증상 및 영상 소견의 호전을 확인하여 '치료적 진단'으로 장결핵을 진단하는 것도 고려된다.

특징적인 소견과 진단

- 장결핵의 내시경적 분류에는 다수의 미치료 결핵(부검 증례)의 병리조직 소견을 바탕으로 활동성 장결핵의 진행 양상과 궤양 형태를 분석하여 제시된 **Kuromaru 분류**(그림 1)가 사용된다.
- 림프소포에 침입한 결핵균은 초기에는 해당 부위에 좁쌀 크기의 작은 융기를 형성하고, 이 부위의 괴사물이 장관 내강으로 파열되면 작은 궤양(Kuromaru 분류 II형: 그림 2Ⓐ)을 형성하며, 이후 콩알 크기의 궤양에서 불규칙한 궤양(VII형: 그림 2Ⓑ)으로 진행한다.
- 작은 궤양이 림프 흐름을 따라 단축 방향으로 진행하고 융합하면, 장결핵에 특징적인 불규칙한 윤상 궤양(IVB형: 그림 2Ⓒ)이나 전주성의 띠 모양 궤양(VIII형: 그림 2Ⓓ)을 형성한다.
- 호발 부위인 말단회장의 Peyer판에 발생한 작은 궤양은 초기에는 Peyer판을 따라 종축 방향으로 융합되기 쉬워 종주 궤양(V형: 그림 2Ⓔ)을 형성하기 쉽다.
- 치유기 장결핵(만성 장결핵)에서는 위축된 병변 부위 점막과 다발성 궤양 반흔에 의해 위축성 반흔대를 형성하며, 장관 변형(단축, 윤상 협착, 가성 게실 양상 변화, 회맹판 개방 등)을 동반한다(그림 2Ⓕ). 한편, 이러한 소견의 진단에는 전체적인 장관 형태를 평가할 수 있는 **바륨 관장 X선 영상**이 유용하다.

감별진단 시 주의할 점

- 감염성 장염 중에서 장결핵과 마찬가지로 Peyer판에 호발하는 **예르시니아 장염**(그림 3)이나 맹장에서 다발성 궤양을 형성하는 **아메바 대장염**(그림 4)이 감별 질환에 포함된다.

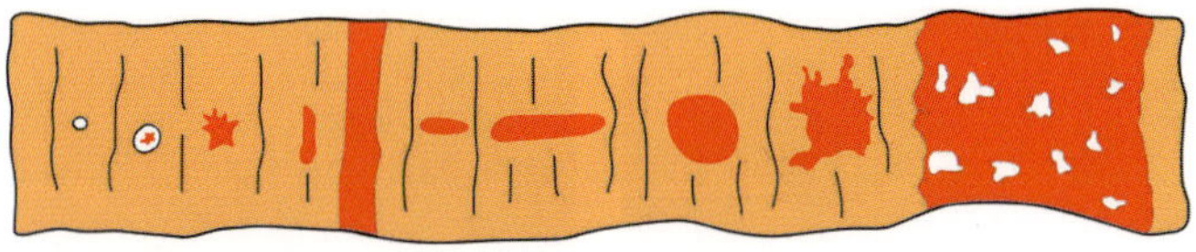

그림 1 활동성 장결핵의 육안 분류(Kuromaru 분류)

I형 : 초기 병변으로 좁쌀 크기의 결핵 결절.
II형 : 결핵 결절의 괴사 물질이 점막을 뚫고 장관 내로 배출되어 작은 궤양을 형성한 것.
III형 : II형이 약간 커져 팥알 크기 또는 납작콩 크기로 된 것.
IV형 : 장관의 횡축 방향 궤양으로, 이른바 윤상 또는 띠 모양 궤양. (A: 장경 2 cm 이하. B: 2 cm 이상.)
V형 : 종축 방향의 궤양(A: 장경 2 cm 이하. B: 2 cm 이상.)
VI형 : 원형 또는 원형에 가까운 모양의 궤양으로 납작콩 크기 이상.
VII형 : 불규칙한 형태의 궤양으로 납작콩 크기 이상.
VIII형: 궤양이 서로 융합하여 광범위한 궤양이 된 것.

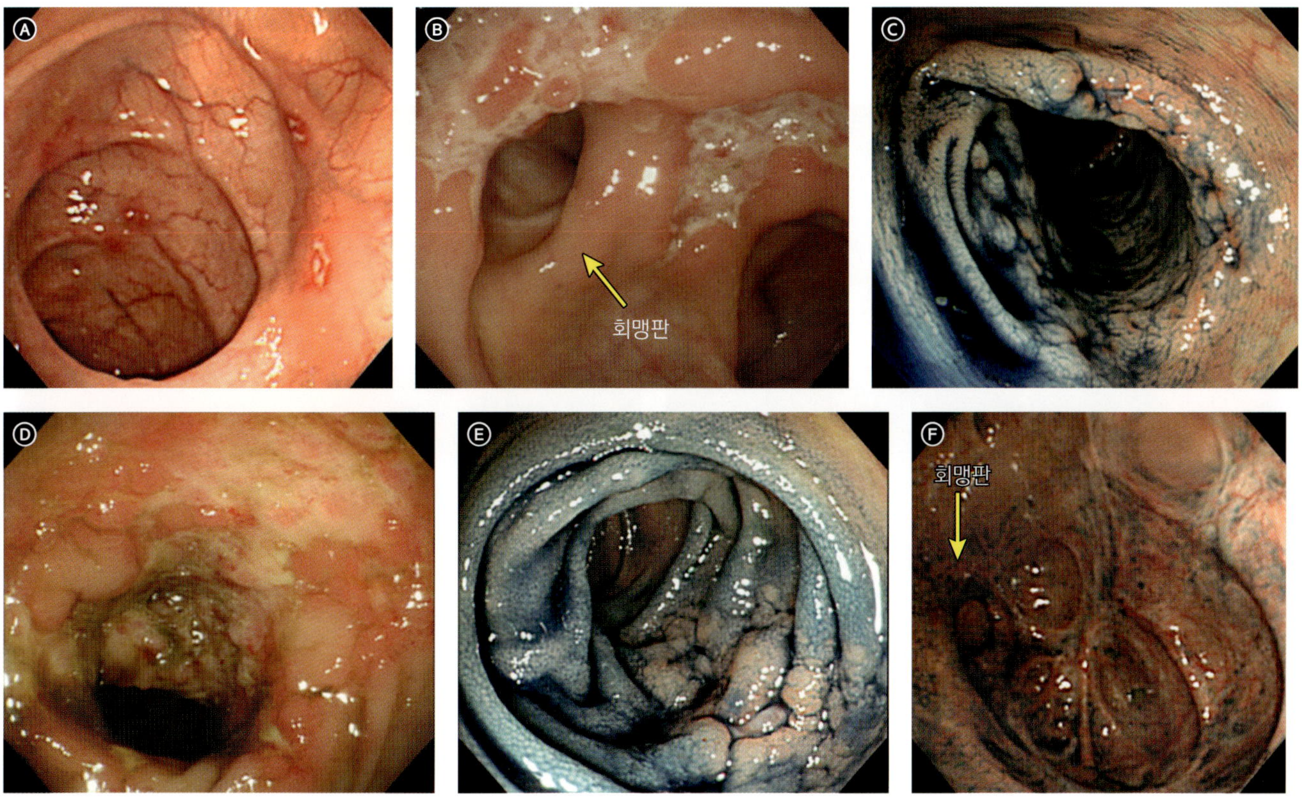

그림 2 장결핵의 내시경 소견

A) 상행결장. 불규칙한 다발성 작은 궤양. B) 회맹부. 불규칙한 궤양과 변형된 회맹판. C) 상행결장. 불규칙한 윤상 궤양. D) 상행결장. 불규칙하게 전체 주위를 둘러싸며 넓게 퍼진 띠 모양 궤양. E) 말단회장. Peyer판 부위에 세로 방향으로 배열된 작은 궤양. F) 맹장. 다발성 궤양 반흔을 동반한 위축성 반흔대와 변형된 회맹판.

- 예르시니아 장염에서는 비교적 균일하게 다발하는 아프타성 미란과 회맹판의 얕은 궤양이 동반되는 경우가 많다(그림 3B).
- 아메바 대장염의 궤양은 백태가 두껍게 덮여 있으며, 장결핵에서는 드문 직장 부위에 아메바 대장염에서는 불규칙한 다발성 궤양이나 미란을 동반하는 경우가 많다(그림 4B).

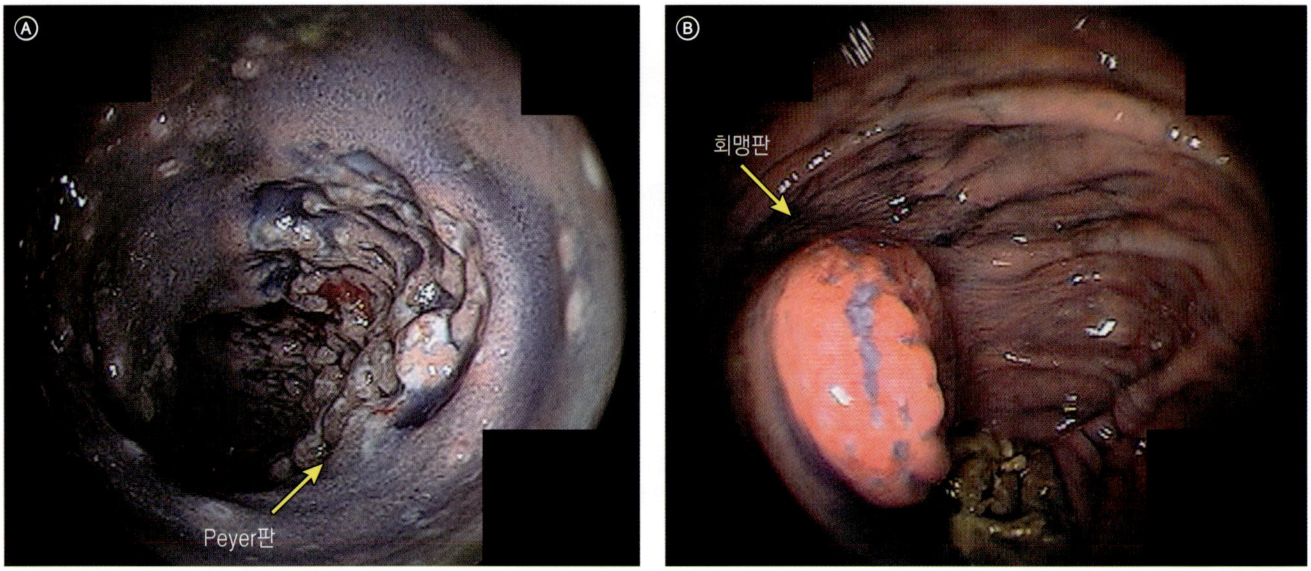

그림 3 예르시니아 장염의 내시경 소견
Ⓐ) 말단회장. Ⓑ) 맹장.

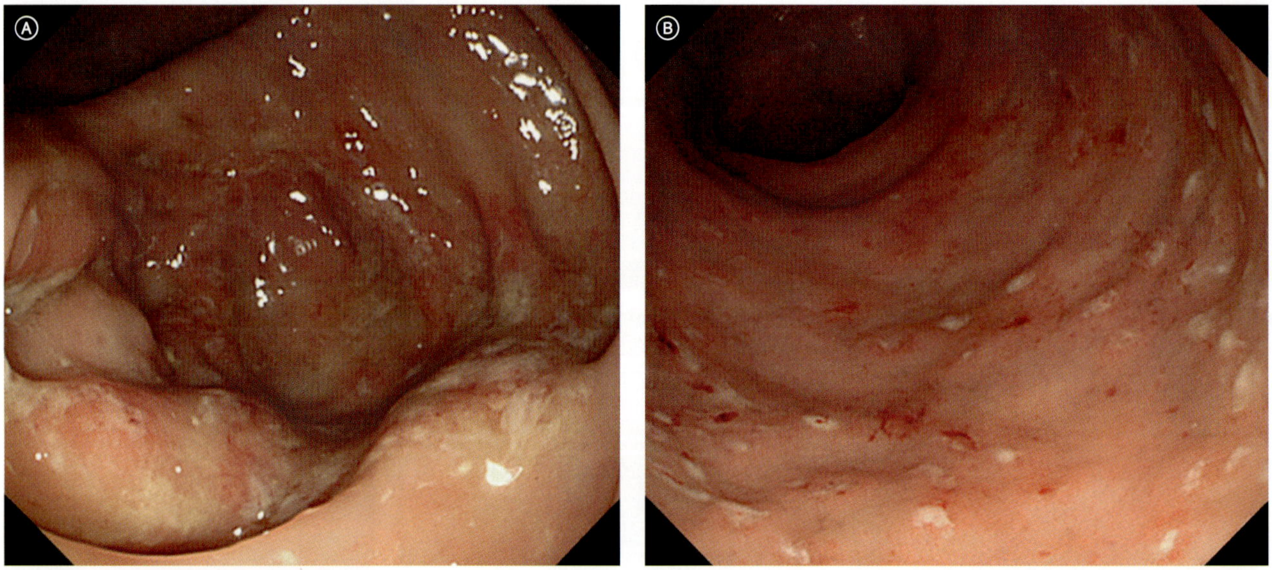

그림 4 아메바 대장염의 내시경 소견
Ⓐ) 맹장. Ⓑ) 직장.

문헌

1) 小林広幸: 本邦における消化管結核の現況—近年の本邦報告例の解析. 胃と腸, 52:145~156, 2017
2) 小林広幸, 蔵原晃一: 腸管結核菌感染症の最前線. INTESTINE, 23:153~160, 2019
3) 前畠裕司, 他: 腸結核の画像診断—大腸病変を中心に. 胃と腸, 52:169~179, 2017
4) 平井郁仁, 他: 小腸結核の診断—内視鏡所見の特徴と鑑別診断を中心に. 胃と腸, 52:157~168, 2017
5) 小林広幸: 腸結核.「下部消化管内視鏡診断アトラス」(松本主之/編), pp85~87, 医学書院, 2020

세균성 감염(만성)

빈 도 ★☆☆
난이도 ★★★

8 휘플병
Whipple's Disease

野坂佳愛, 藏原晃一

질환의 개요

- 휘플병은 방선균과 계통학적으로 유사한 그람양성 간균 *T. whipplei* (*Tropheryma whipplei*)의 기회감염에 의해 다양한 임상 증상이 발현되는 전신 감염증이다.
- 본 질환은 백인 중년 남성에서 많이 보고되며, 일본 내 보고는 극히 드물며 현재까지 약 20례 정도에 불과하다.
- 감염 및 발병에는 면역학적 질환 감수성이 있거나 세포성 면역 기능 저하가 관여한다고 추정되며, **HLA-B27 양성자나 HTLV-1 보균자**인 것이 위험인자 중 하나로 알려져 있다.
- 십이지장을 포함한 소장 점막 감염으로 인해 현저한 흡수 장애를 초래하므로, **심한 설사와 체중 감소**가 주요 증상이다. 그 외에도 관절염, 복강 내 림프절 종대, 중추신경계 장애(뇌수막염 등), 안과 증상(안근 마비, 포도막염 등), 간비대, 흉막염 등 다양한 임상 증상을 동반할 수 있다.
- 발생 빈도는 낮지만 진단이 지연되면 치명적인 경과를 보일 수 있으므로, 소화관 내시경 진단이 중요한 질환 중 하나이다.

특징적인 소견과 진단

- 십이지장을 포함한 소장에 병변이 발생하며, 특히 십이지장 하행부에서 공장이 호발 부위이다. 내시경에서는 **미만성의 백색 융모를 동반한 부종성 점막**이 특징적인 소견이다(그림 1~3). X선 조영에서는 Kerckring 주름의 경미한 종대와 미세 과립 모양의 점막 패턴이 미만성으로 관찰된다(그림 4).
- 십이지장 및 소장의 병변 부위에서는, 병리조직학적으로 미세 과립 모양의 회백색 세포질을 가진 큰 크기의 포말상 대식세포(foam cell)가 점막 고유층에 군집하고, 지질 방울(lipid droplets)을 동반하는 것이 특징적이다. 이 포말상 대식세포는 PAS 염색에서 양성이다(그림 5).
- 확진을 위해서는 생검 조직에서의 PCR 검사나 전자현미경(그림 6)을 통해 *T. whipplei* 확인이 필요하다.

감별진단 시 주의할 점

- 백색 융모를 보이는 질환으로는 **림프관 확장증, 분선충증, AA 아밀로이드증, 탄산 란탄(Lanthanum carbonate) 관련 병변** 등이 감별질환이지만 영상 소견만으로 감별하는 것은 쉽지 않으며, 병리조직학적 소견까지 고려한 진단이 필요하다.
- PAS 염색 양성 대식세포의 군집을 보이는 질환으로는 비결핵성 항산균증이나 히스토플라스마증 등이 있지만, 휘플병에서는 Ziehl-Neelsen 염색 음성, Grocott 염색 양성이며 **지질 방울**을 관찰할 수 있는 것이 감별점이 된다(그림 5).

문헌

1) 長末智寛, 他: 電子顕微鏡所見とPCR法で確診したWhipple病の1例. 日本消化器病学会雑誌, 113:1894~1900, 2016
2) 藏原晃一, 他: Whipple病. 胃と腸, 53:489~495, 2018

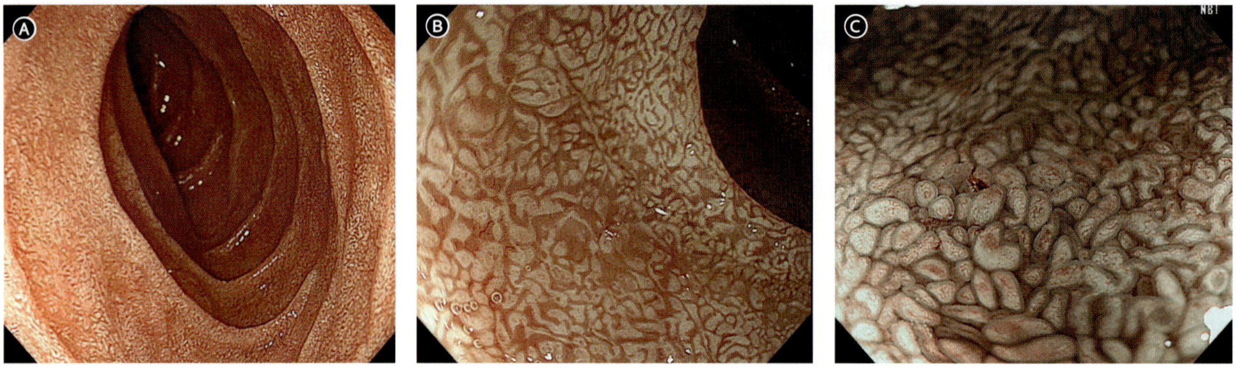

그림 1　상부 소화관 내시경 검사

Ⓐ) 십이지장 하행부. 점막 면은 경미한 부종을 보이며 미만성으로 점막이 거칠어지고 백색 융모가 관찰된다. Ⓑ) 동일 부위 확대 관찰(백색광). 융모의 균일한 백색 변화가 관찰된다. Ⓒ) 동일 부위 NBI 병용 확대 관찰. 백색 변화와 함께 융모 내 혈관이 비쳐 보인다.
출처: 藏原晃一 외, "Whipple병," 위와 장, 53.489-495, 의학서원, 2018에서 재인용.

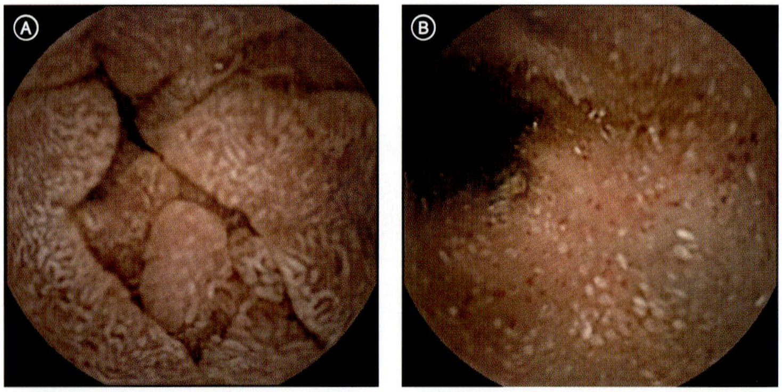

그림 2　캡슐 소장내시경 검사

Ⓐ) 상부 소장. 미만성으로 백색 융모가 관찰되며 점막은 경미하게 부종을 보인다. Ⓑ) 하부 소장. 백색 융모와 점막 면의 경미한 부종이 관찰된다. 출처: 藏原晃一 외, "Whipple병," 위와 장, 53.489-495, 의학서원, 2018에서 재인용.

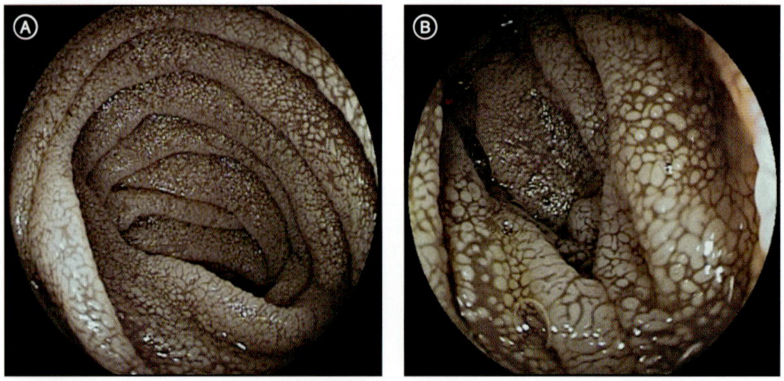

그림 3　경구 이중풍선 소장내시경 검사

Ⓐ) 공장. 미만성의 백색 융모가 관찰되며, 점막 면의 경미한 부종이 관찰된다. Ⓑ) 동일 부위의 근접 확대 영상. 출처: 藏原晃一 외, "Whipple병," 위와 장, 53.489-495, 의학서원, 2018에서 재인용.

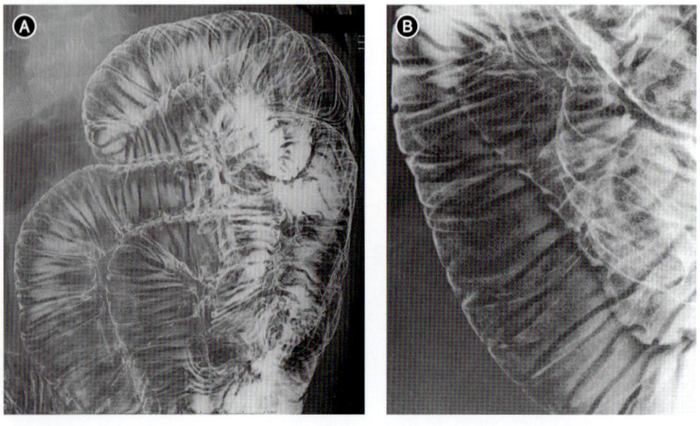

그림 4　Sonde법 소장 X선 조영 검사

Ⓐ) 공장. Kerckring 주름의 경미한 부종과 미세 과립 모양 점막 패턴이 미만성으로 관찰된다. Ⓑ) 공장의 일부 확대. 출처: 藏原晃一 외, "Whipple병," 위와 장, 53.489-495, 의학서원, 2018에서 재인용.

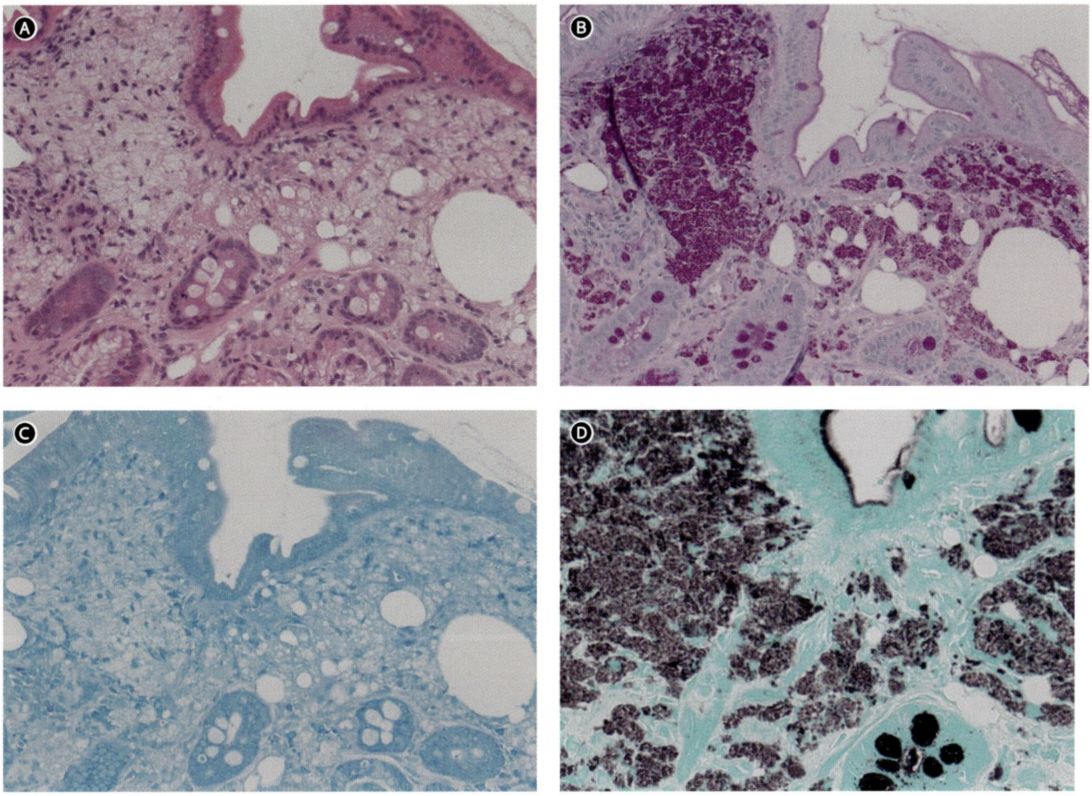

그림 5 생검 표본 병리 소견(십이지장 하행부)

Ⓐ) HE 염색. 간질이 확장되어 있으며, 포말상 대식세포가 군집해 있다. 내부에 지질 방울이 관찰된다. Ⓑ) PAS 염색. PAS 염색 양성의 대식세포가 관찰된다. Ⓒ) Ziehl-Neelsen 염색. Ziehl-Neelsen 염색 음성이다. Ⓓ) Grocott 염색. Grocott 염색 양성이다.
출처: 蔵原晃一 외, "Whipple병," 위와 장, 53.489-495, 의학서원, 2018에서 재인용.

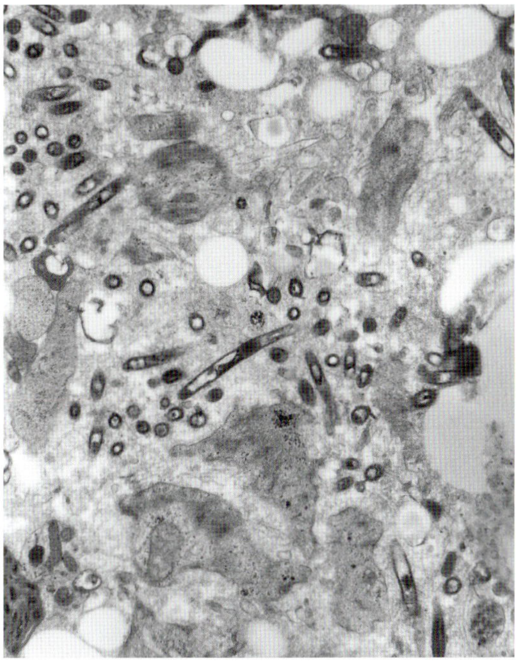

그림 6 전자현미경

*T. whipplei*로 추정되는 크기 1-2 μm의 간균이 다수 관찰된다.
출처: 蔵原晃一 외, "Whipple병," 위와 장, 53.489-495, 의학서원, 2018에서 재인용.

세균성 감염(만성)

빈도 ★☆☆
난이도 ★★☆

9 클라미디아 직장염

清水誠治, 富岡秀夫

질환의 개요

- 클라미디아 직장염의 병원체는 *Chlamydia trachomatis*(CT)이며, 진핵생물의 원주 상피 세포 내에서만 증식 가능한 편성 세포내 기생체(세균)이다.
- 사람에게 감염되는 CT는 성병성 림프육아종(*Lymphogranuloma venereum*, LVG)과 트라코마(Trachoma)의 두 가지 생물형이 있으나, 본 질환의 원인이 되는 것은 대부분 트라코마이다.
- 본 질환은 대부분 **성병**(sexually transmitted disease, STD)이며 STD 중 가장 빈도가 높다.
- **젊은 여성**에게 호발하지만 남성 동성애자에게도 관찰되며, 20대에 발생 빈도가 가장 높다.
- 감염 경로는 항문을 통한 직접 감염, 감염된 질 분비물의 항문 부위 오염에 의한 감염, 자궁경부 · 질 · 요도로부터의 림프를 통한 감염이 제시되고 있다.
- 증상은 배변 시 출혈, 점액혈변, 항문 통증, 항문부 소양감 등이 있지만 **불현성 감염이 약 80%에 달하는 것**으로 보고된다.
- CT는 직장염 외에 인두염, 결막염, 남성에서는 요도염, 부고환염, 여성에서는 자궁경부염, 난소염, 골반염증성 질환, 간주위염(Fitz-Hugh-Curtis 증후군)의 원인이 된다.
- 일본 감염병예방법에서는 5군 감염병으로 지정되어 있으며, 성매개 감염병 표본감시기관은 이를 보고할 의무가 있다.

특징적인 소견과 진단

- 내시경 소견으로는 비교적 균일하고 광택이 있는 반구 모양의 작은 융기의 군집(**연어알 모양 점막**)이 전형적이지만(그림 1, 2), 이 소견의 빈도가 반드시 높은 것은 아니다.
- 병변은 기본적으로 직장에 국한되며, 융기 병변은 항문에 가까울수록 더 밀집되는 경향이 있다.
- 비전형적인 소견으로는 크기가 일정하지 않은 융기, 높이가 낮은 융기, 융기 정상부나 융기 사이의 미란, 융기를 동반하지 않은 미란 · 아프타 · 발적 등이 관찰될 수 있다.
- 병리조직학적 소견에서는 점막 고유층의 염증세포 침윤과 림프소포의 과형성 및 증식이 관찰된다.
- 직장 내시경 검사에서 본 질환이 의심될 경우 직장 점막 표면 채취물을 이용한 항원 검출법이나 핵산 증폭법(NAA)을 통해 진단이 이루어지는데, 최근에는 민감도와 특이도가 높은 핵산 증폭법(NAA)이 일반적으로 사용된다.
- 앞서 제기된 검사법은 일본에서 직장 병변에 대해 보험 적용이 되지 않는다.

감별진단 시 주의할 점

- 감별 질환으로는 **궤양성 대장염**(UC), lymphoid follicular proctitis, **아프타성 대장염**, multiple lymphomatous polyposis 등이 포함된다.
- UC의 초기 병변에서 림프소포의 증식이 관찰되는 경우에는, 융기의 크기가 불규칙하고 융합 경향을 보이며,

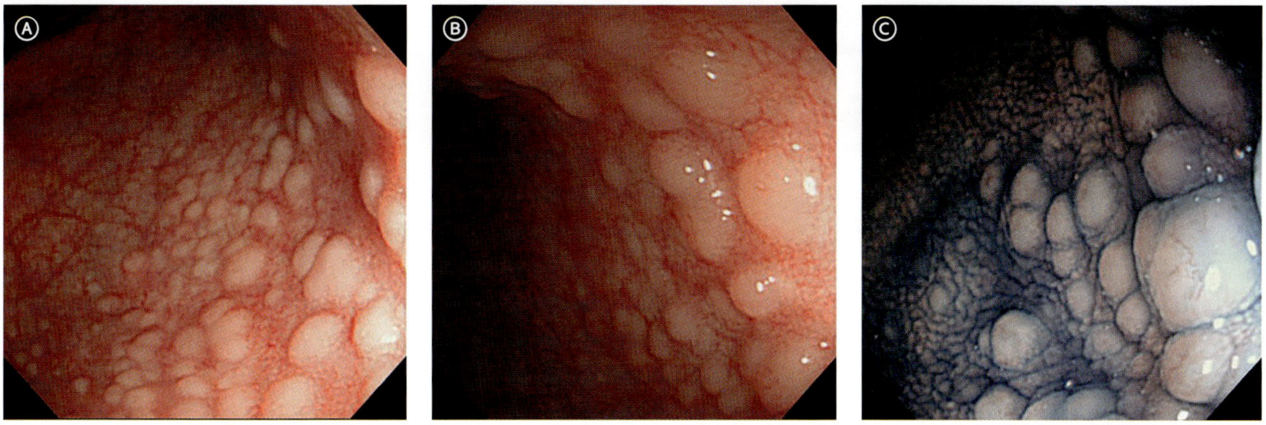

그림 1　클라미디아 직장염의 내시경 소견
20대 여성. 하부 직장. Ⓐ, Ⓑ) 내시경 소견. Ⓒ) 인디고카르민 도포 소견.

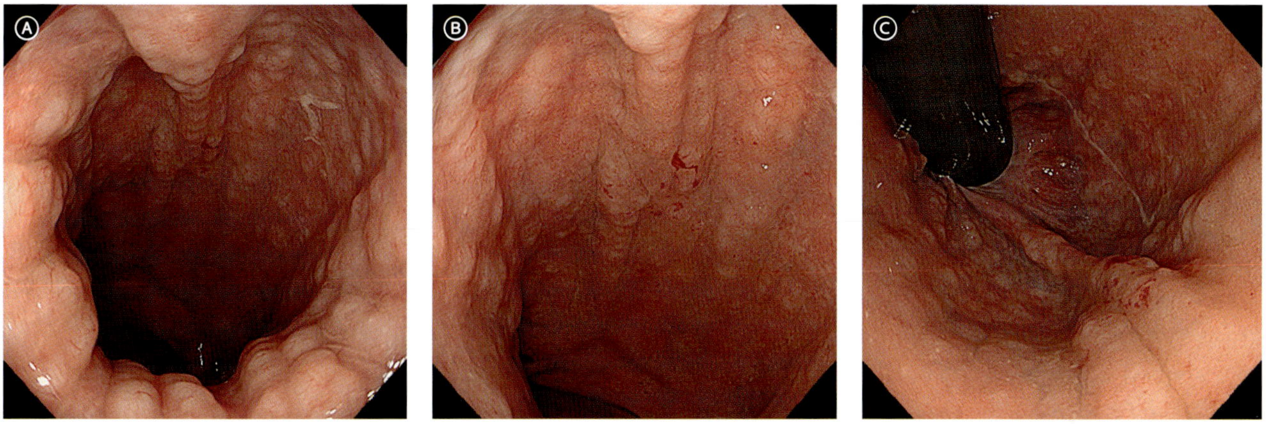

그림 2　클라미디아 직장염의 내시경 소견
20대 여성. 하부 직장. Ⓒ) 직장 내 반전 관찰.

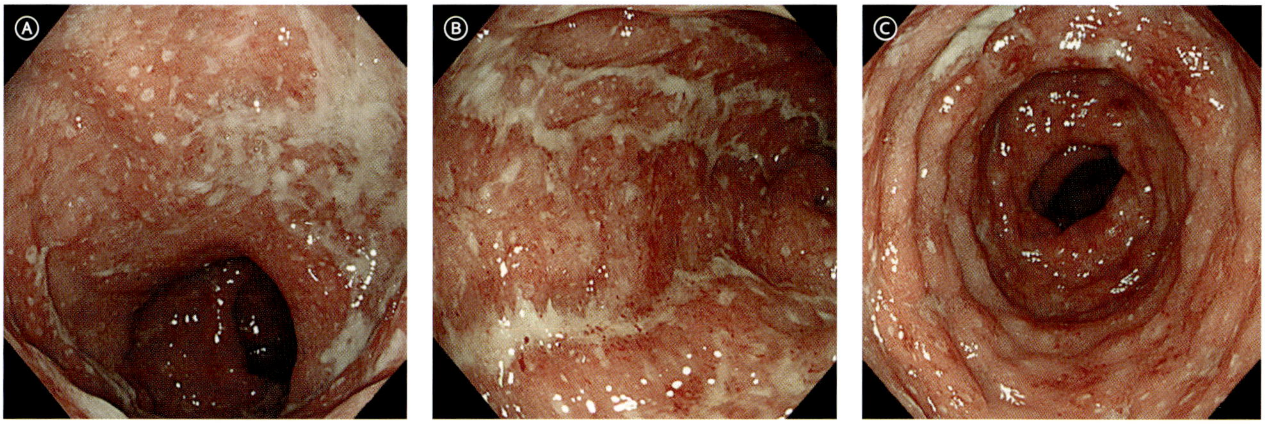

그림 3　클라미디아 직장염의 내시경 소견
20대 여성. 직장. Ⓐ, Ⓑ) Rb. Ⓒ) Ra.

점막에 미세한 미란을 동반하는 경우가 많다.

- 드물게 UC와 유사한 미만성 병변이 관찰될 수 있다(그림 3).
- 핵산 증폭법 사용 시 직장 점막 표면 검체를 채취하는 과정에서 혈액이 혼입되면 위음성이 나타날 수 있다.
- 혈청 항CT 항체 역가는 민감도와 특이도가 낮으며 과거 감염에서도 양성으로 나타날 수 있다.

바이러스, 기생충, 원충

빈 도 ★★☆
난이도 ★★☆

10 거대세포바이러스 (Cytomegalovirus, CMV) 장염

大川清孝, 佐野弘治

질환의 개요

- 거대세포바이러스(CMV)는 대부분 유아기에 초감염된 후 평생 지속 감염되며, 어떠한 형태의 면역 기능 저하를 계기로 재활성화되어 장기 손상을 유발한다. CMV 장염의 대부분은 재활성화에 의해 발생하지만 드물게 초감염으로도 발생할 수 있다.
- 주요 환자군으로는 장기 또는 골수 이식 후, AIDS, 면역억제제 또는 항암제 복용 등으로 면역 저하 소인을 가진 환자들이 많다. 그 외에도 투석 중인 만성 신부전, 수술 후, 집중 관리가 필요한 중증 질환, 기저질환이 없는 고령자에서도 발생할 수 있으므로 주의가 필요하다.
- 임상 증상으로는 설사와 출혈이 가장 흔하며 그다음으로 복통과 발열도 나타날 수 있다.
- 이환 부위는 대장이 소장보다 많지만, 소장염에서는 천공이나 대량 출혈 등 중증 사례가 대장염보다 많다.

특징적인 소견과 진단

- HE 염색에서 핵 내 봉입체를 확인하거나 CMV 면역조직화학염색에서 CMV 항원 검출을 통해 확진이 가능하다. 그러나 이 검사법들은 민감도가 낮다는 제한점이 있다.
- CMV 항원 검사와 혈액 · 점막 CMV-DNA는 병리조직 검사보다 민감도가 높지만, 이는 CMV의 재활성화를 반영하는 검사이므로, 이 검사만으로는 CMV 감염증 진단에 한계가 있다. 따라서 환자의 병력, 내시경 소견, 임상 증상 등을 종합적으로 고려하여 CMV 장염으로 진단해야 한다.
- 원형 또는 타원형의 펀치로 찍어낸 듯한(punched-out) 궤양이 특징적이라고 알려져 있지만(그림 1Ⓐ), 다양한 형태의 궤양이 나타날 수 있으며, 깊이도 각각 다를 수 있다.
- 원형, 타원형 궤양, 비정형 궤양, 윤상 궤양(그림 1Ⓑ), 띠 모양 궤양(그림 1Ⓒ), 종주 궤양(그림 1Ⓓ) 순으로 흔하다. 특히 **윤상 궤양, 띠 모양 궤양, 종주 궤양에서는 CMV 장염을 반드시 감별진단에 포함시켜야 한다.**
- 다양한 형태의 궤양이 혼재하는 경우가 많으며, 호발 부위는 특별히 정해져 있지 않다. 그러나 **회맹판 위**(그림 1Ⓔ)나 **하부 직장**(그림 1Ⓕ)은 CMV 장염에 비교적 특이적인 이환 부위이며, 이러한 부위에 궤양이 있는 경우 CMV 장염의 가능성을 고려해야 한다.
- 소장 병변은 불규칙한 궤양과 윤상 궤양이 많은 반면, 대장 병변에서 가장 흔히 관찰되는 원형 · 타원형 궤양은 드물다.

감별진단 시 주의할 점

- 종주 궤양이 나타날 수 있어 **크론병**과의 감별이 필요하다. 크론병에서는 궤양 주위 점막의 부종이나 조약돌 점막상 소견을 보이는 경우가 많다(그림 2).
- 회맹판 위에 넓은 궤양이 나타날 수 있어, **베체트 장염**(그림 3)이나 **캄필로박터 장염**과의 감별이 필요하다. 이 경우 다른 부위에서 관찰되는 궤양의 형태가 감별에 도움이 될 수 있다.

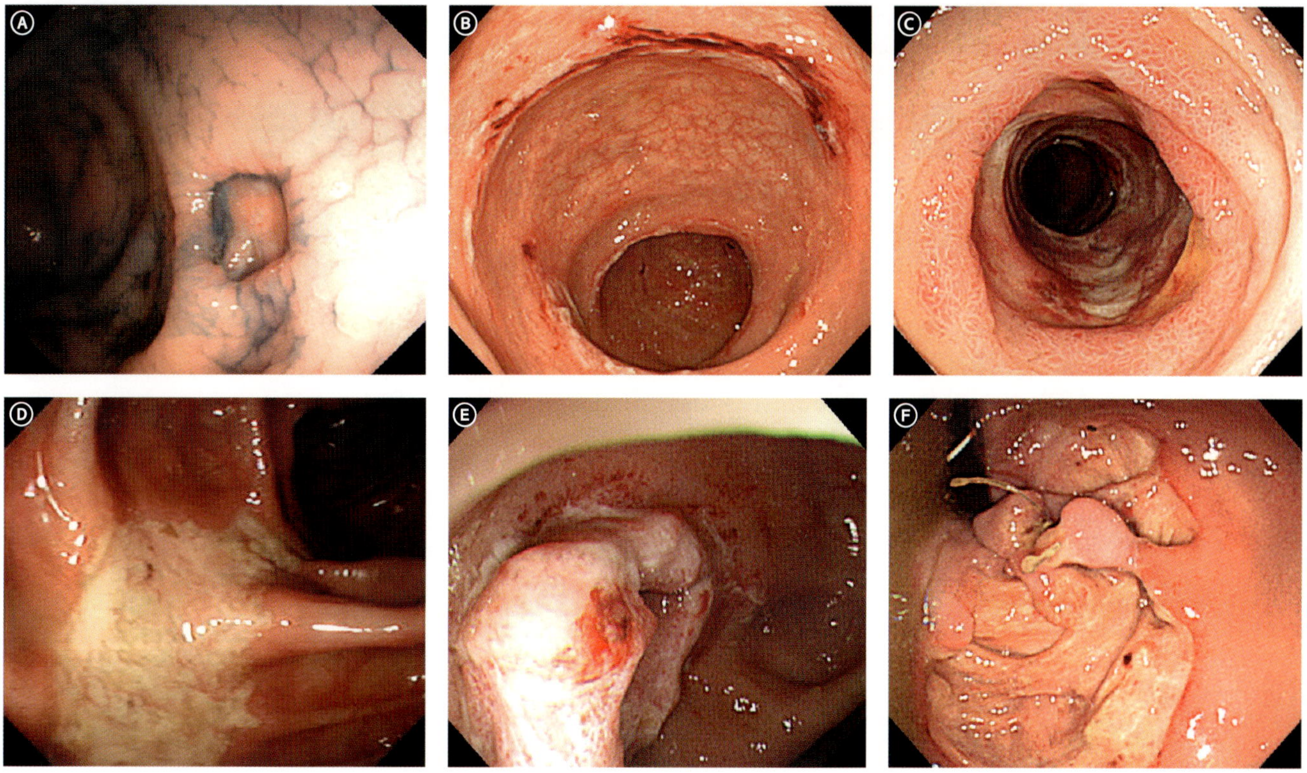

그림 1 CMV 장염의 내시경 소견

Ⓐ) 직장의 원형 · 타원형의 펀치로 찍어낸 듯한 궤양. Ⓑ) 직장의 윤상 궤양. Ⓒ) 말단회장의 띠 모양 궤양. Ⓓ) 상행결장의 종주 궤양. Ⓔ) 회맹판 위 얕은 궤양. Ⓕ) 치상선 바로 위의 펀치로 찍어낸 듯한 궤양.

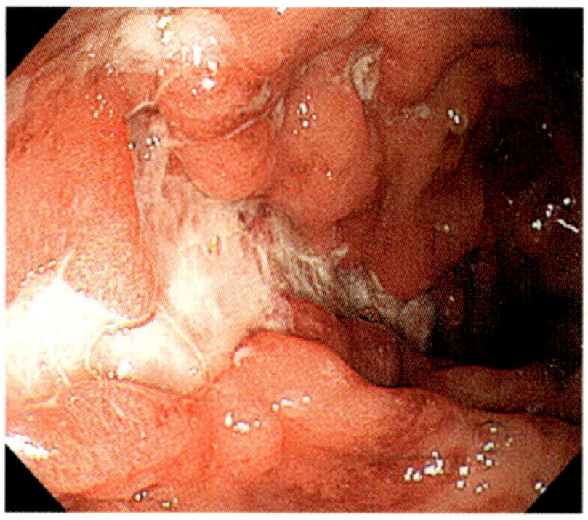

그림 2 크론병의 상행결장 종주 궤양

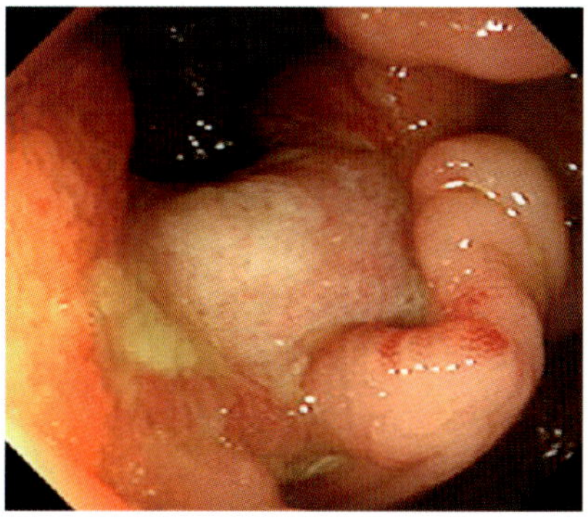

그림 3 베체트 장염의 회맹판 위의 궤양

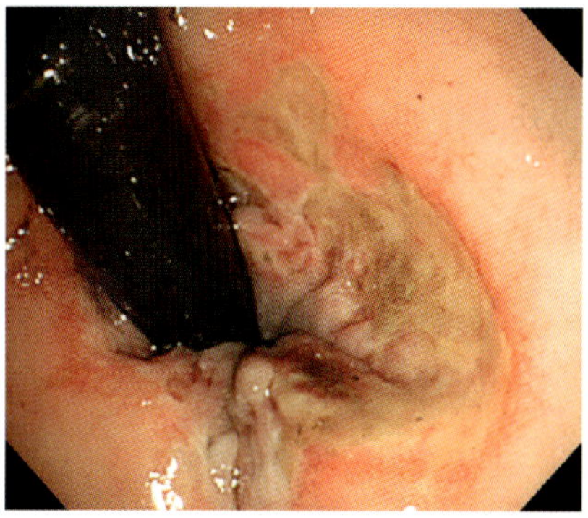

그림 4 급성 출혈성 직장 궤양의 치상선 바로 위의 궤양

- 치상선 바로 위에 궤양이 나타날 수 있어, **급성 출혈성 직장 궤양**과의 감별이 필요하다. 급성 출혈성 직장 궤양에서는 궤양이 얕고(그림 4), 환자가 주로 장기 와병 상태인 경우가 많다. 반면, CMV 장염에서는 궤양이 깊고, 펀치로 찍어낸 듯한 형태를 보이는 경우가 많다.

문헌

1) サイトメガロウイルス腸炎.「IBDの総合鑑別力」(大川清孝/著), pp98~103, 南江堂, 2020

바이러스, 기생충, 원충

빈 도 ★☆☆
난이도 ★★★

11 만성 활동성 EB 바이러스 감염증※

大川清孝, 上田　渉

질환의 개요

- 만성 활동성 EB 바이러스(chronic active Epstein-Barr virus, CAEBV) 감염증은 EBV가 T세포 또는 NK세포에 잠복 감염하여 단클론성을 가지고 증식하며 장기에 침윤하여 다양한 증상을 나타내는 드문 림프 증식성 질환이다. 질병 경과 중에 T세포 림프종, NK세포 림프종, 백혈병 등이 빈번히 합병된다.
- 임상 증상은 EBV 감염 세포의 장기 침윤과 활성화로 인한 고사이토카인혈증에 의한 것으로, 지속적인 전염성 단핵구증 양상의 증상(발열, 림프절 종대, 간비대 및 비장비대), 발진, 빈혈, 혈소판 감소, 혈구 탐식 증후군 등이 동반된다.
- CAEBV 감염증의 일부에서는 소화관 궤양으로 인한 설사나 혈변이 주요 증상으로 나타날 수 있으며 이러한 경우 염증성 장질환(IBD), 특히 **크론병**으로 잘못 진단되어 적절한 치료가 지연되는 경우가 흔하다. 이 질환의 진단이 어려운 주된 원인은 소화기내과 영역에서 본 질환에 대한 인지도가 부족하기 때문이다.

특징적인 소견과 진단

- 말초혈 EBV-DNA 수치가 높거나 병변 조직에서 EBV-encoded RNA(EBER)가 양성이고, 감염된 세포가 T세포 또는 NK세포라면 CAEBV 감염증으로 확진 가능하다.
- 생검 조직의 HE 염색에서는 현저한 림프구 침윤이 관찰되어 림프종이 의심되지만 질병 초기에는 단일클론성이 없기 때문에 림프종으로 진단할 수 없다(그림 1Ⓐ). 이 림프구가 EBER 양성으로 확인되면 본 질환으로 진단할 수 있다(그림 1Ⓑ).
- CAEBV는 설사, 복통, 혈변 등의 증상을 보이며, 대장이나 소장에 궤양을 형성한다.
- 내시경적 진단 기준은 확립되어 있지 않지만, 대장 및 소장에 다양한 형태의 다발성 궤양을 보이는 것으로 알려져 있다[1,2]. 조약돌 점막상은 관찰되지 않지만, 종주 궤양 동반 여부는 문헌마다 상이하게 보고되고 있다.
- 본고의 저자들은 CAEBV 감염에서 소장 및 대장에 다양한 형태의 궤양성 병변이 동반된 증례를 경험하였다. 이 CAEBV 증례에서는 종축 방향의 불규칙한 궤양(그림 2Ⓐ), 원형 · 타원형 궤양(그림 2Ⓑ), 띠 모양 궤양(그림 3Ⓐ), 종주 궤양(그림 3Ⓑ), 협착을 동반한 띠 모양 궤양(그림 4Ⓐ), 작은 미란(그림 4Ⓑ) 등 다양한 내시경 소견이 관찰되었으며, 초기에는 크론병으로 오진되었다(그림 5)[3].

감별진단 시 주의할 점

- IBD로 오진되는 경우가 많지만 IBD와 달리 경과 중에 간헐적 발열, 림프절 종대, 간기능 장애, 혈구 탐식 증후군(hemophagocytic syndrome) 등을 보이는 점에 주목하면 본 질환을 의심할 수 있다.
- 위, 식도, 인후두에도 궤양이 발생할 수 있으며, **전체 소화관에 걸친 난치성 궤양 병변**이 관찰될 경우 본 질환의 가능성을 고려해야 한다.

※ rare: 소장에도 병변이 형성될 가능성이 있음

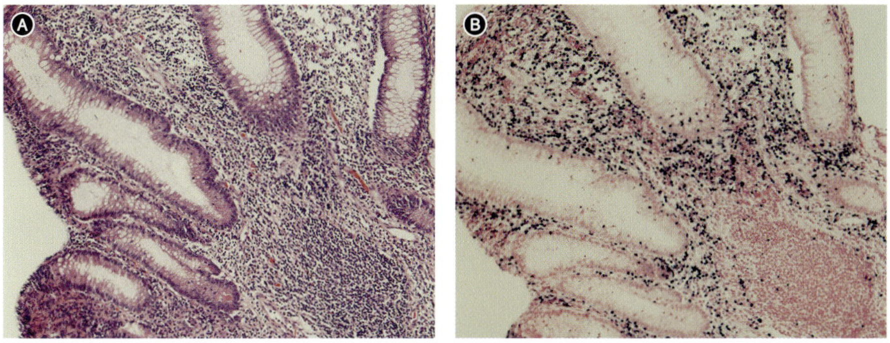

그림 1 생검 조직 소견
Ⓐ) HE 염색. 림프구의 현저한 침윤이 관찰된다. **Ⓑ**) in situ hybridization법. 침윤된 림프구는 EBER 양성이다. (출처) 우에다 와타루 외. 크론병 유사 장 병변을 보인 만성 활동성 Epstein-Barr virus 감염증의 1예. *위와 장*, 43. 1983-1991, 2008에서 발췌.

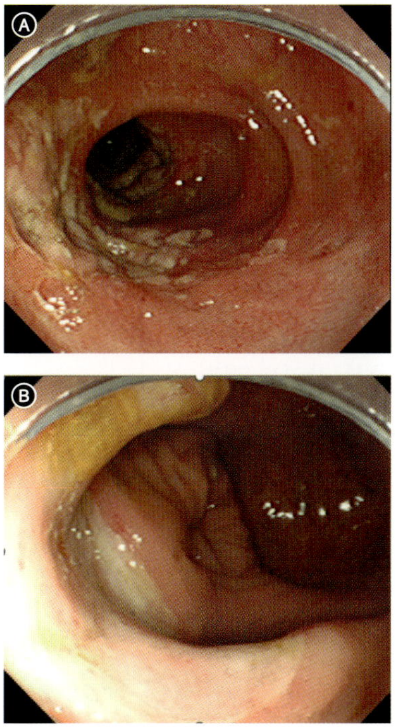

그림 2 초기 내시경
Ⓐ) 말단회장의 종축 방향의 불규칙한 궤양.
Ⓑ) 횡행결장의 큰 원형 궤양.
Ⓑ는 우에다 와타루 외. 크론병 유사 장 병변을 보인 만성 활동성 Epstein-Barr virus 감염증의 1예. 위와 장, 43. 1983-1991, 2008에서 발췌.

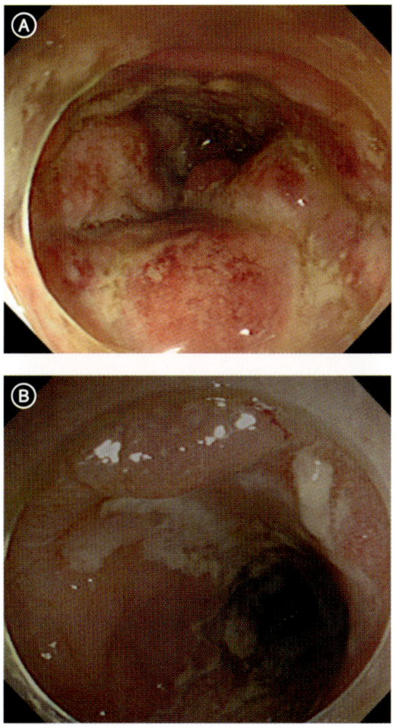

그림 3 6개월 후 내시경
Ⓐ) 횡행결장의 부종을 동반한 띠 모양 궤양. **Ⓑ**) 하행결장의 종주 궤양.
우에다 와타루 외. 크론병 유사 장 병변을 보인 만성 활동성 Epstein-Barr virus 감염증의 1예. 위와 장, 43. 1983-1991, 2008에서 발췌.

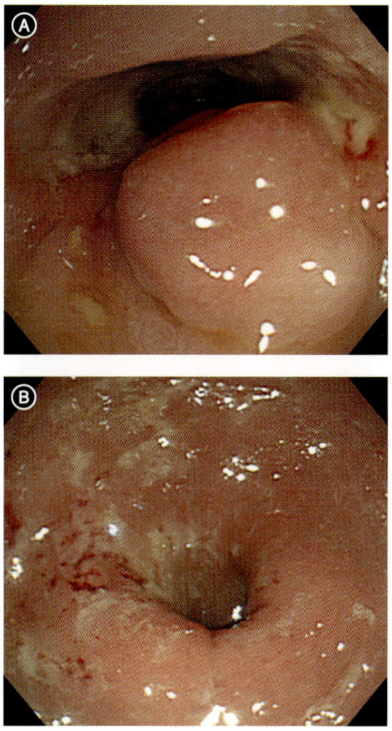

그림 4 9개월 후 내시경
Ⓐ) 하행결장의 협착을 동반한 띠 모양 궤양. **Ⓑ**) 직장의 부종과 작은 미란.
Ⓑ는 우에다 와타루 외. 크론병 유사 장 병변을 보인 만성 활동성 Epstein-Barr virus 감염증의 1예. 위와 장, 43. 1983-1991, 2008에서 발췌.

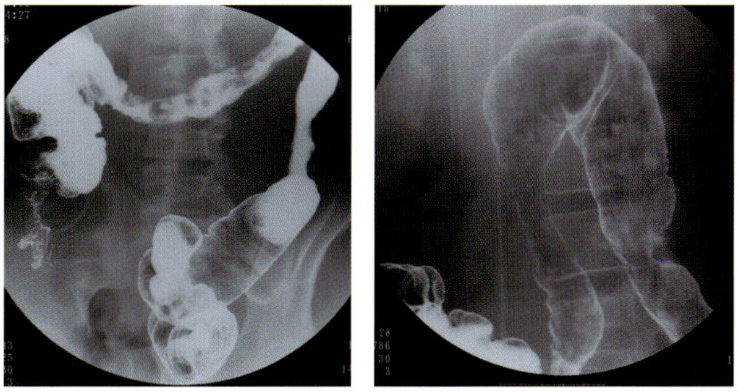

그림 5 바륨 관장상
말단회장, 횡행결장, 하행결장의 협착이 관찰된다.

문헌

1) Liu R, et al: The clinicopathologic features of chronic active Epstein~Barr virus infective enteritis. Mod Pathol, 32:387~395, 2019
2) Xu W, et al: Chronic active Epstein~Barr virus infection involving gastrointestinal tract mimicking inflammatory bowel disease. BMC Gastroenterol, 20:257, 2020
3) 上田 渉, 他: Crohn病類似の腸病変を呈した慢性活動性Epstein~Barr virus感染症の1例. 胃と腸, 43:1983~1991, 2008

바이러스, 기생충, 원충

빈도 ★★☆
난이도 ★★☆

12 아메바 대장염

清水誠治, 富岡秀夫

질환의 개념

- 이질 아메바(*Entamoeba histolytica*) 감염으로 발생하는 대장 병변이며, 분변 경구감염으로 전파된다.
- 감염자의 분변에 배출된 포낭(cyst)이 섭취된 후 소장에서 영양체(trophozoite)로 변하고, 맹장에서 최초 병변을 형성한다.
- 잠복기는 2주~2개월이다.
- 동남아시아 등 유행 지역으로의 여행을 통해 감염되는 경우도 있지만, 80% 이상이 국내 감염이며 대부분 **성병**으로 추정된다.
- 기존에는 남성 동성애자 간 감염이 많았으나 최근에는 성산업 종사자를 통한 이성 간 감염이 증가하고 있다.
- 매독, B형간염, HIV 감염의 동반이나 장관 스피로헤타(spirochete)의 중복 감염도 적지 않다.
- 증상은 설사, 점액혈변, 하복부 통증, 뒤무직 등이며, 만성적으로 경과하는 경우가 많지만 드물게 급성형이나 중증형(독성 거대결장, 천공성 복막염)도 나타날 수 있다.
- 최근에는 무증상 상태에서 분변 잠혈 양성으로 진단되는 사례가 증가하고 있다.

특징적인 소견과 진단

- 병변은 맹장과 직장에 호발하지만, 대장 전체에 분포할 수 있다. 병변은 유증상인 경우 직장에서 발견되는 경우가 많고 무증상이면 맹장과 상행결장에 국한되는 경우가 많다.
- 내시경 소견은 **아프타, 미란, 궤양** 등 다양한 형태를 보이지만(그림), 표면에는 괴사 물질과 화농성 점액으로 이루어진 위막이 부착되어 있으며 자연 출혈을 동반하는 경우가 많다.
- 미란 및 궤양 주위에는 완만한 융기가 동반되는 경우가 많지만, 평탄한 병변, 융기가 두드러지는 병변, 큰 궤양을 형성하는 경우도 있다.
- 일반적으로 분변 또는 생검 검체의 도말 현미경검사, 생검 조직에서 영양체를 확인함으로써 진단하지만, 검출률은 도말 현미경검사에서 50~60%, 생검 조직에서 80% 정도이다.
- 생검은 괴사 물질을 포함하여 여러 부위에서 채취하며 본 질환이 의심된다는 의견을 병리의사에게 전달하는 것이 중요하다.

감별진단 시 주의할 점

- 병변 부위의 괴사 물질이나 화농성 점액이 장관 세정제에 의해 탈락되면 생검 진단이 어려워질 수 있다.
- 본 질환이 의심되더라도 생검에서 영양체가 검출되지 않는 경우가 많아, 빈번히 IBD로 오진될 수 있다.
- 직장에 작은 병변이 밀집된 경우 병변 사이의 정상 점막이 관찰되지 않아 미만성 병변으로 오인될 수 있으며, 궤양성 대장염과의 감별이 필요하다.
- 병변이 드문드문 분포하는 경우 **크론병**과의 감별이 필요하다.
- 큰 종괴성 병변은 아메바종(ameboma)이라고도 불리며 암으로 오진될 수 있다.

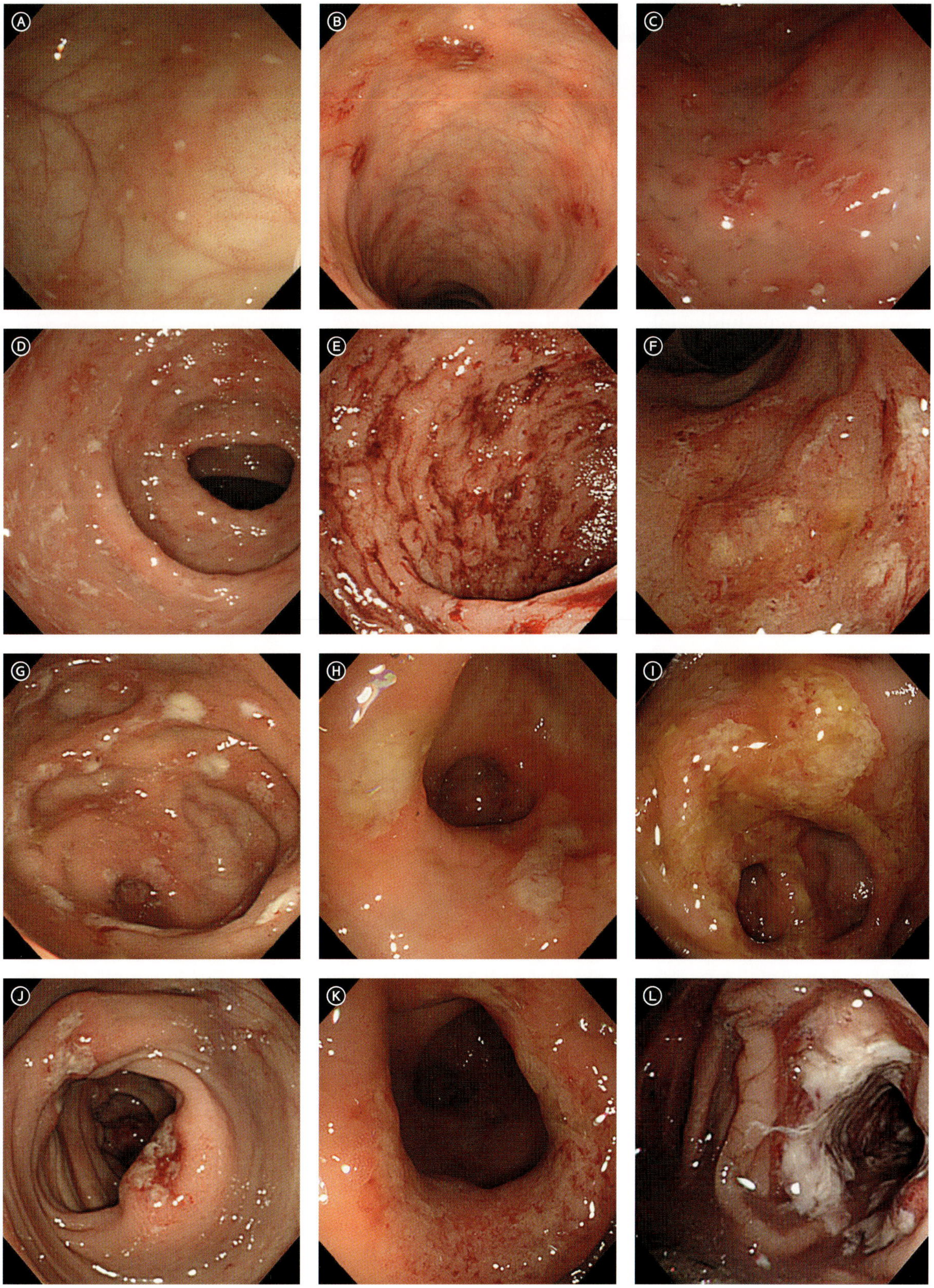

그림 아메바 대장염의 내시경 소견

Ⓐ) 아프타. Ⓑ) 주위 발적이 심한 아프타 · 작은 미란. Ⓒ) 불규칙한 형태의 작은 미란. Ⓓ) 밀집된 아프타 · 작은 미란. Ⓔ) 밀집된 작은 미란과 출혈. Ⓕ) 주위에 완만한 융기를 동반한 미란. Ⓖ) 위막을 동반한 미란. Ⓗ) 평탄한 미란. Ⓘ) 융합하는 미란. Ⓙ) 주위 융기가 두드러진 궤양. Ⓚ) 넓은 면적을 가진 미란. Ⓛ) 전체를 둘러싸는 궤양.

- 본 질환이 강하게 의심되지만 영양체가 확인되지 않으면 진단적 치료를 고려할 수 있다.

바이러스, 기생충, 원충

13 분선충증

빈도 ★☆☆
난이도 ★☆☆

金城 徹

질환의 개념

- 분선충증(Strongyloidiasis)은 토양에서 분선충(*Strongyloides stercoralis*)이 피부를 통해 감염되어 주로 십이지장 및 공장 상부에 기생하는 소화관 기생충 감염증이다(그림 1).
- 분선충은 숙주의 장관 내에서 필라리아형 유충이 되며, 동일 숙주 내에서 자가감염을 통해 장기간 기생한다.
- 분선충 감염자는 비감염자에 비해 성인 T세포 백혈병/림프종의 원인이 되는 **사람T세포 백혈병바이러스 1형**(HTLV-1)의 중복 감염 비율이 높으며 중복 감염자는 중증화되기 쉬울 뿐만 아니라 구충제(이버멕틴)에 대한 저항성이 높다.
- 건강인이 분선충에 감염되면 무증상인 경우가 많으나 숙주의 면역이 저하된 경우, 자가 감염이 과도하게 일어나 숙주 내 기생충 개체 수가 증가하며 복통이나 설사가 나타날 수 있다. 중증화되면 마비성 장폐색이나 흡수장애증후군(과잉 감염 증후군), 더 나아가 패혈증이나 화농성 수막염 등의 파종성 분선충증으로 인해 치명적일 수 있다.

특징적인 소견과 진단

- 중증도에 따라 내시경 소견이 다르며, 경증이나 무증상인 경우에는 이상 소견이 확인되지 않을 수 있다.
- 상부 소화관 내시경 검사에서는 십이지장 점막의 부종, 백색 융모, 발적 등이 관찰될 수 있다(그림 2, 3).
- 하부 소화관 내시경 검사에서는 특히 우측 결장에서 연한 황백색의 작은 융기가 관찰되며 이는 무증상이나 경증 예에서 흔하다(그림 5). 또한 **부종, 발적, 미란, 궤양** 등도 확인할 수 있다.
- 진단은 분변 검체에서 충체를 확인하는 것을 기본으로 하며, 직접 도말법, 집란법, 일반 한천 평판 배지에 의한 배양법 등의 방법이 있다. 이 중에서는 일반 한천 평판 배양법이 가장 높은 검출률을 보인다. 단일 검체보다 3회 분변을 제출하여 검사하는 것이 검출률 향상에 유리하다.
- 혈액 검사에서 호산구 또는 IgE 수치의 증가를 보이는 경우도 있지만, 중증이거나 HTLV-1 중복 감염의 경우에는 확인되지 않을 수 있다.
- 내시경 생검에서 호산구 침윤이나 기생충이 관찰될 수 있다(그림 4, 6).

감별진단 시 주의할 점

- 십이지장의 백색 융모나 미만성 병변을 보이는 질환으로는 **Whipple병**(그림 7), **비정형 항산균증, 아밀로이드증**(그림 8), **호산구성 위장염, 장 림프관 확장증**(그림 9) 등을 감별해야 한다.
- 하부 소화관 내시경 영상에서 발적, 부종, 미란이 관찰될 경우, 감별 질환으로는 캄필로박터나 살모넬라 등 세균성 장염, 이질 아메바 장염, 약물유발 장염, 거대세포바이러스 장염 등이 포함된다.
- 조직 생검에서 호산구 침윤이 확인되면, 호산구성 위장염으로 오진하여 스테로이드를 투여할 수 있는데, 이로 인해 분선충 과다 감염 및 파종성 분선충증으로 진행될 수 있으므로 충분한 감별이 필요하다.

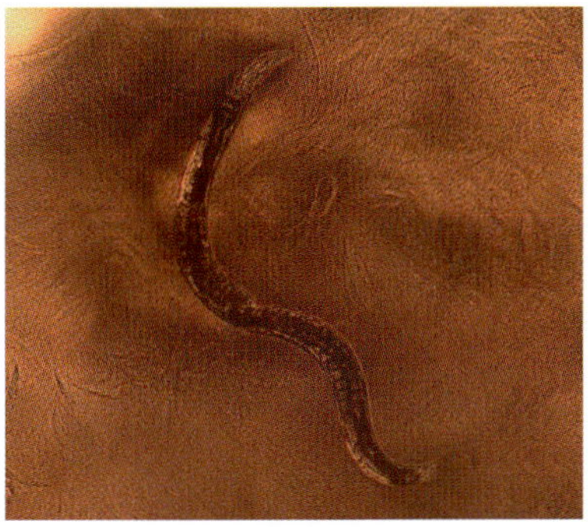

그림 1 분선충의 충체(성충)

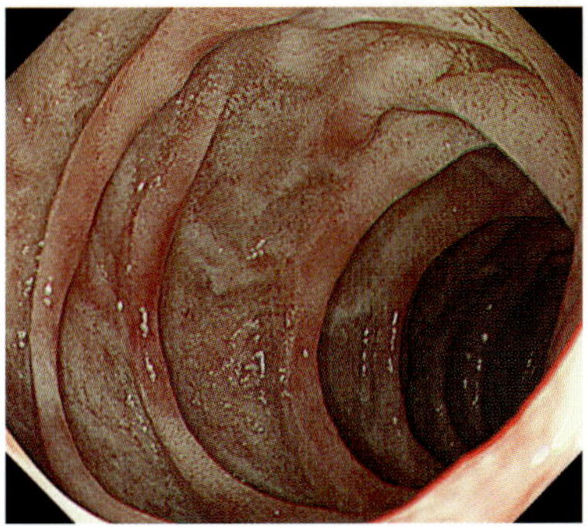

그림 2 80대 남성, 만성 신부전, 빈혈 정밀 검사, HTLV-1 양성, 무증상
십이지장 하행부에 미만성 백색 융모가 관찰된다.

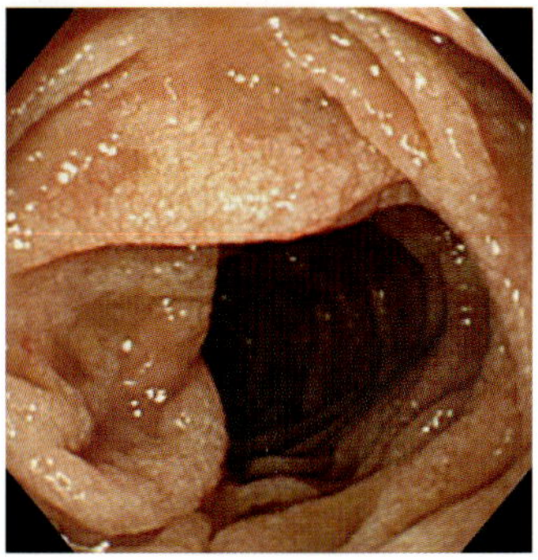

그림 3 80대 여성, 설사, 식욕부진, 패혈증 정밀 검사, 기회 감염 증후군
십이지장 하행부의 백색 융모.

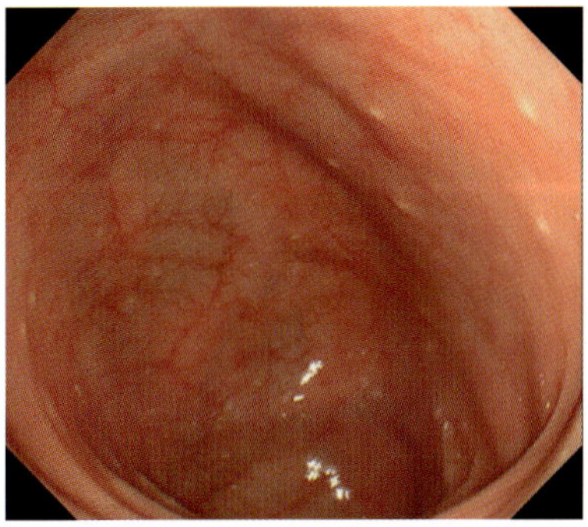

그림 4 70대 남성, 스크리닝 검사
하행결장의 황백색 작은 융기가 드문드문 관찰된다.

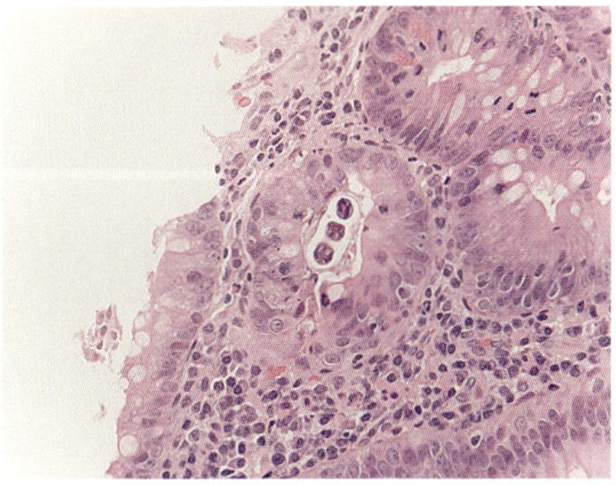

그림 5 분선충 과다 감염 증후군의 십이지장 점막 조직 소견(마비성 장폐색)
선관 내에 충체의 단면이 관찰된다. (중두병원 자하슈 선생님 제공)

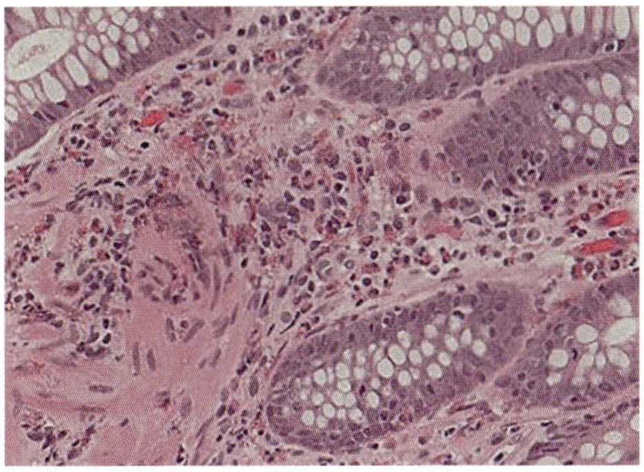

그림 6 황백색 작은 융기의 조직 소견
점막 고유층에서 호산구 침윤이 관찰된다.

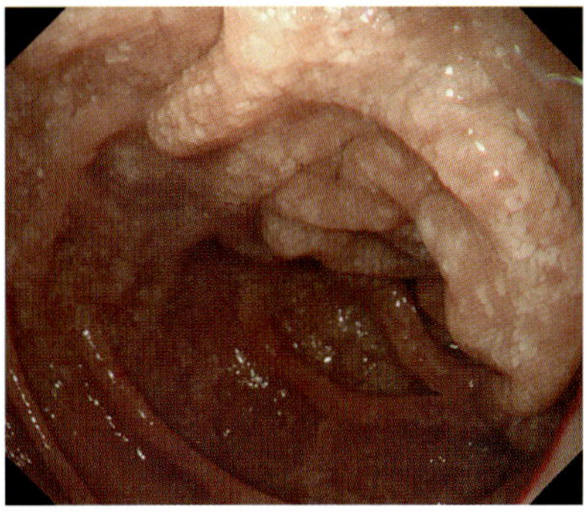

그림 7 Whipple병의 십이지장 구부
백색의 종대된 십이지장 융모.

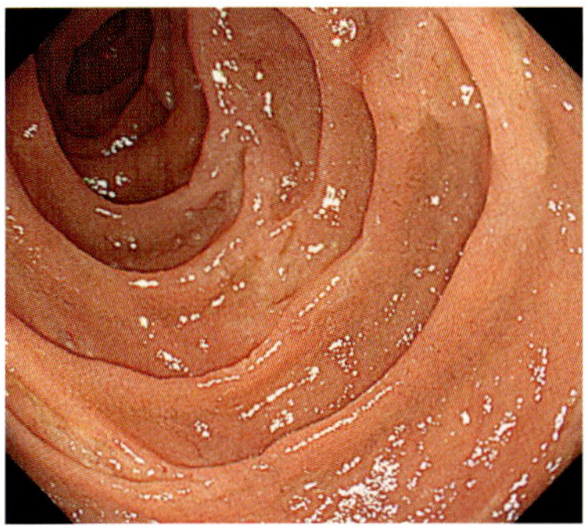

그림 8 AL 아밀로이드증의 십이지장 하행부
백색의 거친 점막이 드문드문 관찰된다.

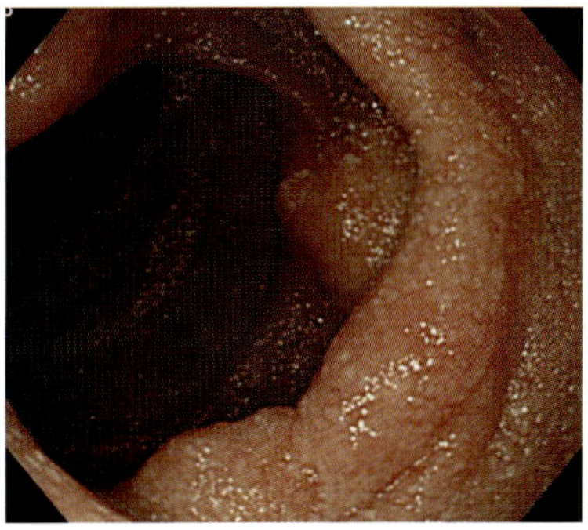

그림 9 림프관 확장증의 공장 병변
종대된 융모가 백색을 띠고 있다.

바이러스, 기생충, 원충

14 크립토스포리디움증

빈 도 ★☆☆
난이도 ★☆☆

金城 徹

질환의 개념

- 크립토스포리디움증은 소화관 기생 원충인 크립토스포리디움(주로 *Cryptosporidium parvum*, *C. hominis*)에 의해 발생하는 인수공통감염증이다.
- 오염된 물이나 음식물 속의 오오시스트(oocyst, 원충의 접합자낭)를 경구섭취함으로써 감염된다.
- 소와 접촉 후 발생하는 설사, 여행자 설사, 성병, HIV 환자 등의 면역저하자의 만성 설사(기회감염)로 보고되고 있다.
- 잠복기는 3~10일(중앙값 6일)이며 대개 10일 이내에 수양성 설사로 발병한다. 비혈성 수양성 설사가 주증상이며 복통, 식욕부진, 권태감, 오심, 구토, 발열, 관절통을 동반할 수 있으나 건강한 사람은 1~3주 정도 이내에 자연적으로 회복된다.
- HIV/AIDS와 저감마글로불린혈증 등의 면역저하자의 경우 심한 설사로 인한 탈수 때문에 치명적일 수 있다. 면역저하 상태에서는 소화관 외에도 기생하여 담낭염, 담관염, 췌장염, 호흡기 증상 등이 나타날 수 있다.

특징적인 소견과 진단

- 원심침전법이나 자당 부유법을 통해 오시스트를 농축한 후, 항산염색이나 특이 형광항체염색을 실시한다. 분변 검사는 가능하면 일정 간격을 두고 3회 반복하는 것이 권장된다(그림 1, 2).
- 면역크로마토그래피법이나 효소면역측정법(ELISA)을 통한 분변 내 항원 검출, 그리고 PCR을 이용한 유전자 분석도 진단에 유용하다.
- 내시경 소견으로는 뚜렷한 이상이 관찰되지 않을 수도 있지만 **말단회장 융모 비대나 점액 부착, 십이지장 및 대장의 미란, 부종성 점막** 등이 보고되고 있다(그림 3).
- 숙주의 장관 상피세포 미세융모에 침입하여 기생하므로(주로 소장), 소장 점막 생검에서 상피 표층을 따라 부착된 원형 구조물로 확인된다(그림 4, 5).

감별진단 시 주의할 점

- 원충성 설사증(비혈성)을 의심해야 하는 4가지 항목:
  ① 원인 세균이나 바이러스 등이 검출되지 않는 설사
  ② 해외 여행자의 설사 중, 이미 알려진 장관 병원체가 검출되었으나 설명할 수 없는 복부 증상이 지속 시
  ③ 집단 설사증에서 통상적인 병원체가 검출되지 않는 경우
  ④ 면역저하 숙주에서 장기간 지속되는 원인 불명의 설사
- HIV 환자의 설사 감별질환으로는 **편모충증**(그림 6, 7)이나 **사이클로스포라증** 등이 있다.

문헌

1) 「目で見る感染症」(原永修作, 藤田次郎/編), 羊土社, 2015

※그림 1, 2, 5는 문헌 1에서 전재

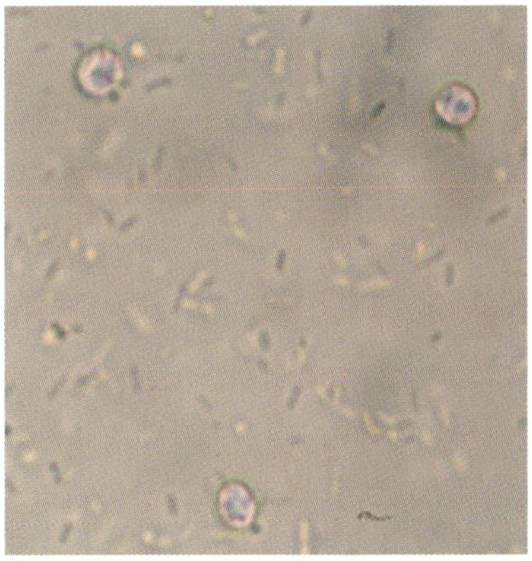

그림 1 크립토스포리디움의 분변검사 소견(자당 부유법)

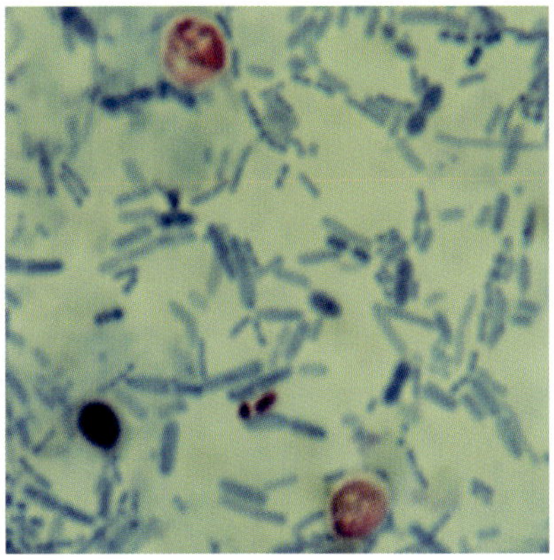

그림 2 크립토스포리디움의 분변검사 소견(항산염색)

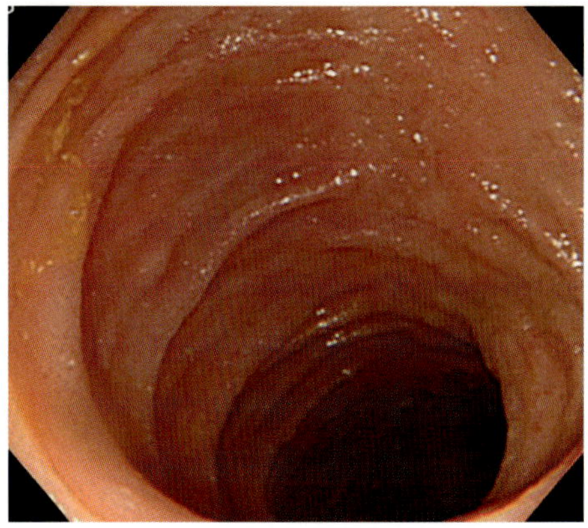

그림 3 체중 감소, 만성 설사를 주증상으로 하는 HIV 환자의 내시경 소견

말단회장에 매우 경미한 점막 부종이 관찰된다.

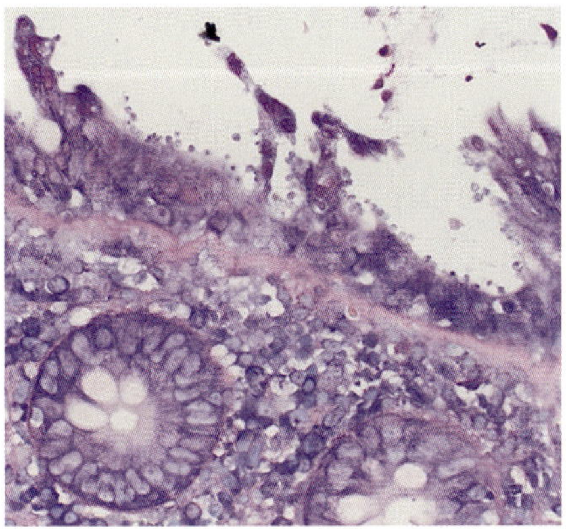

그림 4 말단회장 점막의 조직 소견(김자 염색)

점막 표면에 원형 모양의 크립토스포리디움 원충이 다수 관찰된다(오키나와 병원 히구치 다이스케 선생님 제공).

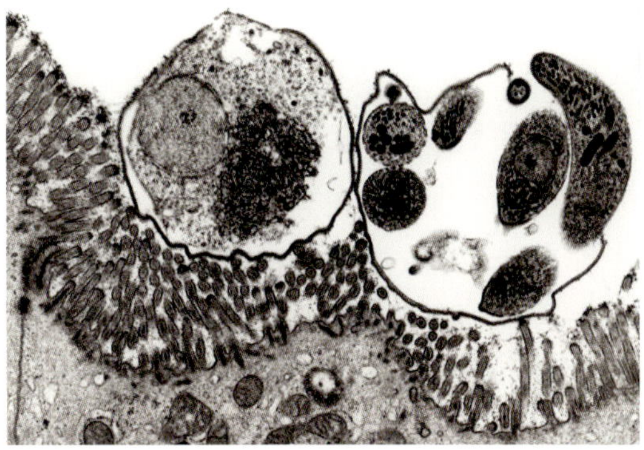

그림 5 장 점막의 전자현미경 소견

감염성 홀씨소체(sporozoite)가 방출됨. (주) BML 병리세포진센터(PCL Japan 촬영) 제공).

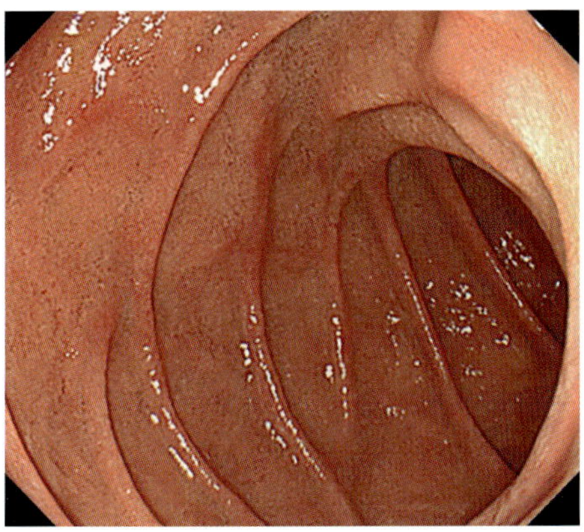

그림 6 편모충증의 십이지장 소견

십이지장의 융모 위축과 경미한 백색 융모 변화.

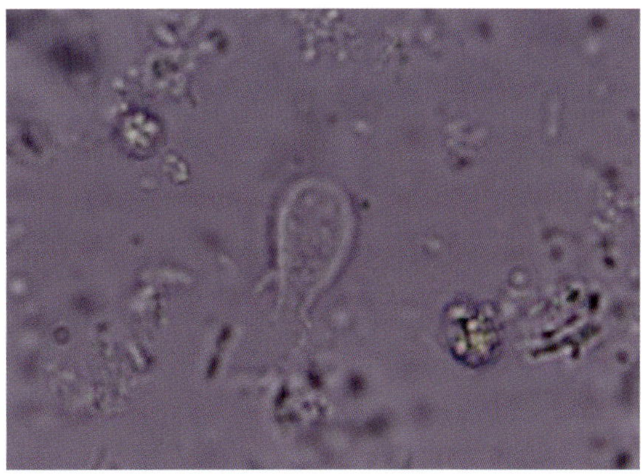

그림 7 편모충의 분변검사(직접 현미경검사법)

빈 도 ★★☆
난이도 ★★☆

1 크론병

江上弥之介, 平井郁仁

질환의 개요

- 크론병(Crohn disease, CD)은 1932년 Crohn 등이 말단회장에 국한된 염증성 장질환으로 처음 보고하였다.
- 현재까지도 정확한 원인은 불명확하지만, 병태생리에 대한 연구는 진행되어 면역 이상이 관여하는 만성질환임이 밝혀졌다.
- 젊은 연령층에서 호발하며 주된 임상 증상으로 **복통, 설사, 체중 감소, 발열, 치루, 항문 주위 농양** 등이다. 소아에서 발병한 경우 성장 장애의 원인이 될 수 있다.
- 소화관 병변은 위 · 십이지장 병변, 장 병변(소장 · 대장), 항문 병변으로 크게 나눌 수 있다. 이 중 장 병변은 주요 병변 부위에 따라 소장형, 대장형, 소장 · 대장형으로 분류된다. 일본에서는 소장에 병변을 가진 환자들이 많고, 대장형은 전체의 약 20% 정도로 알려져 있다.
- 소화관 외 합병증으로 관절염, 피부 병변, 안과 병변 등이 동반될 수 있다.

특징적인 소견과 진단

- 구강에서 항문까지 소화관 전체에 염증이 발생할 수 있지만, 호발 부위는 회맹부이다.
- 소장 및 대장에서는 진단 기준에서 주요 소견으로 간주되는 전형적인 병변, 즉 종주 궤양이나 조약돌 모양(cobblestone appearance) 점막상을 보이는 경우가 많다. 병변은 비연속성 또는 분절성으로 나타나는 것이 특징이다.
- 종주 궤양은 장관의 장축 방향을 따라 형성되는 궤양으로, 소장에서는 주로 장간막 부착 측에서 관찰된다. 전형적으로 4-5 cm 이상의 길이로(그림 1, 2), 다발성으로 발생할 수 있다. 궤양 가장자리에는 조약돌 모양이나 염증성 용종 등 융기가 동반되는 경우가 많다. 소장 조영 검사에서는 활동성 종주 궤양이나 궤양 반흔 모두 장간막 부착 측에 치우친 변형을 동반하는 경우가 많다(그림 3). 대장의 종주 궤양은 결장띠(taenia)를 따라 관찰되며, 주로 우측 결장에서 많이 나타난다.
- 조약돌 모양 점막상은 소장보다 대장에서 나타나는 빈도가 높지만, 소장에서 조약돌 모양 점막상이 관찰되는 경우는 다른 질환에서는 거의 없으며 크론병에 특이적인 형태학적 소견이다.
- 확진을 위해서는 주요 소견(종주 궤양, 조약돌 모양, 그리고 비건락성 육아종)과 부소견으로 분류된 일본의 진단 기준을 사용한다[1].

감별진단 시 주의할 점

- CD의 확진에는 **궤양성 대장염(UC), 감염성 장염, 장결핵, 베체트 장염, 약제 연관 장염, 비특이성 다발성 소장 궤양증, 가족성 지중해열(Familial Mediterranean Fever) 관련 장염** 등의 질환과의 감별이 필요하다.
- UC의 소견은 직장에서부터 미만성, 연속적으로 구측으로 퍼지는 혈관 투영상 소실, 발적, 부종, 점막의 거친

변화 또는 과립 모양 변화, 미란, 궤양 등이 있지만 비전형적인 소견을 보이는 경우도 있다. UC와의 감별이 어려우면 inflammatory bowel disease unclassified(IBDU)로 분류하여 정기적인 경과 관찰이 필요하다[2].

- 급성 감염성 장염은 소장 및 대장에 미란, 궤양, 종주 궤양을 보일 수 있으나(그림 4), 급성기 염증이므로 궤양 주위에 융기나 조약돌 모양 점막상이 동반되지 않는 경우가 많다.
- 장결핵은 말단회장부터 우측 결장에 호발하며 궤양성 병변이나 협착을 초래할 수 있어 CD와의 감별이 중요하다. 전형적인 궤양은 횡행 혹은 윤상 형태를 보이며(그림 5), 종주성 궤양이 특징인 CD와는 다르다. 그러나 폭이 넓은 띠 모양 궤양이나 협착성 병변에서는 감별이 어려울 수 있다. 또한, 생검 조직학적 소견에서 비건락성 육아종이 관찰될 수 있어 주의가 필요하다.
- 베체트 장염은 회맹부에 호발하는 깊은 함몰성 궤양이 특징적이며(그림 6), 병변의 발생 부위가 크론병에서와 달리, 병변은 장간막 부착측에 흔히 발생하지는 않으며 종주 배열 양상도 보이지 않는다.
- 약제 연관 장염에서는 비스테로이드항염증제(NSAIDs)와 관련된 소장 및 대장 점막 병변의 감별이 필수적이다. 다양한 형태의 아프타, 미란, 작은 궤양, 종주 궤양, 윤상 궤양이 나타날 수 있으나 정상 점막이 병변 사이에 존재하며, 원인 약물을 중단하면 내시경 소견이 호전된다는 점이 크론병과의 감별점이 된다.
- 비특이성 다발성 소장 궤양증은 *SLCO2A1* 유전자 변이에 의해 발생하는 만성 질환으로, 말단회장을 제외한 회장에서 호발한다. 장관의 좁은 범위에 경계가 뚜렷한 작은 궤양과 미란이 다발하는 경우가 많고, 전형적으로 사선 방향으로 진행하는 테이프 모양의 궤양이 나타난다(그림 7). 일반적으로 Ul-II 정도의 얕은 궤양이며 누공은 동반되지 않는다. 궤양 주위는 정상 점막이고, 궤양에 둘러싸인 섬 모양의 정상 점막이 관찰되기도 한다. 변형이나 협착을 유발하며, 협착은 나선형이며 주위에는 비스듬히 주행하는 활동성 궤양이 동반되는 경우가 많다.
- 가족성 지중해열 관련 장염은 공장, 회장 및 직장을 제외한 대장에 종주 배열하는 미란이나 궤양, 협착 등 크론병과 유사한 소화관 병변을 보이므로 감별이 어려운 경우가 있다(그림 8). 간헐적인 발열과 복통 등의 특징적인 증상이나 직장 병변이 동반되지 않는 점이 감별에 도움이 될 수 있다[3].

문헌

1) 「令和4年度 改訂版 潰瘍性大腸炎・クローン病 診断基準・治療指針」(厚生労働科学研究費補助金 難治性疾患政策研究事業「難治性炎症性腸管障害に関する調査研究」久松班), p32, 2023
2) 「炎症性腸疾患Imaging Atlas」(緒方晴彦, 他/監, 大塚和朗, 他/編), p168, 日本メディカルセンター, 2016
3) 仲瀬裕志: 家族性地中海熱遺伝子関連の消化管病変. 日本消化器内視鏡学会雑誌, 61:2461, 2019

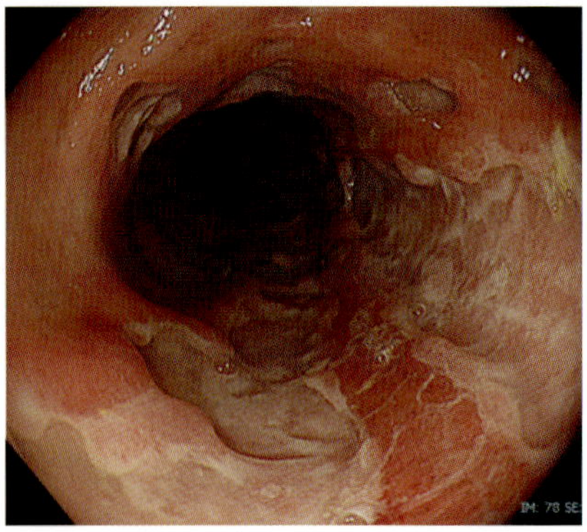

그림 1 크론병①
대장의 종주 궤양.

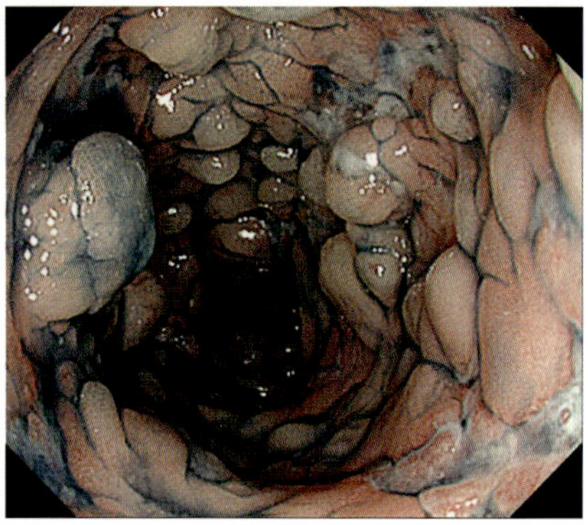

그림 2 크론병②
대장의 조약돌 모양 점막상.

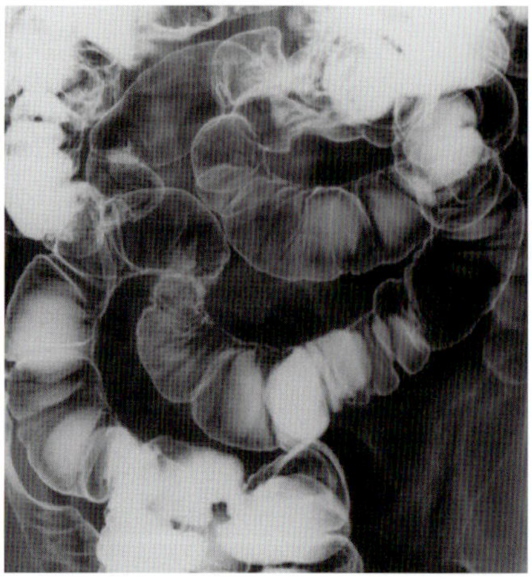

그림 3 크론병③
소장의 편측성 변형.

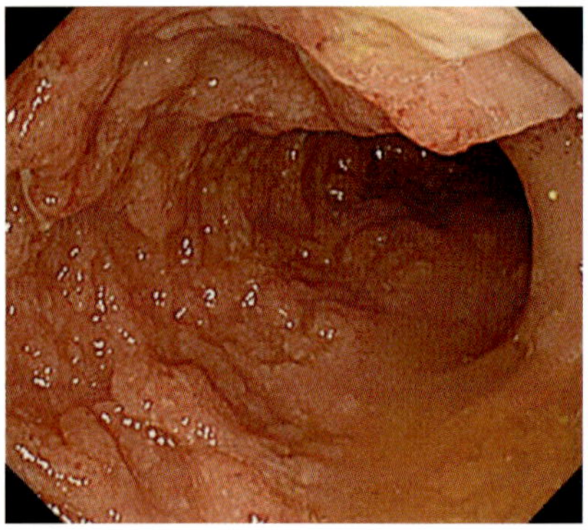

그림 4 예르시니아 장염
말단회장의 병변(Peyer판의 발적, 부종, 작은 궤양).

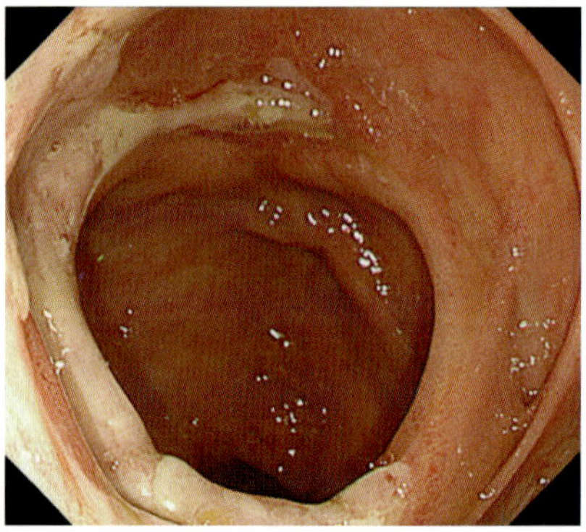

그림 5 장결핵
전형적인 윤상 궤양.

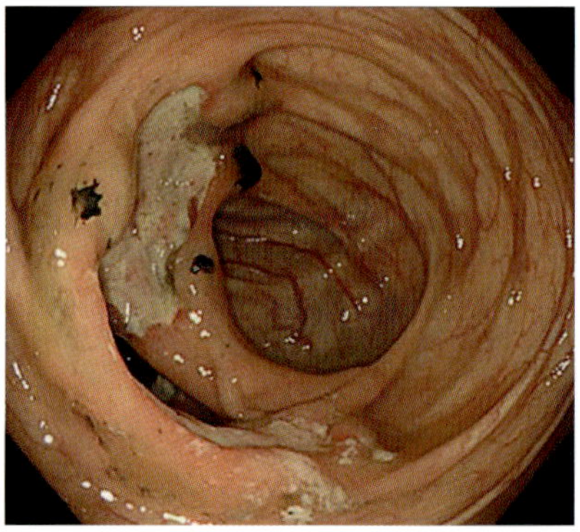

그림 6 베체트병
회맹판의 궤양.

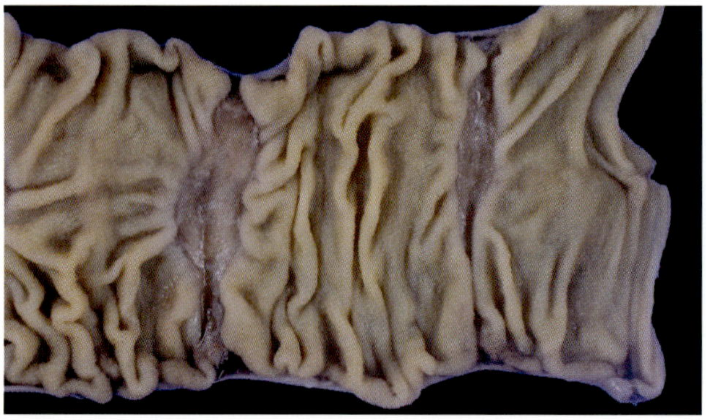

그림 7 비특이성 다발성 소장 궤양증의 수술 후 고정 표본
경계가 선명한 세로로 긴 궤양(테이프 모양 궤양)이 관찰된다.

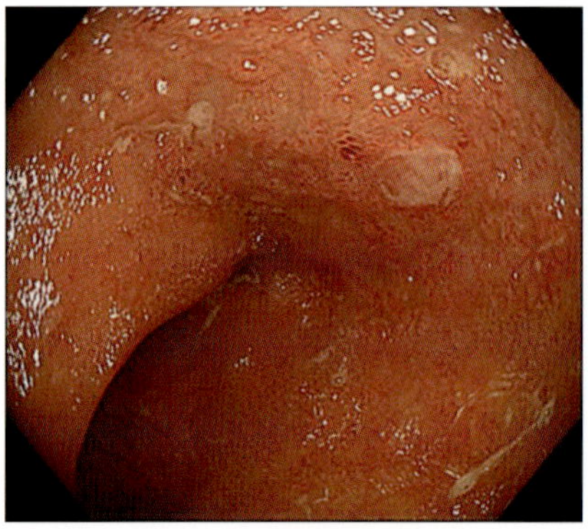

그림 8 가족성 지중해열 관련 장염
말단회장의 궤양.

빈도 ★☆☆
난이도 ★★☆

2 호산구성 소화관 질환

大嶋直樹, 石原俊治

질환의 개요

- 호산구성 소화관 질환(eosinophilic gastrointestinal disease, EGID)은 음식물 등의 외래 항원에 대한 알레르기 반응이 유발 요인이 되어 전체 소화관에 다수의 호산구가 침윤하고 만성 염증을 일으키는 질환의 총칭이다.
- EGID는 주요 병변 부위가 식도에만 국한된 **호산구성 식도염**(eosinophilic esophagitis, EoE)과, 식도 병변 유무와 관계없이 위에서 대장에 걸쳐 호산구성 염증을 보이는 호산구성 위장염(eosinophilic gastro-enteritis, EGE)으로 분류되는 것이 일반적이었다. 그러나 최근에는 식도를 제외한 위에서 대장에 걸친 호산구 침윤을 보이는 경우를 **non-EoE EGID**라고 표현하는 추세이다[1].
- non-EoE EGID는 호산구 침윤을 보이는 장기에 따라 더욱 세분화되며 호산구성 위염(eosinophilic gastritis, EoG), 소장염(eosinophilic enteritis, EoN), 대장염(eosinophilic colitis, EoC)의 세 가지로 분류된다. 소장염은 다시 십이지장염(eosinophilic duodenitis, EoD), 공장염(eosinophilic jejunitis, EoJ), 회장염(eosinophilic ileitis, EoI)으로 나뉜다(표).
- non-EoE EGID의 주요 임상 증상은 **오심, 구토, 식욕부진, 복통, 설사, 체중 감소** 등이다.
- non-EoE EGID의 치료에는 Montelukast와 같은 항알레르기제와 함께 전신 스테로이드 요법으로 글루코코르티코이드가 자주 사용된다. 또한 6종 항원 제거 식이요법(유제품, 대두, 밀, 해산물, 계란, 견과류)이 효과적인 것으로 알려져 있다[2].

특징적인 소견과 진단

- 내시경 소견으로는 부종, 발적, 미란, 궤양, 융모 위축(소장), 혈관 투영 소실(대장) 등이 있으며, 이들 모두 non-EoE EGID에만 특이적인 소견은 아니다(그림 1, 3, 5).
- non-EoE EGID는 임상 증상과 내시경 생검을 통한 병리조직학적 소견(호산구 침윤 정도)을 바탕으로 진단된다(그림 4).
- 일본의 진단 기준에서는 점막 내 호산구 침윤이 고배율 시야당 20개 이상일 경우를 진단 기준으로 삼고 있으나, 말단회장과 우측 결장에서는 건강한 사람에게도 20개 이상의 호산구 침윤이 관찰될 수 있으므로 주의가 필요하다[2].
- 장벽 비후나 복수가 관찰될 수 있으므로 CT 등의 영상 검사가 권장된다(그림 2).

감별진단 시 주의할 점

- non-EoE EGID에서는 내시경 검사에서 이상이 없는 경우가 많으므로 내시경에서 특이 소견이 없어도 위, 십이지장, 공장, 회장, 맹장, 결장, 직장의 각 부위에서 여러 개의 생검을 시행하여 호산구 수를 평가하는 것이 중요하다. 과거 보고에 따르면 non-EoE EGID 환자 317명을 대상으로 한 연구에서 전체의 62%에서 내시경 검사에 특이 소견이 관찰되지 않았다[3].

- non-EoE EGID의 진단은 내시경 소견뿐 아니라 병리 조직학적 검사, 임상 증상, CT 등의 영상 검사, 혈액 검사 등을 종합적으로 평가하는 것이 가장 중요하다.

표 EGID의 분류

<table>
<tr><td rowspan="6">EGID</td><td colspan="3">EoE</td></tr>
<tr><td rowspan="5">non-EoE EGID</td><td colspan="2">EoG</td></tr>
<tr><td rowspan="3">EoN</td><td>EoD</td></tr>
<tr><td>EoJ</td></tr>
<tr><td>EoI</td></tr>
<tr><td colspan="2">EoC</td></tr>
</table>

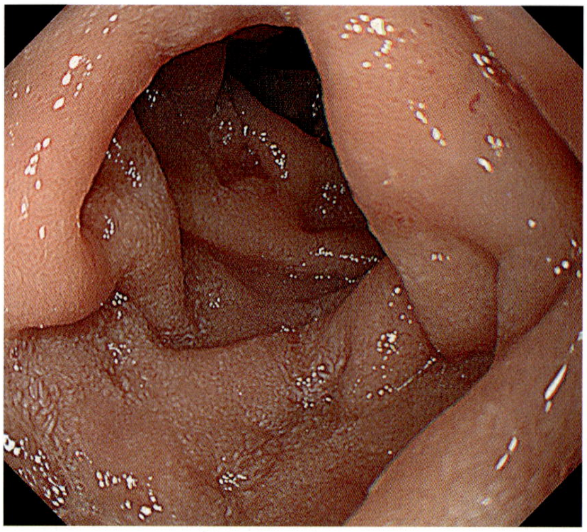

그림 1 호산구성 소장염(십이지장염)의 내시경 소견
십이지장 제3부는 전반적으로 부종을 보이며, 발적된 점막이 관찰된다.

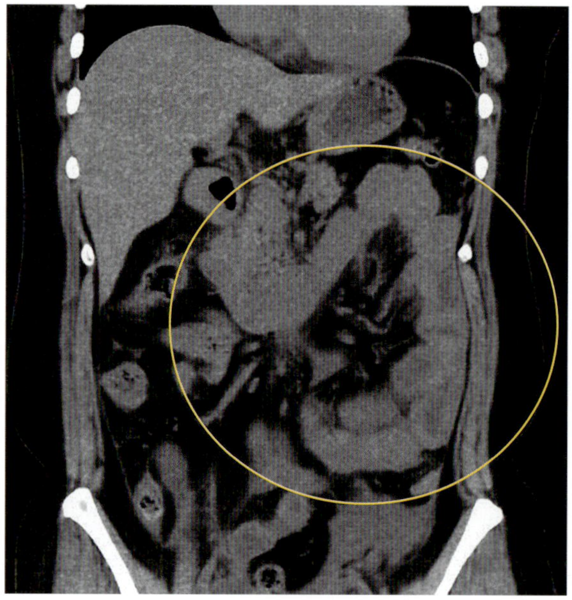

그림 2 동일 증례의 복부 단순 CT 검사 소견
십이지장 제3부와 회장에 걸쳐 장관 부종과 장벽 비후가 관찰된다(◎).

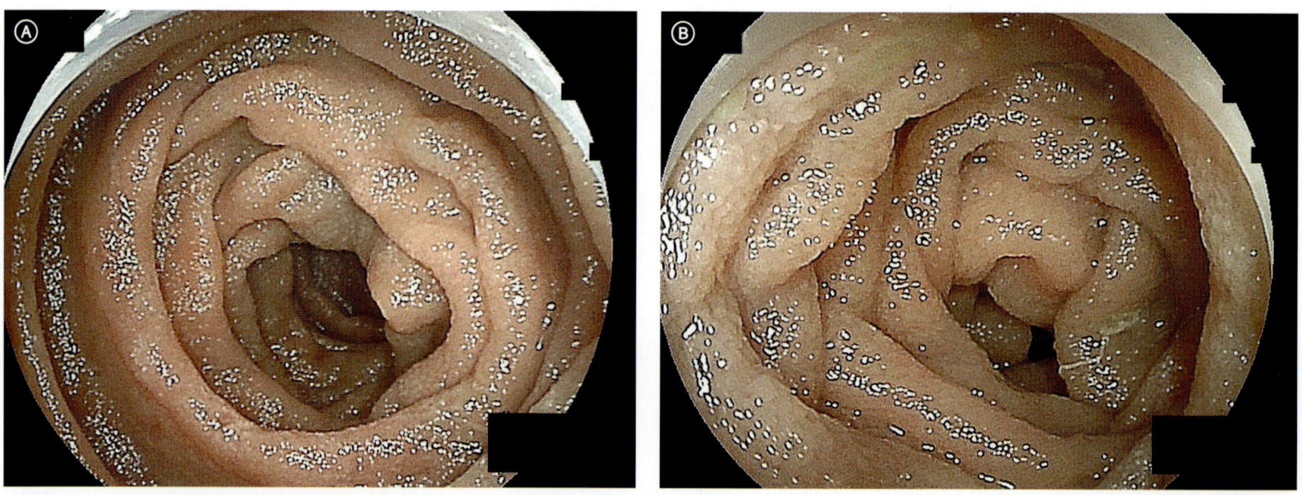

그림 3 호산구성 소장염(공장염)의 내시경 소견
공장 점막의 부종과 일부에 주름 비후가 관찰된다.

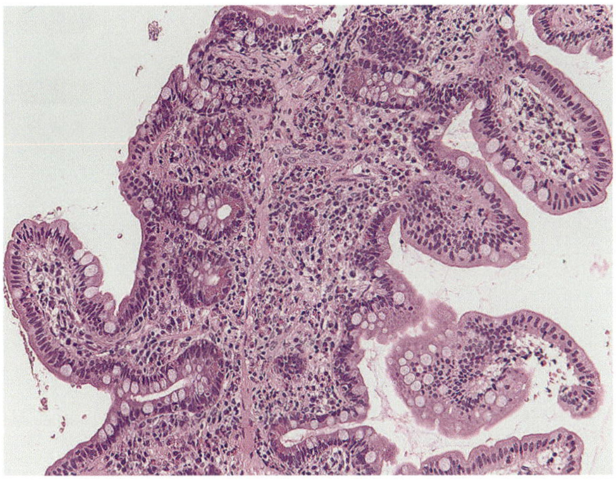

그림 4 동일 증례의 병리조직 소견(HE 염색)
공장의 점막 고유층에 호산구가 주로 관여하는 심한 염증세포 침윤이 넓게 퍼져 있다.

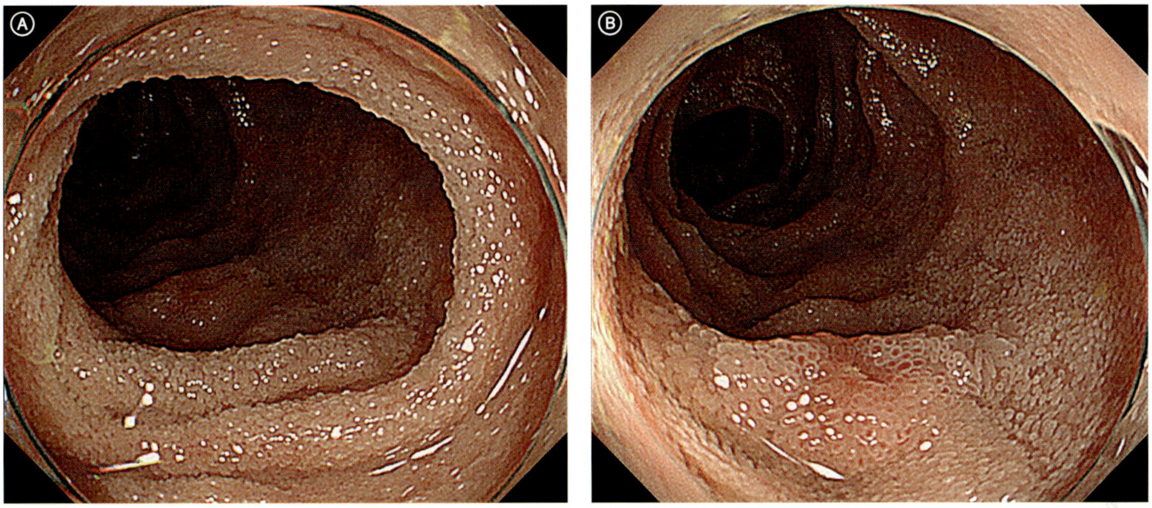

그림 5 호산구성 소장염(회장염)의 내시경 소견
말단회장에서 부종 및 점막의 발적이 관찰된다. 일부에서 미란이 관찰된다.

문헌

1) Dellon ES, et al: International Consensus Recommendations for Eosinophilic Gastrointestinal Disease Nomenclature. Clin Gastroenterol Hepatol, 20:2474~2484.e3, 2022

2) 「幼児・成人好酸球性消化管疾患診療ガイドライン」(厚生労働省好酸球性消化管疾患研究班/編), 2020

3) Pesek RD, et al: Association Between Endoscopic and Histologic Findings in a Multicenter Retrospective Cohort of Patients with Non~esophageal Eosinophilic Gastrointestinal Disorders. Dig Dis Sci, 65:2024~2035, 2020

빈 도 ★★☆
난이도 ★★☆

3 베체트병 · 단순성 궤양

梅野淳嗣, 宮園智至

질환의 개요

- 베체트병(Behçet disease)은 ① 구강 점막의 재발성 아프타궤양, ② 피부 증상, ③ 안과적 증상, ④ 외음부 궤양을 주요 증상으로 하며 급성 염증성 발작을 반복하는 것이 특징인 전신 질환이다.
- 부증상으로는 ① 관절염, ② 부고환염, ③ 혈관염, ④ 소화관 증상, ⑤ 중추신경계 증상의 5가지가 있으며 주요 증상과 부증상 유무에 따라 **완전형**과 **불완전형 베체트병**으로 분류된다[1].
- 완전형 또는 불완전형 베체트병 중 회맹부에 경계가 뚜렷한 원형 또는 원형에 가까운 모양의 깊은 궤양을 동반하며, 소화관 병변이 임상 증상의 중심이 되는 경우를 베체트 장염이라고 한다[1,2]. 베체트 장염은 난치성 경과를 보이는 경우가 많다.
- 단순성 궤양은 베체트병 증후는 보이지 않지만 베체트 장염과 유사한 회맹부 궤양을 보이는 경우에 사용하는 명칭이다[2,3]. 일반적으로 단순성 궤양 진단 시 구강 내 아프타 유무는 고려하지 않는다.

특징적인 소견과 진단

- 베체트병 및 단순성 궤양에서 관찰되는 전형적인 병변은 회맹부의 원형 또는 원형에 가까운 모양의 경계가 명확한 궤양이다(그림 1, 2)[2,3]. **깊은 함몰 경향의 관통성 궤양(penetrating ulcer)**은 천공 위험이 높아 주의가 필요하다.
- 궤양 기저부는 편평하며, 주름의 집중과 부종성 변화로 인해 둑 모양의 융기를 동반하는 경우가 많다. 병변 사이 점막은 대부분 정상 소견이다.
- 병변 부위는 병리조직학적으로 비특이적 염증 소견 외 특징적인 소견을 보이지 않는다.

감별진단 시 주의할 점

- 베체트병 및 단순성 궤양은 회맹부뿐만 아니라 식도나 공장 등 다른 부위에서도 궤양성 병변이 발생할 수 있으므로 주의가 필요하다.
- 회맹부에 궤양성 병변을 유발하는 질환의 감별로는 **거대세포바이러스장염, 캄필로박터 장염, 예르시니아 장염, 장티푸스, 비브리오 장염, 장관출혈성 대장균 장염, 장결핵** 등의 감염성 장염, NSAIDs 등의 **약제 연관 장염, 궤양성 대장염, 크론병, 혈관염 증후군** 등의 장관의 염증 질환이 포함된다.
- 감별에는 발병 양식 및 병력이 중요하며 감염성 장염이나 약제 연관 장염 대부분은 감별 가능하다. 또한, 앞에서 기술한 감별 질환의 병변 대부분은 얕은 궤양을 보이며(그림 3, 4) 미란이나 발적 등의 염증성 변화가 궤양 사이의 점막에서 관찰되는 경우가 많다.
- 거대세포바이러스장염, 크론병이나 일부 혈관염 증후군에서는 깊은 관통성 궤양이 나타날 수 있으며, 주 병변의 내시경 소견만으로는 감별이 어려울 수 있다(그림 5Ⓐ, Ⓑ). 자가항체를 포함한 혈액 검사 소견, 상부 소화관 병변을 포함한 이환 부위, 장관 외 증상 및 징후 유무에 대해 평가하고 종합적으로 진단해야 한다.

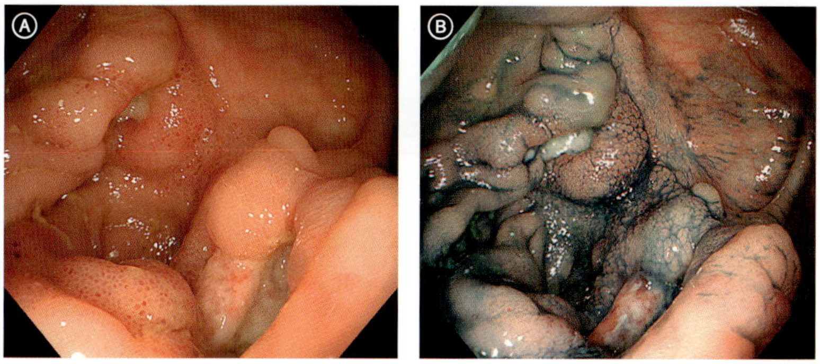

그림 1 60대 남성, 단순성 궤양
Ⓐ) 회맹판이 열려 있고 회맹부에 깊은 관통성 궤양이 관찰된다. Ⓑ) 색소 도포 소견.

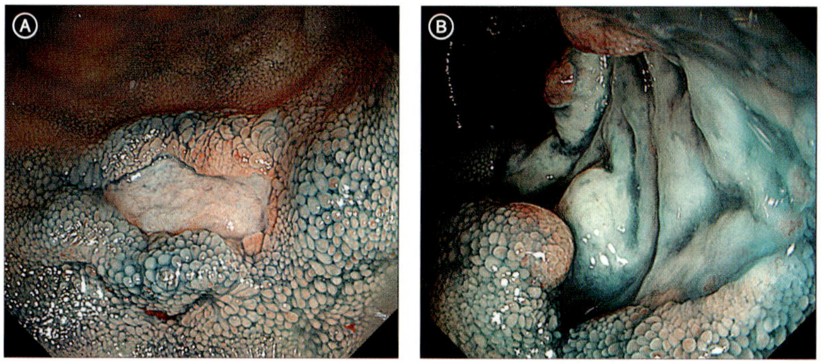

그림 2 70대 남성. 베체트 장염
Ⓐ) 말단회장의 둥근 형태의 궤양. 주름의 집중이 있으며, 경미한 부종이 관찰된다. Ⓑ) 말단회장의 깊은 관통성 궤양. 궤양 기저부는 비교적 평탄하다.

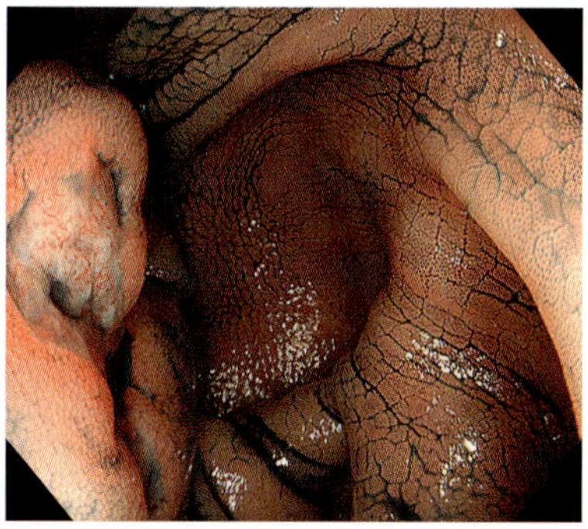

그림 3 캄필로박터 장염에서 관찰된 Bauhin판 위의 얕은 궤양(색소 도포 소견)

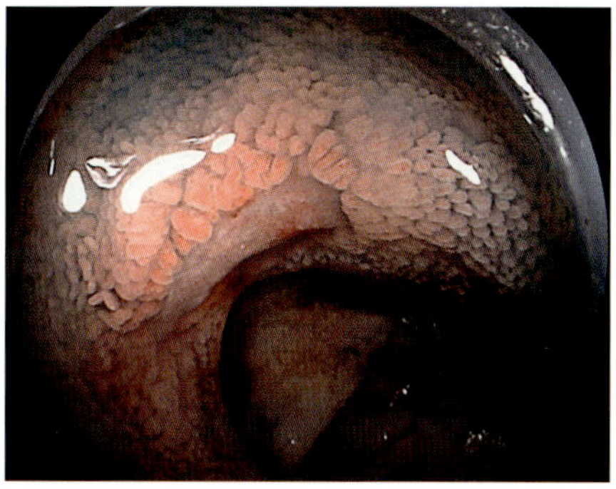

그림 4 비스테로이드항염증제 유발 장병증
회장에 비교적 얕은 둥근 형태의 궤양이 관찰된다.

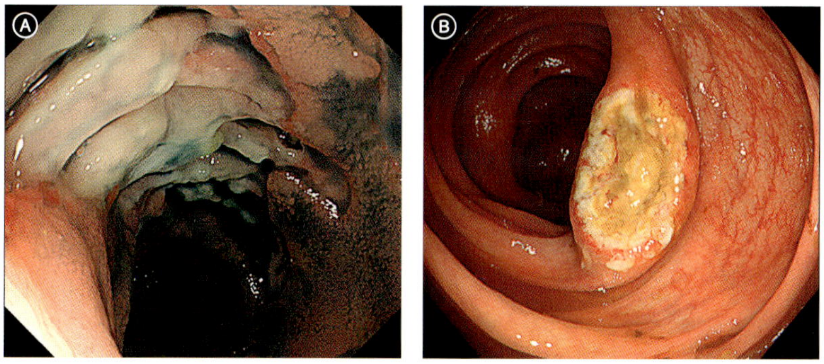

그림 5 거대세포바이러스장염
Ⓐ) 말단회장의 불규칙한 형태의 깊은 궤양. Ⓑ) 아메바 대장염과의 합병 예. 회맹부에 둥근 형태의 궤양이 관찰된다.

문헌

1) 「ベーチェット病診療ガイドライン2020」[日本ベーチェット病学会/監, 厚生労働科学研究費補助金(難治性疾患政策研究事業)ベーチェット病に関する調査研究班, 厚生労働科学研究費補助金(難治性疾患政策研究事業)難治性炎症性腸管障害に関する調査研究班/編], 診断と治療社, 2020
2) 斉藤裕輔: 腸管Behçet病と単純性潰瘍—診断と治療の進歩. 胃と腸, 46:975~978, 2011
3) 武藤徹一郎: いわゆる"Simple Ulcer"とは. 胃と腸, 14:739~748, 1979

빈도 ★☆☆
난이도 ★★☆

4 비특이성 다발성 소장 궤양증(CEAS)

梅野淳嗣, 今津愛介

질환의 개요

- 비특이성 다발성 소장 궤양증(chronic enteropathy associated with *SLCO2A1* gene, CEAS)은 소장 및 상부 소화관에 얕은 궤양, 형태 변화 및 협착이 다발성으로 발생하는 드문 장 질환이다[1,2].
- 병변 부위의 병리 조직 검사에서는 육아종 형성이나 호산구 침윤과 같은 특이적인 소견은 관찰되지 않는다.
- 프로스타글란딘 수송체를 코딩하는 *SLCO2A1* 유전자의 병적 변이를 원인으로 하는 상염색체 열성 유전 질환이지만, 남녀 비는 1:2로 여성에서 더 흔하다[3].
- 다발성 궤양으로부터의 지속적인 잠재 출혈로 인한 만성 빈혈과 저단백혈증이 주요 특징이며 곤봉지, 피부 비후나 경피골막증(pachydermoperiostosis) 등 장관 외 증상이 동반될 수 있다.
- 장기적으로는 장관 협착이 발생하여 수술적 절제가 필요한 경우가 많다.

특징적인 소견과 진단

- 소장 병변의 호발 부위는 중부~하부 회장이며, 장간막의 부착 위치와 관계없이 병변이 나타난다. 병변 위치 파악에는 X선 조영 검사가 유용하다.
- 내시경 소견의 특징은 **윤상, 사행성 및 종주하는 얕은 궤양이나 불규칙한 지도상 궤양**이 다발성으로 나타나는 것이다(그림 1Ⓐ~Ⓒ). 궤양의 경계는 명확하며 주위 점막의 부종은 경미하다. 장기 경과를 거치면서 구심성 협착, 나선형 변형, 가성 게실 등을 보일 수 있다(그림 1Ⓐ, Ⓓ, Ⓔ).
- 진단에는 소변 내 프로스타글란딘 E 주요 대사산물(prostaglandin E-major urinary metabolite, PGE-MUM)의 상승 확인, *SLCO2A1* 단백질 면역화학염색, *SLCO2A1* 유전자 검사가 유용하다.

감별진단 시 주의할 점

- 협착 병변을 동반한 경우에는 캡슐 내시경 시행이 어려울 수 있고, 수술 후에는 유착으로 인해 풍선 보조 소장 내시경을 통한 심부 소장 접근이 어렵거나 불가능한 경우가 있어 내시경 평가가 제한될 수 있다.
- 감별해야 할 질환으로는 **장결핵, 크론병, 베체트 장염 및 단순성 궤양, 약제 연관 장염, 호산구성 위장관염, 방사선 장염, 허혈성 소장염, 가족성 지중해열 관련 장염** 등이며 병력청취가 가장 중요하다.
- 장결핵은 회맹부를 중심으로 윤상 궤양이 호발하지만(그림 2), 위축성 반흔대를 보이는 점이 내시경적으로 다르며, 항원 특이 인터페론-γ 유리 검사도 참고가 될 수 있다.
- 크론병은 장간막 부착 측에 종주 궤양이 관찰되거나 조약돌 모양 점막상이 나타나는 점(그림 3)이 내시경적 감별점이며 병리학적으로 비건락성 상피세포성 육아종이 관찰되는 것도 중요하다.
- 베체트 장염 및 단순성 궤양은 전형적인 예에서는 소장이나 회맹부에 깊은 관통성 궤양이 나타난다는 점(그림 4)이 차이를 보인다.
- 비스테로이드항염증제 유발 장병증은 내시경적으로는 매우 유사하여 감별이 어렵지만(그림 5), 약물 복용력 청취를 통해 감별이 가능하다.

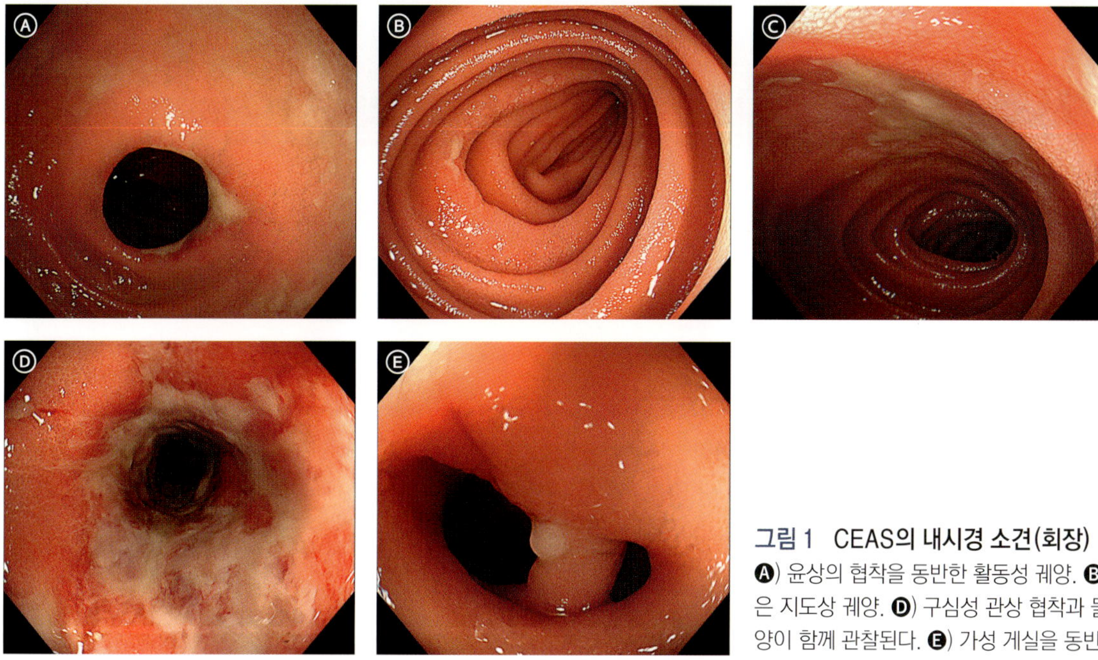

그림 1 CEAS의 내시경 소견(회장)
Ⓐ) 윤상의 협착을 동반한 활동성 궤양. Ⓑ) 얕은 윤상 궤양. Ⓒ) 얕은 지도상 궤양. Ⓓ) 구심성 관상 협착과 둘레 전체에 걸친 얕은 궤양이 함께 관찰된다. Ⓔ) 가성 게실을 동반한 협착.

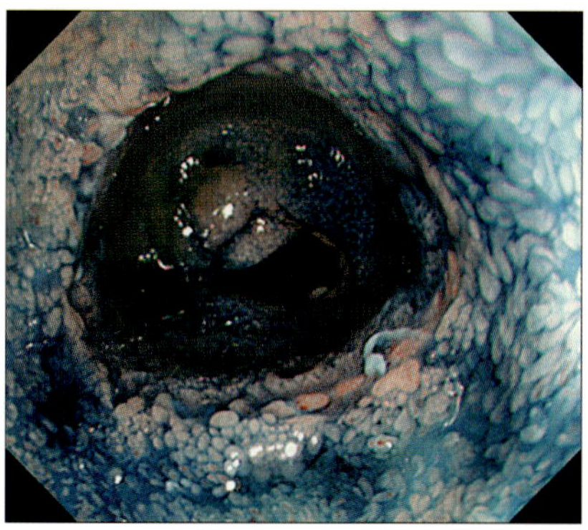

그림 2 장결핵
윤상 궤양.

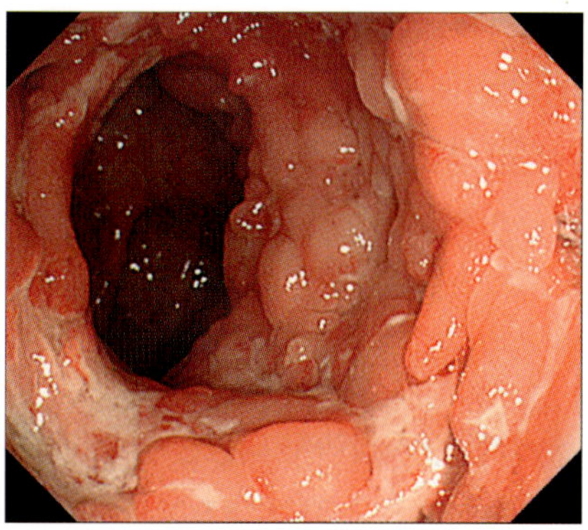

그림 3 크론병
말단회장의 종주 궤양과 조약돌 모양 점막상.

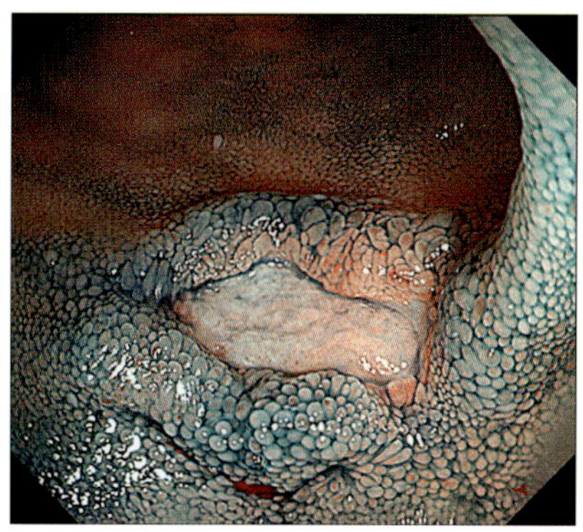

그림 4 베체트 장염
비교적 깊은 활동성 궤양.

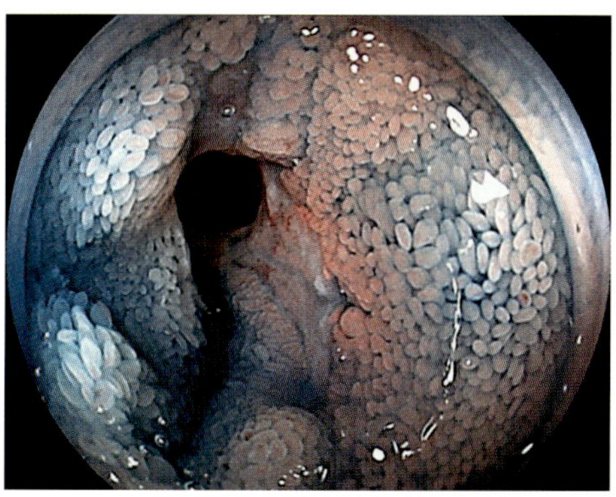

그림 5 비스테로이드항염증제 연관 장병증
환상(annular) 협착 및 짧은 종주 궤양.

문헌

1) 岡部治弥, 崎村正弘: 仮称“非特異性多発性小腸潰瘍症”. 胃と腸, 3:1539~1549, 1968
2) Umeno J, et al: A Hereditary Enteropathy Caused by Mutations in the SLCO2A1 Gene, Encoding a Prostaglandin Transporter. PLoS Genet, 11:e1005581, 2015
3) 梅野淳嗣, 他: 非特異性多発性小腸潰瘍症/CEAS. 日本大腸肛門病学会雑誌, 74:581~587, 2021

빈 도 ★☆☆
난이도 ★★★

5 가족성 지중해열 유전자 연관 장염

我妻康平, 仲瀨裕志

질환의 개요

- 최근에는 미분류 염증성 장질환(inflammatory bowel disease unclassified, IBDU) 중에서 ***familial MEditerranean FeVer(MEFV)* 유전자가 관여하는 병태**가 있음이 밝혀지고 있다.
- *MEFV* 유전자는 가족성 지중해열(familial Mediterranean fever, FMF)의 원인 유전자이다.
- FMF는 주기적인 발열과 장막염을 특징으로 하는 유전성 자가염증성 질환(autoinflammatory disease)이며 염증 경로 중 하나인 염증조절복합체(inflammasome)의 작용을 억제하는 pyrin의 이상에 의해 발병하는 것으로 알려져 있다[1].
- FMF는 주로 장막염이 주된 증상이기 때문에, 장관 병변을 동반하는 경우는 드문 것으로 여겨졌으나, 최근에는 염증성 장질환(IBD)과 유사한 소화관 병변을 동반한 *MEFV* 유전자 변이 양성 장염 환자의 보고가 증가하고 있어 감별이 필요하다[2].
- **콜히친(colchicine)에 대한 반응** 여부로 치료 효과를 판단할 수 있는 환자군에서, 복부 증상의 호전율이 약 77%였다는 보고가 있으며[3], IBD와의 감별진단이 임상적으로 중요한 의미를 가진다.

특징적인 소견과 진단

- *MEFV* 유전자 연관 장염의 내시경 소견은 **지금까지 다양한 양상이 보고되었다.**
- 소화관 전체에 병변이 존재할 수 있으며, **특히 소장과 대장에서 병변이 많이 발견된다**고 보고된다[3].
- 대장 병변의 내시경 소견(그림 1, 2)으로는 비정형 궤양(36%), 아프타성 병변 및 미란(29%), 발적(18%), 부종(14%), 과립 모양 점막(13%), 종주 궤양(9%), 가성폴립(5%)이 관찰되었다고 보고되었다[3]. 또한 궤양성 대장염과 유사한 소견을 보이는 MEFV 유전자 연관 장염 환자의 39%에서 직장 병변이 동반되지 않았음이 보고되었다[3].
- 공장 병변의 내시경 소견으로는 아프타성 병변 및 미란(23%), 비정형 궤양(13%), 종주 궤양(8%)이 관찰되었으며 회장 병변의 내시경 소견으로는 아프타성 병변 및 미란(15%), 비정형 궤양(15%), 종주 궤양(9%)이 관찰되었다고 보고되었다[3] (그림 3).

감별진단 시 주의할 점

- *MEFV* 유전자 연관 장염의 내시경 소견은 다양하며, 내시경 소견이나 병리조직학적 소견으로서 **특이적인 소견은 현재까지 밝혀지지 않았다.**
- 미만성 염증 소견을 보일 때는 IBD 외에도 감염성 대장염, 약제 연관 장염, 허혈성 장염, AA 아밀로이드증 등을 감별해야 한다.
- 내시경 소견뿐만 아니라 임상 증상, 혈액 검사, 배양 검사, *MEFV* 유전자 변이 여부와 같은 정보가 중요하다.
- 발열, 관절염, 두통 등의 전신 증상이 동반되거나, 대장 병변이 우측 결장에 주로 분포하거나, 직장 염증이 경

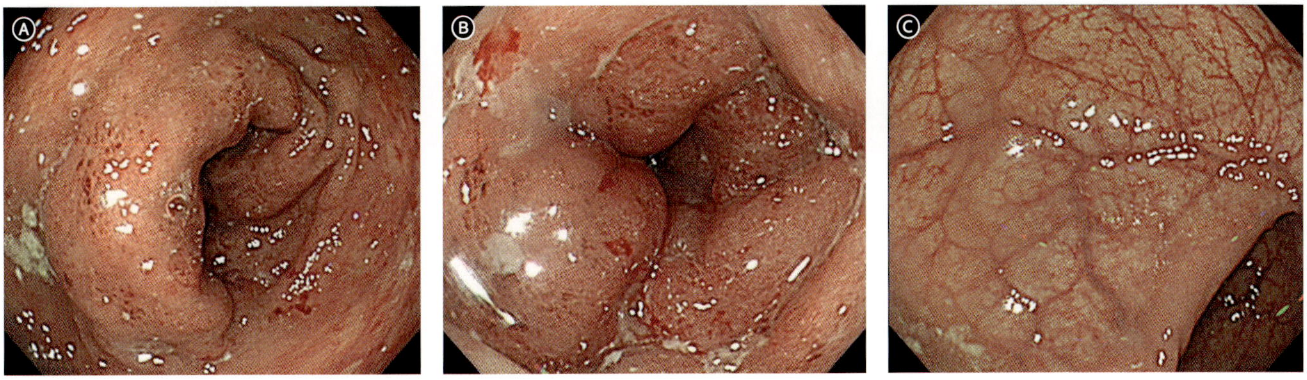

그림 1　80대 여성, 발열 · 설사 · 복통 · 관절통, MEFV Exon2 R202Q 이형접합(heterozygous) 변이 확인됨.
Ⓐ) 대장 내시경. 우측 횡행결장에서 현저한 부종과 발적이 관찰된다. Ⓑ) 대장 내시경. S상 결장에서 현저한 부종과 발적, 얕은 궤양이 관찰된다. Ⓒ) 대장 내시경. 직장은 혈관 투영상이 관찰되며 정상 점막이다.

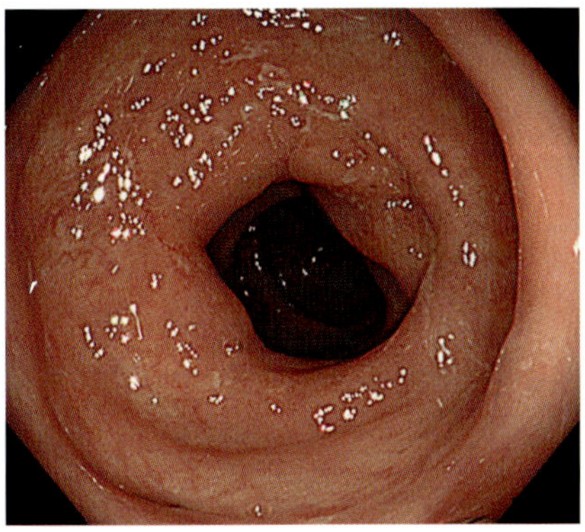

그림 2　그림 1과 동일 증례의 치료 경과
그림 1Ⓑ와 동일 부위 콜히친 투여 4개월 후의 대장 내시경 소견. 작은 궤양과 아프타성 병변이 남아 있지만, 혈관 투영상이 뚜렷해졌으며 부종은 호전되었다.

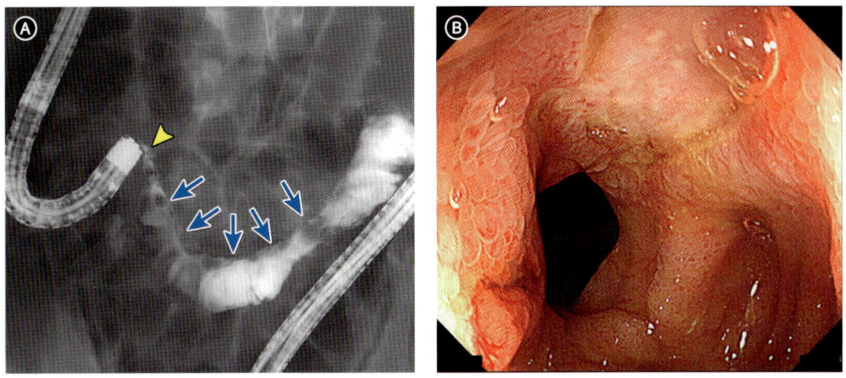

그림 3　20대 남성, 발열 · 설사 · 관절통, MEFV Exon5 S503C 이형접합(heterozygous) 변이가 확인됨.
Ⓐ) 소장 X선 조영상. 말단회장에서 협착이 관찰된다(▷). 또한, 회장 장간막 측에 긴 범위에 걸쳐 분절성으로 강직된 장벽이 확인된다(➔). Ⓑ) 말단회장 협착 부위의 풍선 확장 후 대장 내시경 소견. 협착이 관찰되었던 말단회장 부위에서 원형 궤양과 반흔이 관찰된다.

미한 증례(그림 1Ⓒ)에서는 가족성 지중해열을 의심해야 한다. 진단을 위해 *MEFV* 유전자 변이 검사 시행 및 콜히친 치료 반응(그림 2) 평가 등 **임상적 정보를 종합하는 것이 필요하다.**

문헌

1) 「自己炎症性疾患診療ガイドライン2017」(日本小児リウマチ学会/編), pp18~33, 診断と治療社, 2017
2) 「令和5年度 改訂版 潰瘍性大腸炎・クローン病 診断基準・治療指針」(厚生労働科学研究費補助金 難治性疾患政策研究事業「難治性炎症性腸管障害に関する調査研究」久松班), 2024
3) 仲瀬裕志: MEFV遺伝子関連腸炎. 日本消化器病学会雑誌, 119:210-216, 2022
4) Shibata Y, et al: Mediterranean fever gene~associated enterocolitis in an elderly Japanese woman. Clin J Gastroenterol, 14:1661~1666, 2021
5) Yokoyama Y, et al: Gastrointestinal involvement in a patient with familial Mediterranean fever mimicking Crohn's disease:a case report. Clin J Gastroenterol, 14:1103~1107, 2021

※図1, 2 は文献4 より転載. 図3 は文献5 より転載.

감사의 말씀

"가족지중해열 관련 장염의 진단법 확립과 병태 해명을 목표로 하는 연구"는 AMED 과제 번호 JP21ek0410057h0003의 지원을 받아 현재도 계속 진행 중이다.

빈 도
★☆☆
난이도
★★★

6 셀리악병

久部高司, 八坂達尚

질환의 개념

- 셀리악병은 유전적 소인을 가진 사람이 밀(wheat)에 포함된 글루테닌과 글리아딘이 결합한 글루텐을 섭취함으로써 유발되는 자가면역질환이며, 일본에서는 매우 드물다.
- 환자의 95% 이상이 HLA-DQ2(human leukocyte antigen DQ2)를 보유하며, 나머지 환자들도 대부분 HLA-DQ8을 보유하는 것으로 알려져 있으나, 일본 내 유전자 빈도는 낮다고 보고된다[1].
- 십이지장이나 공장을 중심으로 만성적이고 지속적인 염증과 융모 위축이 특징이며, 병이 진행되면 회장까지 병변이 확장될 수 있다.
- 복통, 설사, 복부 팽만, 체중 감소 등의 소화기 증상뿐만 아니라, 철결핍성 빈혈, 골다공증, 신경 증상 등 장관 외 증상도 동반될 수 있다.
- 합병증으로는 소장 악성 림프종과 소장암이 있으며, 특히 림프종의 경우에는 EATL(enteropathy-associated T-cell lymphoma) 합병이 많다.

특징적인 소견과 진단

- 내시경 소견으로 십이지장 및 소장 점막에서 다음과 같은 변화가 관찰될 수 있다: **모자이크 패턴, 고랑 모양의 패임, 가리비 껍질 모양의 주름(scattered scalloping), 과립 모양 및 결절상 점막, Kerckring 주름의 감소 또는 소실, 혈관 투영상 증가, 다발성 미란** 등이다(그림 1Ⓐ, Ⓑ). 확대 관찰 소견으로는 **평탄화되고 무뎌진(blunted) 융모**가 미만성으로 관찰된다(그림 1Ⓒ, Ⓓ). 또한 소장에는 **백색의 미세 과립 모양 융기**가 미만성으로 나타나는 경우도 있다(그림 2).
- 소장 X선 조영 소견에서는 십이지장에서 시작되는 근위부 중심의 부종성 변화, Kerckring 주름의 불명료화, 미세 과립 모양 변화가 보인다(그림 3).
- 병리조직학적 소견은 융모 위축과 상피 내 림프구 침윤을 기준으로 진단하며, 융모 위축은 편평화, 둔화됨, 소실로 구분되고, 림프구 침윤은 상피 내 림프구(intraepithelial lymphocytes, IEL) 수를 지표로 평가한다. IEL 수가 고배율 시야당 30개 이상이면 의미 있는 증가로 간주되며, 특히 융모의 선단에 집중된 IEL은 셀리악병에 민감도가 높은 소견이다.
- 관련 자가항체로는 항글리아딘 IgA 항체(AGA-IgA), 항조직 트랜스글루타미나제 IgA 항체(tTG-IgA), 항근섬유 내막 IgA 항체(EMA-IgA) 등이 있으나, 일본(또는 아시아권)에서는 대부분의 증례에서 음성으로 보고된다.
- 제시된 진단 기준[2]에 따르면, 아래의 5가지 항목 중 4가지 이상을 만족할 경우 셀리악병으로 진단한다. ① 전형적인 증상이 있는 경우, ② 혈청 IgA형 자가항체가 고역가 양성, ③ HLA-DQ2 또는 DQ8 보유, ④ 소장 생검에서 셀리악병에 부합하는 병리 소견, ⑤ 글루텐 배제 식이에 대한 반응.

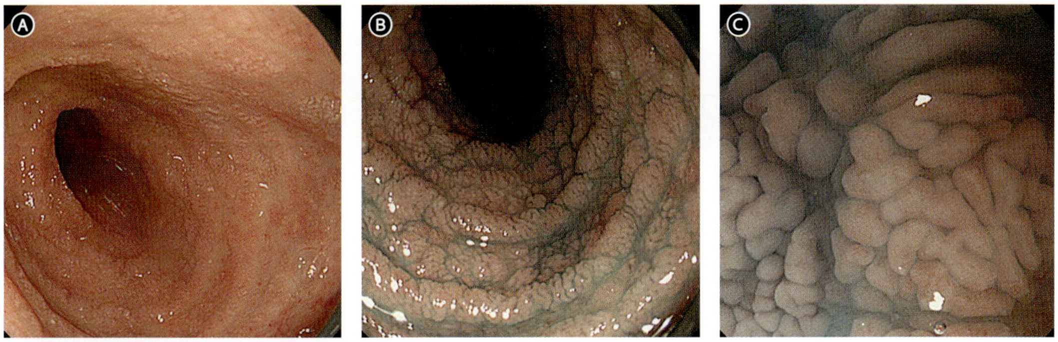
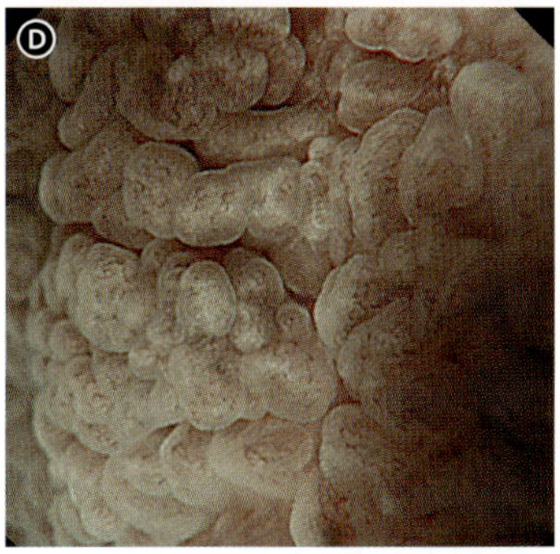

그림 1　셀리악병의 상부 소화관 내시경 소견
Ⓐ) 백색광 관찰 소견. Ⓑ) 인디고카르민 도포 관찰 소견. Ⓒ) 백색광 확대 관찰 소견. Ⓓ) NBI 병용 확대 관찰 소견.

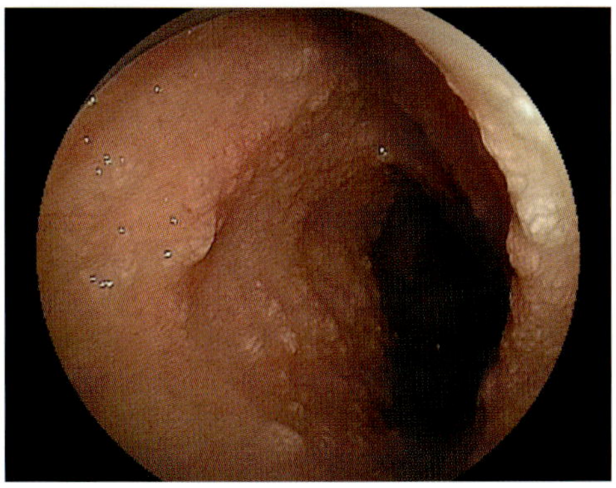

그림 2　셀리악병의 풍선 보조 소장내시경 소견

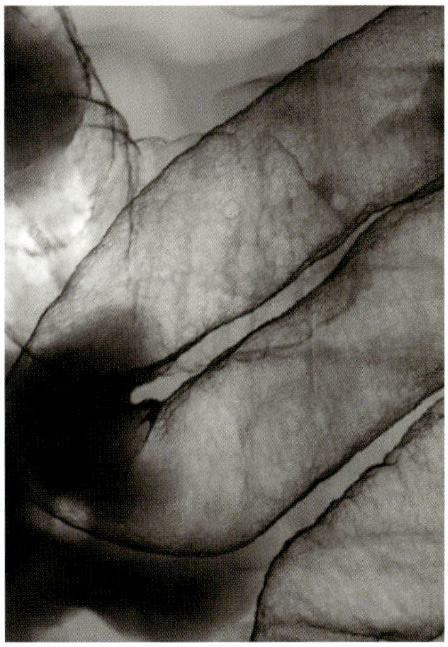

그림 3　셀리악병의 소장 X선 조영 소견

감별진단 시 주의할 점

- 융모 위축을 유발하는 질환이 감별 대상으로 제시되며 임상 증상이나 혈액 검사 소견, 영상 소견, 병리조직학적 소견을 종합적으로 판단하여 진단해야 한다. 주요 감별 질환으로는 스프루(sprue), 소장 세균 과증식 증후군(SIBO), 약제 연관 장염, 휘플병(Whipple's disease), 감염성 장염, 사토요시병 등이 있다.
- 셀리악병이 의심되는 경우, 약 6개 전후의 무작위생검이 권장된다. 내시경 관찰에서는 전형적인 융모 위축을 보이지 않거나 병변 인식이 어려운 증례도 있기 때문에, 확대 관찰을 병행하고, 위축이 가장 심한 부위에서 생검을 시행하는 것이 권장된다.

문헌

1)　武田輝之, 他: 小腸の非腫瘍性疾患—セリアック病. 胃と腸, 54:515~525, 2019
2)　Catassi C & Fasano A: Celiac disease diagnosis:simple rules are better than complicated algorithms. Am J Med, 123:691~693, 2010

빈 도 ★★☆
난이도 ★★☆

7 궤양성 대장염

平井みなみ, 松本主之

질환의 개념

- 궤양성 대장염(ulcerative colitis, UC)은 주로 대장 점막을 침범하는 원인 불명의 미만성 비특이성 염증 질환으로, 흔히 미란이나 궤양을 형성하는 특징을 보인다.
- 지속적이거나 반복적인 점액혈변, 혈변, 또는 그와 유사한 과거 병력이 있는 경우가 많다.
- 염증이 직장에서부터 연속적으로 관찰되는 것이 특징적이며, 이환 범위에 따라 직장염, 좌측 대장염, 전대장염으로 분류된다. 또한 비전형적 아형으로는 우측 대장염형, 구역성 대장염형이 있다.
- UC는 특이적인 내시경 또는 병리조직학적 소견이 부재하므로, 진단 시 항균제 사용력, 방사선 노출력, 해외 여행력과 같은 상세한 병력 청취가 필수적이다. 이와 함께 이학적 검사 소견, 혈액 검사 결과, 대변 미생물 검사 등 다양한 임상적 정보를 종합적으로 분석하여 진단해야 한다.

특징적인 소견과 진단

- UC에 특이적인 내시경 소견이나 병리조직학적 소견은 없다. 따라서 항생제 복용력, 방사선 조사력, 해외 여행력 등의 병력을 청취하고 이학적 소견, 혈액 검사, 분변 배양검사 등을 종합적으로 고려하여 진단하는 것이 중요하다.
- 활동기 UC의 내시경 소견 중에서 혈관 투영 소실, 점막 미세 과립 모양, 발적, 아프타성 병변, 작은 황색 반점 등은 경증 소견에 해당한다(그림 1). 중등증에서는 점막의 거친 과립 모양, 미란, 작은 궤양, 출혈 경향(접촉 출혈), 점액 혈농성 삼출물이 관찰된다(그림 2). 중증 소견으로는 광범위한 궤양과 현저한 자연 출혈이 포함된다(그림 3Ⓐ, Ⓑ).
- 이러한 소견들은 기본적으로 직장에서 연속적으로 관찰되지만, 충수 개구부를 중심으로 한 심부 대장에서 건너뛰기 병변(skip lesion)이 관찰되기도 한다(그림 4).
- 생검 조직의 활동기 병리 소견에는 점막의 미만성 염증세포 침윤, 음와 농양, 술잔세포의 저명한 감소가 있으며(그림 4), 장기 이환 증례에서는 심부 대장에 형질세포 침윤이 관찰되며 이를 기저부 형질세포증(basal plasmacytosis)이라고 한다.

감별진단 시 주의할 점

- UC는 진단에 특징적인 내시경 소견이나 병리조직학적 소견이 없으며, 확진을 위해서는 타 질환의 배제가 필수적임을 염두에 두어야 한다.
- 경증 및 중등도 UC의 진단 시 **살모넬라 장염** 등 세균성 장염의 배제가 중요하다. 또한, **아메바 대장염**은 직장과 맹장에서 호발하므로 UC의 중요한 감별진단 대상이다. 아메바 대장염은 주위 융기가 뚜렷한 아프타성 병변과 지저분한 점액 삼출물을 특징으로 하며 궤양 저부에서 채취한 생검 검체의 현미경 검사가 진단에 유용하다.
- 중증 UC에서 궤양이 현저한 경우, **거대세포봉입체**(owl's eye inclusion body)가 관찰되는 CMV 장염과 비건락성 육아종(non-caseating granuloma)이 보일 수 있는 **크론병**과의 감별이 중요하다. 그러나 이들 병리

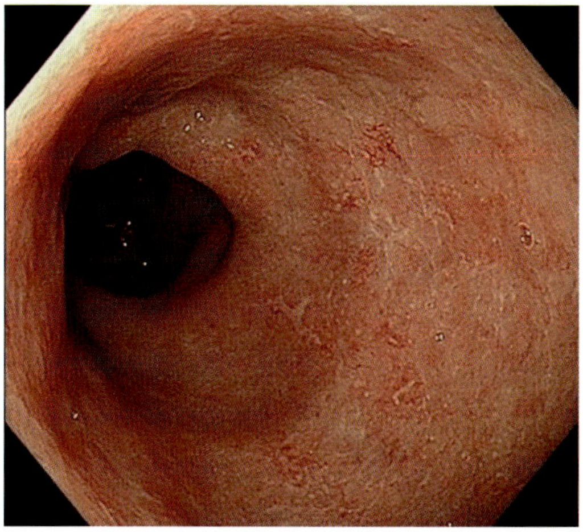

그림 1 궤양성 대장염의 내시경 소견(경증)
혈관 투영 소실과 미세 과립 모양 점막.

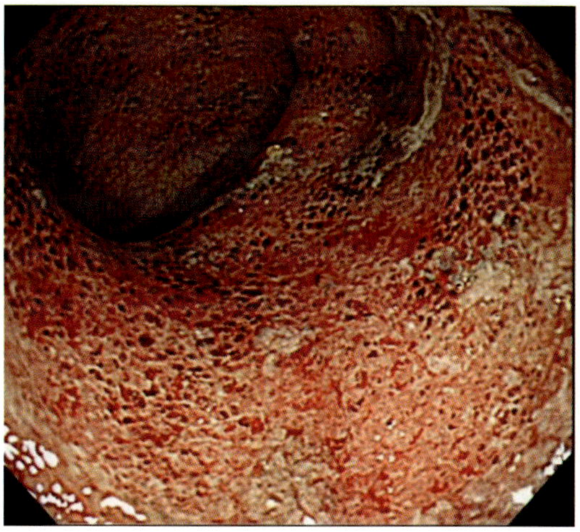

그림 2 궤양성 대장염의 내시경 소견(중등증)
출혈 경향과 점액 혈액 고름성 분비물 부착이 있다.

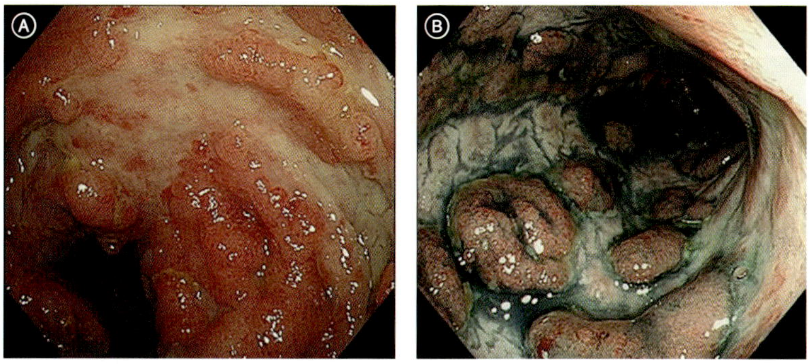

그림 3 궤양성 대장염의 내시경 소견(중증)
Ⓐ) 광범위한 궤양이 관찰된다. Ⓑ) 인디고카르민 도포 소견.

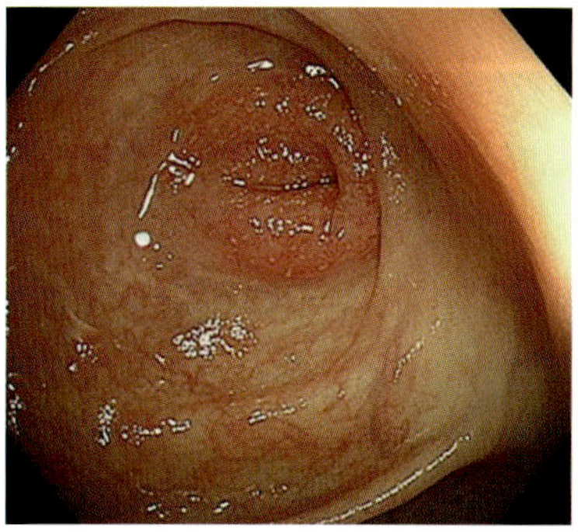

그림 4 충수 개구부 병변
좌측 대장염형 UC의 충수 개구부에 혈관 투영 소실과 미세 과립 모양 점막이 있다.

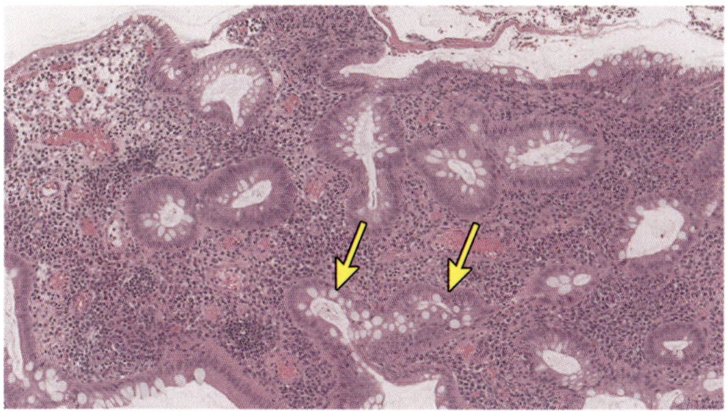

그림 5 생검 병리조직 영상(고배율 소견)
그림 3에서 제시된 증례. 분지 선 구조(⇨)와 음와구조의 왜곡이 관찰된다. 간질에서 형질세포를 주로 한 염증세포 침윤이 관찰된다.

소견의 양성률은 반드시 높은 것은 아니므로 진단적 특이도가 충분하지 않다. 특히 치료에 반응하지 않는 UC 증례에서는 CMV 장염이 동반되어 있을 가능성도 있으므로 주의가 필요하다.

- 방사선 대장염, 약제 연관 대장염, 허혈성 대장염, 베체트 장염 등도 감별 질환으로 중요하며, 병력청취를 포함한 면밀한 평가가 필요하다.

문헌

1) 令和4年度　改訂版　潰瘍性大腸炎・クローン病診断基準・治療指針. 厚生労働科学研究費補助金難治性疾患政策研究事業「難治性炎症性腸管障害に関する調査研究」(久松班)令和4年度分担研究報告書, 2023
http://www.ibdjapan.org/pdf/doc15.pdf
2) 「IBDの総合鑑別力」(大川清孝/著), 南江堂, 2020

빈 도 ★★☆
난이도 ★★☆

8 아밀로이드증

藤岡 審

질환의 개요

- 불용성 아밀로이드 단백이 전신 또는 국소 조직에 침착하여 장기 손상을 유발하는 질환이다.
- 소화관의 모든 부위에 아밀로이드 침착이 발생할 수 있으며, 특히 십이지장과 소장이 침착의 호발 부위지만, 대장에 침착되는 경우도 적지 않다.
- 소화관 침착 빈도가 높은 아밀로이드 단백은 주로 **AA형**과 **AL형**이다.
- AA형 아밀로이드증은 염증 반응에 의해 생성되는 급성기 단백질인 혈청 아밀로이드 A를 전구물질로 하여 유발된다. 결핵 등의 감염증에도 동반될 수 있으나 최근에는 류마티스관절염, 혈관염 증후군, 크론병 등의 만성 염증성 질환에 이차적으로 발생하는 경우가 대부분이다. 이 경우 이차성(이차성 또는 반응성) 아밀로이드증이라고도 한다.
- AL형 아밀로이드증은 면역글로불린 경쇄에서 유래하며, 원발성 아밀로이드증, 다발성 골수종, 마크로글로불린혈증 등에서 나타난다.
- 이 외에도, 만성 신부전에서 증가하는 $A\beta_2M$형이나 트랜스싸이레틴(trans-thyretin) 유래의 ATTR형 아밀로이드도 침착될 수 있다.

특징적인 소견과 진단

- AA형에서는 **미세 과립 모양** 또는 **거친 과립 모양 점막**이 광범위하게 관찰된다(그림 1, 2). 아밀로이드 침착량이 많아지면 **궤양, 미란**, 그리고 **출혈에 취약한 점막**이 나타난다(그림 3).
- AL형에서는 **주름 비후 소견**과 **황백색의 점막하 종양 양상 융기**(그림 4)가 전형적인 소견이다(그림 4). **궤양**이나 **국소 발적, 점막하 혈종**이 발생할 수 있다(그림 5).
- 병리조직 소견에서 AA형은 점막 고유층과 점막하층의 혈관벽 주위에 과립 모양의 침착물이 관찰된다. AL형에서는 점막근판, 점막하층, 고유근층까지 광범위하게 분포하는 응집형 아밀로이드 침착이 관찰된다(그림 6).

감별진단 시 주의할 점

- AA형에서는 미세 과립 모양 또는 거친 과립 모양 점막이 광범위하게 나타나므로, 감염성 장염, 염증성 장질환, 혈관염 증후군을 포함한 염증성 질환과의 감별이 필요하다.
- AL형에서 보이는 황백색 융기는 지방종, 신경내분비종양 등의 점막하 종양이나 상피하 종양과의 감별이 필요하다.
- 출혈 경향이 높거나 점막 손상이 두드러지는 경우, 출혈성 대장염이나 허혈성 대장염과의 감별도 필요하다.
- 즉, 내시경 소견이 다양하므로 진단을 위해서는 병리학적 검사를 포함한 신중한 진단적 접근이 필요하다.
- 아밀로이드증의 원인이 되는 기저 질환이나 전신 상태를 파악하는 것 또한 진단에 도움이 된다.

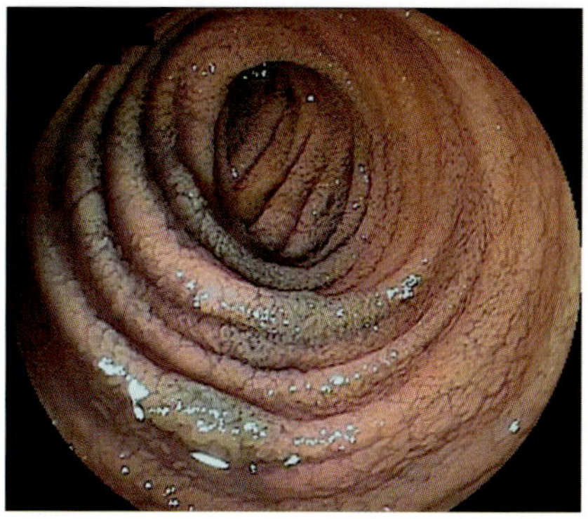

그림 1　50대 여성
AA 아밀로이드증. 이중풍선 소장내시경 소견.

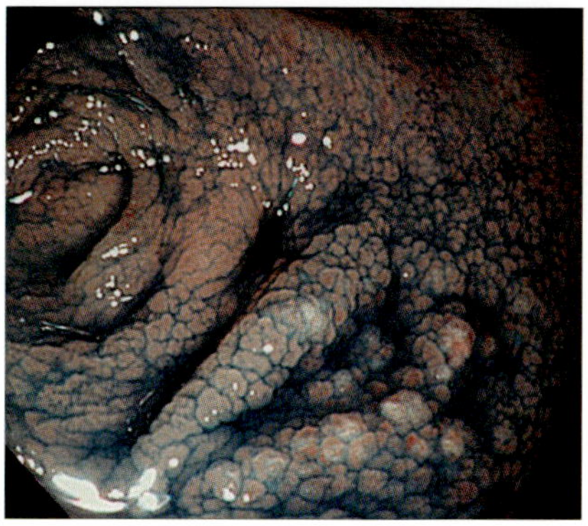

그림 2　60대 남성
AA 아밀로이드증. 대장내시경 소견.

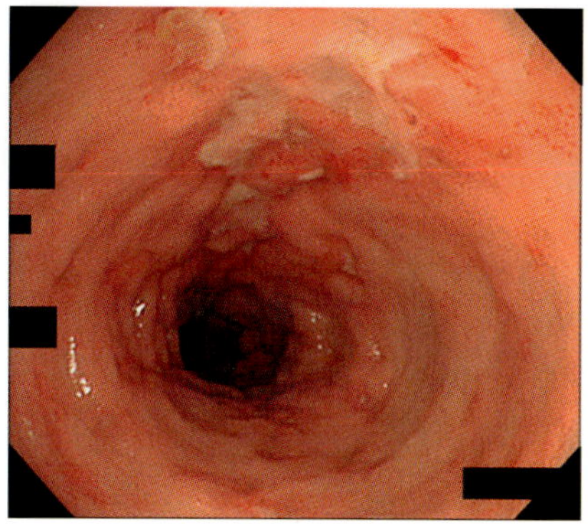

그림 3　50대 여성(그림 1과 동일 증례)
AA 아밀로이드증. 대장내시경 소견.

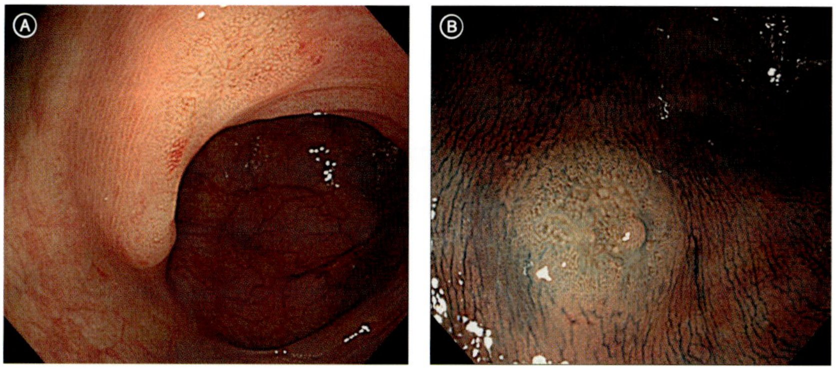

그림 4　70대 여성
AL 아밀로이드증. 대장내시경 소견.

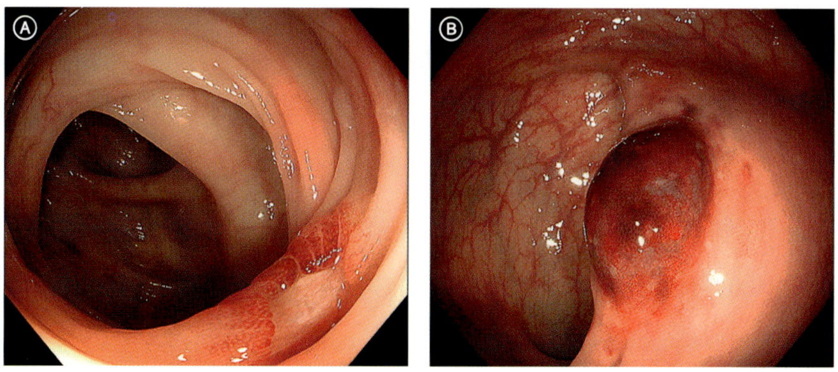

그림 5　60대 남성
AL 아밀로이드증. 대장내시경 소견.

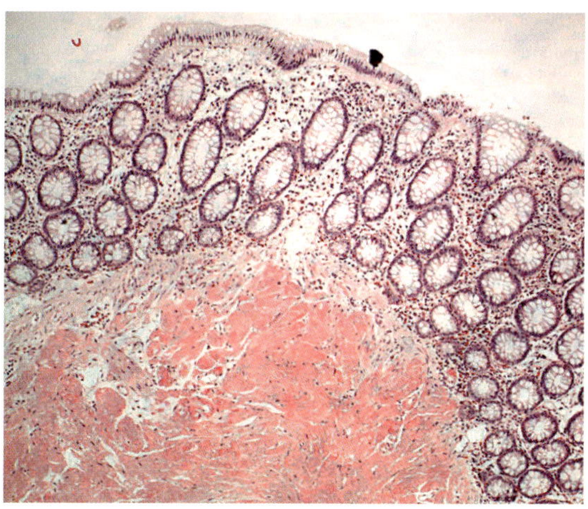

그림 6　AL 아밀로이드증
그림 4 증례의 병리조직 소견(Dylon 염색).

빈 도 ★☆☆
난이도 ★★★

9 전신성 홍반성 루푸스(SLE)

藤岡 審

질환의 개요

- 전신성 홍반성 루푸스(systemic lupus erythematosus, SLE)는 전신성 염증성 병변을 특징으로 하는 자가면역질환이다. 혈관벽에 대한 면역복합체의 침착과 보체의 활성화를 매개로 한 염증 유발이 주요 병태로 제시된다.
- 소화관 병변은 급성의 장관 부종과 점막 손상을 일으키는 **루푸스 장염**과 만성적으로 진행되는 **단백소실장병증**으로 크게 구분된다. 또한, 루푸스 장염은 소장에서 호발하는 **허혈성 장염형**과 대장에 호발하는 **다발성 궤양형**으로 분류된다.
- 허혈성 장염형은 장막측 혈관염으로 인해 급성 허혈과 복막염이 발생하며, 급성복증의 원인이 된다.
- 다발성 궤양형은 스테로이드 치료에 반응하지 않는 난치성 증례가 적지 않으며 천공 등으로 인해 치명적인 경과를 보이는 경우도 있다.
- 단백소실장병증에서는 소장벽을 통한 지속적 단백질 손실이 관찰되며, 이는 임상적으로 중증 저단백혈증으로 나타난다.

특징적인 소견과 진단

- 허혈성 장염형에서는 X선 조영 검사에서 **불규칙 톱니형 음영, 장관 협착, thumb print sign(엄지자국모양)** 등이 광범위하게 관찰된다(그림 1Ⓐ). CT에서는 전체 둘레에 걸친 **장관벽 비후, 장간막 동정맥 확장, 복수 저류**가 높은 빈도로 나타난다(그림 1Ⓑ).
- 허혈성 장염형의 내시경 검사에서는 점막의 부종과 발적이 관찰되지만 미란이나 궤양은 거의 나타나지 않는다(그림 1Ⓒ, Ⓓ).
- 다발성 궤양형은 직장과 S상 결장에 호발하며 불규칙한 **관통성 궤양**을 포함한 다양한 궤양성 병변이 나타난다(그림 2).
- 단백소실장병증에서는 **미세 과립 모양 변화**나 **융모 비대**가 관찰된다(그림 3). 미란이 동반되기도 하지만, 대부분 경미한 변화에 그친다.
- 혈관염의 주요 발생 부위는 장막측 또는 점막하 조직이기 때문에 생검을 통한 혈관염 확인은 어려운 경우가 많다.

감별진단 시 주의할 점

- 소화관 병변이 SLE의 초기 증상으로 나타나는 경우 진단이 어려운 경우가 많다. 다른 질환을 배제해 가면서, 시간차를 두고 나타나는 전신 증상이나 SLE의 진단 기준을 종합적으로 고려하여 진단해야 한다.
- 이미 SLE로 진단된 증례에서도 약제에 의한 소화관 손상 외에 거대세포바이러스(CMV)장염이나 아밀로이드증 등의 병발 가능성에도 주의가 필요하다.
- 소장 병변은 특이적인 점막 소견을 나타내지 않기 때문에 내시경 진단이 쉽지 않다. 감별진단으로는 감염성 장

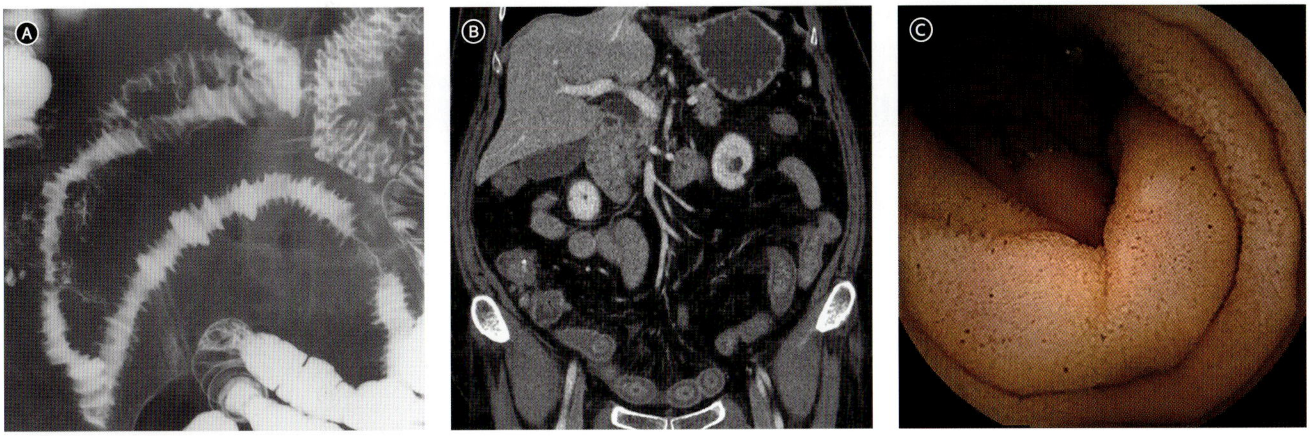

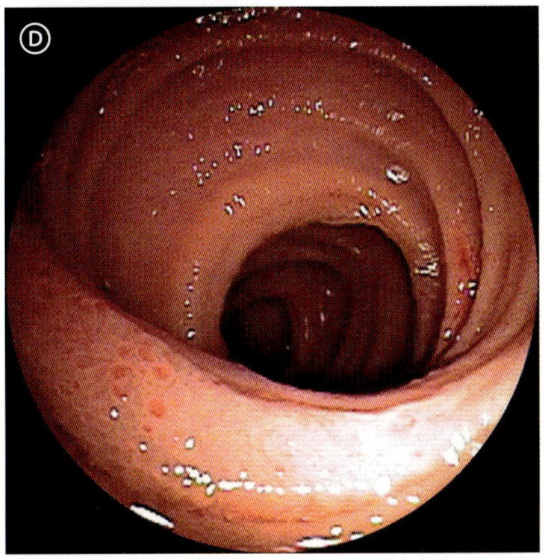

그림 1　70대 여성, 허혈성 장염형 루푸스 장염

Ⓐ) 경구 소장 조영 X선. Ⓑ) 복부 조영 CT. Ⓒ) 캡슐 소장내시경. Ⓓ) 경항문적 이중풍선 소장내시경 (Ⓐ~Ⓒ와는 다른 시기의 재발).

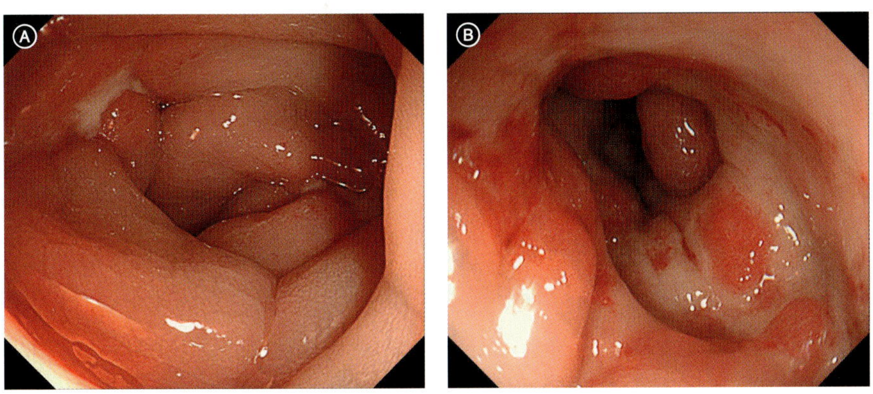

그림 2　30대 여성

다발성 궤양형 루푸스 장염. 대장내시경 소견.

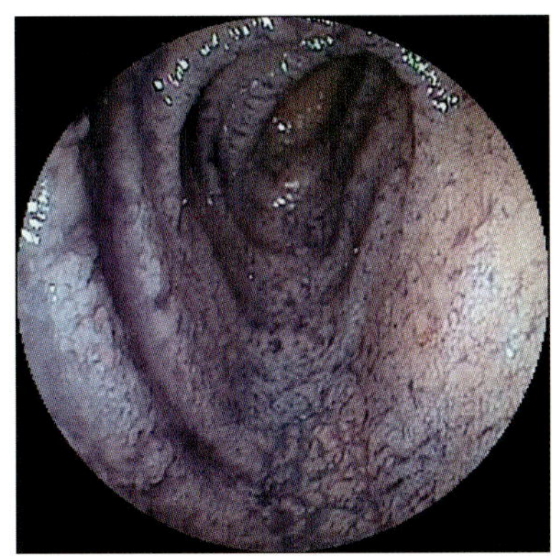

그림 3　50대 여성

단백소실장병증. 경항문적 이중풍선 소장내시경 소견.

염, 혈관성 부종, IgA 혈관염, 호산구성 다발 혈관염성 육아종증, 그 외 혈관염 증후군 및 호산구성 위장염 등이 있다.

- 본 질환 이외의 혈관염 증후군에서는 발적, 미란, 궤양 등 더 심한 점막 손상이 나타나는 경우가 많다.
- 호산구성 위장염에서는 X선 조영 검사나 CT에서 광범위한 장관 부종이 관찰된다. 그러나 내시경에서는 부종, 발적, 미란, 융모 위축이 관찰될 수 있으나, 특이적인 소견을 확인하기 어려운 경우도 적지 않다. 생검 조직 내 호산구 침윤뿐만 아니라, 말초혈액이나 복수 내 호산구 증가와 천식 등의 알레르기 체질 여부를 고려하여 감별한다.

• 다발성 궤양형의 원위부 대장에서 보이는 깊은 궤양은 궤양성 대장염, 크론병, CMV 장염과의 감별이 필요하다.

빈 도
★☆☆
난이도
★★☆

10 IgG4 관련 소화관 병변

森山智彦, 貫 陽一郎

질환의 개요

- IgG4 관련 질환은 전신의 다양한 장기에 IgG4 양성 형질세포의 현저한 침윤과 증식을 특징으로 하는 만성 염증성 질환이다[1].
- 비교적 고령의 남성에서 흔하며, 췌장, 담관, 눈물샘 · 침샘, 후복막, 신장 외에도, 중추신경계, 갑상선, 폐 등 전신의 다양한 장기에 섬유성, 종괴성, 비후성 병변을 동반할 수 있으나, 소화관 침범은 매우 드물다.
- 기관지천식이나 알레르기성 비염 등 알레르기 질환을 동반하는 빈도가 높으며, 혈청 IgE 및 말초혈액 호산구수의 상승을 동반하는 경우도 많다.
- 병인은 아직 명확히 밝혀지지 않았지만, 유전적 소인과 환경적 요인을 배경으로, 후천 면역 반응과 선천 면역 반응의 자연면역 반응의 이상이 축적되면서 발병하는 것으로 추정되고 있다.
- 치료에는 스테로이드가 효과적이지만 감량 중이나 중단 후에 빈번히 재발하므로, 스테로이드 유지 투여가 불가피한 경우도 있다.
- 무증상의 IgG4 관련 소화관 병변의 치료 필요성에 대해서는 현재까지 전문가들 간 합의된 의견이 없는 상태이다.

특징적인 소견과 진단

- 보고된 증례가 제한적이어서 IgG4 관련 소화관 병변의 개념은 아직 충분히 확립되지 않았으며, 그 특징적 소견 또한 명확히 정립되지 않은 상태이다.
- 현재까지 보고된 증례들에서는 다음과 같은 형태학적 특징이 관찰되었다: 점막하층의 다수 IgG4 양성 형질세포 침윤과 섬유화로 인한 벽 비후, 용종상 또는 결절상 융기, 그리고 궤양 및 미란 형성 등이다(그림 1~7)[2].
- IgG4 관련 소화관 병변의 진단은 다수의 IgG4 양성 형질세포 침윤을 동반한 종괴나 벽 비후와 함께, 꽃다발 모양 섬유화, 폐쇄성 정맥염과 같은 특징적 병리조직 소견, 혈청 IgG4 상승, 타 장기의 IgG4 관련 질환 동반 여부, 그리고 스테로이드 치료에 대한 반응성 등을 종합적으로 평가하여 이루어져야 한다[3].

감별진단 시 주의할 점

- IgG4 관련 소화관 병변은 다양한 형태를 보일 뿐 아니라, 질환 특이적인 소견이 아직 명확히 밝혀지지 않았기 때문에, 진단 시에는 종양성 병변이나 다른 염증성 병변 등을 배제할 필요가 있다.
- 장벽 비후 또는 종괴나 결절 형성 병변의 평가 시, 융기부의 기시부 형태와 표면 상태, 크기, 색조, 경도 등의 형태학적 특징을 평가해야 한다. 또한, 융기의 국한성 또는 미만성 여부, 단발성 또는 다발성 여부, 궤양 동반 여부 등을 주의 깊게 관찰함으로써 암이나 림프종과 같은 종양성 병변과의 감별진단이 이루어져야 한다.
- 궤양을 일으키는 비종양성 질환으로는 **염증성 장질환, 감염성 장염, 허혈성 장염, 소화관 아밀로이드증** 등이 있으며 궤양의 형태와 분포, 장간막 부착부와의 관계, 크기, 깊이, 다발성 여부, 궤양 주위의 점막 상태를 면밀히 관찰하여 감별진단을 진행하는 것이 중요하다.

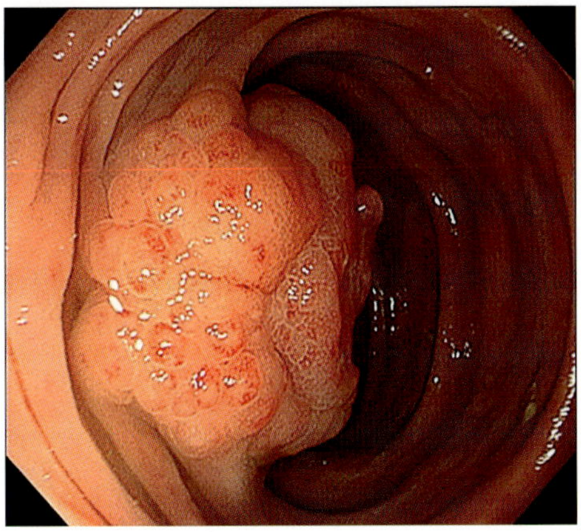

그림 1 회맹판에 일치하여 지름 약 3 cm 정도의 표면이 불규칙한 점막하 종양 양상 융기가 관찰되며, 일부에 발적이 동반되어 있다.

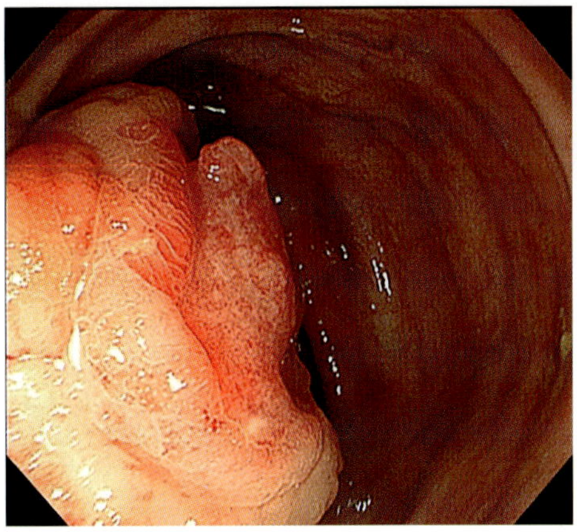

그림 2 융기의 정상부에 궤양이 관찰된다.

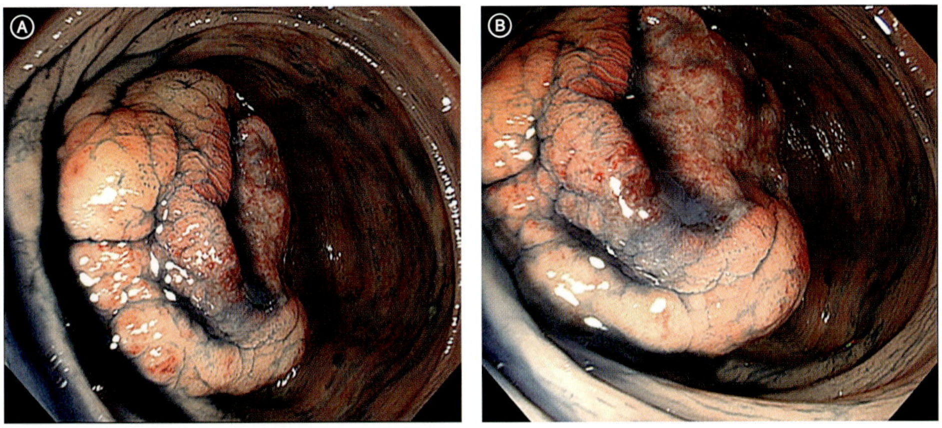

그림 3 인디고카르민 도포 소견

Ⓐ) 융기 표면의 불규칙한 형태와 궤양 경계가 명확하게 관찰됨. Ⓑ) 근접 소견.

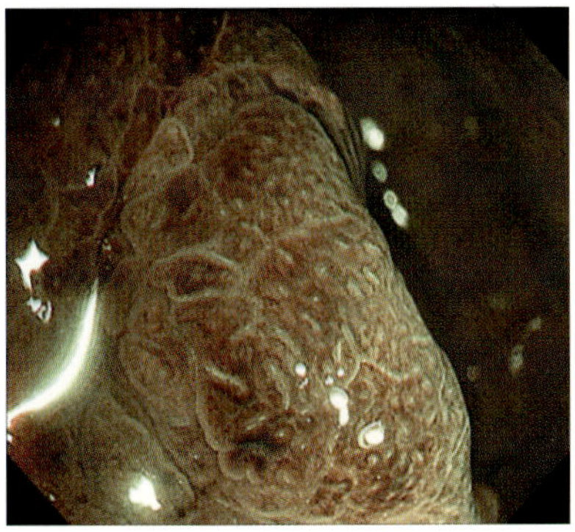

그림 4 영상 강조 확대 관찰 소견

융기 표면은 정상 점막으로 덮여 있다.

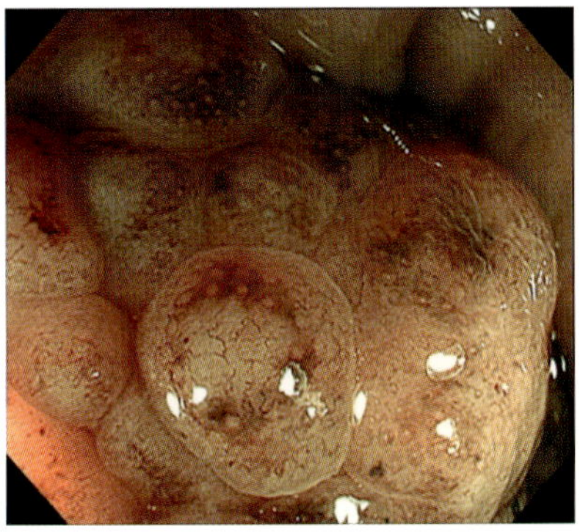

그림 6 요철 부위의 표면 패턴은 국소적으로 소실되어 있으나, 혈관 패턴을 포함한 전반적인 구조적 불규칙성은 관찰되지 않는다.

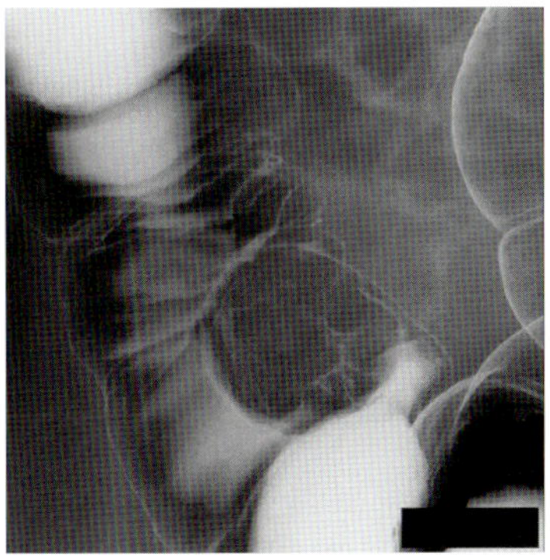

그림 7 바륨 관장 조영상

회맹판 위에 경계가 명확하고 표면이 불규칙한 융기가 관찰되며 중심부에는 얕은 궤양이 동반되어 있다.

문헌

1) 神澤輝実, 他: IgG4関連消化管病変. 胃と腸, 54:1709~1714, 2019

2) Notohara K, et al: Gastrointestinal manifestation of immunoglobulin G4~related disease:clarification through a multicenter survey. J Gastroenterol, 53:845~853, 2018

3) 川野充弘: IgG4関連疾患の最新の病態と診断. 日本内科学会雑誌, 110:1494~1501, 2021

빈 도 ★★☆
난이도 ★★☆

1 허혈성 소장염

森山智彦, 梅野淳嗣

질환의 개요

- 허혈성 소장염은 소장의 혈류 장애로 인해 발생하는 가역적인 허혈성 병변의 총칭으로 특발성과 이차성으로 분류된다[1].
- 이차성 허혈성 소장염의 원인으로는 장간막 동정맥 폐쇄, 혈관염, 혈류 저하, 혈관 연축, 기계적 혈류 장애, 외상 등이 있다.
- 호발 연령은 60대이며 남성에게 많고 약 절반은 고혈압, 허혈성 심질환, 당뇨병 등의 기저질환을 가지고 있다.
- 초기 증상은 갑작스러운 복통, 오심 · 구토, 복부 팽만감 등으로 장폐색 관련 증상이 흔하다.
- 허혈의 정도에 따라 경미한 일과성 형태와 점막하층에서 고유근층까지 침범하는 협착형으로 구분된다[2].
- 경미한 일과성 허혈 병변은 보존적 관리로 호전되는 반면, 협착을 동반한 심한 허혈성 병변에서 장폐색 증상이 지속될 경우 외과적 장 절제술 또는 내시경적 풍선 확장술의 시행이 필요하다.

특징적인 소견과 진단

- 본 질환이 의심될 경우 우선 침습성이 적은 복부 CT나 초음파 검사가 고려된다. 급성기에는 장관 부종으로 인한 장벽 비후, 협착을 동반한 증례에서는 장관 협소화와 근위부 장관 확장이 관찰된다.
- 소장 조영 검사에서는 급성기에 **엄지자국모양, Kerckring 주름 종대, 깊은 궤양이**, 만성기에는 **국소적인 구심성(concentric) 협착과 장관 내경의 감소**가 있으며, 협착의 정도가 중등도 이상인 경우에는 협착 **근위부 장관의 확장**이 동반된다(그림 1).
- 소장내시경을 통한 관찰에서 일과성 허혈의 급성기에는 **점막의 부종, 다발성 미란, 작은 크기의 궤양** 형성이 특징적이며, 병변이 치유됨에 따라 점막은 정상화되거나 **궤양 부위에 반흔**만 잔존하게 된다(그림 2)[3].
- 협착형 병변의 경우, 급성기에는 **점막의 발적과 부종 및 국소적으로 관강 전체를 둘러싸는 비정형 궤양이 관찰되며, 만성기에는 관강의 협착 및 주변 점막의 불규칙한 요철 및 과립 모양 변화**가 특징적으로 나타난다(그림 3~6).
- 풍선 보조 소장내시경은 병변 부위의 직접적 생검을 통한 조직학적 진단이 가능하다는 장점이 있는 반면, 캡슐 소장 내시경은 협착 부위에서의 캡슐 정체 가능성으로 인해 적응증을 신중히 평가해야 한다.

감별진단 시 주의할 점

- 허혈성 소장질환과 유사하게 장관 내경 감소 및 협착 소견을 보이는 질환으로는 소장암, 악성 림프종 등의 종양성 질환과 **크론병, 장결핵**, NSAIDs 유발 소장병증 등의 염증성 질환이 포함된다.
- 본 질환에서는 협착 부위가 매끄럽고 깔때기 모양을 보이지만, 소장암에서는 주변부 융기나 불규칙한 형태의 요철과 같은 상피성 변화가 관찰된다.
- 악성 림프종에서는 협착 근위부 장관의 확장은 흔하지 않으며, 점막하 종양과 유사한 형태학적 특징을 보인다.
- 크론병에서는 협착 주위에 편측성 변형, 종주 궤양, 조약돌 모양 점막상이 동반된다.
- 장결핵은 협착 길이가 짧고 협착 인접 부위에 위축성 반흔대 또는 염증성 용종이 관찰된다.

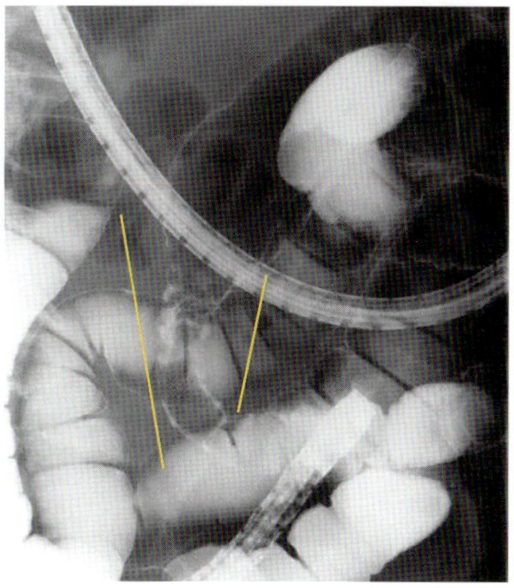

그림 1 소장 조영 검사

궤양을 동반한 깔때기 모양 협착(▭)과 근위부 장관의 확장이 관찰된다.

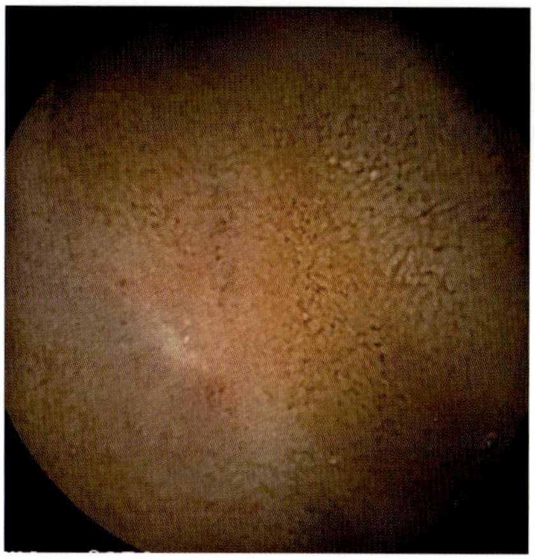

그림 2 캡슐 내시경 검사

작은 궤양 반흔이 관찰된다.

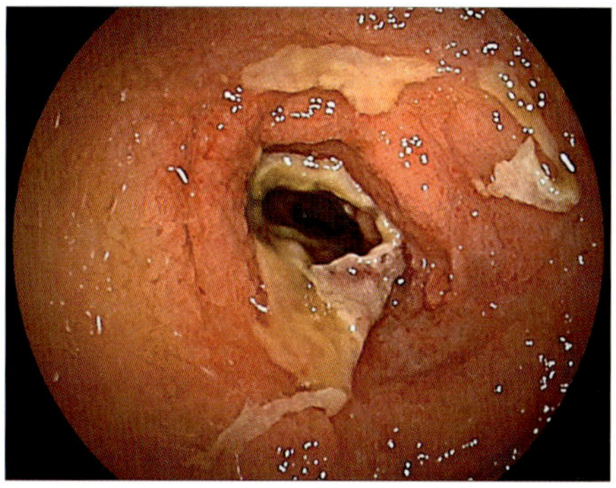

그림 3 백색광 관찰

협착 내부와 인접부에서 활동성 궤양과 반흔이 관찰되며 일부에서 윤상 형태의 경향을 보인다.

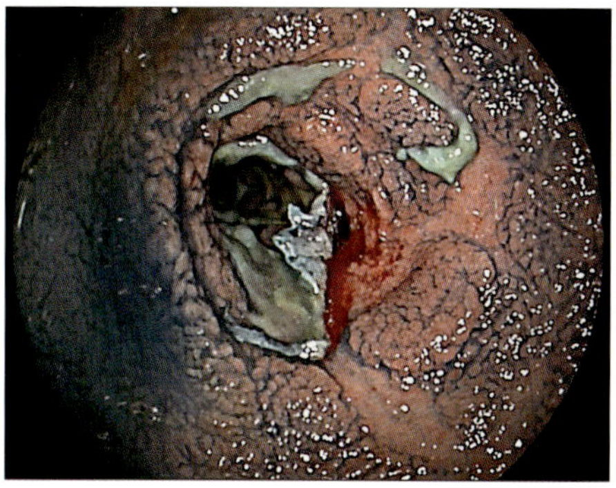

그림 4 인디고카르민 도포 소견

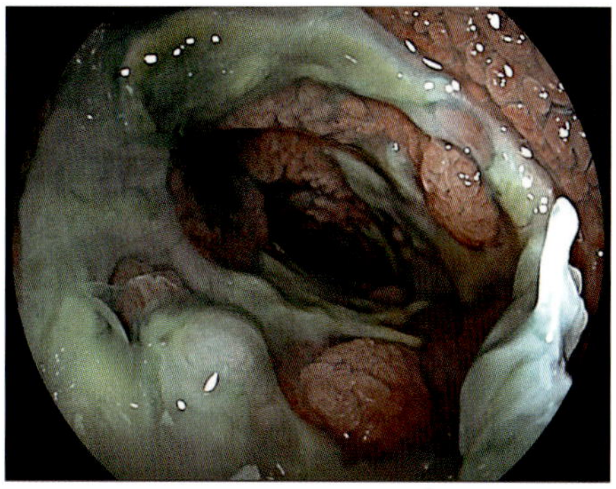

그림 5 협착 내부에 관강 전체를 둘러싸는 궤양과 과립 모양 변화 있음.

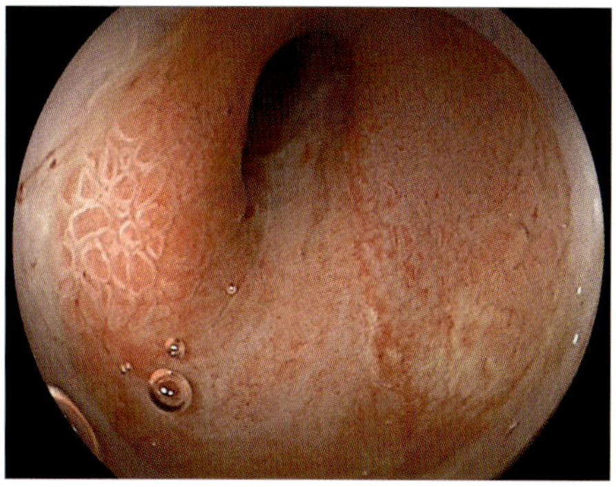

그림 6 병변부에는 주변 조직의 융기 없이 관강이 점진적으로 좁아지는 깔때기형 협착과 표재성 궤양이 특징적으로 관찰된다.

그림 1-5에서 보이는 증례와는 다른 증례이다.

- NSAIDs 유발 소장병증에서 발생하는 협착은 주로 얇은 막 구조(thin membrane-like structure)의 형태를 보인다.

문헌

1) 山本智文, 他: 虚血性小腸疾患.「小腸疾患の臨床」(八尾恒良, 飯田三雄/編), pp199~210, 医学書院, 2004
2) 飯田三雄, 他: 虚血性小腸炎15例の臨床像およびX線像の分析. 胃と腸, 25:523~535, 1990
3) 梅野淳嗣, 他: 虚血性小腸炎の臨床像. 胃と腸, 48:1704~1716, 2013

빈 도 ★☆☆
난이도 ★★☆

2 IgA 혈관염

川崎啓祐, 鳥巣剛弘

질환의 개요

- IgA 혈관염(이전 명칭: Henoch-Schönlein 자반병)은 혈관염 증후군의 하나로, 소혈관염 중에서도 면역복합체성 혈관염에 속한다[1].
- IgA 혈관염의 주요 병태생리 기전은 전신 미세혈관(주로 모세혈관, 세동맥, 세정맥)의 혈관벽에 IgA 중심의 면역복합체가 침착되어 발생하는 염증성 변화이다.
- 주요 침범 장기는 피부, 관절, 소화관, 신장이다[1].
- 소화관 병변의 주요 발생 기전은 혈관 투과성 증가로 인한 부종 및 출혈뿐만 아니라, 혈전 형성으로 인한 허혈이 궤양 형성, 장관 괴사 또는 천공 등을 유발하는 것으로 추정된다.

특징적인 소견과 진단

- 피부 증상은 하지 전면에 호발하는 **자반**, 관절 증상은 **하지 관절의 통증과 부종**, 복부 증상은 **복통**, **구토**, **설사**, **혈변**, 신장 증상은 **혈뇨**와 **단백뇨**가 관찰된다.
- 소화관 병변은 십이지장을 포함한 소장에 호발하며 다발성 발적이나 미란, 윤상 경향의 비정형 궤양, 점상 출혈, 혈종 양상의 변화가 보인다[1~3](그림 Ⓐ~Ⓔ). 경우에 따라 장관 부종이나 신전 불량을 보일 수 있으며 급성기에는 혈종 양상 변화가 특징적인 소견이다.
- 진단 기준은 다음과 같으며, 4가지 항목 중 2가지 이상을 충족하면 확진한다[4].
  ① 혈소판 감소를 동반하지 않는 하지 우세의 자반
  ② 20세 이하에서 발병
  ③ 복부 산통 발작
  ④ 생검에서 혈관벽으로의 과립구 침윤
- 병리조직학적 소견으로는 백혈구 파쇄성 혈관염이 특징적이다.

감별진단 시 주의할 점

- 앞서 기술한 소견이 미만성으로 관찰되는 경우, 다음과 같은 질환들을 감별해야 한다. 감염 질환으로는 **분선충증**, **거대세포바이러스장염**이 있으며, 비감염성 질환으로는 **허혈성 소장염**, 기타 혈관염 증후군이 포함된다. 종양성 질환으로는 MEITL(monomorphic epitheliotropic intestinal T-cell lymphoma)이 있다.
- 소화관 생검 조직에서 백혈구 파쇄성 혈관염의 양성률은 낮기 때문에 임상 소견, 피부 생검 조직 소견, 내시경 소견 등을 종합하여 진단하는 것이 중요하다[3].
- 일반적으로 자반이 먼저 나타나는 경우가 많지만, 때때로 복통이 선행하는 경우도 있어, 앞서 기술한 소화관 병변이 있을 경우 자반의 출현 여부에 주의할 필요가 있다[5].

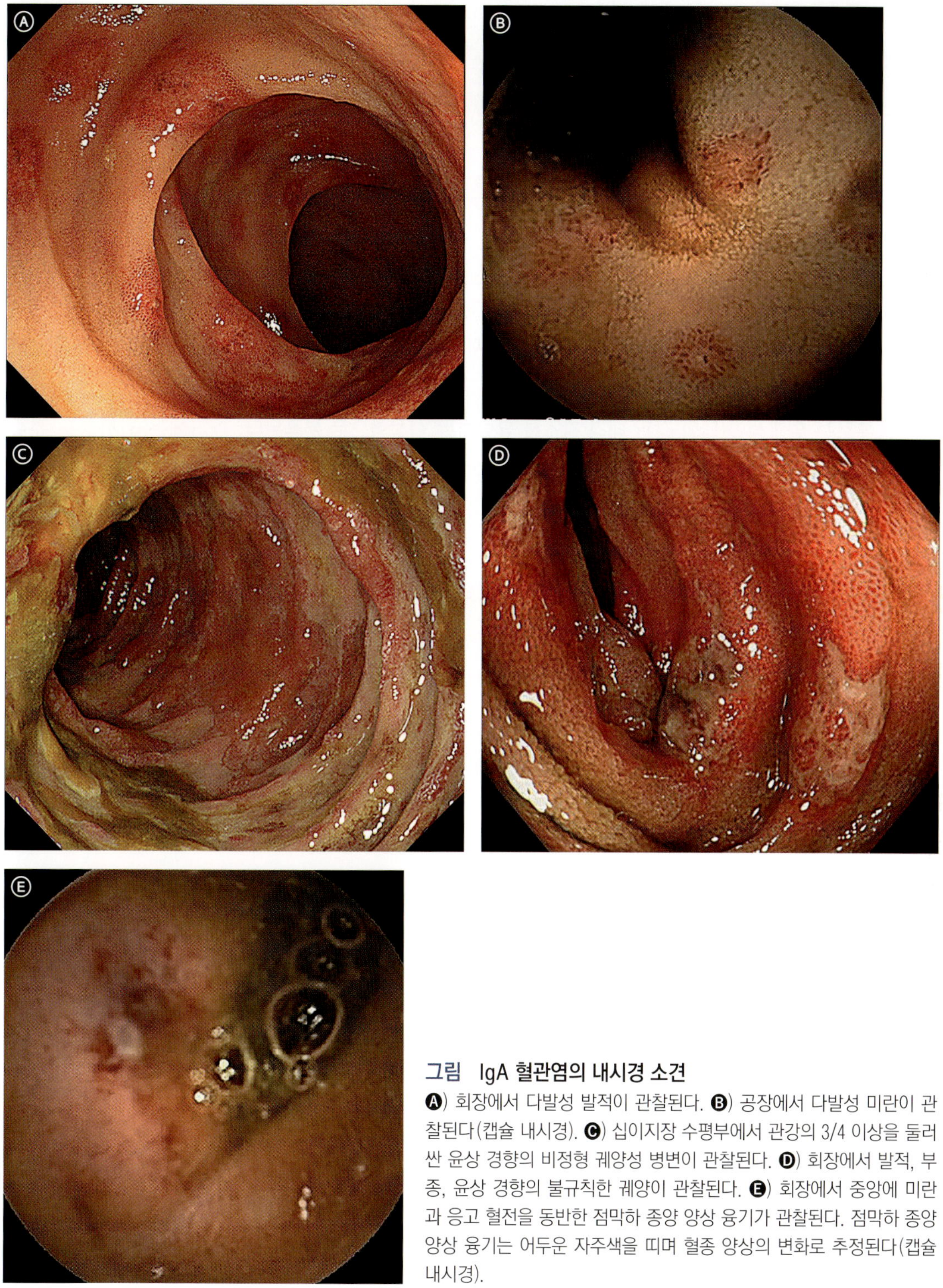

그림 IgA 혈관염의 내시경 소견

Ⓐ) 회장에서 다발성 발적이 관찰된다. Ⓑ) 공장에서 다발성 미란이 관찰된다(캡슐 내시경). Ⓒ) 십이지장 수평부에서 관강의 3/4 이상을 둘러싼 윤상 경향의 비정형 궤양성 병변이 관찰된다. Ⓓ) 회장에서 발적, 부종, 윤상 경향의 불규칙한 궤양이 관찰된다. Ⓔ) 회장에서 중앙에 미란과 응고 혈전을 동반한 점막하 종양 양상 융기가 관찰된다. 점막하 종양 양상 융기는 어두운 자주색을 띠며 혈종 양상의 변화로 추정된다(캡슐 내시경).

문헌

1) Jennette JC, et al: 2012 revised International Chapel Hill Consensus Conference Nomenclature of Vasculitides. Arthritis Rheum, 65:1~11, 2013

2) Esaki M, et al: GI involvement in Henoch~Schönlein purpura. Gastrointest Endosc, 56:920-923, 2002

3) Kawasaki K, et al: Gastrointestinal involvement in patients with vasculitis: IgA vasculitis and eosinophilic granulomatosis with polyangiitis. Endosc Int Open, 7:E1333~E1343, 2019

4) Mills JA, et al: The American College of Rheumatology 1990 criteria for the classification of Henoch~Schönlein purpura. Arthritis Rheum, 33:1114~1121, 1990

5) Hetland LE, et al: Henoch~Schönlein Purpura:A Literature Review. Acta Derm Venereol, 97:1160-1166, 2017

빈 도 ★★★
난이도 ★☆☆

3 허혈성 대장염

橋本真一

질환의 개요

- 허혈성 대장염은 주요 동맥에 명확한 폐색이 동반되지 않은 일과성 혈류 장애에 의해, 국소적인 부종, 출혈, 궤양 등이 발생하는 급성 질환이다[1].
- 병형 분류로는 **일과성 형태와 장관 내경 감소를 유발하는 협착형으로 분류된다.** 과거에는 괴사형도 분류에 포함되었으나 허혈성 대장염과는 별개의 질환으로 분류해야 한다는 견해가 우세하다[1].
- 여성에게 호발하며, 발병 연령은 주로 60세 이상이지만, 10~20대의 비교적 젊은 연령층에서도 적지 않게 발생한다[1,2].
- 발병 위험 요인으로는 **동맥경화, 탈수, 당뇨병, 심질환, 혈관염, 교원병 등과 같은 혈관 인자와 변비, 장관 연축 등의 장관 인자**가 알려져 있다[1].
- **하장간막동맥은 말초에서의 측부 순환이 제한적이어서 하행결장에서 S상 결장이 본 질환의 호발 부위**이다[1].

특징적인 소견과 진단

- 병변은 기본적으로 구역성(regional or segmental), 비대칭성 분포를 보이지만, 관강 전체를 둘러싸는 전주성 병변을 보이는 경우도 있다. CT에서 구역성 장벽 부종이나 비후 소견이 관찰되면 허혈성 대장염을 고려해야 한다(그림 1).
- 내시경 소견으로는 부종, 발적, 미란, 궤양이 구역성으로 보인다. 종주 궤양이 나타날 수도 있으며, 일반적으로 얇은 백태를 동반한 얕은 궤양이지만(그림 2), 깊고 두꺼운 백태를 동반한 함몰이 심한 궤양 관찰 시 협착에 주의가 필요하다(그림 3)[1,2].
- 병리조직학적으로는 미란, 부종, 모세혈관 울혈 등이 관찰되며, 점막 상피의 변성 또는 탈락(유령상, ghost-like appearance), 염증세포 침윤도 동반된다[1].

감별진단 시 주의할 점

- 허혈성 대장염은 급성 질환이기 때문에, **세균성 장염과의 감별이 중요**하며 이를 위해 분변 또는 생검 조직의 배양검사가 필요하다.
  - **세균성 장염**은 대장 광범위에 염증이 침범하는 경우가 많기 때문에(그림 4), 허혈성 대장염이 구역성을 보이는 점이 감별진단의 단서가 된다.
    → **항생제 관련 출혈성 대장염**도 허혈성 대장염과 유사한 임상 증상을 보이므로 항생제 투여 병력 확인이 필수이다. 이 질환 역시 허혈성 대장염과 마찬가지로 점막의 부종 및 발적, 종주형 궤양을 동반하므로 내시경 소견이 유사하지만, **호발 부위가 우측 결장**이라는 점이 다르다. 또한 *Klebsiella oxytoca*가 높은 빈도로 검출되므로 분변 배양검사 결과가 감별에 도움이 될 수 있다.
  - **크론병**도 대장에서 종주 궤양이 관찰될 수 있지만 허혈성 대장염과 비교 시 궤양이 깊고, 궤양 주위 점막의 염증이 경미하다는 점에서 차이가 있다(그림 5). 복통, 설사 등의 증상은 허혈성 대장염과 유사하지만, 증상이 서서히 악화되는 경우가 많다. 따라서 발병 당시의 상황에 대한 세심한 병력청취가 감별에 중요하다.

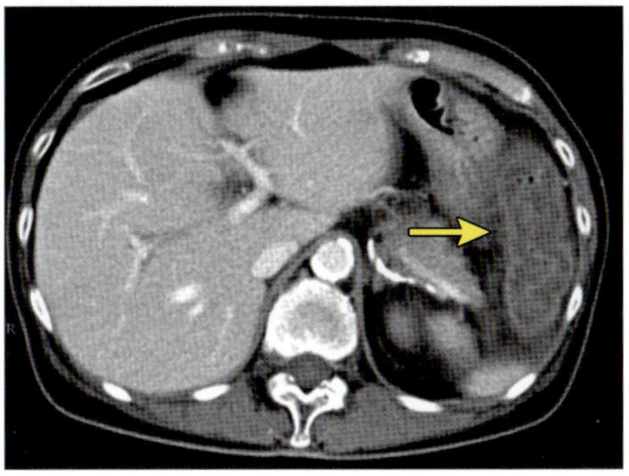

그림 1 복부 조영 CT 검사(축상면)

하행결장에서 점막의 부종 및 장벽 비후가 관찰된다(➪).

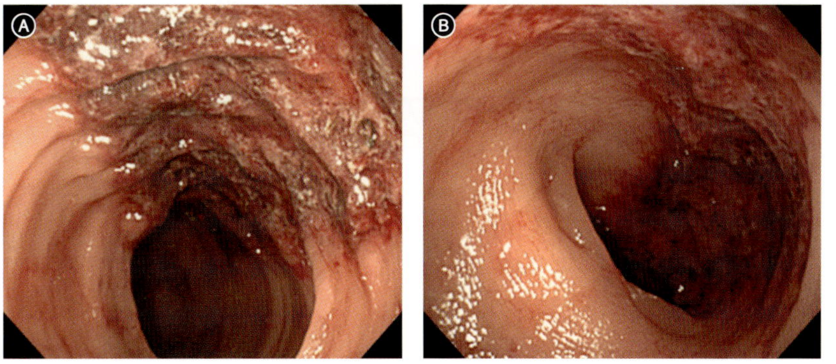

그림 2 백색광 관찰 소견

Ⓐ) 하행결장에서 종주 궤양이 관찰되며, 얕은 백태의 부착이 동반된다. Ⓑ) 항문 쪽으로도 병변이 연속되어 있으나 궤양의 폭은 좁고 부종에 의한 융기가 관찰된다.

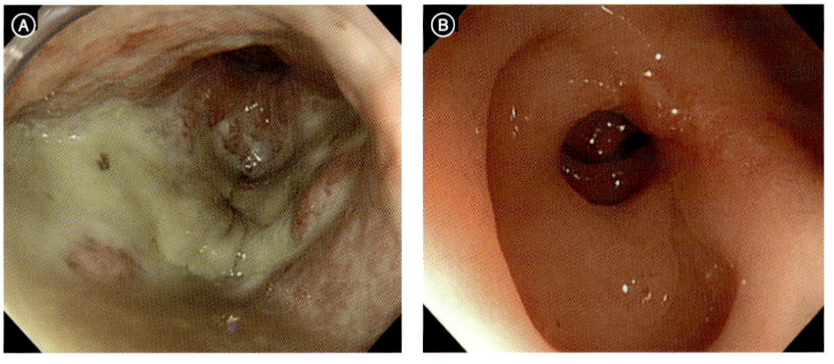

그림 3 백색광 관찰 소견

Ⓐ) 하행결장에서 깊고 두꺼운 백태를 동반한 함몰이 심한 궤양이 관찰된다. Ⓑ) 8개월 후 시행한 대장내시경 검사에서는 심한 협착이 관찰된다.

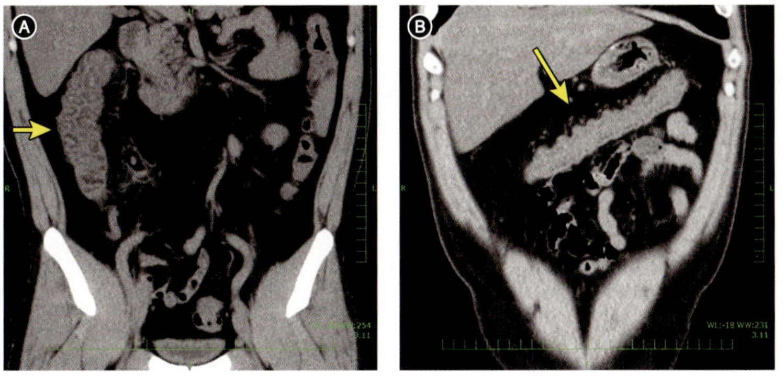

그림 4 캄필로박터 장염 증례의 복부 골반 단순 CT 검사(관상면)

Ⓐ) 상행결장에서 미만성 부종 및 장벽 비후, 장간막 지방조직 음영 증가가 관찰된다(➪). Ⓑ) 횡행결장에서도 동일한 소견이 연속적으로 관찰된다(➪).

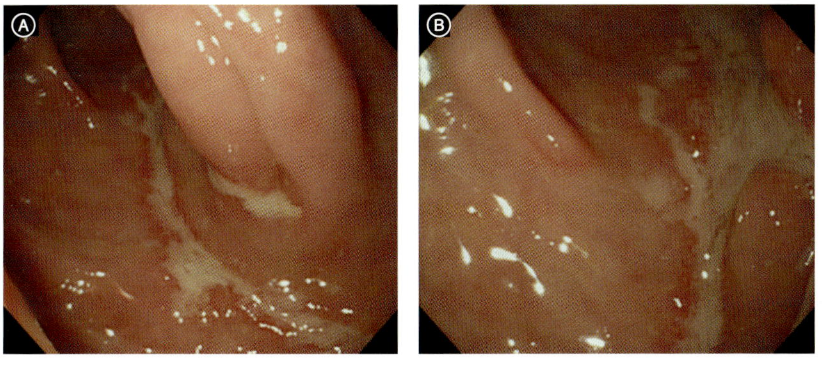

그림 5 크론병의 대장내시경상(백색광 내시경 소견)

Ⓐ) 종주 궤양 주위의 염증은 경미하다. Ⓑ) 깊은 궤양이 관찰되는 부위에서도 궤양 주위 점막의 혈관투영상이 비교적 유지되어 있다.

문헌

1) 橋本真一, 坂井田功: 虚血性大腸炎. 消化器内視鏡, 32:246~247, 2020

2) 「IBDの総合鑑別力」(大川清孝/著), 南江堂, 2020

빈 도
★☆☆
난이도
★★☆

4 장간막정맥경화증

久部高司, 中山敦貴

질환의 개요

- 장간막정맥경화증(mesenteric phlebosclerosis, MP)[1]은 장간막정맥의 석회화나 섬유화로 인해 관류 장애에 동반되는 만성 허혈성 장질환이다.
- MP의 일본 전국 조사[2]에 따르면 병력을 청취할 수 있었던 환자의 87.0%가 한약 복용력이 있었으며, 그중 81.0%가 산치자(Gardenia fruit)를 함유하는 한약을 복용하고 있다. 한약의 복용 기간은 평균 13.6년이었으며, 92.6%가 5년 이상의 장기 복용자였다.
- 산치자에 함유된 glycoside 성분인 제니포사이드(geniposide)는 효소 분해를 거쳐 제니핀(genipin)으로 전환된 후 흡수된다. 흡수된 제니핀은 문맥 순환을 따라 간으로 운반되는 과정에서 아미노산 및 단백질과 결합하여 청색 색소 복합체를 형성한다. 이와 동시에 장간막 정맥 내막의 섬유증식과 석회 침착을 유발하여 정맥 순환 장애를 일으키고, 이차적으로 장관의 부종 및 협착 병변을 유발하는 것으로 추정된다[3].
- 내시경 소견으로는 특징적인 청동색 점막이 관찰되며, 미란이나 궤양성 병변을 동반하는 경우가 많다. 병변은 주로 우측 결장에 호발하나, 드물게 S상 결장이나 직장까지 침범하기도 하며, 원위부로 갈수록 병변의 중증도는 점차 감소하는 양상을 보인다.
- 증상으로는 복통, 설사 · 변비 등의 배변 이상, 복부 팽만, 혈변 등이 있으며, 경우에 따라 장폐색이 발생하기도 한다.

특징적인 소견과 진단

- 복부 단순 X선(그림 1Ⓐ)및 CT 소견(그림 1Ⓑ)에서 장관벽의 경화 소견이나 관강 협착, 장간막정맥의 석회화가 관찰된다(➾).
- 내시경 소견(그림 2)으로 특징적인 **청동색 또는 갈색 점막, 혈관 투영상 소실, 혈관확장, 미란, 궤양, 장벽 비후, 내강 협착** 등이 관찰된다. 또한, 바륨 관장 X선 소견으로 **반월 주름 비후, 엄지 압흔상** 등이 관찰된다.
- 병리조직학적 소견(그림 3)으로는 다음과 같은 특징적 변화들이 관찰된다[4]: ① 정맥벽의 현저한 섬유성 비후와 석회화, ② 점막하층의 고도 섬유화 및 점막 고유층에서의 뚜렷한 교원섬유의 혈관 주위성 침착, ③ 현저한 석회화를 보이는 정맥에 인접한 동맥벽의 석회화, ④ 점막하층 소혈관벽으로의 포말세포(foam cell) 출현.

감별진단 시 주의할 점

- 영상 소견상 특징적인 형태학적 소견을 보이므로 비교적 진단이 용이하다.
  - 색조가 유사한 **흑색증(melanosis)**도 감별진단으로 고려되지만, 본 질환에서 보이는 벽 비후나 혈관 확장, 궤양을 동반하지는 않는다.
- 발병 초기에는 색조 변화가 뚜렷하지 않으며, 다른 영상 검사에서 이상을 보이지 않는 증례도 있다.
  - 장기간 한약 복용력이 있고 복통이나 배변 이상 등의 복부 증상이 있다면, MP 가능성을 고려하여 조직 검사를 시행해야 한다.

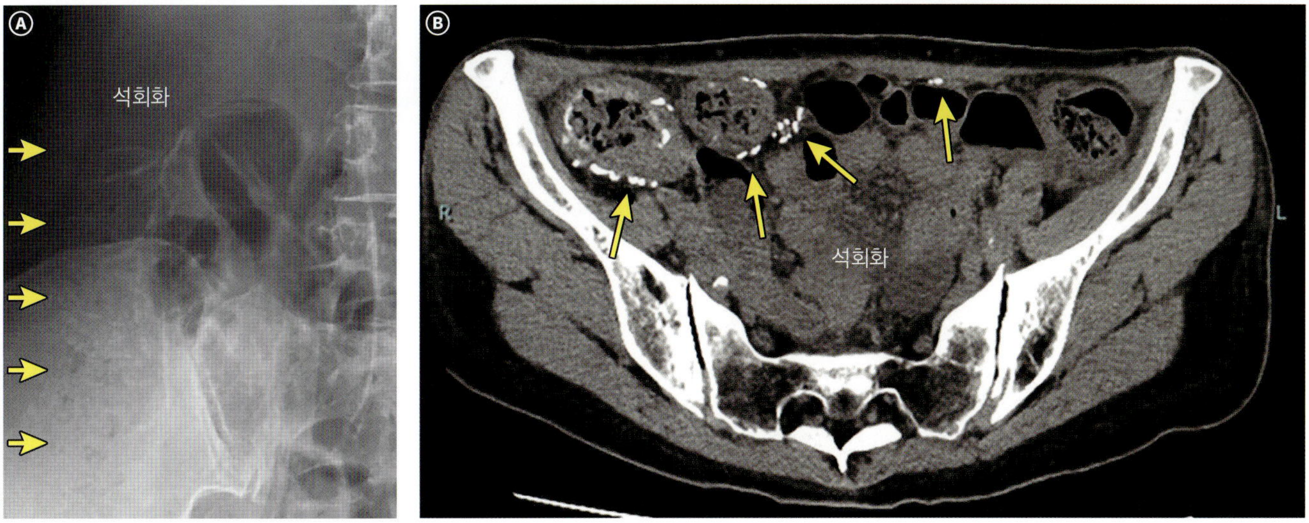

그림 1 장간막정맥경화증의 X선 소견
Ⓐ) 복부 단순 X선 검사. Ⓑ) 복부 단순 CT 검사.

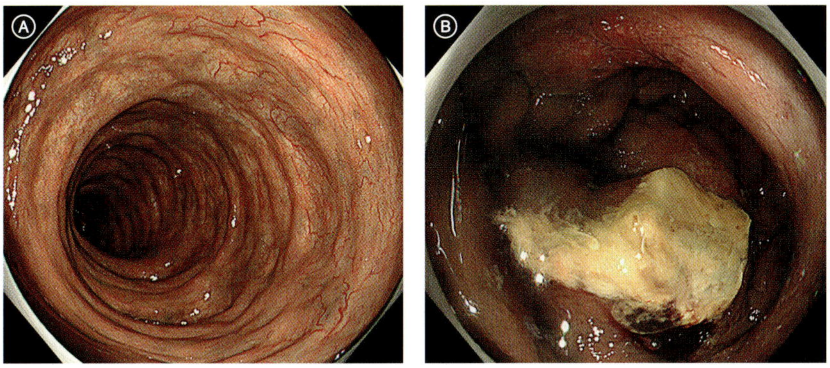

그림 2 장간막정맥경화증의 내시경 소견
Ⓐ) 특징적인 청동색 점막과 혈관 확장. Ⓑ) 두꺼운 백태를 동반한 궤양, 심한 부종.

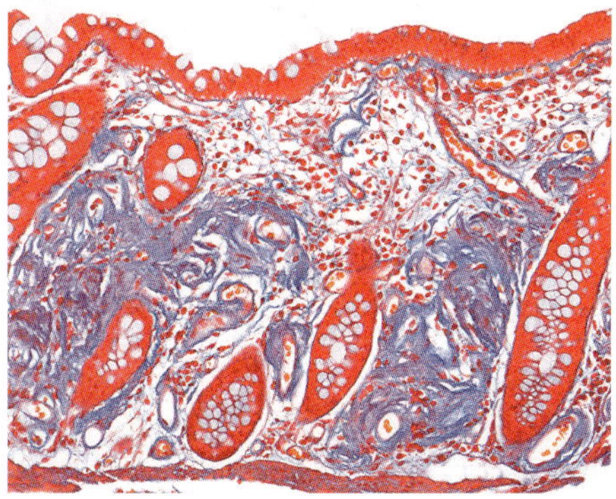

그림 3 장간막정맥경화증의 병리조직학적 소견(Masson's trichrome 염색)

문헌

1) Iwashita A, et al: Mesenteric phlebosclerosis:a new disease entity causing ischemic colitis. Dis Colon Rectum, 46:209~220, 2003
2) Shimizu S, et al: Involvement of herbal medicine as a cause of mesenteric phlebosclerosis:results from a large~scale nationwide survey. J Gastroenterol, 52:308~314, 2017
3) Hiramatsu K, et al: Mesenteric phlebosclerosis associated with long~term oral intake of geniposide, an ingredient of herbal medicine. Aliment Pharmacol Ther, 36:575~586, 2012
4) Chang KM: New histologic findings in idiopathic mesenteric phlebosclerosis:clues to its pathogenesis and etiology~~probably ingested toxic agent~related. J Chin Med Assoc, 70:227~235, 2007

빈 도 ★★☆
난이도 ★★☆

5 숙변성 궤양

橋本真一

질환의 개요

- 숙변성 궤양은 심한 변비에 이환된 환자에게서 주로 발생하며, 형성된 분변 덩어리의 압박으로 인해 혈류 장애를 초래함으로써 발생하는 욕창성 궤양(pressure ulcer)이다[1,2].
- 고령 여성에서 호발하며, 장천공의 발생 빈도는 여성에서 남성의 약 4배로 보고된다[2].
- 심혈관계 질환, 만성 신부전 등의 중증 기저 질환으로 인해 장기간 침상 생활 중인 고령자에게 호발하지만, 향정신성 약물이나 마약 등 장관 연동 운동 억제제 또는 장관 협착도 발병에 관여한다[2].
- 병리조직학적 소견으로는 ① 점막 상피층의 박리, ② 점막 근판(muscularis mucosae)의 불규칙한 배열, ③ 점막하층에 존재하는 밀려들어간 듯한 선관(glandular duct) 조직, ④ 점막 내 분변 성분으로 추정되는 이물질 등을 볼 수 있지만, 병리조직학적 소견만으로는 진단이 어렵다[2].
- 호발 부위는 직장 및 S상 결장이며, 이는 골반강 내에 위치해 장벽의 신전이 제한되고 단단한 대변이 형성되기 쉬운 해부학적 특성 때문으로 여겨진다[1,2]. 장관 천공 발생 부위는 S상 결장이 절반 이상을 차지한다[1,2].
- 주요 증상은 **혈변 및 복통**이다. 천공이 없거나 미세한 천공이 동반된 경우에는 갑작스러운 혈변이 관찰되지만, 복통은 대개 경미하다. 반면, 천공이 발생한 경우는 급성복증으로 발병하며 사망률이 높다[1,2].
- 단단한 변괴 주변으로 액상변만 통과함으로써 변비 증상을 자각하지 못하는 역설적 설사(paradoxical diarrhea) 현상이 나타날 수 있어 감별진단 시 유의해야 한다[2].

특징적인 소견과 진단

- 궤양은 단발성 또는 다발성의 원형, 타원형, 또는 부정형의 형태를 보이며, 궤양 기저부는 황색 또는 황갈색을 띠는 경우가 많다(그림 1)[1,2].
- S상 결장~상부 직장에서는 크고 깊은 **원형 또는 타원형의 관통성 궤양**이 나타난다(그림 2)[2].
- 하부 직장에서는 불규칙 궤양이나 **종주 궤양** 등 다양한 형태의 궤양이 관찰될 수 있다[2].
- 주위 점막과의 경계는 비교적 명확하며 궤양 주위의 융기나 염증 소견은 드물다. 분변 덩어리가 근처에 존재하면 진단이 용이하며, 궤양의 형태는 인접한 분변 덩어리의 형태와 유사하다[1,2].
- 궤양은 얇은 백태만을 동반하는 얕은 병변부터 천공 또는 주위 장기로 관통하는 경우까지 다양하다[1].

감별진단 시 주의할 점

- 숙변성 궤양은 S상 결장~직장에 원형 또는 불규칙한 궤양을 유발하는 질환이므로 이 부위에 궤양이 발생하는 **급성 출혈성 직장 궤양**(acute hemorrhagic rectal ulcer, AHRU)이 주요 감별 질환이다. 이 외에도 CMV 장염이나 **궤양형 직장 점막탈출증후군**(mucosal prolapse syndrome, MPS)과의 감별도 필요하다.
  - AHRU의 궤양 형태는 숙변성 궤양과 유사하지만, AHRU는 치상선 직상부에 궤양이 존재하는 반면, 숙변성 궤양은 치상선 근방에는 발생하지 않는다는 점이 중요한 감별 소견이다. 그러나 내시경 관찰 시 분변 덩어리가 이미 배출된 경우 AHRU와의 감별이 어려울 수 있다(그림 3)[1,2].

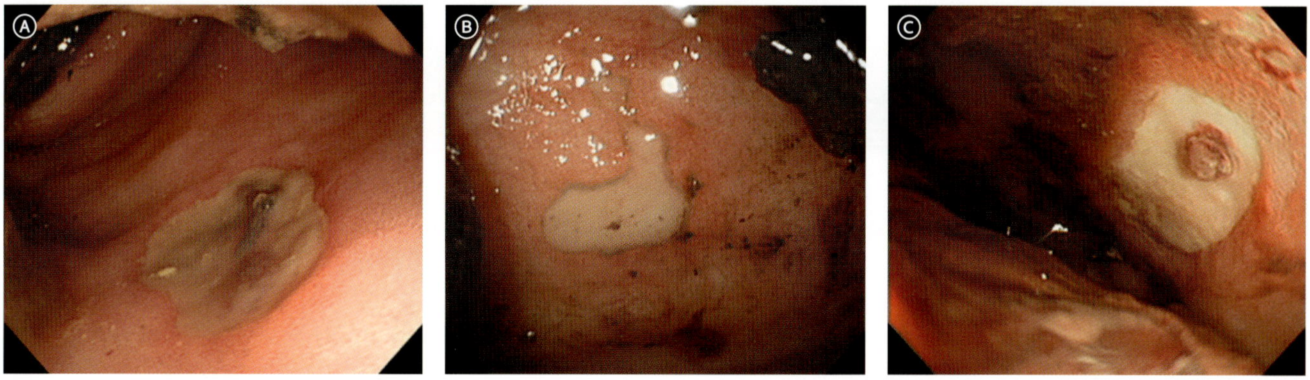

그림 1　내시경 관찰 소견
Ⓐ) 직장에 둥근 형태의 궤양이 관찰되며, 궤양 기저부는 약간 노란색을 띠고 근처에 분변 덩어리가 관찰된다. Ⓑ) 직장에 비정형 궤양이 관찰된다. Ⓒ) 궤양 바닥에 노출된 혈관이 관찰된다.

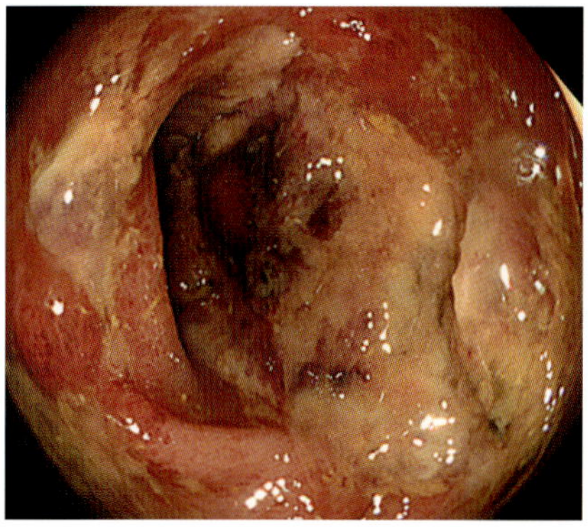

그림 2　내시경 관찰 소견
S상 결장에 광범위하고 깊게 파인 궤양이 관찰된다.

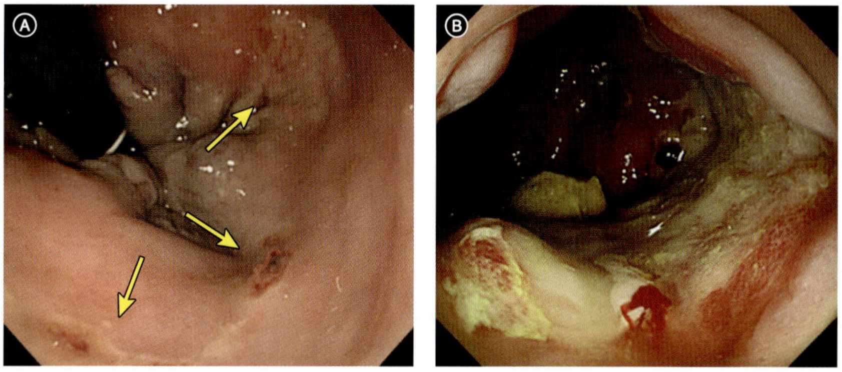

그림 3　AHRU의 내시경 관찰 소견
Ⓐ) 직장 반전상에서 항문을 둘러싸듯 치상선 직상방에 궤양이 관찰된다(⇨). Ⓑ) 치상선 직상방에 광범위한 궤양이 관찰된다.

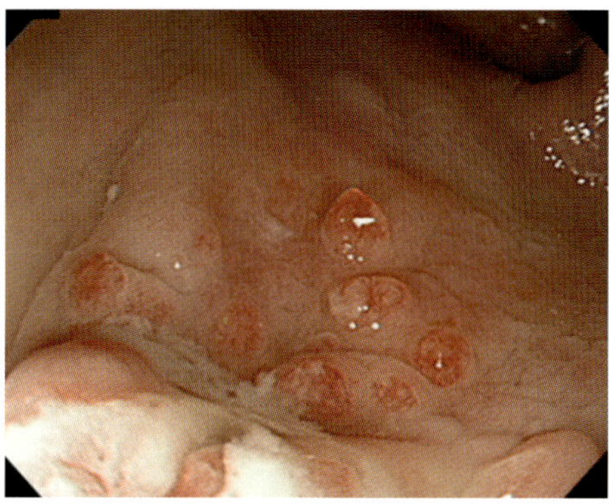

그림 4　궤양형 MPS의 내시경 관찰 소견
치상선 직상방에 궤양이 관찰되며 근처에 발적과 과립 모양 융기가 동반된다. 해당 부위의 생검 조직 진단에서 섬유근증이 확인된다.

- CMV 장염도 숙변성 궤양과 유사한 소견을 보일 수 있지만 다발성으로 나타나는 경우가 많으므로 근위부 병변의 확인이 감별에 도움이 될 수 있다. CMV 장염은 치료제가 존재하므로, 감별진단은 임상적으로도 중요하다[2].
- 궤양형 MPS는 다양한 내시경 소견을 보여 숙변성 궤양과 감별이 어려운 경우가 있으나, 궤양 주변에 MPS 특유의 소견이 동반되는 경우가 많기 때문에 궤양 주위 점막 소견이 감별에 유용하며 생검을 통한 섬유근증의 확인도 중요하다(그림 4)[2].

문헌

1) 清水誠治, 他: 直腸肛門部の炎症性疾患—そのほかの直腸潰瘍性病変. 胃と腸, 45:1339~1349, 2010
2) 「IBDの総合鑑別力」(大川清孝/著), 南江堂, 2020

빈 도 ★★☆
난이도 ★☆☆

6 급성 출혈성 직장 궤양

中村志郎, 原 順一

질환의 개요

- 본 질환은 1980년 Kono 등이 뇌질환 경과 중에 대량 출혈을 나타낸 2증례를 급성 출혈성 직장 궤양(acute hemorrhagic rectal ulcer, AHRU)으로 명명하면서 처음 보고되었다[1].
- Hirook 등은 본 질환의 임상 양상을 "중증의 기저 질환(특히 뇌혈관 장애)을 가진 고령자에게 갑작스러운 무통성 대량 신선혈변으로 발병하며, 치상선 근방의 하부 직장에 불규칙하거나 윤상 경향의 궤양이 형성되며, 지혈이 이루어지면 비교적 양호한 경과를 보인다"고 보고하였다[2,3].
- 이러한 특징적인 임상 소견이 본 질환의 개념으로 알려졌으며, 병인으로는 스트레스와의 관련성[1-3], 숙변과의 관련성[4], NSAIDs 좌약과의 관련성, CMV 감염과의 관련성 등이 제시되어 왔다.
- 연구팀은 다수 증례를 대상으로 한 임상 분석[5]과 레이저 도플러 혈류 측정법[6]을 통해, 본 질환이 동맥경화 등으로 혈류 순환이 취약한 고령자가 지속적인 앙와위 자세를 유지함으로써 초래되는 하부 직장동맥 분포 영역의 허혈성 손상임을 규명하여 보고하였다.
- 문헌에 따르면, 하부 소화관 출혈의 약 2.9~12.7%를 본 질환이 차지하는 것으로 보고된다.

특징적인 소견과 진단

- 고령의 와상(bedridden) 환자에서 갑작스럽게 **무통성 대량의 선혈성 혈변**이 발생하며, 수혈이 필요한 경우가 많고, 경우에 따라 출혈성 쇼크를 동반하기도 한다.
- 전형적인 내시경 소견은 연속성 궤양이 관강 전체를 둘러싸는 형태(그림 1Ⓐ, Ⓑ) 또는 다발성 궤양이 관강 전체에 분포하는 양상(그림 1Ⓒ)을 보인다. 대부분의 궤양은 내시경을 직장 내에서 반전(retroflexion)해야만 전체적인 관찰이 가능한 하부 직장 치상선 직상방에 국한되어 위치한다.
- 일반적으로 다양한 내시경적 지혈술이 시행되나, 지혈이 어렵거나 반복 출혈 시에는 경항문 결찰술(transanal ligation)이 가장 확실한 치료법이다. 또한, 체위 변경은 재출혈 예방이나 궤양 치유 기간 단축에 유용하다.

감별진단 시 주의할 점

- 본 질환은 질환 개념이 근본적으로 병변의 형성 기전이 아닌 임상상에 기반하여 정립된 배경이 있어, 본질적으로 원인이 다른 병변들이 혼재할 수 있는 문제를 내포하고 있다.
- 임상적으로는 유용한 진단 개념이지만, 궤양의 형성 기전이 확인된 경우에는 그 원인에 따른 진단명을 사용해야 하며, AHRU는 치상선 직상방의 전주성 궤양에서 와상 외 다른 명확한 원인이 없는 경우에만 사용하는 것이 적절하다.
- 감별진단으로는 **숙변성 궤양, NSAIDs 좌약 유발 직장 병변, CMV 직장 궤양, 방사선 장염, 직장 점막탈출증후군** 등이 있다.

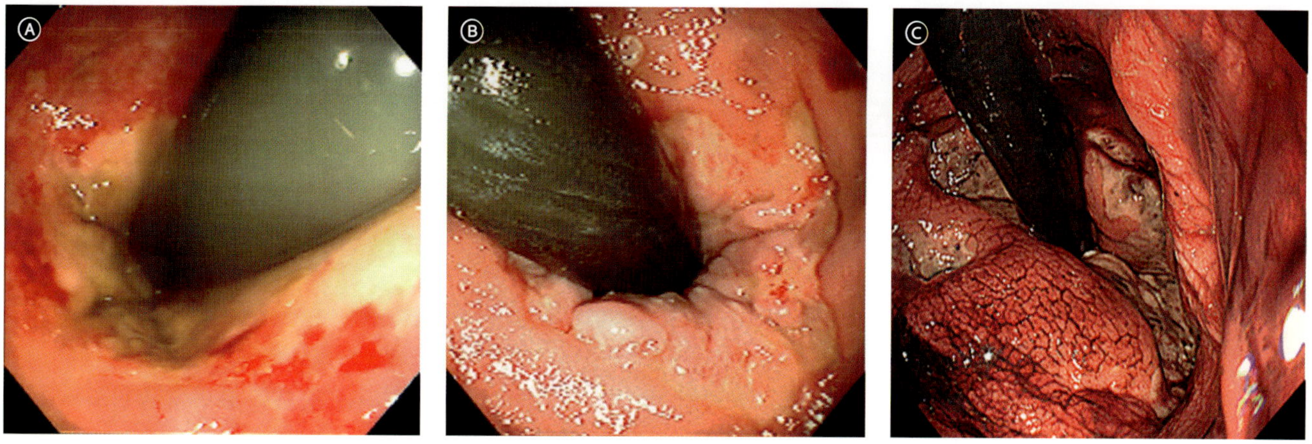

그림 1 급성 출혈성 직장 궤양

Ⓐ, Ⓑ) 치상선 바로 위에 관강 전체를 둘러싸는 궤양이 관찰된다. Ⓒ) 다발성으로 불규칙한 궤양이 치상선 바로 위에서 전체 주위를 둘러싸며 분포한다. ⒶⒷ는 문헌 5에서, Ⓒ는 문헌 7에서 인용.

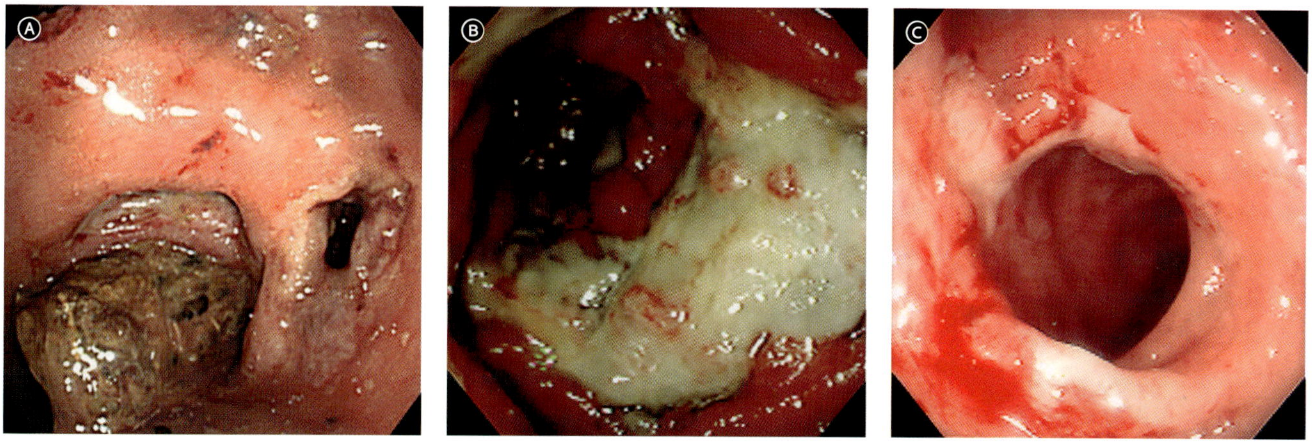

그림 2 함정 증례

Ⓐ) 숙변 덩어리와 일치하는 깊게 파인 궤양과 관통성 궤양. Ⓑ) 숙변에 의한 구멍이 뚫린 듯한 양상의 궤양. Ⓒ) NSAIDs 좌약 사용으로 Ra(직장 상부)에 형성된 약 75%에 걸쳐 분포하는 출혈성 궤양. Ⓒ는 中村志郎 외. NSAIDs 좌약 유발 직장 병변의 임상적 검토. 위와 장, 42. 1730-1738, 의학서원, 2007에서 재인용.

- 숙변성 궤양은 분변 덩어리 위치와 상관관계를 보이며, 주로 직장 Rb 및 RS 부위의 전후벽에 발생한다. 이 궤양은 단발성 또는 다발성으로 원형, 타원형 또는 불규칙한 형태를 띠며, 경우에 따라 천공이나 장기 침범을 동반할 수 있다. 다만, 치상선 직상방의 전주성 궤양은 드물다.
- NSAIDs 좌약 유발 직장 병변은 급성 출혈성 점막 병변뿐만 아니라, 윤상 궤양, 비정형 궤양, 디엘라포이 병변(Dieulafoy's lesion) 등 여러 유형의 궤양성 병변을 포함한다. 이들 병변은 직장 Rb에서 Ra에 걸쳐 광범위하게 분포하는 경향을 보이며, 드물게 전주성 협착을 유발하기도 한다.

문헌

1) 河野裕利, 他: 脳疾患患者にみられた急性出血性直腸潰瘍の2症例. 日本大腸肛門病学会雑誌, 33:222~227, 1980
2) 広岡大司, 他: 急性出血性直腸潰瘍—臨床像を中心に—. 日本消化器内視鏡学会雑誌, 26:1344~1350, 1984
3) 広岡大司, 他: 急性出血性直腸潰瘍. 胃と腸, 22:297~302, 1987
4) 清水誠治: 急性出血性直腸潰瘍と宿便性潰瘍. 日本大腸肛門病学会雑誌, 54:955~959, 2001
5) 中村志郎, 他: 急性出血性直腸潰瘍50例の臨床的検討. 日本消化器内視鏡学会雑誌, 39:175~182, 1997
6) 中村志郎, 他: 急性出血性直腸潰瘍の成因に関する研究—側臥位と仰臥位における直腸粘膜血流の検討—. 日本消化器内視鏡学会雑誌, 38:1481~1487, 1996
7) 中村志郎, 他: 急性出血性直腸潰瘍. 消化器内視鏡, 32:260-261, 2020

빈 도 ★★☆
난이도 ★☆☆

7 방사선 장염

島村拓弥, 江﨑幹宏

질환의 개요

- 방사선 장염은 자궁경부암이나 전립선암 등 골반 내 악성 종양에 대해 시행되는 방사선 요법에 수반되는 유해 반응 중 하나로 발생한다.
- 발생 부위로는 **직장**이 가장 많고, 다음으로 **S상 결장**에 흔하며, 통상 움직임이 자유로운 소장은 이러한 손상을 덜 받는 것으로 알려져 있다.
- **조기 손상**(방사선 치료 시작 후 1~2주 이내 또는 조사 종료 후 6주 이내)과 **만기 손상**(조사 후 평균 6개월~1년 이내)으로 분류되며, 전자는 소화관 점막에 대한 방사선의 직접적 손상에 연관된 가역적 변화이다. 반면, 후자는 장벽의 미세순환 장애를 주요 원인으로 하는 간접적인 점막 손상으로 비가역적이다.

특징적인 내시경 소견과 진단

- 방사선 조사 범위와 일치하여 **모세혈관 확장**(그림 1Ⓐ), **미란**, **부종성 변화**(그림 1Ⓑ, Ⓒ), **출혈**이 관찰된다. 조기 손상에서는 미란이나 부종성 변화가 주로 나타나지만, 만기 손상에서는 미세순환 장애를 반영하는 모세혈관 확장과 출혈 경향이 주요 소견이다. 그러나 중증일 경우 **궤양 형성**, **내강 협착**(그림 1Ⓓ)이나 **누공 형성**을 동반할 수 있다.
- 조기 손상은 일시적이며, 방사선 조사 종료 후 회복된다.
- 병리조직학적 특징으로는 미세혈관의 변성(그림 2➡), 혈관 내 혈전, 혈관 내막의 섬유화 등의 혈관 변화를 보이며 허혈성 변화를 반영하는 선관 구조의 변성이나 섬유화, 염증세포 침윤이 관찰된다.

감별진단 시 주의할 점

- **발병 부위가 방사선 조사 영역과 일치하는지가** 가장 중요하며, **일반적으로 하부 직장**이 **호발 부위**이지만, 자궁암의 경우 **골반 내 소장**이 병변 부위가 될 수 있다.
- 관강 전체를 둘러싸는 모세혈관 확장을 유발한 방사선 직장염에서는 관해기의 궤양성 대장염과 유사한 내시경 소견을 보일 수 있다(그림 3Ⓐ).
- 미세순환 장애로 인한 허혈성 변화 유발 기전을 고려할 때, 허혈성 장염이나 IgA 혈관염도 유사한 소견을 보일 수 있다(그림 3Ⓑ, Ⓒ).
  - 어느 경우든 임상 경과와 **방사선 조사력을 확인**하는 것이 감별진단에 중요하다.

문헌

1) 青木哲哉, 他: 放射線性腸炎. 胃と腸, 43:624~628, 2008
2) 江﨑幹宏, 他: 出血性小腸疾患の診断—そのほか—膠原病, 全身疾患, 憩室性疾患など. 胃と腸, 45:388~397, 2010
3) 千野晶子, 他: 放射線性腸炎. 日本消化器内視鏡学会雑誌, 52:1381~1392, 2010

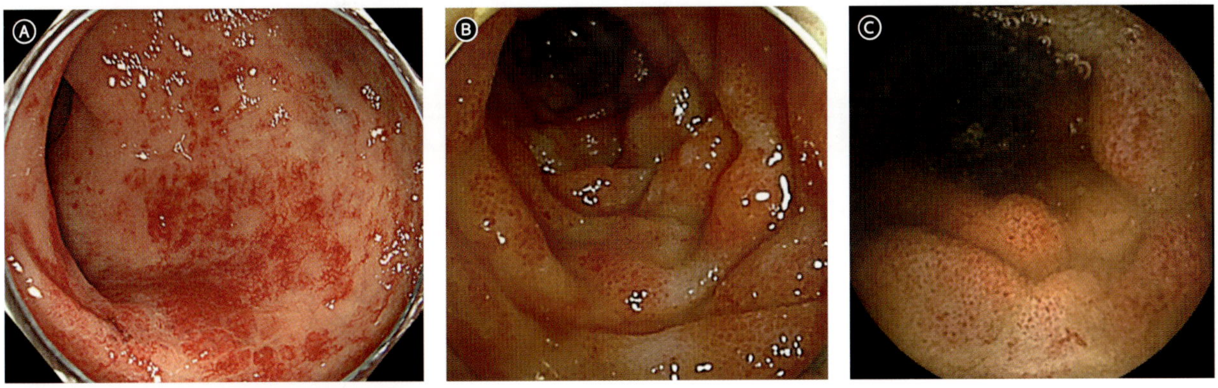

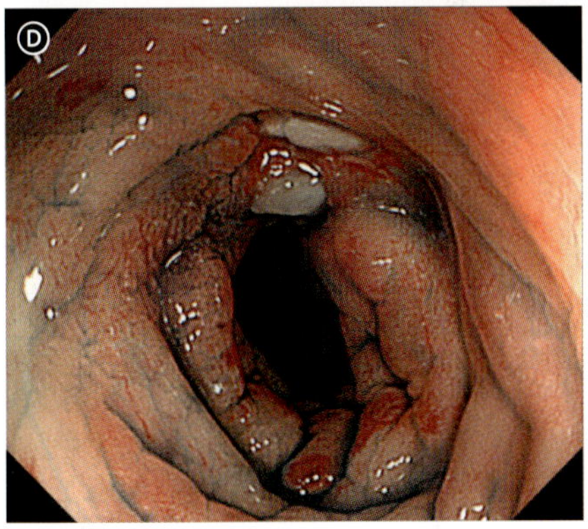

그림 1 방사선 장염에 특징적인 내시경 소견

Ⓐ) 모세혈관 확장(직장). Ⓑ) 발적 · 부종성 변화(회장). Ⓒ) 발적 · 부종성 변화(회장).
Ⓓ) 궤양 형성 · 내강 협착(S상 결장).

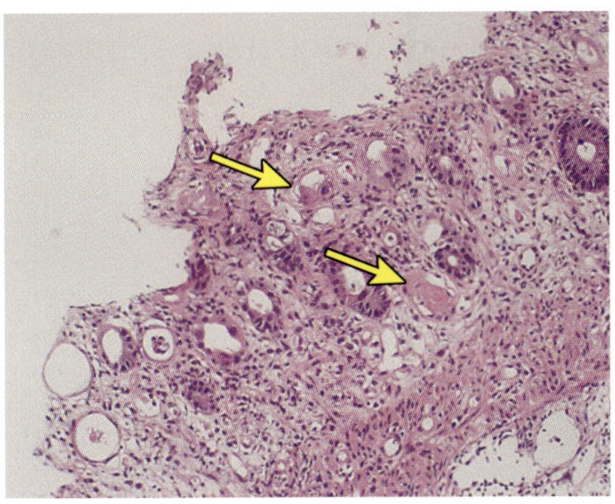

그림 2 방사선 장염의 병리조직 소견

미세혈관의 변성(유리화 변성, HE 염색).

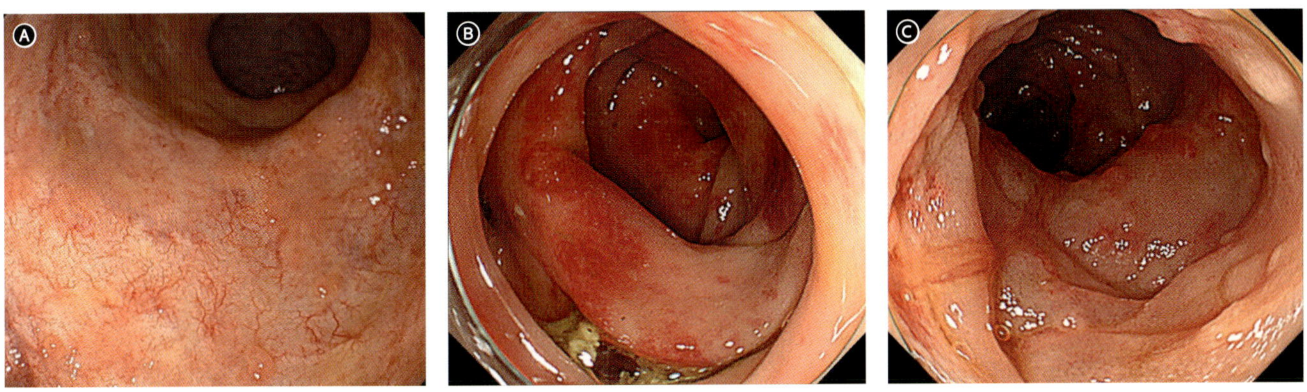

그림 3 방사선 장염과 감별이 필요한 소견을 보이는 질환

Ⓐ) 관해기 궤양성 대장염. Ⓑ) 허혈성 장염. Ⓒ) IgA 혈관염.

빈 도 ★☆☆
난이도 ★★☆

8 NOMI(비폐색성 장간막 허혈)

久米井伸介

질환의 개요

- NOMI(non-occlusive mesenteric ischemia, 비폐색성 장간막 허혈)는 장간막 혈관에 기질적인 폐쇄가 없음에도 불구하고 장관의 비가역적 허혈로 인해 괴사를 일으키는 예후가 불량한 질환이다.
- 심박출량 감소나 순환혈액량 감소가 장간막의 혈류 저하를 유발하고, 동맥 말초의 교감신경 자극에 의한 혈관 연축이 발생하여 더욱 혈류 저하를 유발하는 것이 원인으로 알려져 있다.
- 위험인자로는 ① 고령자(60세 이상), ② 판막 질환, 허혈성 심질환 등의 심혈관계 질환, ③ 심부전 시 강심제(디기탈리스, 카테콜아민)나 이뇨제 사용, ④ 혈액투석, ⑤ 화상이나 소화관 출혈로 인한 순환혈액량 감소, ⑥ 변비나 관장에 따른 장관의 연동 항진이나 장관 내압 상승 등이 있다[1].

특징적인 소견과 진단

- 복부 조영 CT 검사에서는 장관 괴사 영역에 해당하는 장간막 동정맥에 폐색을 보이지 않는다(그림 1).
- 병태가 급격히 진행되어 확진되지 않은 채 응급 개복 수술이 시행되는 경우가 많아 내시경 검사가 시행되는 경우는 드물다.
- 내시경 소견은 중증도나 검사 시점에 따라 다양한 소견을 보이지만, 중증에서는 장관 허혈의 진행을 반영하는 청동색~흑색 점막이 관찰될 수 있다(그림 2).
- 병리조직학적 소견에서는 장관 허혈을 시사하는 유령 세포 모양(ghost-like appearance)이 관찰된다(그림 3→).

감별진단 시 주의할 점

- NOMI의 임상 증상은 급성 장간막 동맥 폐색증과 유사하지만 발병 시 복통이 없는 경우가 많고 급성 장간막 동맥 폐색증에 비해 경과가 완만하여 중등도가 간과될 수 있다[2].
- 내시경 소견은 장간막정맥경화증과 유사한 점이 있지만, 산치자를 포함한 한약 복용력이 있거나 X선과 복부 CT 검사에서 결장벽을 따라 점상 또는 선상 석회화가 관찰되면 비교적 쉽게 감별할 수 있다.
- **괴사형 허혈성 장염**과 중증 NOMI는 임상적으로 많은 유사점을 보이며, 두 질환을 명확히 구분해야 하는지에 대해서는 여전히 논란이 있다. 그러나 두 질환 모두 응급수술이 필요하다는 점에서 감별진단의 정확성보다는 치료의 신속성이 환자 관리의 핵심이다.

문헌

1) 矢野智則: 腹部血管疾患.「内科学　第11版」(矢﨑義雄/総編集), pp1001~1002, 朝倉書店, 2017
2) 久米井伸介, 他: 非閉塞性腸管虚血(non~occlusive mesenteric ischemia:NOMI)の内視鏡像. 日本消化器内視鏡学会雑誌, 56:56~57, 2014

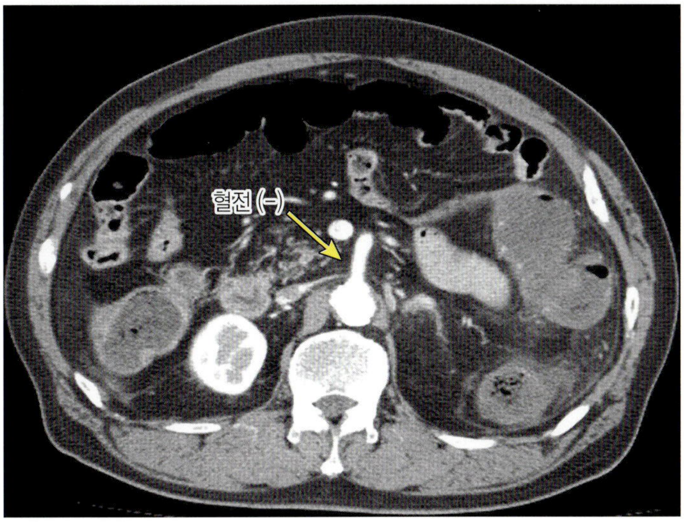

그림 1 복부 조영 CT 검사

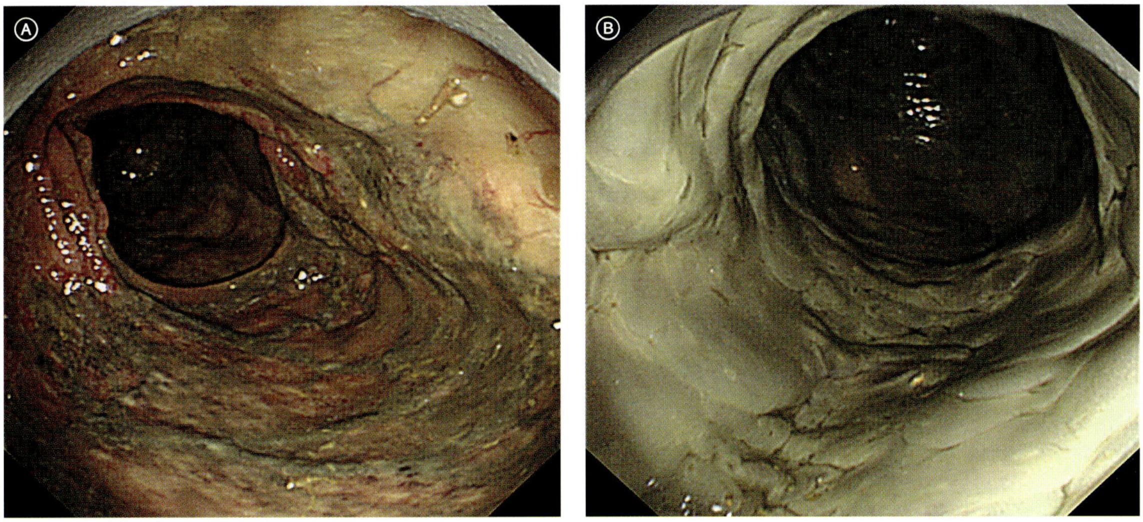

그림 2 NOMI의 내시경 소견
Ⓐ) 횡행결장. Ⓑ) 하행결장.

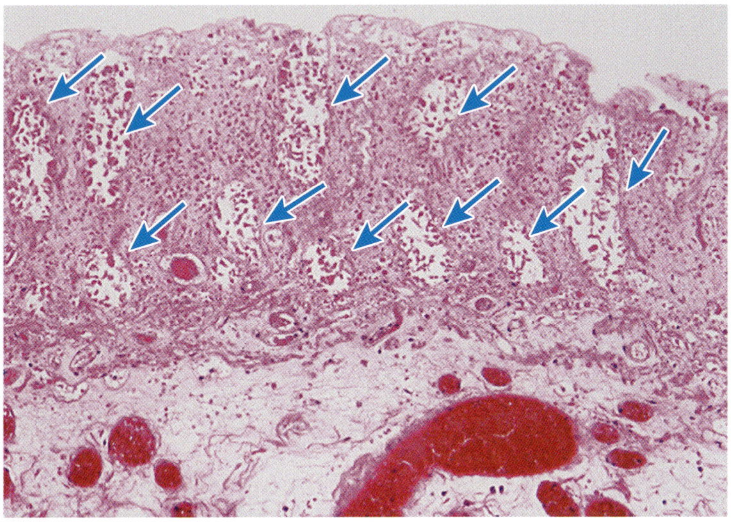

그림 3 병리조직학적 소견

빈 도 ★☆☆
난이도 ★★★

9 ANCA 관련 혈관염

川崎啓祐, 鳥巢剛弘

질환의 개요

- 항호중구 세포질 항체(antineutrophil cytoplasmic antibody, ANCA) 관련 혈관염(ANCA-associated vasculitis, AAV)은 호중구의 과립효소인 MPO(myeloperoxidase)와 PR3(proteinase 3)를 표적 항원으로 하는 MPO-ANCA와 PR3-ANCA 관련 혈관염 증후군이다[1].
- AAV에는 주로 현미경적 다발 혈관염(microscopic polyangiitis, MPA), 다발 혈관염성 육아종증(granulomatosis with polyangiitis, GPA), 호산구성 다발 혈관염성 육아종증(eosinophilic granulomatosis with polyangiitis, EGPA), 신장 국한형 AAV, 약물 관련 AAV 등이 있으며, 개정된 Chapel Hill 분류(부록 5)에서 앞의 세 질환은 소혈관염으로, 신장 국한형 AAV는 단일 장기 혈관염으로, 약물 관련 AAV는 추정 병인을 가진 혈관염으로 분류된다[1].
- 유전적 · 환경적 요인이나 약제 등에 의해 생성된 ANCA가 MPO나 PR3에 결합함으로써 호중구가 활성화되어 혈관염이 발생한다. 이로 인해 허혈, 출혈 등에 의한 다양한 장기 손상이 유발된다. 또한 EGPA에서는 특정 알레르겐에 대한 알레르기 반응으로 호산구 증가가 발생하여 조직 손상을 일으킨다.

특징적인 소견과 진단

- 염증으로 인한 전신 증상(**발열, 체중 감소** 등)과 장기 손상에 동반되는 국소 증상이 있으며 어느 질환이든 다양한 증상이 나타난다.
- 주요 장기 손상으로는 MPA에서는 급속 진행성 사구체 신염, 폐출혈 또는 간질성 폐렴이, GPA에서는 상기도, 폐의 육아종성 염증과 괴사성 사구체 신염이, EGPA에서는 기관지천식 또는 알레르기성 비염, 다발성 단일신경염이 나타난다[1]. 약제 연관 AAV에 특이적인 증상은 없으며, 앞서 기술한 세 질환과 유사한 증상을 보인다.
- 소화관에서는 소장과 대장이 이환되는 경우가 많으며 MPA와 GPA에서는 띠 모양, 종주형, 혹은 윤상 등 다양한 형태의 궤양이 발생하고 협착을 유발할 수 있다(그림 1). EGPA에서는 다발성 발적 · 미란과 함께 지도상, 비정형, 윤상 등 다양한 형태를 보이는 궤양이 발생하며 흔히 궤양 경계에 심한 발적을 동반한다(그림 2)[2]. 세 질환 모두 천공을 유발할 수 있다.
- 2022년 유럽 및 미국류마티스학회에서 보고된 AAV 분류 기준을 표로 정리하였다[3~5]. 소혈관염 또는 중혈관염의 확진과 함께 다른 질환의 배제가 선행되어야 한다.
- 약제 연관 AAV의 명확한 진단 기준은 아직 확립되지 않았으나, ANCA 양성이면서 혈관염 소견을 보이고, 의심 약물(항갑상선제, 생물학적 제제, 항생제, 항류마티스제, 향정신약 등)이 사용되었으며, 해당 약제를 중단하면 증상이 호전되는 양상을 근거로 진단하는 경우가 많다.

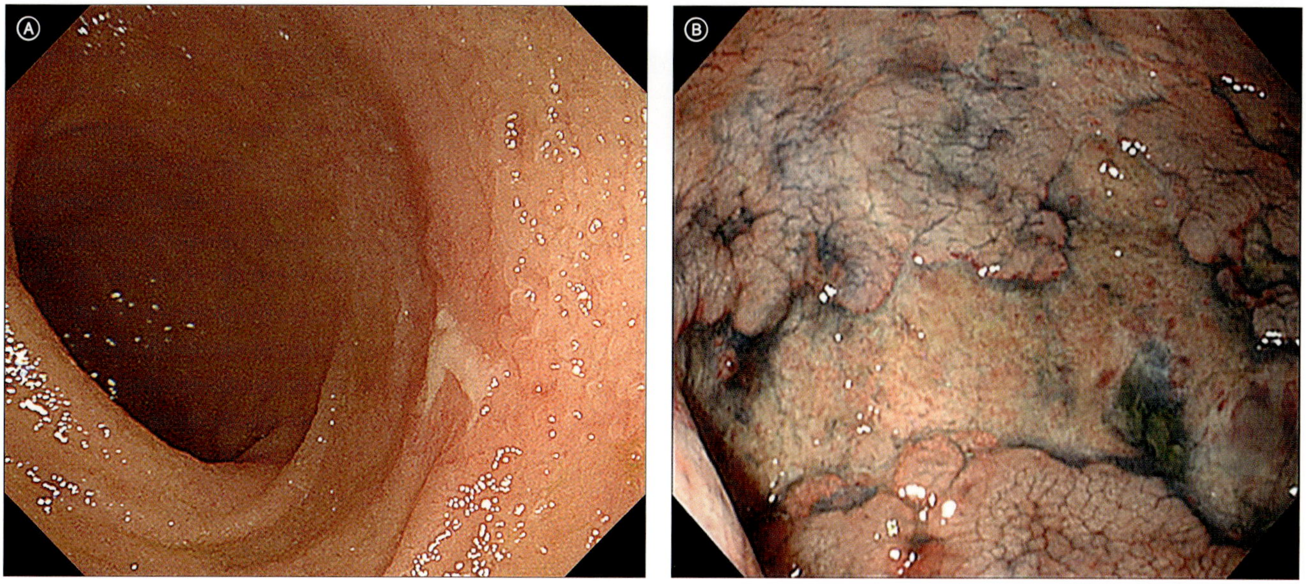

그림 1　GPA의 내시경 소견
Ⓐ) 회장에서 미란이 관찰된다. Ⓑ) 직장에서 색소 도포 시 불규칙한 윤상 경향의 궤양이 관찰된다.

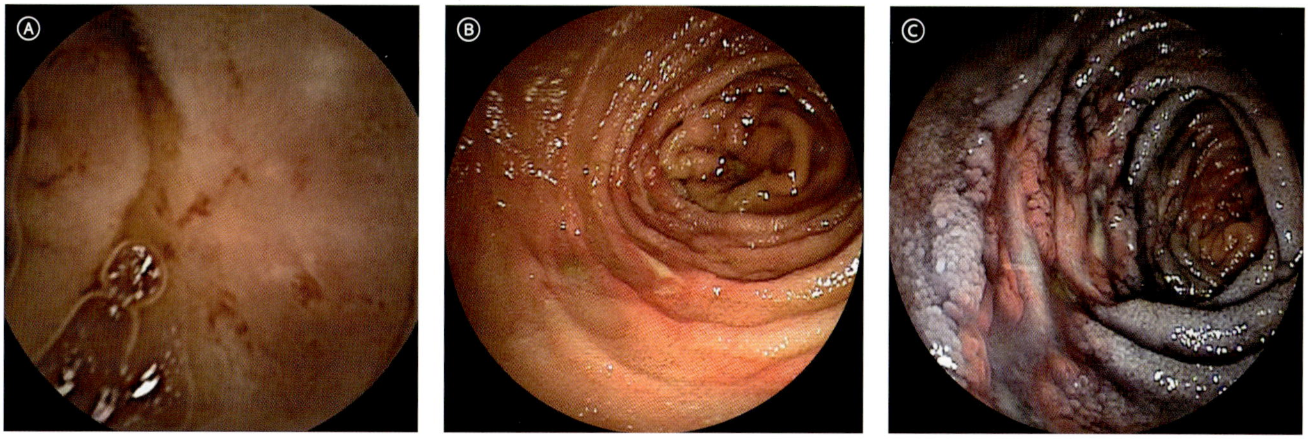

그림 2　EGPA의 내시경 소견
Ⓐ) 공장에 다발성 발적이 관찰된다(캡슐 내시경). Ⓑ) 회장에 윤상 궤양이 관찰되며 궤양 가장자리에 발적이 보인다. Ⓒ) 회장(색소 도포)에서 윤상 경향의 불규칙한 궤양이 관찰된다.

감별진단 시 주의할 점

- 앞서 기술된 소견들이 미만성으로 나타나는 모든 질환이 감별진단 대상이다. 감염질환으로는 **거대세포바이러스 장염**, 비감염성 질환으로는 **크론병**이나 **베체트 장염** 등의 염증성 장질환, 그 외 혈관염 증후군, NSAIDs 유발 점막 손상 등이 포함된다.
- 소화관 생검 조직에서 표에 제시된 병리조직 소견의 양성률은 낮으므로 임상 양상, 다른 장기의 생검 조직 소견, 내시경 소견 등을 종합하여 진단하는 것이 중요하다[2].

표 ANCA 관련 혈관염의 분류 기준

			MPA (현미경적 다발 혈관염)	GPA (다발 혈관염성 육아종증)	EGPA (호산구성 다발 혈관염성 육아종증)
임상증상	코병변	혈성비루, 궤양, 딱지, 코막힘, 비중격 결손 · 천공	−3	+3	
	코용종				+3
	연골 병변	귀 코의 연골염, 쉰목소리, 쌕쌕거림, 기관지 내 병변, 코 연골 함몰		+2	
	난청	전음성 또는 감음성		+1	
	폐쇄성 기도질환				+3
	다발단일신경염				+1
	혈뇨				−1
혈액 검사	MPO-ANCA		+6	−1	
	PR3-ANCA		−1	+5	−3
	호산구수≧1,000/μL		−4	−4	+5
임상 소견	비강 · 부비강	염증 · 균등 음영 · 삼출액, 유양돌기염		+1	
	흉부	섬유화, 간질성 폐질환	+3		
		폐결절, 종괴, 공동		+2	
생검 병리조직 소견	미량 면역형 사구체 신염		+3	+1	
	육아종, 혈관외 육아종성 염증, 거대세포			+2	
	혈관외 호산구 우세 염증 소견				+2

분류에는 총계가 각각 MPA ≧ 5, GPA ≧ 5, EGPA ≧ 6이 필요하다.
문헌 3-5를 참고하여 작성.

문헌

1) Jennette JC, et al: 2012 revised International Chapel Hill Consensus Conference Nomenclature of Vasculitides. Arthritis Rheum, 65:1~11, 2013
2) Kawasaki K, et al: Gastrointestinal involvement in patients with vasculitis:IgA vasculitis and eosinophilic granulomatosis with polyangiitis. Endosc Int Open, 7:E1333~E1343, 2019
3) Suppiah R, et al: 2022 American College of Rheumatology/European Alliance of Associations for Rheumatology classification criteria for microscopic polyangiitis. Ann Rheum Dis, 81:321~326, 2022
4) Robson JC, et al: 2022 American College of Rheumatology/European Alliance of Associations for Rheumatology classification criteria for granulomatosis with polyangiitis. Ann Rheum Dis, 81:315~320, 2022
5) Grayson PC, et al: 2022 American College of Rheumatology/European Alliance of Associations for Rheumatology Classification Criteria for Eosinophilic Granulomatosis with Polyangiitis. Ann Rheum Dis, 81:309~314, 2022

빈 도 ★★☆
난이도 ★★☆

1 비스테로이드항염증제 유발 장 병변

野坂佳愛, 蔵原晃一

질환의 개요

- 비스테로이드항염증제(nonsteroidal anti-inflammatory drugs, NSAIDs) 유발 장 병변은 저용량 아스피린을 포함한 NSAIDs에 의해 정상 소장 또는 대장에 유발된 점막 병변으로 정의된다.
- 본 질환의 진단은 ① 장병변(궤양, 장염)의 확인, **② NSAIDs 사용력 확인**, ③ 다른 질환의 배제(병리조직학적 · 세균학적 배제진단 포함), **④ NSAIDs 사용 중단만으로 병변의 치유 및 호전 확인**이 필요하다(표 1).
- 장병변은 내시경 소견에 따라 국소적인 궤양 형성을 주로 하는 궤양형과 미만성 염증 소견을 보이는 장염형으로 크게 분류되며, 다시 궤양형은 막모양 협착 동반 여부에 따라 비협착형과 **막모양 협착 동반형으로 분류된다**(표 2). 장염형은 주요 증상이 설사이며, 궤양형의 막모양 협착 동반형은 폐색 증상을 유발한다.
- 모든 유형에서 NSAIDs 중단이 일차적 치료 전략이며, 막모양 협착 동반형에서는 협착이 완전히 회복되지 않는 경우가 많아 내시경적 풍선 확장술 등의 처치가 필요할 수 있다.

특징적인 소견과 진단

- 소장 병변은 주로 궤양형에 해당하며, 미세한 점막 결손, 미란 · 작은 궤양, 윤상 궤양, 종주 궤양이나 막모양 협착 등 다양한 형태를 보인다(표 2). 가장 흔한 소견은 작은 크기의 **다발성 궤양**(그림 1)이며, 주로 공장보다 회장에서 호발하며 배열에는 일정한 경향이 없다. 병변 주변의 점막은 정상 소견이며, 염증성 용종이나 점막 집중은 관찰되지 않는다. **윤상 궤양**(그림 2)이나 **막모양 협착**(그림 3)은 소장 병변의 특징적 소견이다.
- 대장 병변은 내시경 소견에 따라 **궤양형**과 **장염형**으로 분류된다(표 2). 궤양은 회맹판 부근의 심부 대장에서 다발하는 **경계가 명확한 얕은 궤양**이 특징적이고 드물게 **막모양 협착**(그림 4)을 동반한다. 궤양은 회맹판이나 주름(haustra)의 능선에 호발하며 홈 모양(groove-like) 또는 거의 원형의 형태를 보이는 경우가 많다. 병변 주변 점막은 정상으로 보이며, 발적 · 부종 등의 염증 소견은 관찰되지 않는다(그림 5). 장염형은 우측 결장을 중심으로 **출혈성 대장염**(그림 6Ⓐ) 또는 **아프타성 대장염**(그림 6Ⓑ) 소견을 보이는 경우가 많다.
- 병리조직학적으로는 비특이적인 염증세포 침윤만을 보이는 것이 일반적이지만, 궤양형에서는 염증세포 침윤이 경미함에도 불구하고 증식대에서 핵 종대와 **세포사멸 소체**가 특징적으로 나타난다.(그림 7). 반면, 장염형에서는 세포사멸 소체 출현이 현저하지 않으며, 중등도 이상의 염증세포 침윤이 관찰된다.

▶ 감별진단 시 주의할 점

- 비스테로이드항염증제 유발 소장 병변의 감별 질환으로 작은 크기의 다발성 궤양을 보이는 경우 크론병, 베체트 장염·단순성 궤양, 거대세포바이러스(CMV)장염, 장결핵, 아밀로이드증, 각종 혈관염 등이 포함된다. 윤상 궤양이나 막모양 협착을 동반한 경우 장결핵 외에도 비특이성 다발성 소장 궤양증(CEAS)과의 감별이 중요하다.
- 대장 병변이 궤양형이면 회맹부에 호발하는 예르시니아 장염, 캄필로박터 장염, 거대세포바이러스(CMV)장염, 장결핵 등의 감염성 장염, 크론병이나 베체트 장염·단순성 궤양 등이 감별에 포함된다. 장염형의 감별 질환으로는 다양한 감염성 장염 외에 항균제 관련 출혈성 대장염이 포함된다.

문헌

1) 蔵原晃一, 松本主之: NSAIDs起因性腸病変の所見(NSAIDs~induced intestinal lesions). 胃と腸, 52:734~735, 2017
2) 蔵原晃一, 他: NSAID起因性腸病変を疑う所見. 消化器内視鏡, 29:705~709, 2017
3) 蔵原晃一, 他: NSAID起因性大腸病変. 胃と腸, 46:956~958, 2011
4) 蔵原晃一, 他: NSAID起因性大腸病変の臨床像と内視鏡像. 胃と腸, 42:1739~1749, 20

표 1 비스테로이드항염증제 유발 장 병변의 진단 기준

① 소장·대장 병변(궤양, 장염) 확인
② NSAIDs 사용력 확인
③ 기타 질환(IBD, 아밀로이드증, 감염성 장염, 허혈성 장염 등)의 제외
항생제 병용 증례 제외 병력과 내시경 소견에 의한 배제 진단 생검 또는 절제 표본에 의한 병리조직학적 배제 진단 배양에 의한 세균학적 배제 진단
④ NSAIDs 투여 중지만으로 병변 치유 및 호전 확인

IBD. inflammatory bowel disease.
출처. 蔵原晃一, 松本主之. 비스테로이드항염증제 유발 장 병변의 소견(NASIDs-induced intestinal lesions). 위와 장, 52. 734-735, 의학서원, 2017에서 발췌.

표 2 비스테로이드항염증제 유발 장 병변의 병형 분류와 임상적 특징

내시경 소견	궤양형		장염형
	비협착형	막모양 협착 동반형	
증상, 합병증	무증상, 혈변 드물게 장천공	장폐색, 빈혈 드물게 근위부 장관 파열	설사
병변 부위	소장, 대장		대장
병리조직 소견*	세포자멸성 세포 손상형 (또는 비특이적 장염형)		비특이적 장염형

蔵原晃一, 松本主之. 비스테로이드항염증제 유발 장 병변의 소견(NSAIDs-induced intestinal lesions). 위와 장, 52. 734-735, 의학서원, 2017에서 변경하여 전재. 원 표는 문헌 4에서 작성.

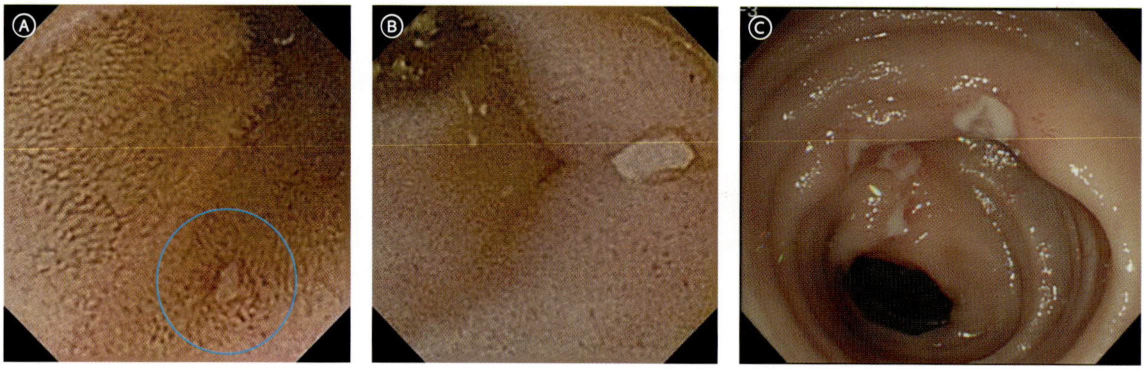

그림 1　소장 병변(궤양형 · 비협착형)

Ⓐ) 캡슐 소장내시경. 상부 소장에서 미란(○)이 관찰된다. Ⓑ) 캡슐 소장내시경. 하부 소장에서 작은 궤양이 관찰된다. Ⓒ) 풍선 보조 소장내시경. 회장에서 작은 궤양이 다발성으로 관찰된다. 주위 점막은 정상으로 보인다. 문헌 2에서 인용.

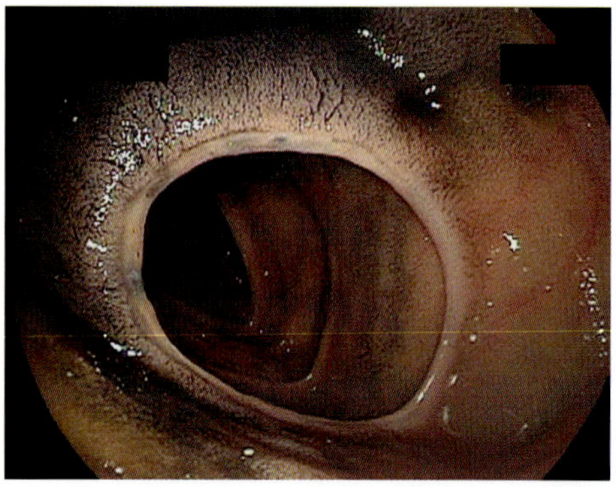

그림 2　풍선 보조 소장내시경(궤양형 · 비협착형: 색소 도포 소견)

회장의 Kerckring 주름 위에 경계가 명확하고 폭이 좁은 윤상 궤양이 관찰된다. 문헌 2에서 인용.

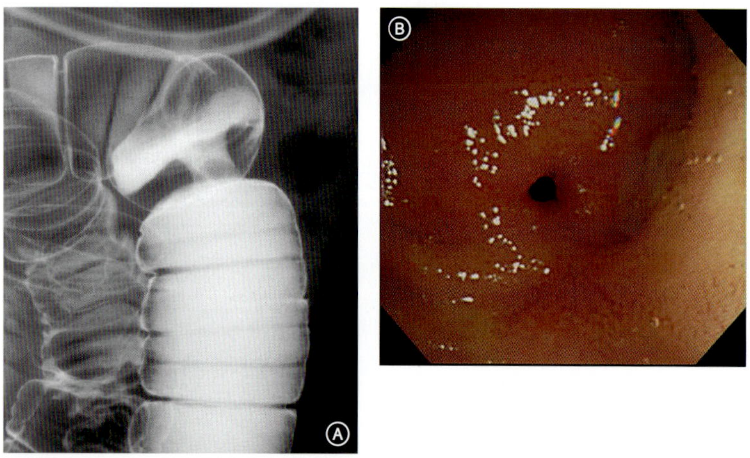

그림 3　소장 병변(궤양형 · 막모양 협착 동반형)

Ⓐ) 장폐색 관을 통해 시행한 소장 조영 검사. 회장에서 막모양 협착이 관찰된다. Ⓑ) 소장내시경 소견. 항문 측에서 본 막모양 협착 부위. 핀홀(Pin-hole) 모양으로 협착되어 스코프가 통과하지 않는다. 문헌 2에서 인용.

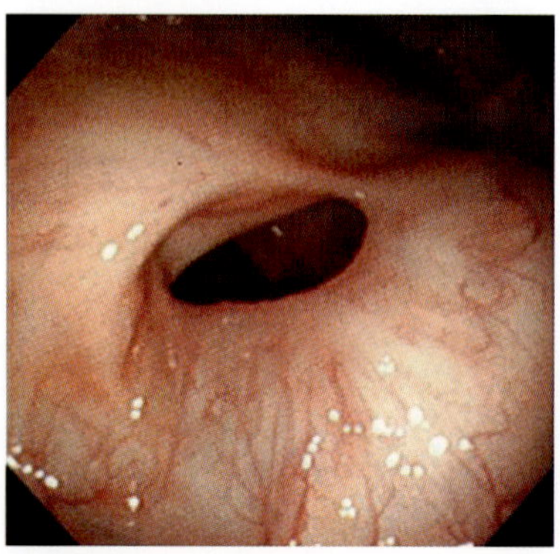

그림 4　대장 병변(궤양형 · 막모양 협착 동반형)

회맹부에서 막모양 협착이 관찰된다.

藏原晃一 외. NSAID 유발 대장 병변. 위와 장, 46. 956-958, 의학서원, 2011에서 인용.

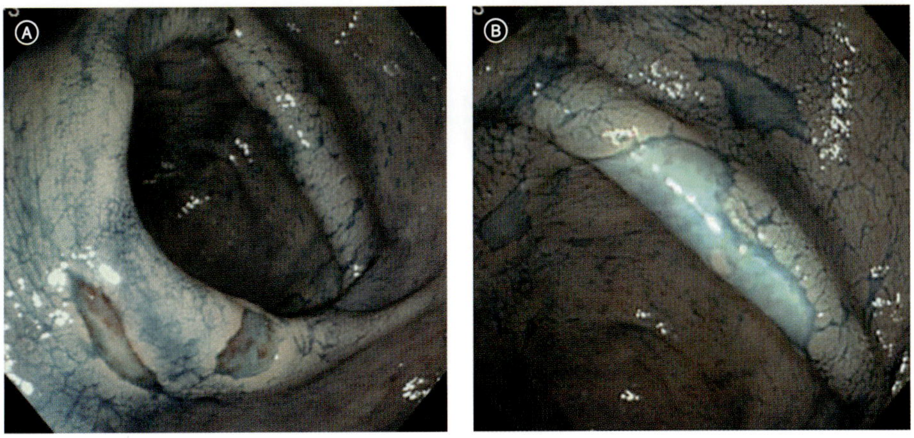

그림 5 대장 병변(궤양형 · 비협착형)

Ⓐ, **Ⓑ**) 대장내시경 소견(색소 도포 소견). 회맹판 위와 충수 개구부 근처의 맹장에서 경계가 명확한 궤양이 흩어져 관찰된다. 궤양의 주위 점막은 정상으로 보이며, 경계가 명확한 궤양(discrete ulcer)에 부합하는 소견이다.

藏原晃一 외. NSAID 유발 대장 병변. 위와 장, 46. 956-958, 의학서원, 2011에서 인용.

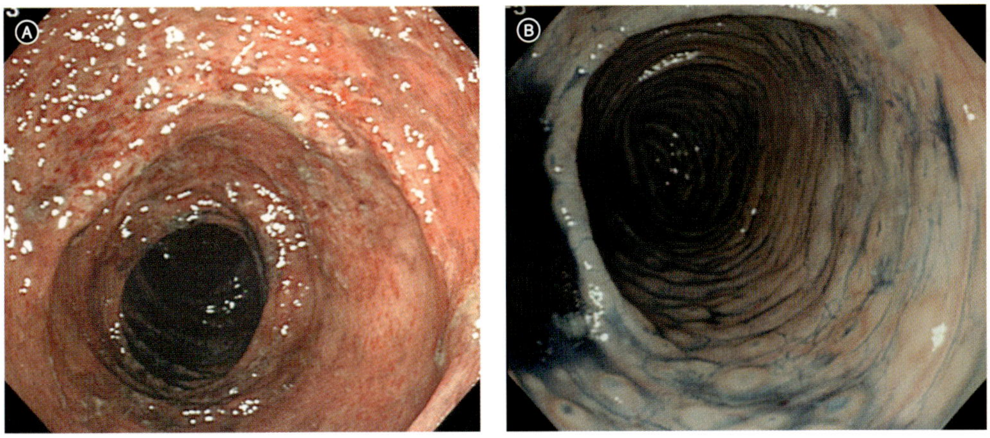

그림 6 대장 병변(장염형)

Ⓐ) 대장내시경(횡행결장). 출혈성 대장염이 관찰된다. 현저한 발적과 부종이 확인된다.

Ⓑ) 대장내시경(S상 결장). 아프타성 대장염이 관찰된다.

藏原晃一 외. NSAID 유발 대장 병변. 위와 장, 46. 956-958, 의학서원, 2011에서 인용.

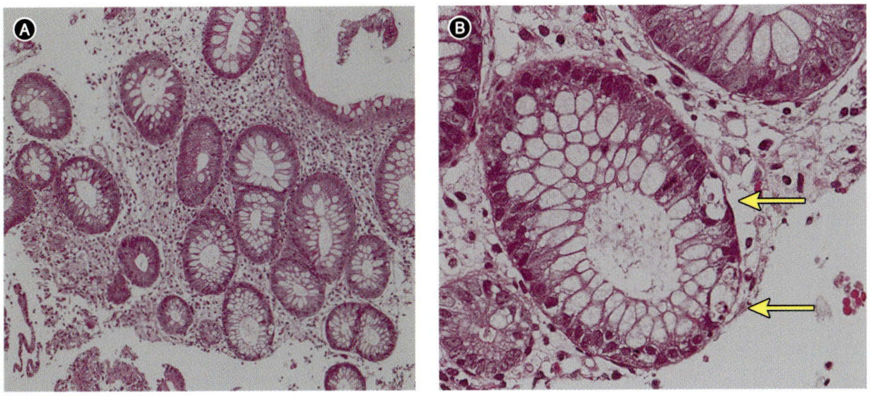

그림 7 병리조직학적 소견

Ⓐ) 궤양 경계에서 채취한 생검 조직. 비특이적인 염증세포 침윤이 관찰된다. 저배율에서는 경도에서 중등도의 염증세포 침윤이 관찰된다. **Ⓑ**) 고배율에서는 경도의 핵종대와 세포자멸 소체(⇨)가 관찰된다.

藏原晃一 외. NSAID 유발 대장 병변. 위와 장, 46. 956-958, 의학서원, 2011에서 인용.

빈도 ★☆☆
난이도 ★★☆

2 항생제 연관 출혈성 대장염

辻川知之

질환의 개요

- 항생제 투여 후 균교대현상에 의해 발생하는 대장염으로는 위막성 대장염이 대표적이지만, 혈성 설사를 주증상으로 하는 출혈성 대장염 또한 발생할 수 있다[1].
- *Klebsiella oxytoca* (*K. oxytoca*)는 높은 빈도로 검출되지만, 그 병원성은 아직 명확히 밝혀지지 않았다. 한편, 최근 연구에서는 적어도 일부 출혈성 대장염이 *K. oxytoca*에 의한 장염일 가능성이 제시되고 있다.
- 주로 페니실린계 항생제 복용 수일 후, 갑작스러운 복통과 혈성 설사로 발병한다.
- 드물지만(0.1% 미만) *H. pylori* 제균 요법 후 발병도 보고되고 있어 주의가 필요하다.

특징적인 소견과 진단

- 병변은 분절성(segmental)으로 상행결장에서 하행결장에 호발하며, 맹장 침범은 거의 없다[2].
- 전형적으로 광범위한 **점막 발적** 및 **부종** 소견을 보이며, 점액 부착이 동반될 수 있다(그림 1). 발적은 선명한 붉은색이 특징적이며, 이는 점막 내 출혈을 반영한다. 또한, 염증의 정도에 따라 병변은 관강 전체를 둘러싸는 발적이 아니라 아프타성 병변 형태로 나타나거나, 반상 발적 또는 종주형 발적을 보일 수 있다. 내시경 소견이 다소 비전형적이더라도(그림 2) 혈성 설사가 주증상이고, *K. oxytoca* 양성이면 본 질환으로 진단한다.
- 미란이나 궤양은 관찰되더라도 경미하지만, 종주 경향을 보이는 궤양은 허혈성 장염과 감별이 필요하다.
- 원인 항생제 중단으로 수일에서 1주일 내에 신속히 호전된다.

감별진단 시 주의할 점

- 심부 대장에 염증을 동반하는 **병원성 대장균 장염**(O157)이나 **캄필로박터 장염**(그림 3) 등의 감염성 장염이 감별질환에 포함되지만, 원인식품 섭취력이나 항생제 복용력이 진단의 결정적 단서가 된다.
- 항생제를 복용 중이거나 복용 후 수일 이내에 증상이 발생한 경우 본 질환의 가능성이 높지만 분변 배양에서 *K. oxytoca* 검출률은 약 60%로 알려져 있어, 균이 검출되지 않더라도 배제 진단의 결정적인 근거가 되지는 않는다.
- 종주 경향의 궤양을 동반하는 경우에는 허혈성 장염과의 감별이 어려워지지만, 이 질환에서는 상행결장 등 근위부 대장이 주된 병변 부위인 반면, 전형적인 허혈성 장염에서는 하행결장에서 S상 결장이 주된 병변 부위로 발생 위치가 다르다.

문헌

1) 辻川知之, 他: 抗菌薬関連出血性腸炎(Klebsiella oxytoca関連). 消化器内視鏡, 32:220-221, 2020
2) 大川清孝, 清水誠治: 抗生物質起因性出血性大腸炎.「感染性腸炎A to Z第2版」(大川清孝, 清水誠治/編, 中村志郎, 他/編集協力), pp108~113, 医学書院, 2012

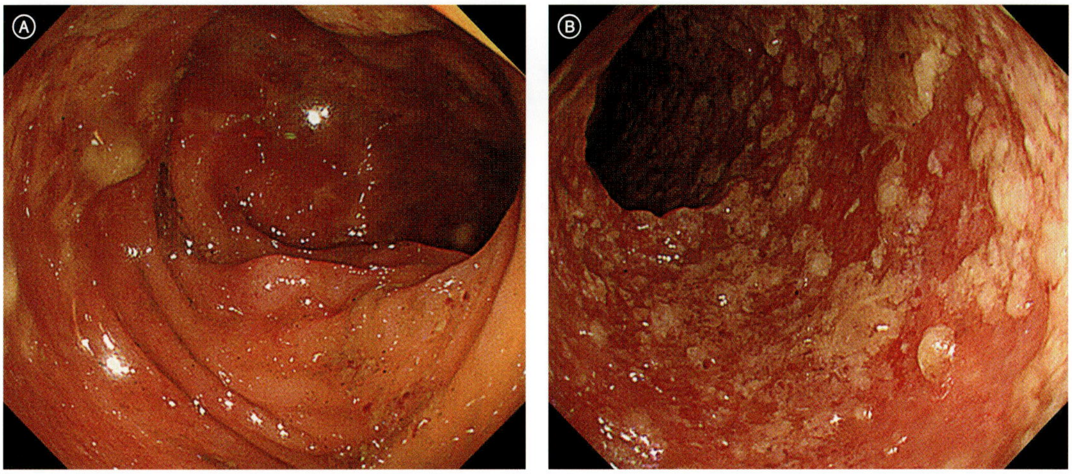

그림 1 항생제 연관 출혈성 대장염
미만성 점막 부종과 발적이 관찰된다.

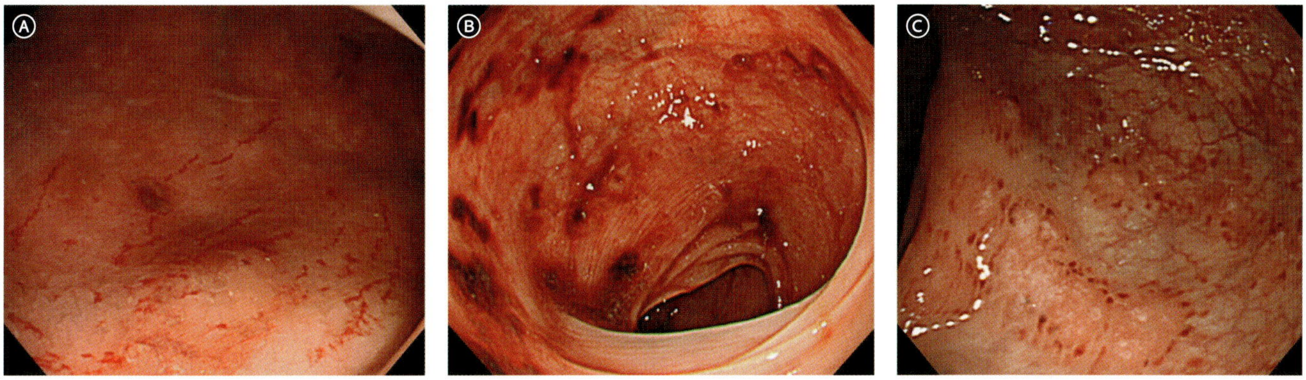

그림 2 혈성 설사와 *K. oxytoca* 양성이었던 출혈 대장염
A) 경도의 점막 부종과 불규칙하게 분포한 점상 출혈이 관찰되는 증례. **B**) 관강 내 출혈이 관찰되지만 점막 발적이 없는 증례. **C**) 종축 방향의 아프타성 병변과 주위의 점상 발적을 동반한 증례.

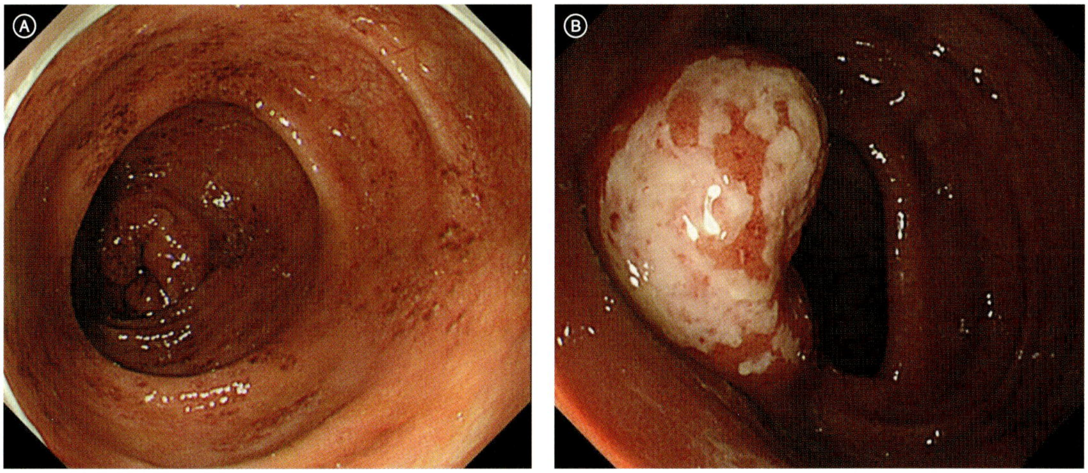

그림 3 캄필로박터 장염
A) 점막 발적을 동반하지만 미만성은 아니다. **B**) 회맹판 위의 궤양.

빈 도 ★★★
난이도 ★☆☆

3 *Clostridioides difficile* 관련 질환

辻川知之

질환의 개요

- 2016년 *Clostridium*에서 *Clostridioides* (*C. difficile*)로 명칭이 변경되었다. 이 균은 아포(spore)를 형성하는 편성 혐기성 그람 양성 간균으로, 최신 검출법에 따르면 건강인의 분변에서도 상당한 빈도(약 80%)로 존재하는 것이 밝혀졌다.
- 항생제 투여로 인해 장내세균총의 교란이 발생하면 *C. difficile*이 과증식하고 독소를 생성하여 *C. difficile* 관련 질환으로 발병한다.
- 독소에는 toxin A와 toxin B가 있으며, 두 독소의 작용으로 결장점막에 피브린과 괴사 물질로 구성된 위막이 형성된다. 위막성 대장염 외에도 위막이 관찰되지 않고 만성 설사를 유발하는 유형, 중독성 거대결장증이나 대장 천공에 이르는 중증례 등 다양한 임상 양상을 포함한다.
- *Clostridioides difficile* 관련 질환 발병 위험 인자로는 ① 고령자, ② 장기 입원 또는 요양 시설 입소자, ③ 프로톤 펌프 억제제(PPI)나 H_2수용체 길항제 등에 의한 위산 억제 등이 알려져 있다.
- 원인이 되는 항생제는 광범위 세팔로스포린계 항생제와 클린다마이신이 빈도가 높지만, 페니실린계나 플루오로퀴놀론계 항생제 등도 주의가 필요하다.
- 치료 원칙은 원인 **항생제**의 **중단**이다. 치료제로는 메트로니다졸, 반코마이신, 피닥소마이신 등이 사용된다. 재발을 반복하는 난치성 증례에는 베즐로톡수맙 투여나 분변 이식 등도 시도되고 있다.

특징적인 소견과 진단

- 특징적인 증상은 항생제 투여 5~10일 후에 나타나는 **설사**, **발열**, **복통**이지만, 투여 첫날이나 2개월 후에도 발병할 수 있다.
- 설사는 수양성에서 점액성 · 반고형변까지 다양한 성상을 보이며, 혈변을 동반하기도 한다.
- 진단을 위해 *C. difficile* 분리 배양을 시행하는 경우는 드물며, 분변 내 toxin A와 B를 검출하는 검사 키트가 사용된다. 특이도는 높지만 민감도는 60~90% 정도이므로 위음성이 의심되면 재검사를 고려해야 한다.
- 침습적이지만 대장내시경에서 전형적인 위막이 관찰되면 진단은 용이하다(그림 1). 전처치 없이 시행하는 직장에서 S상 결장까지의 내시경 검사로 진단이 가능하다. 위막은 세척으로 쉽게 탈락되지 않으며 겸자 등으로 박리하면 쉽게 출혈이 발생한다[1]. 중증례에서는 위막이 두꺼워지고 서로 융합하여(그림 2) 판 모양으로 넓게 나타난다.
- 복부 CT에서는 직장 등 원위부 대장에 장벽 비후가 관찰되는 경우가 많다[2] (그림 2).

감별진단 시 주의할 점

- 항생제 투여 중 발생한 설사나 복통에서는 우선 *C. difficile* 관련 질환을 의심하는 것이 중요하다. 그러나 소화기 증상이 경미한 경우 백혈구 증가나 CRP 상승 등 염증반응에만 주목하여 선행 감염증의 악화로 오인할 위험이 있다. 만약 항생제를 증량하거나 더 강력한 약제로 변경할 경우 본 질환이 중증화될 수 있다.

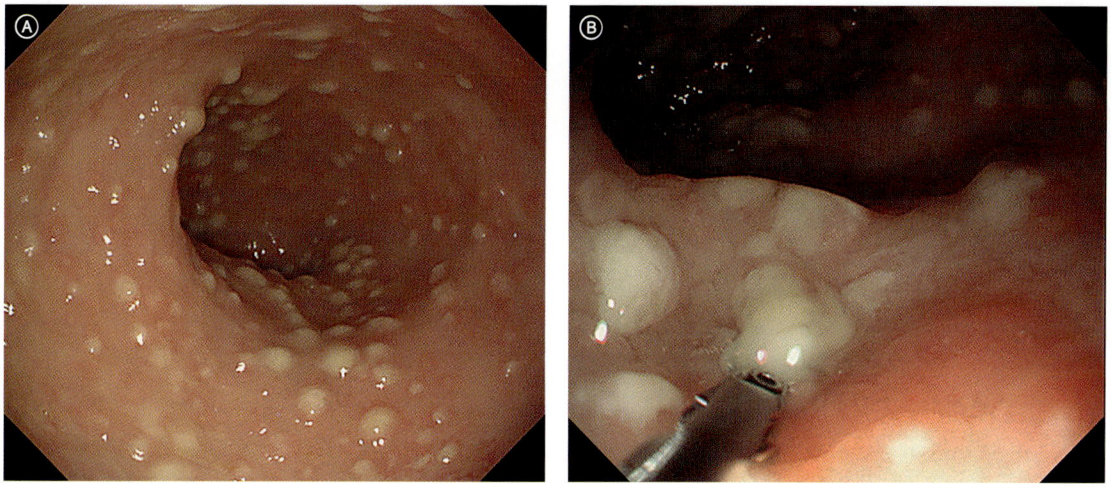

그림 1　위막성 대장염의 전형적 예
Ⓐ) 직장에 위막이 드문드문 관찰된다. Ⓑ) 위막은 쉽게 박리되지 않는다.

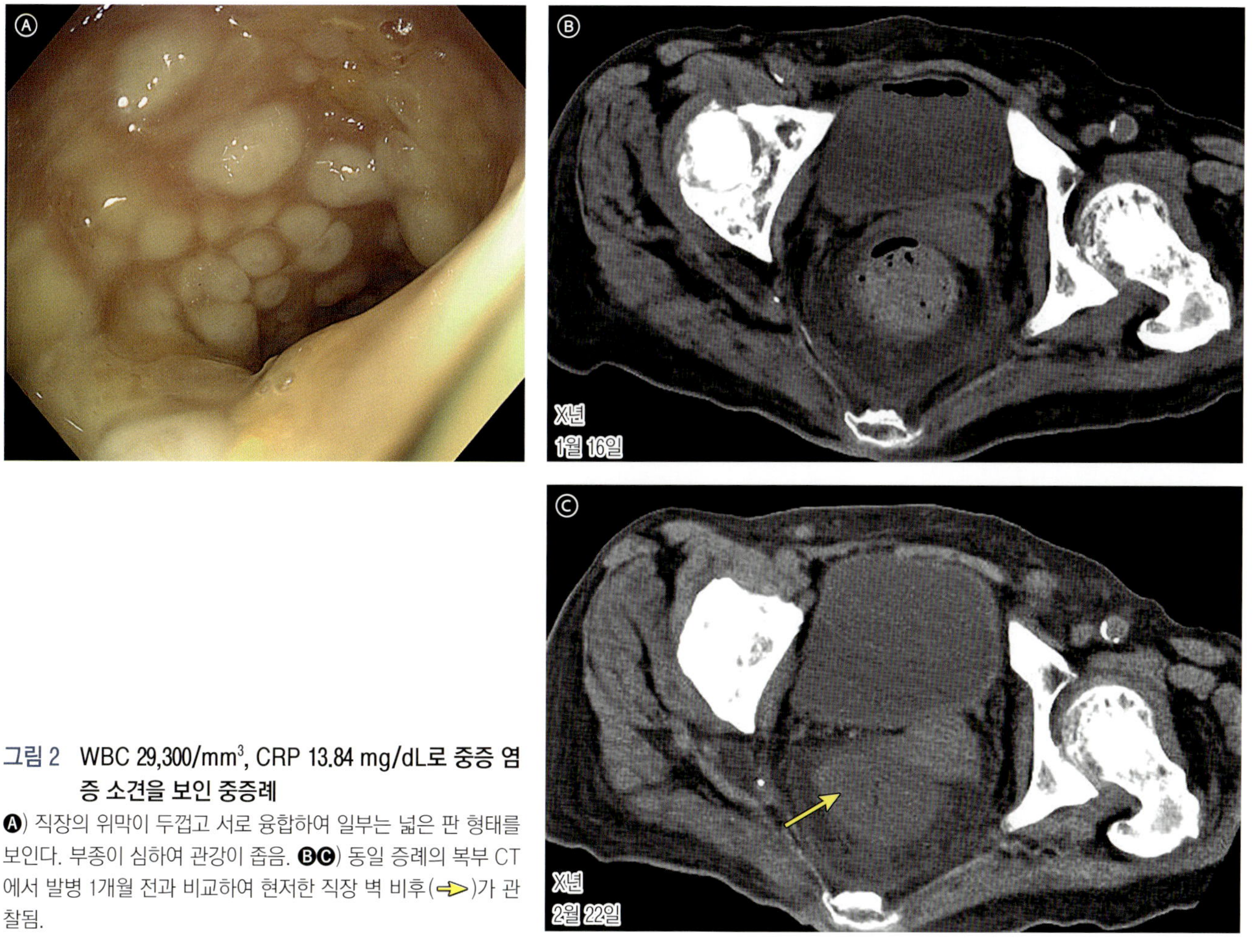

그림 2　WBC 29,300/mm^3, CRP 13.84 mg/dL로 중증 염증 소견을 보인 중증례
Ⓐ) 직장의 위막이 두껍고 서로 융합하여 일부는 넓은 판 형태를 보인다. 부종이 심하여 관강이 좁음. ⒷⒸ) 동일 증례의 복부 CT에서 발병 1개월 전과 비교하여 현저한 직장 벽 비후(➡)가 관찰됨.

문헌

1) 大川清孝, 清水誠治: Clostridium difficile腸炎.「感染性腸炎A to Z第2版」(大川清孝, 清水誠治/編, 中村志郎, 他/編集協力), pp88~103, 医学書院, 2012
2) 神林玄隆, 大森鉄平: Clostridioides(Clostridium)difficile関連疾患. 消化器内視鏡, 32:222~223, 2020

빈 도 ★☆☆
난이도 ★☆☆

4 교원성 대장염

武富啓展, 江﨑幹宏

질환의 개요

- 교원성 대장염(collagenous colitis)은 림프구성 대장염(lymphocytic colitis)과 함께 현미경적 대장염(microscopic colitis)으로 총칭된다.
- 중년 여성에게 호발하며 **만성 수양성 설사**가 특징적이지만 복통이나 체중 감소를 동반할 수 있다
- 병인으로는 유전적 소인, 자가면역, 장관 내 인자, 흡연이 위험인자으로 알려져 있으나, 일본에서는 **약제 유발성**이 대부분이다.
- 원인 약제로는 **비스테로이드항염증제(NSAIDs)**, **프로톤 펌프 억제제(PPI)**, H_2수용체 길항제, 아카보스, 선택적 세로토닌 재흡수억제제(SSRI) 등이 알려져 있으며 대부분 원인약제 중단으로 호전된다.

특징적인 소견과 진단

- 내시경 소견은 과거에는 이상이 없는 것으로 알려졌으나, 최근 보고에 따르면 발적 반점, **혈관 증식**(그림 1Ⓐ), 과립 모양 점막, **종주 궤양**(점막 열상, 그림 1Ⓑ➩), cat scratch sign, **균열상 소견**(그림 1Ⓒ) 등이 특징적인 것으로 알려져 있다.
- 병리조직학적 소견으로는 ① 대장의 표층 상피 바로 아래의 **교원띠(collagen band) 비후**(≥10 μm, 그림 2Ⓑ➩), ② 점막 고유층의 림프구 · 형질세포 침윤, ③ 음와의 정상 배열(그림 2Ⓐ)이 특징이며, 일반적으로 이러한 조직학적 소견에 근거하여 진단이 이루어진다.

감별진단 시 주의할 점

- 종주 궤양을 보이는 질환으로 크론병, 궤양성 대장염, 허혈성 장염과의 감별이 필요하다. 교원성 대장염의 종주 궤양은 크론병(그림 3Ⓐ)과 비교하여 폭이 좁고 경계가 명확하며, 궤양성 대장염(그림 3Ⓑ)과 같은 미만성 염증은 보이지 않고, 허혈성 대장염(그림 3Ⓒ)처럼 궤양 주위 점막의 염증성 변화를 동반하지 않는 것이 특징이다.
- 내시경 관찰 시 인디고카르민 염색을 시행하고, 내시경적으로 뚜렷한 이상 소견이 없더라도 심부 결장을 포함한 여러 부위에서 조직 검체를 채취하는 것이 진단에 유용하다.

문헌

1) Umeno J, et al: Linear mucosal defect may be characteristic of lansoprazole~associated collagenous colitis. Gastrointest Endosc, 67:1185~1191, 2008
2) 山崎健路, 他: 薬剤に関連するcollagenous colitisの病態と診断. 胃と腸, 51:450-462, 2016

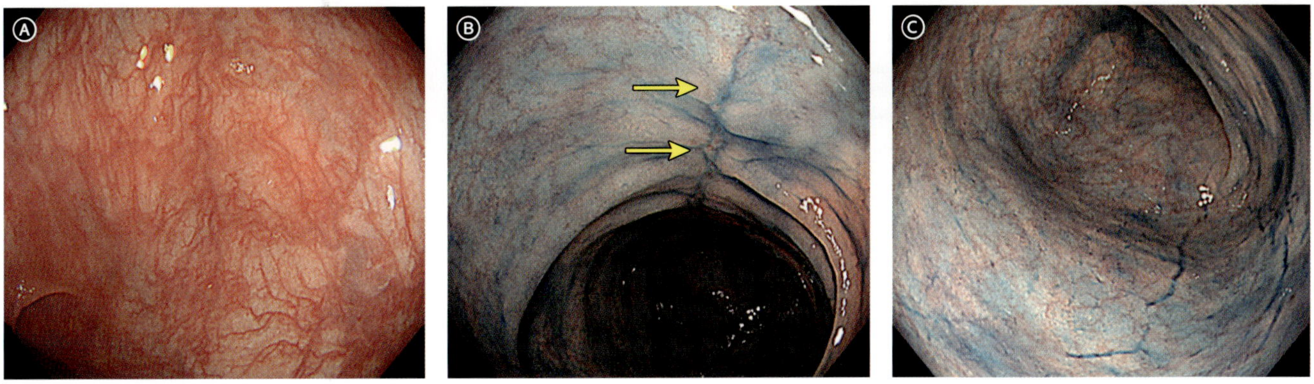

그림 1 교원성 대장염에 특징적인 내시경 소견
A) 혈관 증식. **B**) 종주 궤양(점막 열상 ⇨). **C**) 균열상 소견.

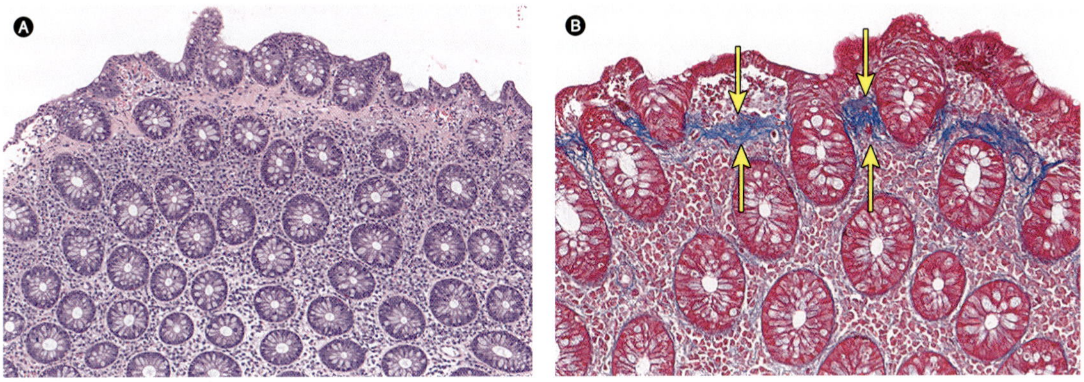

그림 2 교원성 대장염의 병리조직 소견
A) 점막 고유층의 염증세포 침윤(HE 염색). **B**) 교원띠(collagen band ⇨)의 비후(Azan 염색).

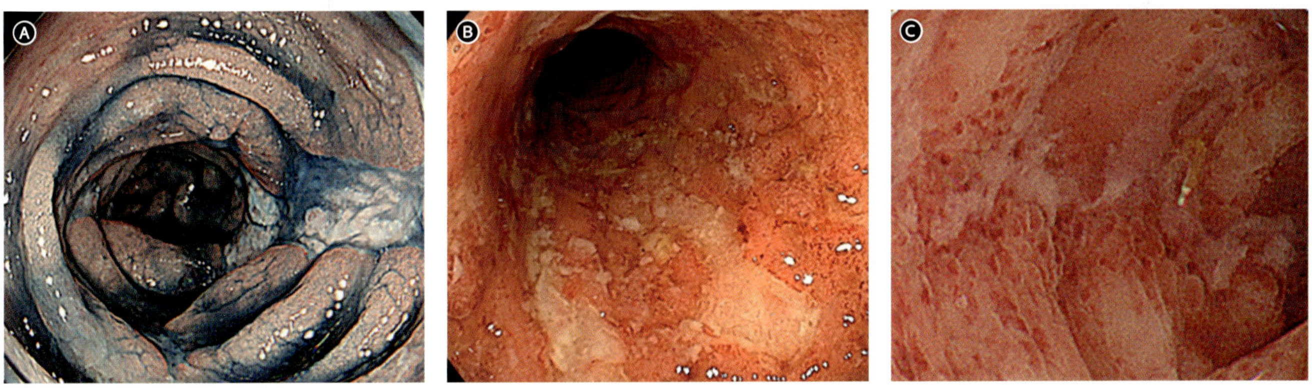

그림 3 교원성 대장염과 감별해야 하는 종주 궤양을 보이는 질환
A) 크론병. **B**) 궤양성 대장염. **C**) 허혈성 장염.

빈도 ★★☆
난이도 ★★☆

5 면역 체크포인트 억제제 연관 장염

平井みなみ, 松本主之

질환의 개요

- 면역 체크포인트 억제제(immune checkpoint inhibitor, ICI)는 종양세포에 대한 면역 반응을 활성화하여 항종양 효과를 나타내는 약제로, 현재 PD-1/PD-L1 및 CTLA-4를 표적으로 하는 약제가 사용 허가되어 있다. ICI 투여로 유발되는 유해 사례는 면역 관련 유해 사건(immune-related Adverse Events, irAE)으로 총칭된다.
- 본 질환은 irAE 중 소장 · 대장에 병변이 나타나는 경우를 총칭한다.
- ICI 연관 장염은 항CTLA-4 항체인 이필리무맙(ipilimumab)에서 발생빈도가 높다. 또한, ICI 연관 장염은 단독요법보다 병용요법에서 빈도가 증가한다. 발병 시기는 항CTLA-4 항체의 경우 투여 시작 후 1개월, 항PD-1/PD-L1 항체의 경우 2~4개월 정도로 알려져 있다. 그러나 1년 이상 경과한 후 발병하는 경우도 있어, ICI 투여 환자에게 하부 소화관 증상이 나타나면 ICI 연관 장염의 가능성을 염두에 두어야 한다[1].
- 약제 중단만으로 호전되는 증례도 있지만, 중등도에서 중증 환자에서는 스테로이드 또는 항-TNFα항체 제제(보험 비급여) 치료가 필요할 수 있다.

특징적인 소견과 진단

- ICI 연관 장염에서는 **발적, 혈관 투영상 소실, 과립 모양 점막**(그림 1), **미란, 궤양**(그림 2) 등이 관찰되며, 이는 궤양성 대장염과 유사한 내시경 소견이다. 소장이 침범되는 경우도 있다(그림 3). 궤양은 약 절반에서 관찰되며, 이는 스테로이드 저항성의 지표가 될 수 있다고 보고된다[2].
- 생검 병리조직학적 검사에서는 염증세포 침윤, 음와농양, 음와염과 함께 상피세포에 세포사멸체가 관찰된다(그림 4). 이 세포사멸체의 존재는 ICI 연관 장염의 진단적 근거가 될 수 있다[3]. 명확한 내시경 이상 소견이 없더라도 이들 조직학적 소견이 확인될 수 있으므로 생검을 시행하는 것이 중요하다.

감별진단 시 주의할 점

- ICI 투여력이 있는 환자에서 소화기 증상이 확인된다면 ICI 연관 장염을 의심해야 한다. 그러나 ICI 연관 장염의 증상은 비특이적이므로 다른 장염과의 감별이 중요하다.
- 일반적인 감염성 장염 외에도 ***Clostridioides difficile*** **연관 장염과 거대세포바이러스(CMV)장염**을 감별해야 한다.
- 방사선 대장염 또는 교원성 대장염을 포함한 약제 연관 장염도 감별에 포함되므로 병력청취와 생검 조직 소견 확인이 중요하다.
- 병리조직학적 검사 의뢰 시 염증 소견 외에도 세포사멸체, 거대세포 봉입체(owl's eye), 교원띠(collagen band) 유무에 대한 확인을 요청하는 것이 감별진단에 도움이 된다.

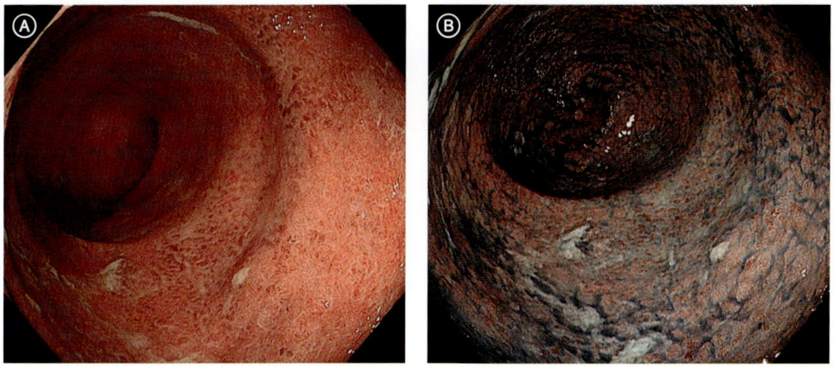

그림 1 **ICI 연관 장염(니볼루맙+이필리무맙 병용요법)의 내시경 소견**

A) 혈관 투영상이 소실되고 미세 과립 모양 점막이 관찰된다. 이는 궤양성 대장염과 유사하다. **B**) 인디고카르민 도포 소견. 미세 과립 모양 점막이 뚜렷하게 관찰된다.

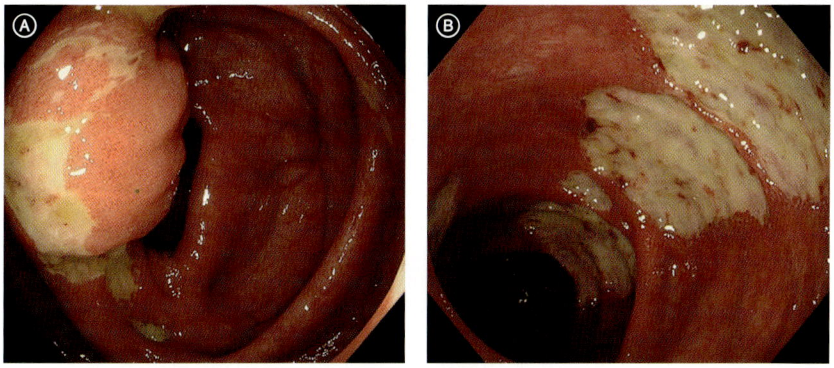

그림 2 **ICI 연관 장염(듀르발루맙+트레멜리무맙 병용요법)의 내시경 소견**

A) 회맹판 위에 큰 크기의 궤양성 병변이 관찰되며, 캄필로박터 장염과 유사하다. 분변 배양검사에서는 병원균 음성이었다. **B**) 횡행결장에서 원형 또는 불규칙한 궤양성 병변이 관찰된다. 거대세포바이러스 항원은 음성이었다.

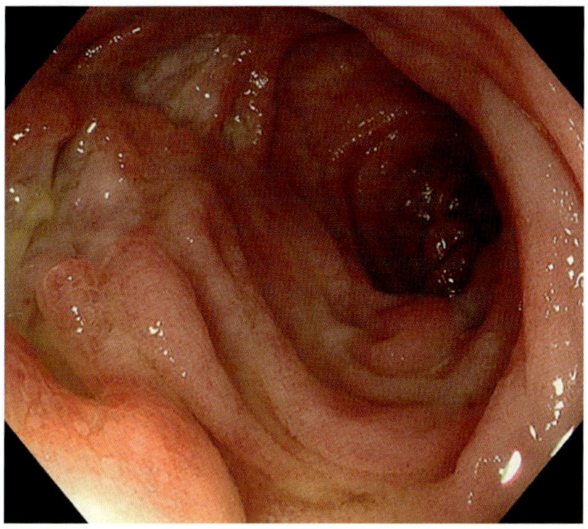

그림 3 **ICI 연관 장염(듀르발루맙+트레멜리무맙 병용요법)의 내시경 소견**

그림 2와 동일 증례. 소장에 다발성 궤양성 병변이 관찰된다.

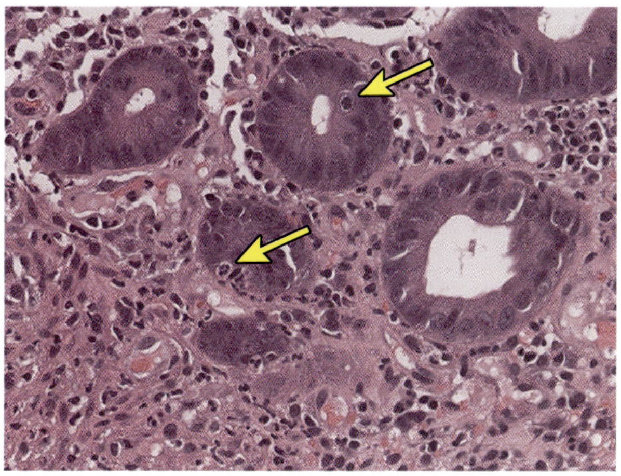

그림 4 **생검 병리조직 영상**

그림 2, 3에서 제시된 증례의 생검 병리조직 소견. 음와 위축, 림프구, 형질세포, 호중구 침윤이 관찰되며, 세포사멸체가 산재되어 있다(⇨).

문헌

1) Tang SQ, et al: The Pattern of Time to Onset and Resolution of Immune~Related Adverse Events Caused by Immune Checkpoint Inhibitors in Cancer: A Pooled Analysis of 23 Clinical Trials and 8,436 Patients. Cancer Res Treat, 53:339~354, 2021

2) Geukes Foppen MH, et al: Immune checkpoint inhibition~related colitis:symptoms, endoscopic features, histology and response to management. ESMO Open, 3:e000278, 2018

3) Yanai S, et al: Immune checkpoint inhibitor~induced diarrhea:Clinicopathological study of 11 patients. Dig Endosc, 32:616~620, 2020

4) 浜本康夫: 免疫チェックポイント阻害薬関連胃腸炎の内視鏡診断とマネージメント. 日本消化器内視鏡学会雑誌, 64:1083~1088, 2022

빈 도 ★★☆
난이도 ★★☆

1 직장 점막탈출증후군

宮津隆裕, 大澤 恵

질환의 개요

- 직장 점막탈출증후군(mucosal prolapse syndrome, MPS)은 명확하거나 잠재적인 점막 탈출이 있으며, 조직학적으로 점막 고유층의 평활근 섬유와 교원 섬유 증식(섬유근증)을 특징으로 하는 질환이다.
- 발병 연령은 20~30대 남성에게 호발한다고 알려져 있으나, 모든 연령대에서 발생할 수 있다.
- 잔변감이나 테네스무스(tenesmus) 등 배변 이상이 주된 증상으로 나타나는 경우가 많으며, 이로 인해 환자들은 배변 시 과도한 힘주기(straining)를 반복하는 경향을 보이는 것이 특징적이다. 그 결과, 임상적으로는 배변 시 출혈, 점액 배출, 항문 탈출 등의 증상이 동반될 수 있다.

특징적인 소견과 진단

- 병변의 호발 부위는 치상선 근처 직장~직장 상부(Ra)로 알려져 있으며 그 육안형은 융기형, 궤양형, 평탄형으로 분류되지만 개별 증례에 따라 다양한 양상을 보이며 혼재되어 나타나는 경우도 적지 않다(그림 1Ⓐ).
- 치상선 근처는 직장벽이 고정되어 있어 전층성 점막 탈출이 발생하기 어려우므로 점막의 과형성을 기반으로 한 융기 병변을 형성한다. 중~상부 직장은 장관벽 고정이 약해, 전층성 점막 탈출에 의한 심한 허혈을 초래하여 궤양형으로 이행하기 쉽다고 알려져 있다.
- 조직학적으로는 간질의 모세혈관 증식과 확장, 점막 고유층의 평활근 섬유와 교원 섬유 증식(섬유근증)을 특징으로 한다.
- 본 질환은 배변 시 과도한 힘주기가 원인이 되므로 배변 습관 개선으로 증상 호전을 확인하는 것이 진단 및 치료의 목표가 된다(그림 1Ⓑ).

감별진단 시 주의할 점

- 종양성 병변은 융기부나 둑 모양의 융기가 종양성 병변과 감별점이 되는데, MPS(그림 2)는 상피성 종양과 달리 시작 부위가 완만하고, 경계선(demarcation line)이 없으며, 병변 전체가 부드러워 공기 주입 시 쉽게 신전되는 특성을 보인다.
- 육안형이 혼재하는 경우에는 다양한 내시경 소견을 보이기 때문에, **악성 림프종**과의 감별을 위해 생검 진단이 필요하다.
- 궤양성 병변으로 **급성 출혈성 직장 궤양**(AHRU)과 **숙변 궤양**과의 감별이 필요하다. MPS는 앞서 기술한 것처럼 치상선과 접하는 부위가 융기된 형태를 보이는 반면, AHRU는 치상선에 접하여 궤양이 발생하는 것이 감별점이 된다. 숙변성 궤양은 분변 덩어리의 유무가 진단에 참고가 된다.
- 백태를 동반한 융기형 병변은 Cap polyposis(CP)와 감별이 필요할 수 있으나, CP는 직장부터 S상 결장에 걸쳐 광범위하게 병변이 분포한다는 점이 구별된다.

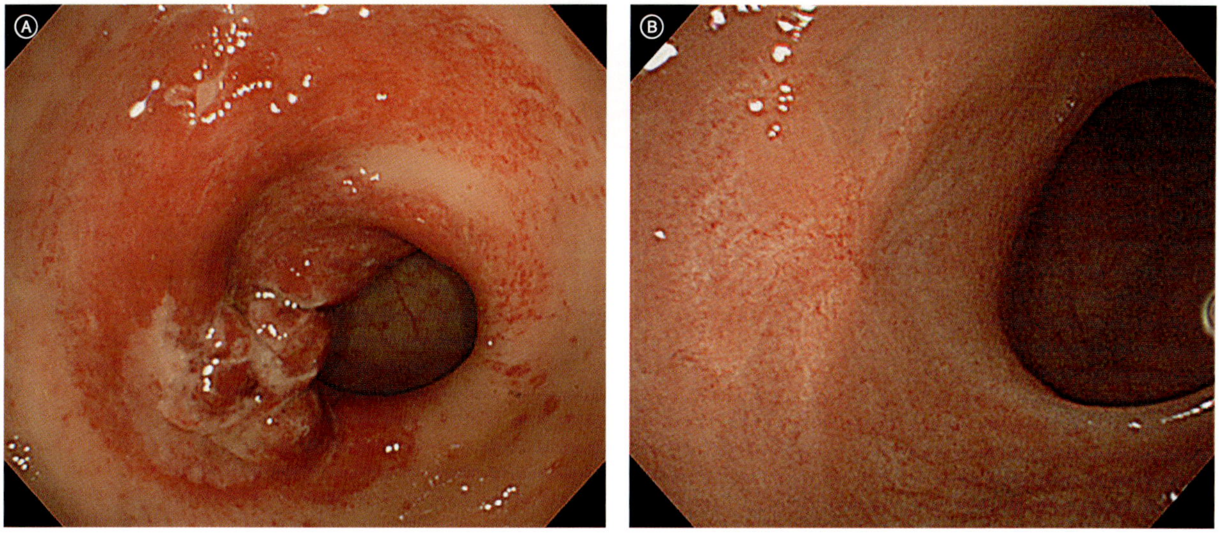

그림 1　60세 여성, 융기형 및 궤양형
Ⓐ) 평탄형이 혼재된 MPS 증례. Ⓑ) 배변 행동 교정 1개월 뒤 내시경에서 현저한 개선이 관찰된다.

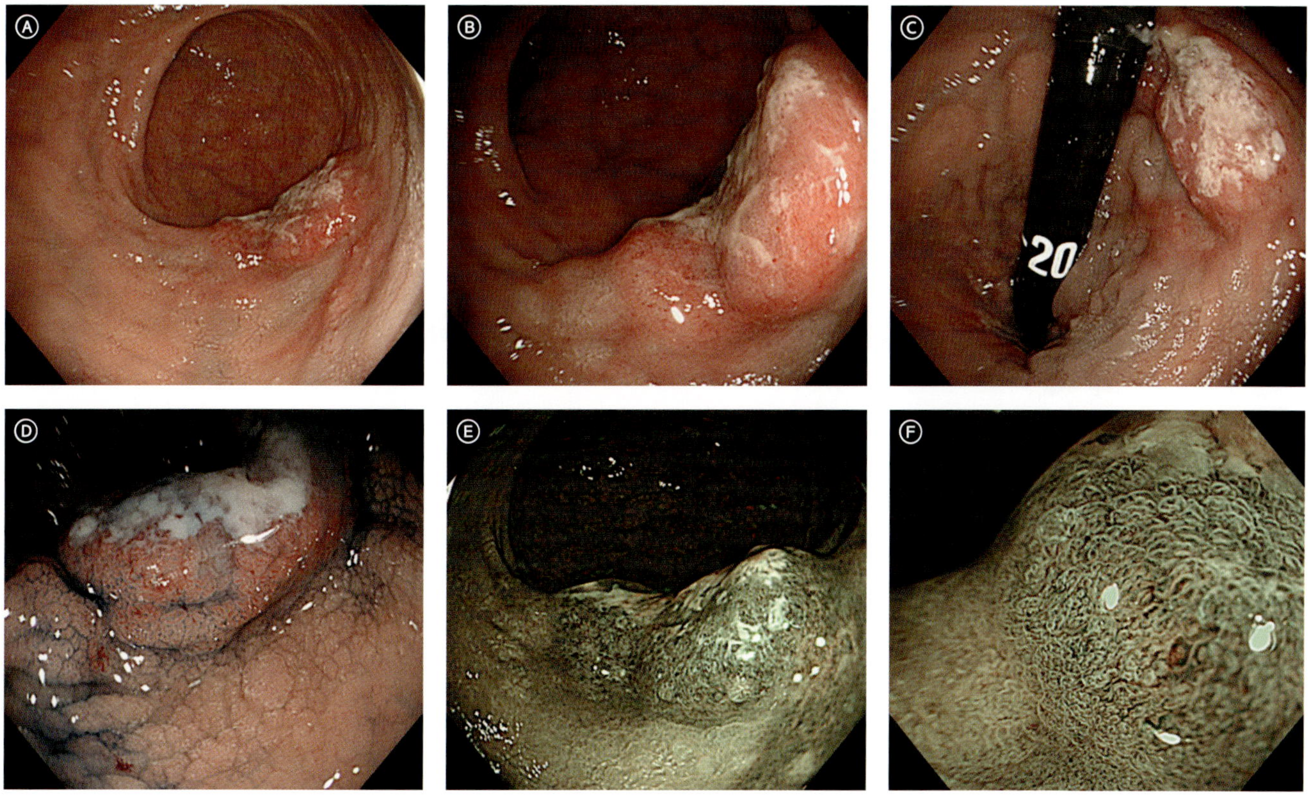

그림 2　둑 모양 융기를 동반한 궤양형 증례
직장 하부(Rb)의 전벽이 호발 부위이다. 공기량의 차이에 따라 융기 부위가 뚜렷하게 변화하는 것이 특징이다. 영상 강조 관찰(Ⓓ, Ⓔ, Ⓕ)에서는 경계선이 관찰되지 않는다(인디고카르민 도포 소견, NBI 확대 관찰).

문헌

1) 大川清孝, 他: 直腸粘膜脱症候群診断のこつ. 日本消化器内視鏡学会雑誌, 56:494~503, 2014
2) 福原佳代子, 他: 粘膜脱症候群. 消化器内視鏡, 32:256~257, 2020

빈 도 ★☆☆
난이도 ★★☆

2 Cap Polyposis

石田夏樹, 杉本 健

질환의 개요

- Cap polyposis는 1985년 Williams와 Morson 등에 의해 보고된, 특징적인 임상 소견과 내시경 소견을 보이는 비교적 드문 대장의 염증성 질환이다[1].
- 발병 연령은 소아부터 고령자까지 다양하게 보고되며, 성별로는 남녀 비가 약 1:3 정도로 여성에서 더 흔하다.
- 임상 증상으로는 점액 분비, 혈변, 설사, 하복부 통증, 테네스무스(tenesmus) 등이 있다.
- 혈액 검사 소견은 다른 염증성 장질환과 달리 염증 반응을 보이지 않지만, 병변에서의 단백질 누출에 따른 저단백혈증을 흔히 동반한다.
- *Helicobacter pylori*(*H. pylori*) 감염에 의한 위장 외 병변 중 하나로 생각되며, *H. pylori* 제균으로 치유된 증례보고도 있다[2].
- 병리조직 소견은 융기의 점막 표면이 염증성 육아조직으로 덮여 있고, 점막 표층에서는 만성 활동성 염증세포 침윤이 관찰된다. 점막 중하층에서는 음와의 연장, 과형성, 사행이 관찰되지만, 점막 심부의 염증세포 침윤은 경미하다[2].

특징적인 소견과 진단

- Cap polyposis는 넓은 기저부를 가진 융종 중앙 부근에 **농성 삼출물**이 부착되어 **모자(cap)**를 쓴 듯한 형태를 보인다(그림 1Ⓐ).
- 병변 호발 부위는 **직장에서 S상 결장**이지만 증례에 따라서는 하행결장이나 우측 결장에서도 보고된다.
- 융기성 병변 사이에 있는 점막은 거의 정상 소견을 보이지만, 병변과 주변 점막 사이에 **백색 반점**(white spot)이 산재되어 빈번히 관찰된다(그림 1Ⓑ, Ⓒ).
- 병변의 활동성이 감소한 시기에는, 병변의 융기 정도가 줄어들고 발적이 완화되며, 점액 분비도 감소할 수 있다.

감별진단 시 주의할 점

- Cap polyposis의 내시경적 특징은 넓은 기저부의 융기와 표면에 부착된 농성 삼출물이다. 이와 유사한 특징을 보이는 질환으로는 **점막탈출증후군**, **궤양성 대장염**, **아메바 대장염** 등이 있다.
- **점막탈출증후군**은 배변 시 과도한 힘주기로 인해 만성적인 기계적 자극을 받아 점막의 융기나 궤양 형성을 유발하는 질환이다. 하부 직장에 호발하며 점막 발적이 있지만, cap polyposis에 비해 점액 부착이 비교적 적다는 것이 감별점이다(그림 2).
- **궤양성 대장염**(UC)은 cap polyposis와 유사한 임상적 및 내시경 소견을 보일 수 있지만, UC는 점막의 염증 소견이 연속적으로 나타나는 반면, cap polyposis는 정상 점막이 병변 사이에 개재되어 있다는 점에서 차이가 있다(그림 3).

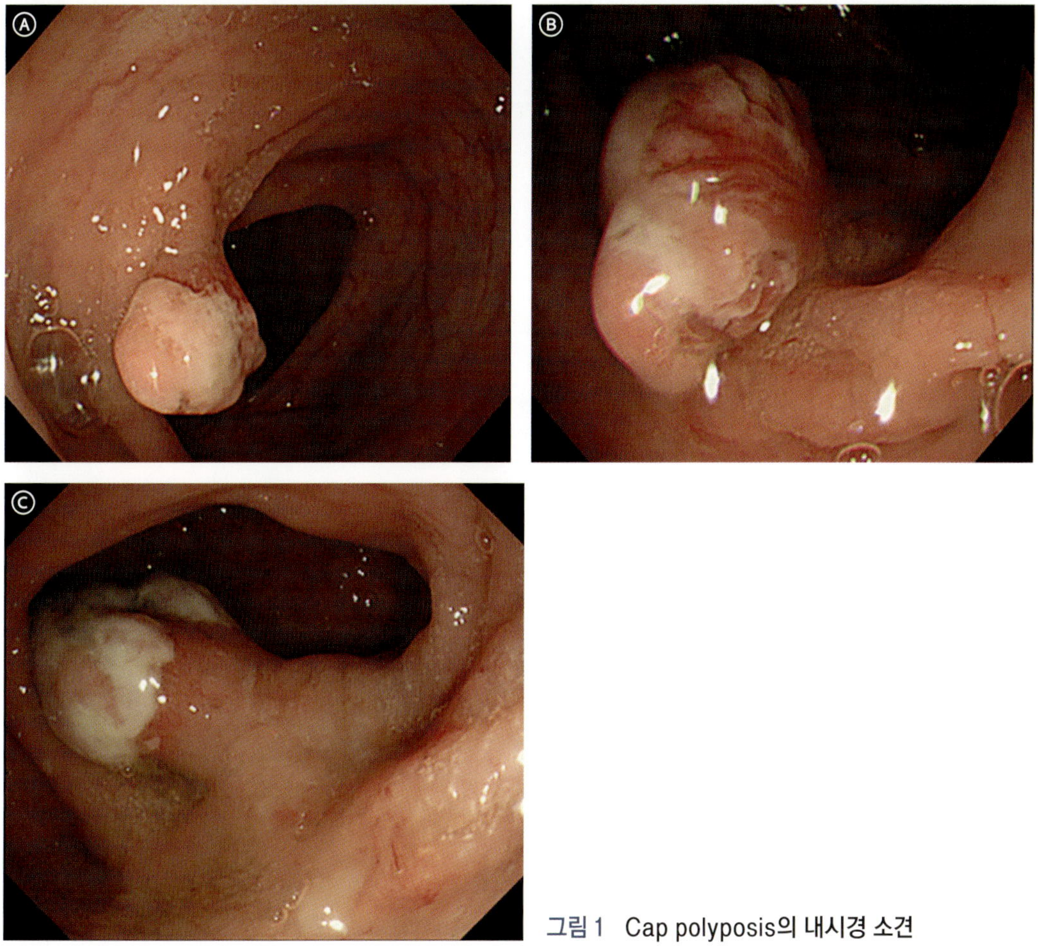

그림 1 Cap polyposis의 내시경 소견

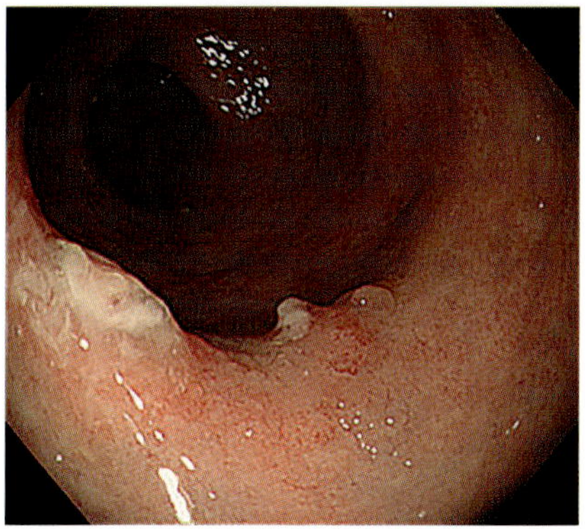

그림 2 점막탈출증후군

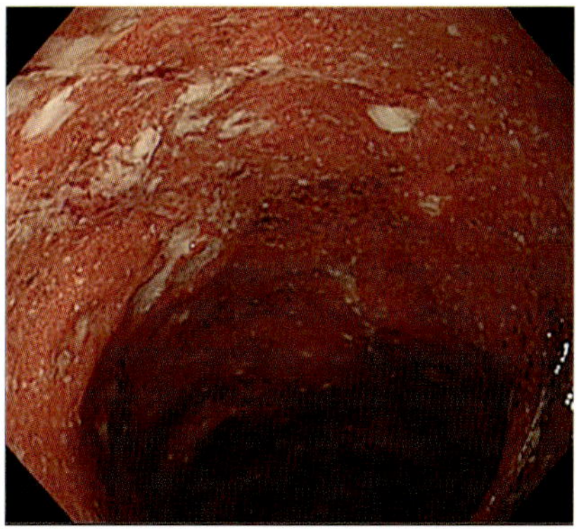

그림 3 궤양성 대장염

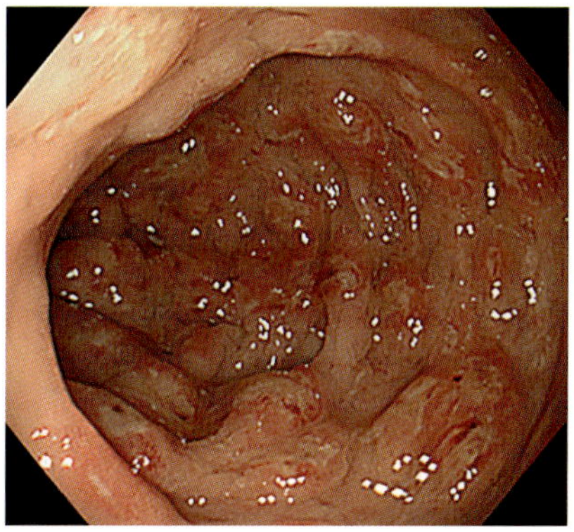

그림 4 아메바 대장염

- **아메바 대장염**은 다량의 점액 분비 및 병변 사이 정상 점막의 개재 등 내시경 소견상 cap polyposis와 유사하나, 궤양 형성을 동반한다는 점에서 감별된다. 또한, 아메바 대장염은 병변 부위에서 채취한 조직 검체의 병리조직학적 검사나 직접 도말 현미경 검사를 통해 진단할 수 있으며, 혈청학적 검사도 보조적으로 활용될 수 있다(그림 4).

문헌

1) Williams GT, et al: Inflammatory 'cap' polyps of the large intestine. Br J Surg, 72:s133, 1985
2) 赤松泰次: Cap polyposisとHelicobacter pylori感染症. 日本ヘリコバクター学会誌, 18:80-83, 2017

빈 도 ★☆☆
난이도 ★★☆

3 장간막 지방층염

川島一公, 引地拓人

질환의 개요

- 장간막 지방층염(mesenteric panniculitis)은 장간막의 지방 조직에 발생하는 드문 비특이적 염증 질환으로 그 병태는 아직 명확히 밝혀지지 않았다.
- 일본 내 보고에 따르면, S상 결장이 호발 부위로 알려져 있다. 주요 임상 증상은 복통, 설사, 복부 종괴 촉지 등이다.
- 진단에는 내시경 소견과 함께 CT 및 대장조영술이 유용하다.
- 확립된 표준 치료법은 없으나, 염증 억제를 목적으로 **스테로이드**나 **면역억제제** 사용이 일부 증례에서 효과적이었다는 보고가 있으며, 중등도 이상의 협착 증상이 있거나 악성 종양을 배제할 수 없는 경우에는 외과적 절제술이 시행되기도 한다.

특징적인 소견과 진단

- 내시경 검사에서는 장벽의 부종으로 인한 내강 협착 소견이 관찰되지만, 점막면에는 구조적 이상이 없는 경우가 대부분이다(그림 1Ⓐ). 내강 내에 크고 작은 결절성 융기가 동반되기도 하지만(그림 1Ⓑ), 점막 표면에 경화 소견은 없으며, 내시경의 통과가 가능한 경우가 많다. 초음파내시경 검사(EUS)에서는 염증을 반영하여 점막하층과 근육층의 비후가 관찰된다(그림 1Ⓒ).
- 조영 CT에서는 S상 결장 부위에 조영 증강을 동반한 장벽 비후가 확인되며, 주위 지방조직의 밀도 증가 및 섬유화의 영향으로 보이는 2~3 mm 정도의 띠 모양 음영이 관찰된다(그림 2). 염증의 초기 단계에서는 장간막 지방조직의 지방변성이 우세하여, CT 상에서 지방과 유사한 저음영(low attenuation)으로 나타난다. 반면, 후기에는 섬유화가 진행되며 CT 감쇠값(CT attenuation value)이 증가하여 고음영(high attenuation)으로 보이게 된다[1].
- 대장조영술에서는 장간막 부착 측 장관벽의 신전 불량이나 톱니 모양 변화, 장관 협착이 특징적인 소견이다(그림 3Ⓐ). 공기 주입 시 장관벽이 약간 신전되므로(그림 3Ⓑ)[2], 경화암(scirrhous carcinoma)과 같은 경화 소견은 보이지 않는다. 또한, 본 질환의 질병활동성 평가에서도 대장조영술은 유용하다.

감별진단 시 주의할 점

- 장간막 지방층염은 장간막의 심한 염증 파급으로 인해 **장관 내강의 협착**을 유발한다. **대장암**과의 감별이 중요하며 대장조영술이 진단에 도움이 될 수 있다. 대장암에서 협착 부위는 직선적이며, 장관 둘레 전체를 침범하는 경우 apple core sign으로 알려진 특징적인 소견을 보인다(그림 4)[3]. 반면, 장간막 지방층염은 균일한 투과상, 비교적 곡선적인 협착 윤곽, 그리고 장간막 부착 측으로부터의 압박을 시사하는 소견이 특징적이다.
- 장관 협착을 동반하는 질환으로는 **크론병**도 감별 대상에 포함된다(그림 5). 크론병과의 감별점으로는, 장간막 지방층염에서는 협착 부위 점막에 궤양이 동반되는 경우가 드물고, 협착 범위가 국소적이다. 또한 평균 발병 연령이 52세로 크론병보다 고령층에서 호발한다[4].

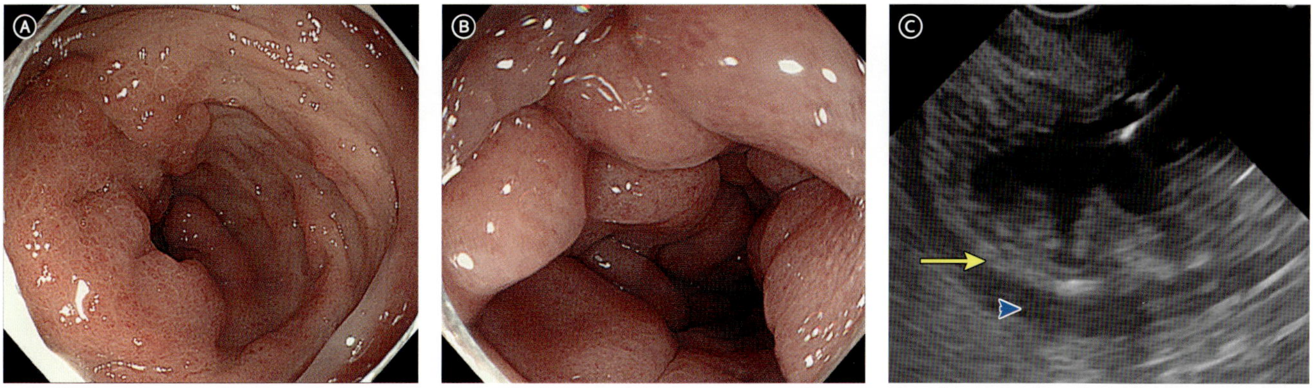

그림 1　장간막 지방층염의 내시경 소견

Ⓐ) 70대 남성. 직장 S상 결장의 점막 부종과 발적이 관찰된다. Ⓑ) S상 결장에서 관강의 협착이 보인다. 협착은 크기가 다른 여러 개의 융기로 이루어져 있지만, 궤양은 동반되지 않았다. 내시경 통과는 가능하다. Ⓒ) 컨벡스 스코프를 이용한 EUS 영상이다. 근층에서 벽비후가 관찰된다(⇨. 제3층, ▶. 제4층).

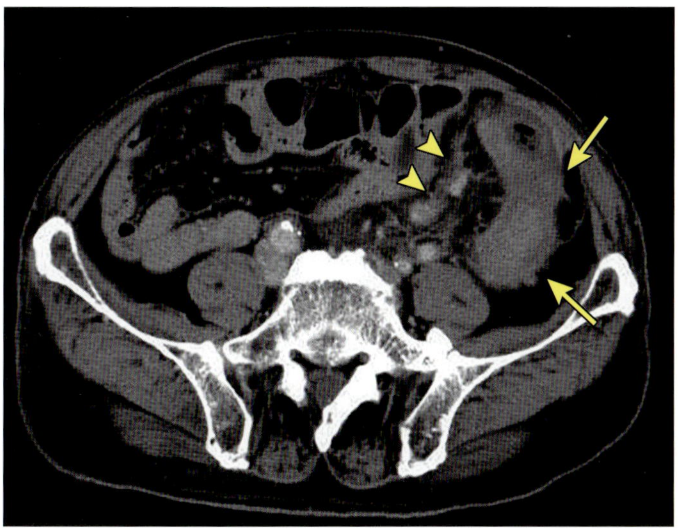

그림 2　조영 CT 소견

S상 결장을 중심으로 조영 효과가 있는 장관벽의 비후(⇨)가 관찰된다. 또한, 그 주위 장간막에서 띠 모양 음영(▷)이 나타난다.

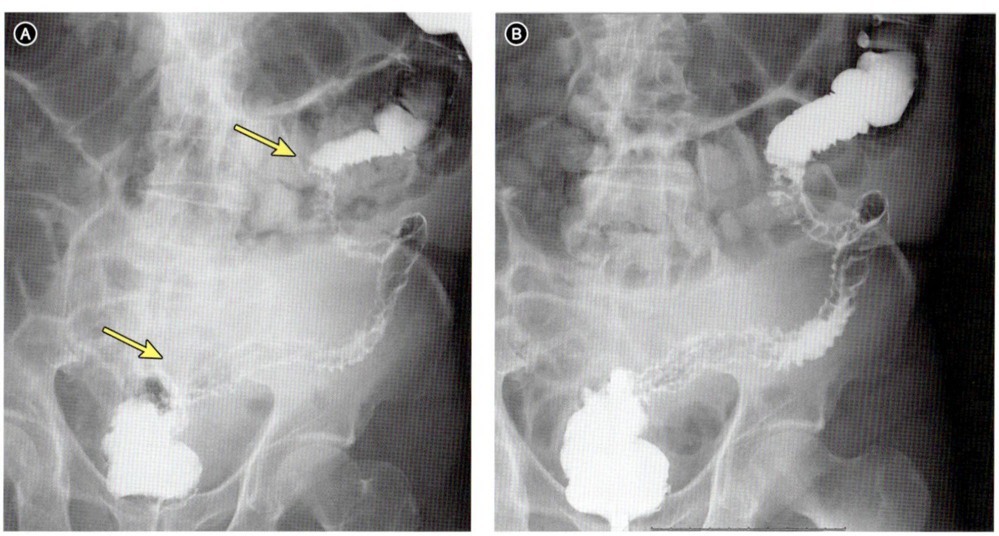

그림 3　바륨 관장 X선 조영 검사 소견

Ⓐ) 직장 S상 결장에서 하행결장에 걸쳐 곡선적인 협착이 관찰된다(⇨). Ⓑ) 그림 3Ⓐ보다 약간 공기를 주입한 상태의 영상으로 내강이 약간 확장되어 있다. 또한, 협착 부위의 경화 소견은 경미하다.

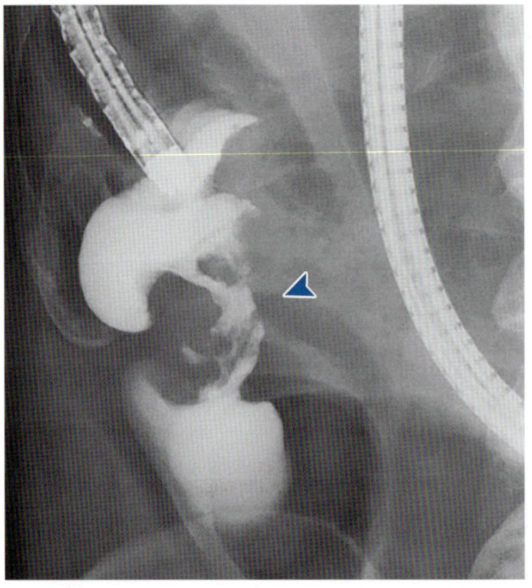

그림 4 대장암 환자의 바륨 관장 X선 조영 검사 소견
상행결장에서 국소적인 협착 소견이 관찰되며, 소위 apple core sign을 나타낸다(▶). 장관 벽의 경화 소견이 뚜렷하며 공기를 주입해도 협착 부위가 확장되지 않는다. 또한, 협착 부위의 형태는 직선적이다.

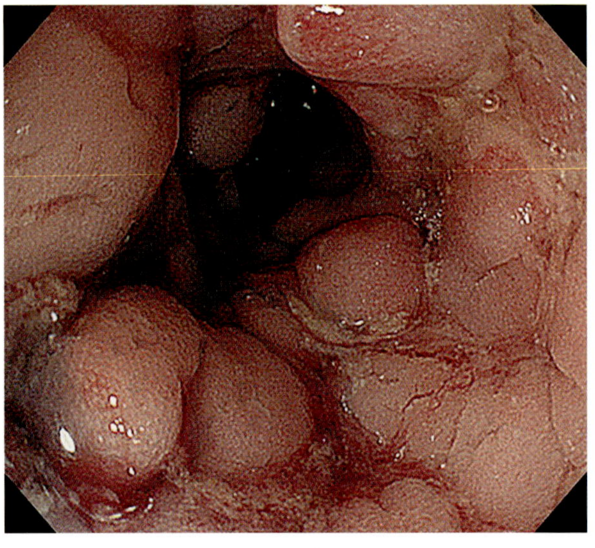

그림 5 크론병 환자의 내시경 소견
하행결장에서 크기가 다양한 조약돌 모양 융기가 다발하였으며, 궤양을 동반하고 있다.

문헌

1) 山口健太郎, 他: 腸間膜脂肪織炎の1例. 日本消化器外科学会雑誌, 31:1889~1892, 1998
2) 冨士原知史, 他: 腸間膜脂肪織炎の1例および本邦報告例49例の文献的考察. 日本大腸肛門病学会雑誌, 48:1054~1059, 1995
3) 幸田隆彦, 他: 4型大腸癌と鑑別を要する疾患—腸間膜脂肪織炎とのX線所見上の鑑別. 胃と腸, 37:185~192, 2002
4) 秋田 聡, 他: 結腸腸間膜脂肪織炎の自験例を含む本邦報告例のまとめ. 臨床外科, 69:373~376, 2014

1 JNET 분류

桑井寿雄

JNET (the Japan NBI Expert Team) 분류란

- 대장종양의 질적 진단을 위한 NBI(narrow band imaging) 확대내시경 소견에 관한 일본의 통일 분류로 2014년 제안되었다[1].
- 표면 구조 소견(surface pattern)과 미세 혈관 소견(vessel pattern)의 두 가지 NBI 확대 관찰 소견을 진단 지표로 삼아 Type 1, 2A, 2B, 3의 네 가지 범주로 분류된다.
- JNET 분류는 2009년 제안된 비확대 관찰에서도 사용 가능한 NICE(NBI International Colorectal Endoscopic) 분류[2]를 기반으로 한다. JNET 분류의 Type 1과 Type 3은 NICE 분류의 Type 1과 Type 3에 각각 대응하며 JNET 분류의 Type 2A와 2B는 NICE 분류의 Type 2를 세분화한 형태이다.
- JNET 분류에서 Type 1은 과형성 병변 또는 sessile serrated lesion(SSL), Type 2A는 선종에서 저이형도(low-grade atypia)를 동반한 Tis암, Type 2B는 고이형도(high-grade atypia)를 동반한 Tis암/T1a암, Type 3은 T1b암의 진단 지표로 정의된다(표).

각 분류의 특징(표)

- Surface pattern 진단은 그 구조의 불규칙이나 배열의 흐트러짐 유무에 주목하며, Vessel pattern 진단은 배열 · 분포 · 주행의 규칙성, 혈관 직경의 불균일, 단절, 경계 불규칙, 그리고 scattering(단절되거나 조각난 상태)의 존재 여부를 중심으로 평가한다.
- Type 1의 surface pattern은 주위 점막과 유사한 양상을 보이며, 종종 pit의 내강이 dark spot 또는 white spot으로 관찰된다. Vessel pattern에서는 미세 혈관이 잘 보이지 않으며 때때로 pit 구조와 무관한 확장되고 굴곡진 혈관(varicose microvascular vessel)이 관찰되기도 한다(그림 1Ⓐ, Ⓑ).
- Type 2A의 surface pattern은 규칙적인 선관 구조를 반영한 균일한 구조를 보이며, vessel pattern에서는 pit 구조를 따라 주행하는 굵기와 분포가 균일한 미세혈관이 관찰된다(그림 1Ⓒ).
- Type 2B의 surface pattern은 불규칙하거나 불명확하며, 이는 구조적 이형성을 가진 선관 구조에 기인한다. Vessel pattern에서는 굵기가 서로 다르고 불규칙하게 분포하는 미세혈관이 특징적으로 관찰된다(그림 1Ⓓ).
- Type 3의 surface pattern은 선관의 부분적 또는 완전한 파괴를 반영한 무구조 영역이 특징적이다. Vessel pattern에서는 혈관의 분포 밀도가 감소된 무혈관 영역(avascular area)의 존재, 또는 상대적으로 굵은 혈관의 단절, 파편화, scattering(불규칙한 분산)이 주요 특징이다(그림 1Ⓔ).

표 JNET 대장 확대 NBI 분류 (일본어판)

	Type 1	Type 2A	Type 2B	Type 3
vessel pattern	인식 불가능※1	혈관 직경의 불균일, 균일한 분포 (그물망, 나선형)※2	혈관 직경의 불균일, 균일한 분포	혈관 밀도가 낮은 영역, 굵은 혈관의 단절
surface pattern	규칙적인 dark spot 또는 white spot, 주위의 정상 점막과 유사	규칙(관상, 나뭇가지 모양, 유두상)	불규칙 또는 불명료	무구조 영역
예상 조직형	과형성/SSL	선종~저이형도 암(Tis)	고이형도 암(Tis/T1a)※3	고이형도 암(T1b~)

※1 인식 가능한 경우, 주위 정상 점막과 동일한 직경.
※2 함몰형에서는 미세 혈관이 점상으로 분포하는 경우가 많으며, 균일한 그물망 또는 나선형 혈관이 관찰되지 않을 수 있다.
※3 T1b가 포함되는 경우도 있다.

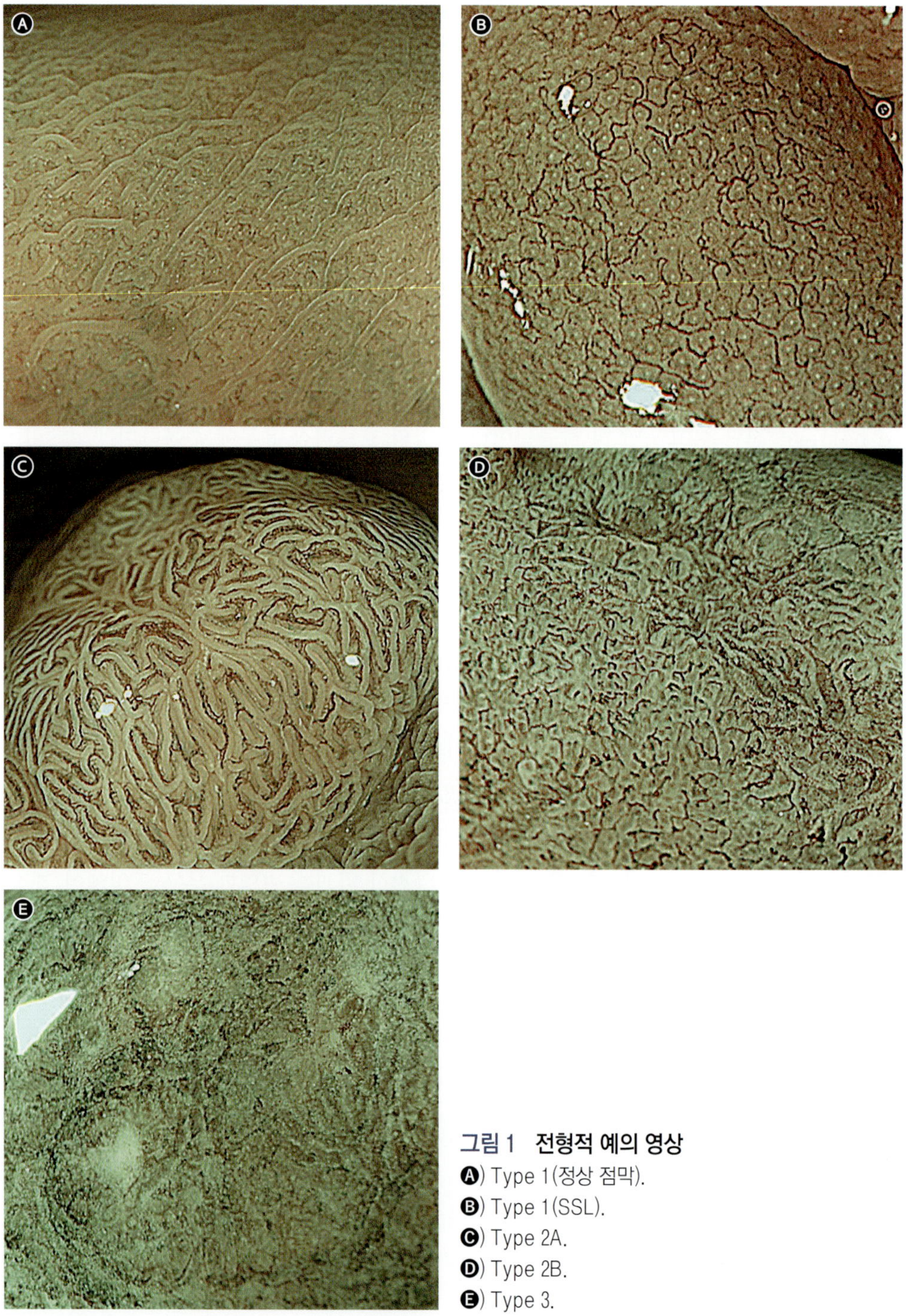

그림 1 전형적 예의 영상
Ⓐ) Type 1(정상 점막).
Ⓑ) Type 1(SSL).
Ⓒ) Type 2A.
Ⓓ) Type 2B.
Ⓔ) Type 3.

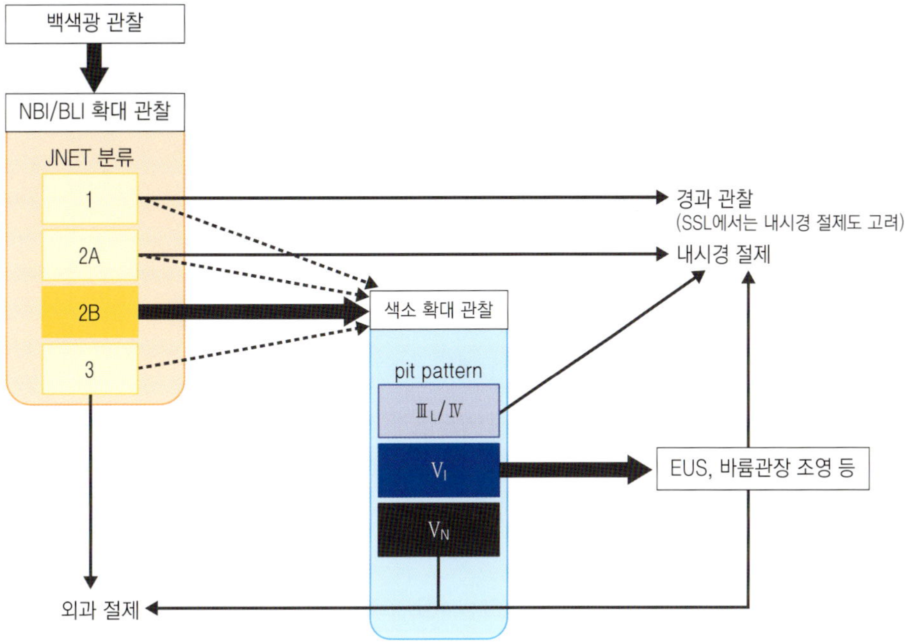

그림 2 JNET 분류와 진단 · 치료 전략

실제 임상의 포인트

- NBI 확대 관찰은 내시경 손잡이의 버튼 조작만으로 간편하게 시행할 수 있어, 백색광 관찰 후 이어지는 기본적인 관찰법으로 자리잡고 있다. 사용 시 surface pattern을 정확히 진단하기 위해 구조 강조를 A8로 설정한다.
- Type 1, 2A, 3은 특이도가 높기 때문에, Type 1은 경과 관찰(단, SSL의 경우 내시경 절제가 필요한 경우 있음), Type 2A는 내시경 절제, Type 3은 외과적 절제 등으로 치료 방침을 결정할 수 있다(그림 2).
- 한편, Type 2B는 선종부터 점막하 심부 침윤암까지 다양한 조직형을 포함하며, 특히 외과적 절제 적응이 되는 점막하 심부 침윤암도 포함될 수 있기 때문에 주의가 필요하다. 치료 방침을 결정하기 위해서는 색소 확대 관찰에 의한 pit pattern 진단, 그리고 초음파내시경(EUS)이나 바륨 대장조영술 등의 추가 정밀 검사가 필요하다. 또한, Type 2B 외의 병변이라도 low confidence인 경우에는 동일하게 추가 검사를 시행하여 종합적으로 판단한다[3](그림 2).
- Surface pattern과 vessel pattern이 서로 다른 카테고리로 분류될 경우에는, 보다 악성도가 높은 쪽의 소견을 기준으로 진단한다.
- 융기성 병변, 특히 융모선종의 경우, vessel pattern은 복잡하고 다양한(불규칙한) 소견을 보일 수 있어, surface pattern 쪽이 보다 유용한 진단 지표가 된다.
- JNET 분류는 NBI 관찰 소견을 기반으로 한 분류이지만, BLI(blue laser imaging, 후지필름)나 i-scan(HOYA-PENTAX)에서도 동일하게 적용 가능하다[4].

부록 임상분류

문헌

1) Sano Y, et al: Narrow-band imaging(NBI) magnifying endoscopic classification of colorectal tumors proposed by the Japan NBI Expert Team. Dig Endosc, 28:526-533, 2016
2) Hayashi N, et al: Endoscopic prediction of deep submucosal invasive carcinoma:validation of the narrow-band imaging international colorectal endoscopic(NICE) classification. Gastrointest Endosc, 78:625-632, 2013
3) Sumimoto K, et al: Clinical impact and characteristics of the narrow-band imaging magnifying endoscopic classification of colorectal tumors proposed by the Japan NBI Expert Team. Gastrointest Endosc, 85:816-821, 2017
4) Ito R, et al: Diagnostic ability of Japan Narrow-Band Imaging Expert Team classification for colorectal lesions by magnifying endoscopy with blue laser imaging versus narrow-band imaging. Endosc Int Open, 9:E271-E277, 2021

2 pit pattern 분류

山下 賢, 岡 志郎

- 일본에서는 색소 확대 관찰 시 pit pattern 분류(Kudo · Tsuruta 분류)가 널리 사용되며 병변 표층의 선 개구부(pit) 형태에 따라 **I형, II형, III_S형, III_L형, IV형, V형**의 6가지로 분류된다.
- **I형** pit pattern은 원형이고 배열이 정돈된 pit(선 개구부로), 주로 정상 점막에서 관찰된다(그림 1Ⓐ).
- **II형** pit pattern은 톱니모양 병변(과형성 용종, TSA: traditional serrated adenoma, SSL: sessile serrated lesion)에서 관찰되며, 선 개구부가 톱날처럼 들쭉날쭉한 형태를 보인다(그림 1Ⓑ). 특히, SSL에서는 개방 II형 pit pattern이라고 불리는 II형의 아형 pit pattern이 흔히 관찰되어 진단에 유용하다(그림 2Ⓐ).
- **III_S형** pit pattern은 함몰형 병변에서 나타나는 경향이 있으며, 조직학적으로는 점막근판에서 표층으로 수직으로 뻗은 선관으로, 주로 관상 선종에 해당한다(그림 1Ⓒ).
- **III_L형** pit pattern은 주로 융기형 또는 결절 집합형 병변에서 관찰되며 작은 용종에서 가장 일반적으로 나타난다(그림 1Ⓓ). 순수하게 III_L형 pit만으로 구성된 경우와 III_L형 pit에 I형 pit이 혼재된 경우가 있다(그림 2Ⓑ). 조직학적으로는 관상 선종에 해당한다.
- **IV형** pit pattern은 큰 융기형이나 결절 집합형 병변에서 관찰되며, 관상 융모상 선종~융모상 선종~점막암 등의 병변이 다수를 차지한다(그림 1Ⓔ). IV형 pit pattern은 III_L형 pit에서 분지(branching)가 발달된 나뭇가지 형태, 또는 융모상 구조(실제 pit이 아닌 분엽 간의 홈)로 나눌 수 있다(그림 2Ⓒ).
- **V형** pit pattern은 불규칙한 선관 구조를 보이는 V_I형과 명확한 무구조 영역을 가진 V_N형으로 세분된다. V_I형은 다시 V_I형 경도 불규칙 pit pattern과 V_I형 고도 불규칙 pit pattern의 두 가지로 분류된다. V_I형 경도 불규칙 pit pattern은 구조 이형성을 동반하지만 pit 자체의 파괴는 관찰되지 않으며 고도 이형성 선종~점막하 미세 침윤암의 지표로 간주된다(그림 1Ⓕ). V_I형 고도 불규칙 pit pattern은 "기존의 pit pattern이 파괴 및 퇴행된 상태"로 정의되며 구체적인 소견으로는 '불규칙한 변연부', '불분명한 윤곽', 'SA pattern 소실', 'scratch sign' 등이 있다(그림 1Ⓖ). V_I형 고도 불규칙 pit pattern은 점막하 심부 침윤암의 지표로 간주되지만 이러한 소견들 가운데 몇 가지를 충족해야 '고도 불규칙'으로 진단할 수 있는지, 또는 어떤 항목을 중시해야 할지에 대한 기준이 명확히 정립되어 있지 않아, 의료기관 간 진단의 일관성과 정확도에 차이가 있다. V_N형 pit pattern은 점막근판이 파괴되고 점막하층의 간질 반응이 표층에 노출된 상태로 점막하 심부 침윤암의 지표이다(그림 1Ⓗ).
- 이와 같이 표층의 pit 관찰로 침윤 깊이를 진단할 수 있는 이유는 정상 점막에서 종양이 발생하고 암화, 침윤성 증식을 거쳐 심부로 침윤하는 과정에서 '종양의 이형도(atypia) 및 침윤도'와 '종양 표면의 pit pattern'이 밀접한 상관관계를 보이기 때문이다.
- 인디고카르민 색소 도포는 선관 구조에 고인 색소의 분포를 통해 pit 형태를 간접적으로 확인하는 방식이며, 크리스탈 바이올렛 염색은 선관 구조를 직접 염색하는 방식이다. 따라서, 선관 경계의 형태가 진단에 중요한 V형 pit pattern을 정밀하게 평가하기 위해서는 크리스탈 바이올렛 염색이 필수적이다.
- 최근 동물실험에서 크리스탈 바이올렛의 경구 투여 시 발암 가능성이 제기된 보고가 있으나, 사람에게서 발암을 유발했다는 임상 보고는 없다. 희석된 크리스탈 바이올렛을 일시적으로 병변 부위에만 국소 적용하는 경우, 발암 가능성은 매우 낮은 것으로 간주된다. 이에 대해 일본소화기내시경학회는 다음과 같은 성명을 발표한 바 있다: "환자에게 이익이 불이익을 상회한다고 판단되는 경우에 한해, 시술 의사 및 의료기관의 책임 하에 최소

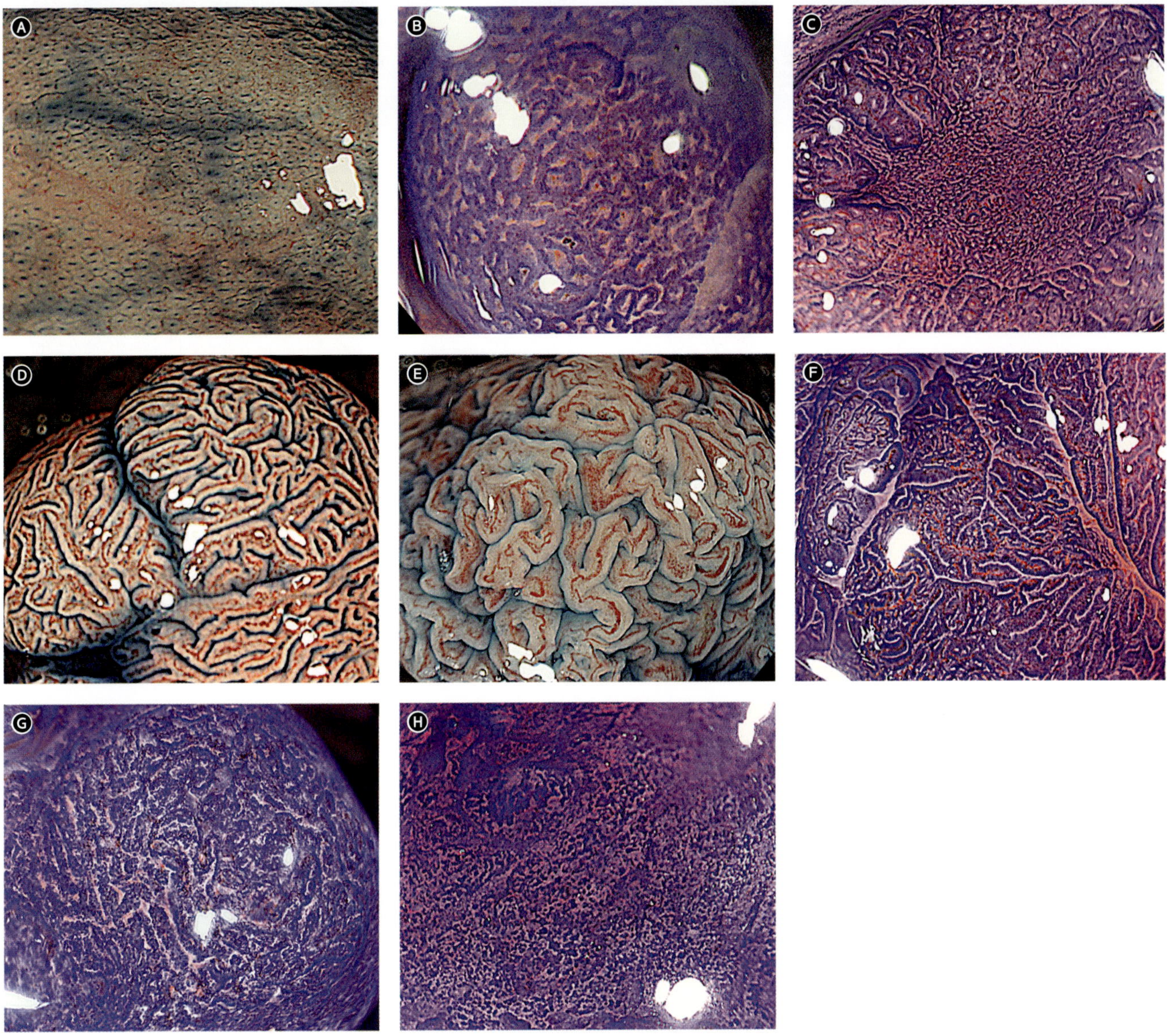

그림 1 pit pattern 분류

A) I형. **B**) II형. **C**) III_S형. **D**) III_L형. **E**) IV형. **F**) V_I형 경도 불규칙. **G**) V_I형 고도 불규칙. **H**) V_N형.

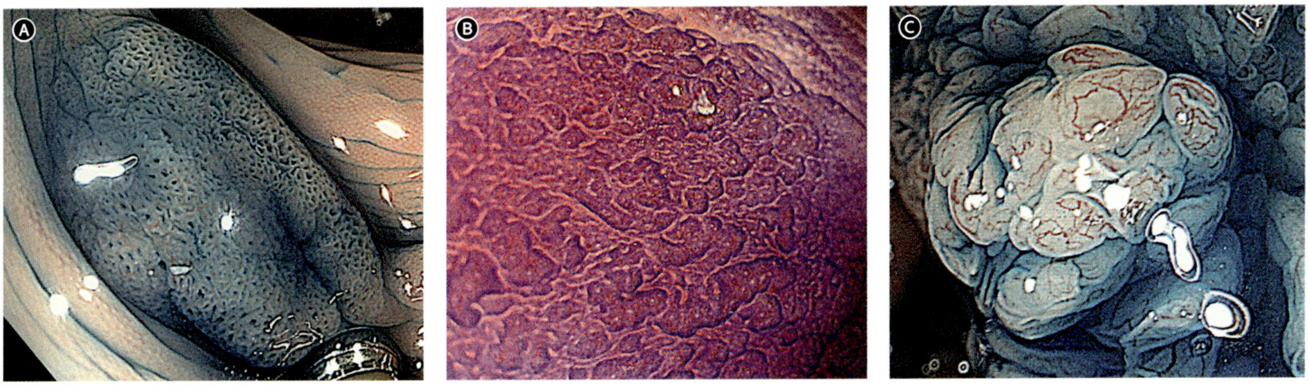

그림 2 다양한 아형 pit pattern

A) 개방 II형 pit pattern. **B**) III_L형과 I형이 혼재된 pit pattern. **C**) 융모 구조를 반영하는 IV형 pit pattern.

한의 범위 내에서 사용하는 것이 바람직하다(일부 발췌).

3 육안형 분류

山下 賢, 岡 志郎

- 일본『대장암 취급 규약 제9판』에 따르면 대장암의 육안형은 조기암(Tis-T1)으로 추정되는 표재형의 경우 0형(그림 1)으로, 진행암(T2 이상)은 1~5형으로 분류된다(그림 2). 육안형 분류는 "관찰된 그대로"의 소견이며 병리조직학적 검사 결과에 따라 변경되지 않는다. 예를 들어 표재형 병변이 조직학적으로 진행암이라 하더라도 0형으로 유지한다.
- **표재형**(그림 1)은 0-I형(융기형)과 0-II형(표면형)으로 분류되며 0-I형은 0-Ip(그림 2Ⓐ), 0-Isp(그림 2Ⓑ), 0-Is(그림 2Ⓒ)로, 0-IIa형은 0-IIa(그림 2Ⓓ), 0-IIb(그림 2Ⓔ), 0-IIc(그림 2Ⓕ)로 세분된다. 병변의 절대적인 높이 기준은 정해져 있지 않으며, 반구 모양 형태를 보이는 병변은 0-Is, 표면이 편평한 병변을 0-IIa로 진단하므로 두 유형의 구별은 판독자의 주관에 의존한다.
- 0형 분류는 본래 조기 대장암의 육안형 분류이지만, 내시경을 통한 육안 소견만으로는 종양과 비종양, 선종과 암을 구별하기 어려운 증례도 있으며, 선종 내 암도 존재하므로 조기 대장암 이외의 병변에도 적용 가능하다. 여러 육안형이 중복하여 존재할 수 있으며, 이 경우 넓은 면적을 차지하는 형태를 먼저 기록하고, "+"로 연결하여 표현한다.
- 또한, 조기 대장암에서 함몰의 존재는 암, 나아가서는 점막하층 침윤을 시사하는 중요한 소견이다. 함몰을 동반한 병변은 0-Is+IIc, 0-IIa+IIc, 0-IIc+IIa 등으로 표기한다. 0-IIa+IIc와 0-IIc+IIa의 차이는 함몰 면이 주위 점막보다 높으면 0-IIa+IIc(그림 3Ⓐ), 낮으면 0-IIc+IIa(그림 3Ⓑ)로 기재한다(2층의 함몰면, 1층의 함몰면으로 비유되기도 한다).
- **진행암**은 1형: 종괴형(그림 4Ⓐ), 2형: 궤양 국한형(그림 4Ⓑ), 3형: 궤양 침윤형(그림 4Ⓒ), 4형: 미만 침윤형(그림 4Ⓓ), 5형: 분류 불능형으로 분류된다. 이 중 2형이 70% 이상을 차지하며, 다음으로 1형이 약 20%를 차지한다[1].

문헌

1) 「平成26年度消化器がん検診全国集計資料集」(日本消化器がん検診学会全国集計委員会/編), 日本消化器がん検診学会, 2014

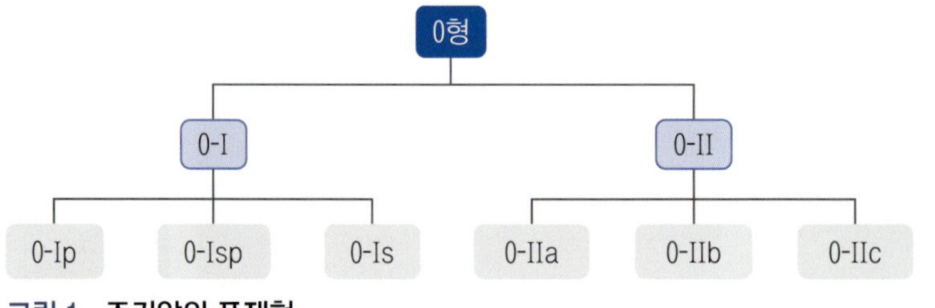

그림 1 조기암의 표재형

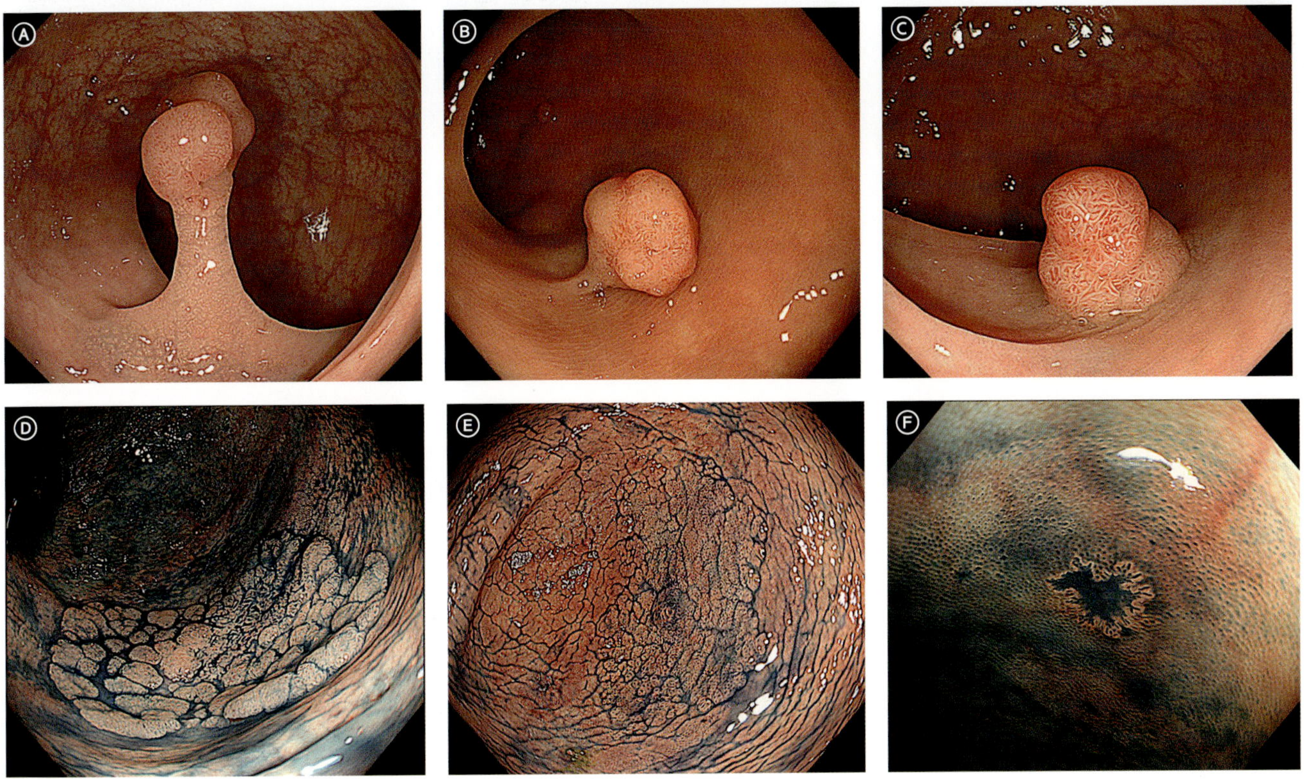

그림 2 조기 대장암의 육안형 분류
Ⓐ) 0-Ip. Ⓑ) 0-Isp. Ⓒ) 0-Is. Ⓓ) 0-IIa. Ⓔ) 0-IIb. Ⓕ) 0-IIc.

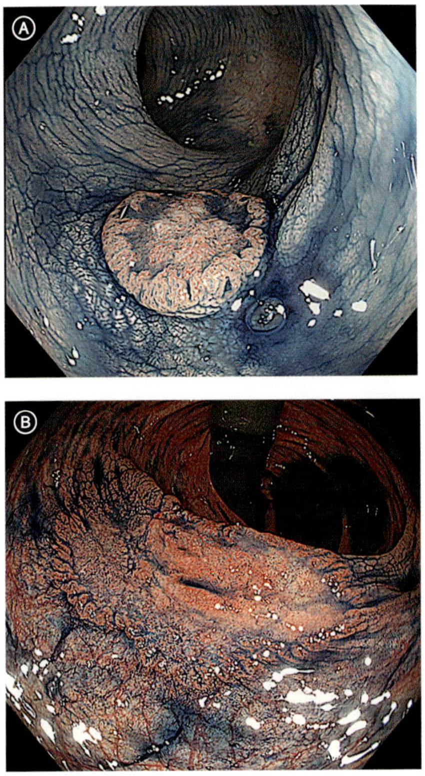

그림 3 복합형의 육안형 분류
Ⓐ) 0-IIa + IIa. Ⓑ) 0-IIc + IIa.

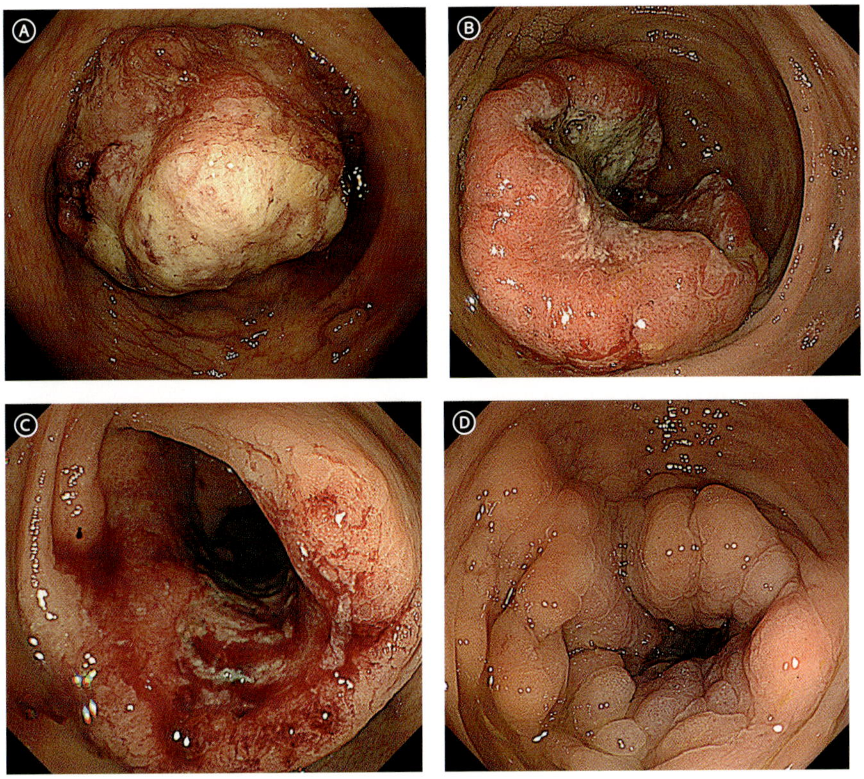

그림 4 진행 대장암의 육안형 분류
Ⓐ) 1형. Ⓑ) 2형. Ⓒ) 3형. Ⓓ) 4형.

4 LST

田中秀典, 岡　志郎

LST와 세부 분류

- LST(laterally spreading tumor, 측방 발육형 종양)는 직경 10 mm 이상의 측방으로 넓게 퍼지는 형태를 보이는 종양군의 총칭이다[1~3].
- LST는 그 형태에 따라 과립이나 결절이 모여 있는 **LST-G**(granular type, 과립형)와 표면이 매끄러운 **LST-NG**(non-granular type, 비과립형)로 세분된다. LST-G는 개별 과립의 크기와 형태가 균일한 **과립 균일형**(homogenous type)과 큰 결절이 섞여 있는 **결절 혼합형**(nodular mixed type), LST-NG는 함몰이 없는 **평탄 융기형**(flat elevated type)과, 가성 함몰(전주성 함몰면을 가지지 않는 완만한 접시형 함몰 또는 단차를 전주성으로 확인할 수 없는 불완전한 함몰)을 보이는 **위함몰형**(pseudodepressed type)으로 세분된다(그림 1, 2).
- LST는 육안형에 수평 방향의 발육 형태를 추가한 명칭이므로 육안형과는 구분하여 사용해야 한다. LST-G 과립 균일형은 0-IIa, LST-G 결절 혼합형은 0-IIa, 0-Is+IIa, 0-IIa+Is, LST-NG 평탄 융기형은 0-IIa, LST-NG 위함몰형은 0-IIa+IIc, 0-IIc+IIa 중 하나에 대응한다.

LST 아형 분류의 임상적 의의와 치료법 선택

- 내시경 절제 시 정확한 병리조직 진단과 추가 외과적 절제 적응증 판단을 위해, 암 병변을 반드시 일괄 절제해야 하며, LST 아형 분류는 암 및 점막하층 침윤 진단에 보조적인 도움을 준다.
- LST-G 과립 균일형과 결절 혼합형의 구분에 있어서, 과립/결절의 크기 및 균일성에 대한 명확한 기준은 정해져 있지 않다. 다만, 직경 5 mm 미만의 균일한 과립이 모여 있는 병변은 암이 동반될 가능성이 매우 낮고, 점막하층 침윤 암도 거의 없다[3]. 이 병변의 경우에는 과립 균일형으로 간주하여, EMR에 의한 분할 절제를 허용할 수 있다.
- 한편 직경 5 mm 이상의 결절이 존재하거나, 균일하지 않은 병변은 결절 혼합형으로 분류해야 하며, 이 아형은 암을 동반하는 비율과 점막하층 침윤 비율이 높다. 특히, 큰 결절 부위 또는 V형 pit pattern을 보이는 부위에서 점막하층 침윤이 많은 경향이 있으므로, 최소한 이러한 부위는 일괄 절제해야 한다[3~5].
- LST-NG 위함몰형은 다른 아형에 비해 암 동반 비율과 점막하층 침윤 비율이 높으며, 점막하 침윤이 다중 중심성(multifocal)으로 발생하는 경우가 많다. 그러나 내시경적으로 침윤 부위를 특정하기 어려우므로 표층의 확대 관찰 소견에 관계없이 병변 전체를 일괄 절제해야 한다[3~5].

문헌

1) Kudo Se, et al: Nonpolypoid neoplastic lesions of the colorectal mucosa. Gastrointest Endosc, 68:S3~47, 2008
2) 「大腸癌取り扱い規約(第9版)」(大腸癌研究会/編), 金原出版, 2018
3) 鴫田賢次郎, 他: 大腸側方発育型腫瘍の概念と内視鏡診断. Gastroenterol Endoscopy, 58:153~62, 2016
4) Oka S, et al: Therapeutic strategy for colorectal laterally spreading tumor. Dig Endosc, 21 Suppl 1:S43~S46, 2009
5) Uraoka T, et al: Endoscopic indications for endoscopic mucosal resection of laterally spreading tumours in the colorectum. Gut, 55:1592~1597, 2006

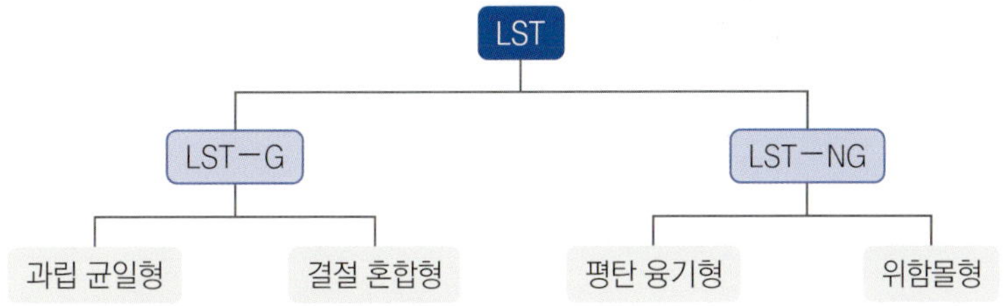

그림 1 LST의 세부 분류

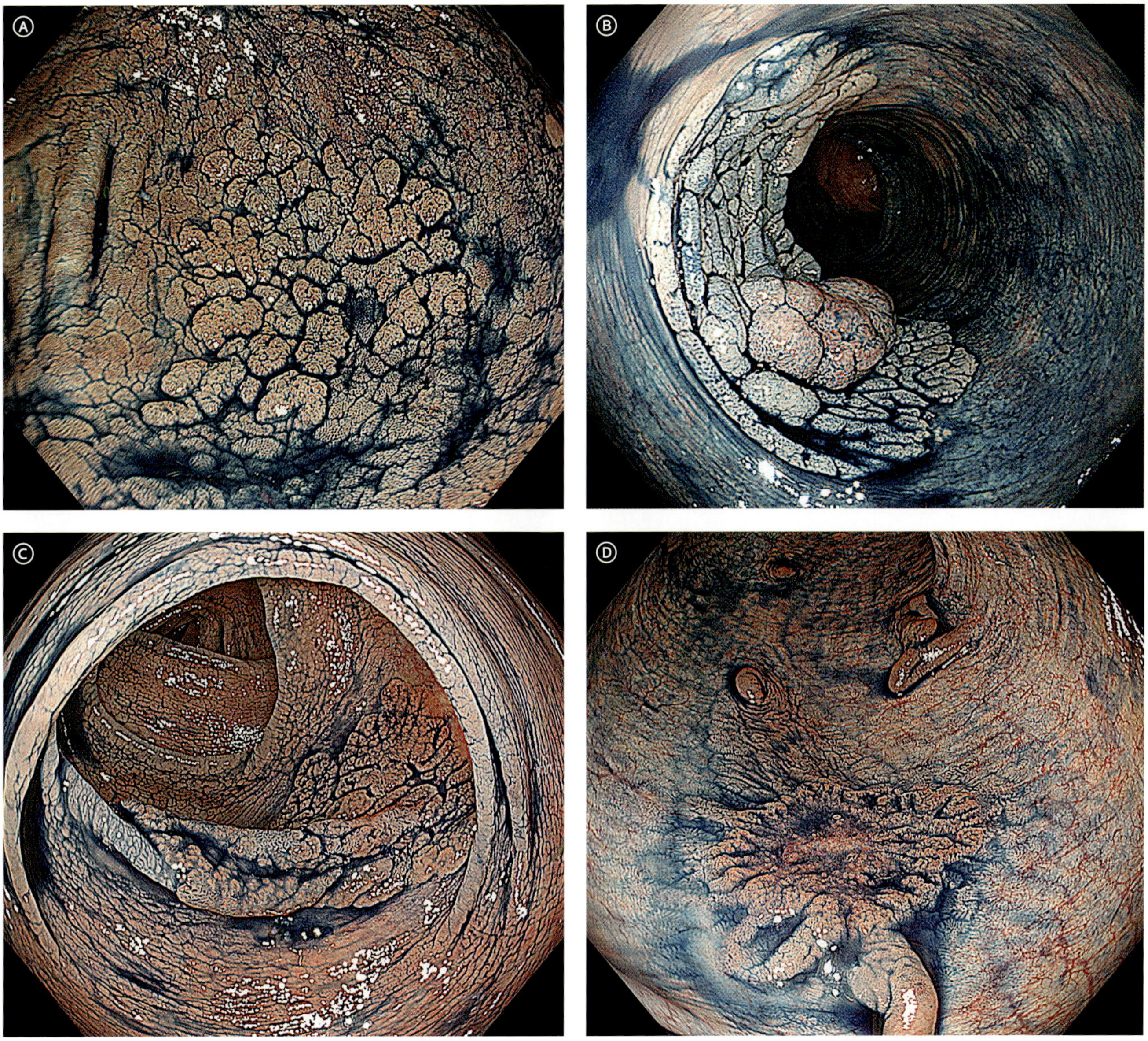

그림 2 LST 세부 분류와 내시경 소견

Ⓐ) LST-G 과립 균일형. Ⓑ) LST-G 결절 혼합형. Ⓒ) LST-NG 평탄 융기형. Ⓓ) LST-NG 위함몰형.

5 Chapel Hill 분류

行元崇浩, 江﨑幹宏

개요

- Chapel Hill 분류는 컨퍼런스 개최지 명칭을 붙인 혈관염 분류이다. 1993년 미국 노스캐롤라이나주 채플힐에서 열린 CHCC (Chapel Hill Consensus Conference)에서 원발성 혈관염의 명칭과 정의에 대한 합의가 이루어졌으며, 이듬해 대혈관, 중혈관, 소혈관염의 세 가지 범주로 분류한 'CHCC1994'가 발표되었다. 침범된 혈관 크기에 따른 분류는 간편하고 이해하기 쉬워 진단에 도움이 되며, 약 20년 동안 전 세계적으로 널리 사용되어 왔다[1].
- 한편, CHCC1994는 10가지 원발성 혈관염만 다루었고 인명에서 유래한 질환명이 많았다는 점이 지적되면서, 2011년에 개정 논의가 다시 이루어졌고, 2013년 공표된 "CHCC2012"가 현재 널리 사용된다[2].

특징

- CHCC2012에서는 혈관 크기에 따른 분류 외에 "다양한 혈관을 침범하는 혈관염", "단일 장기 혈관염", "전신성 질환 관련 혈관염", "추정 병인을 가진 혈관염"의 4가지 범주가 추가되어, 총 26가지 질환이 7가지 범주로 분류되었다(그림 1, 표 1). 특히, 소혈관염은 ANCA 관련 혈관염과 면역복합체성 혈관염의 2가지로 세분화된다. 또한, 인명 유래 질환명이 변경되어 Wegener 육아종증은 다발혈관염성 육아종증으로, Churg-Strauss 증후군이 호산구성 다발혈관염성 육아종증으로, 헤노흐-쉔라인 자반증(Henoch-Schönlein purpura)은 IgA 혈관염으로 변경되었다.

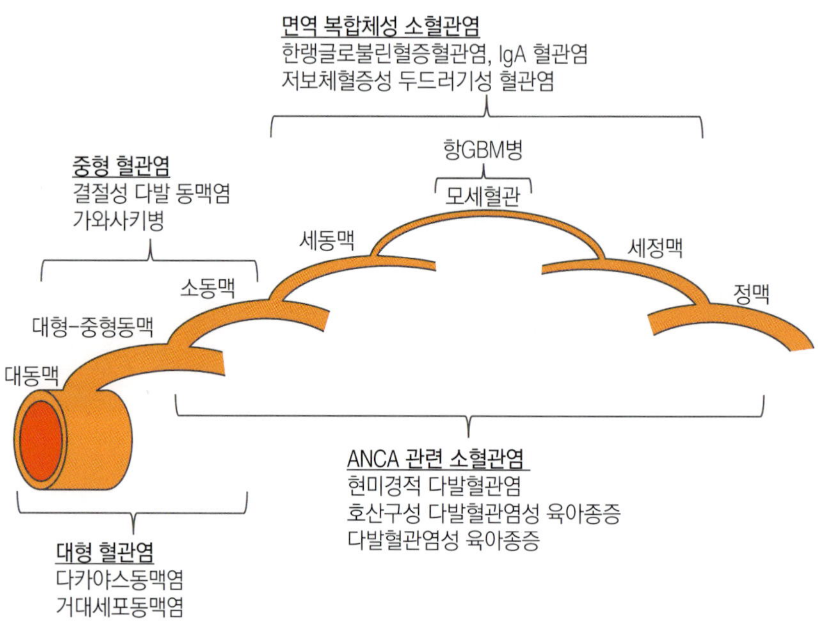

그림 1 CHCC2012의 혈관의 굵기를 기반으로 한 분류
문헌 2, 3을 참고로 작성

표 1 CHCC2012에서 혈관염 분류와 질환명

Large vessel vasculitis: LVV	대형 혈관염
• Takayasu arteritis: TAK	다카야스동맥염
• Giant cell arteritis: GCA	거대세포동맥염
Medium vessel vasculitis: MVV	**중형 혈관염**
• Polyarteritis nodosa: PAN	결절성 다발 동맥염
• Kawasaki disease: KD	가와사키병
Small vessel vasculitis: SVV	**소형 혈관염**
• Antineutrophil cytoplasmic antibody(ANCA)-associated vasculitis: AAV	항호중구세포질항체(ANCA) 관련 혈관염
• Microscopic polyangiitis: MPA	현미경적 다발혈관염
• Granulomatosis with polyangiitis(Wegener's): GPA	다발혈관염성 육아종증(Wegener 육아종증)
• Eosinophilic granulomatosis with polyangiitis(Churg-Strauss): EGPA	호산구성 다발혈관염성 육아종증(Churg-Strauss 증후군)
• Immune complex SVV	면역 복합체성 소형 혈관염
• Anti-glomerular basement membrane(anti-GBM) disease	항사구체 기저막 항체병(항GBM병)
• Cryoglobulinemic vasculitis: CV	한랭글로불린혈증혈관염
• IgA vasculitis(Henoch-Schönlein): IgAV	IgA 혈관염(헤노흐-쉔라인 자반증)
• Hypocomplementemic urticarial vasculitis: HUV(anti-C1q vasculitis)	저보체혈증성 두드러기성 혈관염(항C1q 혈관염)
Variable vessel vasculitis: VVV	**다양한 혈관을 침범하는 혈관염**
• Behçet's disease: BD	베체트병
• Cogan's syndrome: CS	코간 증후군
Single-organ vasculitis: SOV	**단일 장기 혈관염**
• Cutaneous leukocytoclastic angiitis	피부 백혈구파괴혈관염
• Cutaneous arteritis	피부 동맥염
• Primary central nervous system vasculitis	원발성 중추신경계 혈관염
• Isolated aortitis	국한성 대동맥염
Vasculitis associated with systemic disease	**전신성 질환 관련 혈관염**
• Lupus vasculitis	루푸스 혈관염
• Rheumatoid vasculitis	류마티스 혈관염
• Sarcoid vasculitis	사르코이드 혈관염
Vasculitis associated with probable etiology	**추정 병인을 가진 혈관염**
• Hepatitis C virus-associated cryoglobulinemic vasculitis	C형간염 바이러스 연관 한랭글로불린혈증혈관염
• Hepatitis B virus-associated vasculitis	B형간염 바이러스 연관 혈관염
• Syphilis-associated aortitis	매독 연관 대동맥염
• Drug-associated immune complex vasculitis	약제 연관 면역복합체성 혈관염
• Drug-associated ANCA-associated vasculitis	약제 연관 ANCA 관련혈관염
• Cancer-associated vasculitis	암 연관 혈관염

문헌 2, 3을 참고로 작성

문헌

1) 吉田雄一朗, 蔵原晃一: チャペルヒル分類[Chapel Hill Consensus Conference]. 胃と腸, 54:783~785, 2019
2) Jennette JC, et al: 2012 revised International Chapel Hill Consensus Conference Nomenclature of Vasculitides. Arthritis Rheum, 65:1~11, 2013
3) 日本循環器学会, 他: 血管炎症候群の診療ガイドライン(2017年改訂版). 2018
https://www.j~circ.or.jp/cms/wp~content/uploads/2020/02/JCS2017_isobe_h.pdf

색인

INDEX

한 글

영 문

아름다운 사진으로 보는
내시경 아틀라스
하부 소화관

2025년 6월 18일 인쇄
2025년 7월 10일 발행

역 자 | 박 재 준
편 집 | Motohiro Esaki, Shiro Oka
감 수 | Shinji Tanaka

임프린트 | 도서출판 대한의학
발행인 | 신은주
책임편집 | 서선영
출판등록 | 2003년 9월 27일 제 25100-2014-000011호
발행처 | ㈜에스앤씨퍼블리싱
주소 | 서울특별시 구로구 디지털로 288 대륭포스트타워1차 1209호
전화 | (02)921-0653
e-mail | medbook2000@daum.net
홈페이지 | www.dhmbook.co.kr
www.medbook.co.kr

정가 | 70,000원
ISBN | 979-11-5590-309-4 93510

美しい画像で見る内視鏡アトラス 下部消化管
田中信治／監修, 江﨑幹宏, 岡　志郎／編集

도서출판 대한의학은 ㈜에스앤씨퍼블리싱의 의학 전문 임프린트입니다.
인쇄나 제본 과정에서 잘못된 책은 바꾸어 드립니다.